高职高专护理专业"十二五"规划教材
总主编　王维利

外科护理学
WAIKE HULIXUE

主　编　李惠萍　章泾萍
副主编　孟立俊　朱宁宁
编　者　（以姓氏笔画为序）
　　　　李惠萍（安徽医科大学）
　　　　朱宁宁（蚌埠医学院）
　　　　孟立俊（皖西卫生职业学院）
　　　　沈建华（宣城职业技术学院）
　　　　余　爽（安徽中医学院）
　　　　周理好（皖西卫生职业学院）
　　　　周雪妃（蚌埠医学院）
　　　　张翠萍（黄山职业技术学院）
　　　　杨娅娟（安徽医科大学）
　　　　聂金桃（巢湖职业技术学院）
　　　　唐丽玲（皖南医学院弋矶山医院）
　　　　章泾萍（皖南医学院弋矶山医院）
　　　　陶　磊（皖西卫生职业学院）
　　　　路红春（安庆医药高等专科学校）
秘　书　周理好

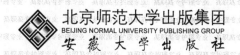

图书在版编目(CIP)数据

外科护理学 / 李惠萍,章泾萍主编. —合肥:安徽大学出版社,2011.8
ISBN 978-7-5664-0104-5

Ⅰ.①外… Ⅱ.①李…②章… Ⅲ.外科学:护理学 Ⅳ.R473.6

中国版本图书馆 CIP 数据核字(2011)第 076438 号

外科护理学

李惠萍　章泾萍　主编

出版发行:	北京师范大学出版集团
	安 徽 大 学 出 版 社
	(安徽省合肥市肥西路 3 号 邮编 230039)
	www.bnupg.com.cn
	www.ahupress.com.cn
印　　刷:	合肥远东印务有限责任公司
经　　销:	全国新华书店
开　　本:	184mm×260mm
印　　张:	30.25
字　　数:	755 千字
版　　次:	2011 年 8 月第 1 版
印　　次:	2012 年 12 月第 3 次印刷
定　　价:	49.00 元

ISBN 978-7-5664-0104-5

策划统筹:李 梅 钟 蕾		装帧设计:李　军	
责任编辑:夏 青 钟 蕾		责任印制:赵明炎	

版权所有　侵权必究

反盗版、侵权举报电话:0551—5106311
外埠邮购电话:0551—5107716
本书如有印装质量问题,请与印制管理部联系调换。
印制管理部电话:0551—5106311

编写说明

受安徽大学出版社之邀,安徽医科大学护理学院携手全省高校护理学院(系)、医学专科院校护理系的教师和部分医院临床高级护理人员,共同编写了这套护理学专科专业教材。编写这套教材的目的很明确:一是为安徽省护理专业的教材建设打下基础;二是为安徽省护理专业教师提供一个教学交流的平台;三是为安徽省护理学科"十二五"规划的完成与发展做出贡献。编写全程都做了精心的设计。本套教材的编写思路和要求如下:

● **态度知识技能并重** 学做人——是教育的基本要求,也是职业教育的重点;尊重他人与自己、认知社会与职业,提高学生的情商反映在教学的每一个环节;教师有责任以课堂教学为平台、以教材为媒介,帮助学生提高情商,帮助学生认知护理专业的职业价值;这在每册教材的每一章学习目标和内容中都有所体现。学知识——是学生的主要任务;能提高学生获取知识的积极性是优秀教材的特性之一;本套教材期望通过新颖活泼的编写方式来予以体现。学技能——是学生应用知识从事护理职业的关键。技能按其性质和表现特点,可区分为动(操)作技能和智力技能(如归纳、演绎、分析、写作之类)两种。护理专业学生的操作技能培养与教材中操作原则、流程的编写密切相关,而智力技能涉及教材内容编写的方方面面,我们强调在教材编写中,注意各种技能之间的相互影响,努力以学生已形成的技能来促进其新技能的形成,即技能正迁移;在教材内容编写中做到明确、准确、精确、有意义、有逻辑、有系统,前后呼应,融会贯通,避免学生已形成的技能阻碍了新技能的形成,即技能负迁移,这是本教材努力追求的。

● **编写体例新颖活泼** 学习和借鉴优秀教材特别是国外精品教材的写作思路、写作方法以及章节安排;摒弃传统护理专业教材中知识点表述按部就班、理论讲解抽象和枯燥无味的弊端;学习和借鉴优秀人文学科教材的写作模式,风格清新活泼。抓住学生的兴趣点，让教材为学生所用，便于学生自学，尤其是避免学生面对教材、面对专业课程产生畏难情绪。

● **注重人文知识与专业知识的结合**　教材中适当穿插一些有趣的历史和现实事例；注重教材的可读性，改变专业教材艰深古板的固有面貌，以利于学生在学习护理专业知识的同时，提高其人文素质素养，起到教书育人的作用。

● **以学生及职业特征为本**　现代教育观和职业教育规范要求我们教师在编写这套教材时，努力做到以学生为中心，以学生未来从事的护理职业特征为本，并且考虑到医疗卫生改革的现状和临床护理发展变化的趋势。在教材编写中多设置提问、回答等互动环节，为学生参与教学提供必要条件；教材发挥的作用是在学生听教师授课的同时，还要自己动手、动脑；强调锻炼学生的思维能力以及运用知识解决问题的能力。

● **与时俱进更新教材内容**　将最新的知识吸收到教材中。教材中用到的示意图、实物图、实景图、流程图、表格、思考题等都要注重其前沿性，让学生开拓知识视野。

目前，我国护理学已由原来医学一级学科下设的二级学科增列为国家一级学科，这为我国护理专业的发展提供了很好的契机。在这套教材出版后，我们期望全体参加编写教师仍然能保持团队合作的精神，安徽医科大学护理学院愿意继续携手安徽省医学院校护理专业各学科教师，以校际学科教研组的形式开展学科学术研究和教学合作与交流，共同讨论使用本套教材时发现的问题与解决问题的方法，为这套教材再版做好准备。

王维利

2011 年于合肥

前言

为适应我国高职高专护理教育发展的需要,贯彻和落实国家关于大力发展高等职业教育的精神,安徽大学出版社组织编写了本套高职高专护理学专业"十二五"规划教材。在教材主编会议和本课程教材的编写会议上,落实编写思路,确定编写提纲,明确编写分工和编写进度,制定审改计划。为了充分体现高职高专人才培养的特点,本教材编委会确定了以"精简理论基础,加强临床实践,培养实用技能型人才"为教材编写的核心指导思想。

《外科护理学》为系列规划教材之一。教材编写要求体现"三基"(基本理论、基本知识、基本技能)、"五性"(思想性、科学性、先进性、启发性和适用性)、"四结合"(结合国家护士执业资格考试、结合教师教学要求、结合学生学习习惯、结合临床实际),达到"必需、够用"的原则。在内容编排上力求简明扼要、详略得当、重点突出、难点阐述清楚。全书共分为27章,主要介绍了外科护理学总论、各论,内容以外科常见病和多发病为主,每一个疾病分"疾病概要"和"护理"两部分阐述。疾病概要简要介绍病因病理、临床表现、辅助检查、治疗原则;疾病护理注重学生运用护理程序进行整体护理能力的培养,主要从护理评估、护理诊断/问题、护理目标、护理措施、护理评价5个方面编写。护理评估尽可能避免与临床表现重复,淡化护理目标与护理评价,重点突出护理措施,条理清晰层次分明,更具有实用性和可操作性。在每个疾病的护理措施中都编写了健康教育内容,体现预防为主、早期康复的护理理念。

为了增加教材的启发性和趣味性，本教材在每章开始都编排了案例，案例具有代表性、启发性，以案例引导学习，启发思考，培养学生分析问题解决问题的能力。同时为了适应目标教学的开展，每章开始前编写了课程学习目标，以便于教师的教和学生的学。每章节后有小结，也便于学生掌握学习重点。每章节后的思考题供学生自我检测学习效果，并拓展思维。

本教材可供护理学专业高等专科、高等职业教育、专升本学生使用，也可供护理专业各类成人高等教育学生及广大临床护理工作者使用和参考。

本书由长期从事外科护理学教学及临床医护的老师和专家共同编写，在编写过程中得到安徽医科大学护理学院领导的大力支持，同时也得到各位编者所在单位领导的支持，谨在此表示衷心的感谢！本书编写过程中参考引用了部分优秀教材的图表和内容，在此表示谢意！

尽管各位编者认真编写，但由于时间紧迫，书中难免存在不足之处，恳请各院校的教师和同学们在使用本教材中提出宝贵意见，促进本教材日臻完善。

《外科护理学》编委会

2011.6.

目录

1 第一章 绪论

第一节 外科护理学的概念与研究范畴 …… 1
第二节 外科护理学的发展 …… 2
第三节 外科护理学的学习方法 …… 3
　一、观念和方法 …… 3
　二、理论与实践 …… 4
第四节 外科护士应具备的素质 …… 4
　一、身体和心理素质 …… 4
　二、护理专业素质 …… 5
　三、职业素质 …… 5

7 第二章 水、电解质和酸碱平衡失调病人的护理

第一节 体液的正常代谢 …… 8
　一、体液的组成与分布 …… 8
　二、体液平衡和调节 …… 8
　三、酸碱平衡和调节 …… 9
第二节 水钠代谢平衡失调 …… 10
　一、缺水与缺钠 …… 10
　二、水中毒 …… 13
第三节 电解质代谢平衡失调 …… 14
　一、低钾血症 …… 14
　二、高钾血症 …… 15
第四节 酸碱代谢平衡失调 …… 16
　一、代谢性酸中毒 …… 16

二、代谢性碱中毒 …………………………………… 18
三、呼吸性酸中毒 …………………………………… 19
四、呼吸性碱中毒 …………………………………… 19
第五节 水、电解质和酸碱平衡失调病人的护理 …… 20
一、护理评估 ………………………………………… 20
二、护理诊断/问题 ………………………………… 21
三、护理目标 ………………………………………… 22
四、护理措施 ………………………………………… 22
五、护理评价 ………………………………………… 26

28 第三章 外科休克病人的护理

第一节 概述 ……………………………………………… 29
一、疾病概要 ………………………………………… 29
二、护理 ……………………………………………… 34
第二节 常见外科休克 …………………………………… 37
一、低血容量性休克 ………………………………… 37
二、感染性休克 ……………………………………… 38
附：抗休克裤的应用 ………………………………… 40

42 第四章 多器官功能障碍综合征

第一节 概论 ……………………………………………… 42
第二节 急性肾衰竭 ……………………………………… 45
第三节 急性呼吸窘迫综合征 …………………………… 49

54 第五章 麻醉病人的护理

第一节 麻醉前病人的护理 ……………………………… 55
一、护理评估 ………………………………………… 55
二、护理诊断/问题 ………………………………… 55
三、护理目标 ………………………………………… 56
四、护理措施 ………………………………………… 56
五、护理评价 ………………………………………… 57

第二节 局部麻醉与护理 ……………………… 57
一、局部麻醉 ………………………………… 57
二、局部麻醉病人的护理 …………………… 59

第三节 椎管内麻醉与护理 …………………… 59
一、椎管内麻醉 ……………………………… 59
二、椎管内麻醉病人的护理 ………………… 61

第四节 全身麻醉与护理 ……………………… 62
一、全身麻醉 ………………………………… 62
二、全身麻醉病人的护理 …………………… 65

第五节 自控镇痛术及护理 …………………… 67
一、自控镇痛术（PCA）……………………… 67
二、术后镇痛的并发症与护理 ……………… 67

第六章 手术室工作 69

第一节 手术室的布局与设备 ………………… 70
一、手术室的布局 …………………………… 70
二、手术室建筑要求 ………………………… 70
三、手术间及洗手间基本配置 ……………… 71
四、洁净手术室的用途 ……………………… 71

第二节 常用手术器械和物品及其无菌处理 … 72
一、布类物品 ………………………………… 72
二、敷料类 …………………………………… 72
三、器械类 …………………………………… 73
四、缝针及缝线 ……………………………… 75
五、引流物 …………………………………… 76

第三节 手术室的管理 ………………………… 77
一、手术室的一般规则 ……………………… 77
二、手术室参观制度 ………………………… 77
三、接送病人制度 …………………………… 78
四、术中输血制度 …………………………… 78
五、术中医嘱执行制度 ……………………… 78
六、物品清点制度 …………………………… 79
七、手术间清洁消毒制度 …………………… 79

第四节　手术人员的准备 ………………………………… 79
　一、手术前一般准备 ……………………………………… 79
　二、手和臂部的洗刷与消毒 ……………………………… 80
　三、穿无菌手术衣 ………………………………………… 81
　四、戴无菌手套 …………………………………………… 82
　五、连台手术更衣法 ……………………………………… 83

第五节　病人的准备 ……………………………………… 83
　一、一般准备 ……………………………………………… 83
　二、手术体位 ……………………………………………… 84
　三、手术区皮肤消毒 ……………………………………… 86
　三、手术区无菌巾的放置 ………………………………… 87

第六节　手术室护士主要岗位职责与配合 …………… 87
　一、器械护士工作 ………………………………………… 87
　二、巡回护士工作 ………………………………………… 88
　三、手术器械桌准备 ……………………………………… 89
　四、手术中器械传递 ……………………………………… 90

第七节　手术中的无菌原则 ……………………………… 91

93　第七章　手术前后病人的护理

第一节　手术前病人的护理 …………………………… 94
　一、护理评估 ……………………………………………… 94
　二、护理诊断/问题 ………………………………………… 96
　三、护理目标 ……………………………………………… 96
　四、护理措施 ……………………………………………… 96
　五、护理评价 ……………………………………………… 101

第二节　手术后病人的护理 …………………………… 101
　一、护理评估 ……………………………………………… 101
　二、护理诊断/问题 ………………………………………… 102
　三、护理目标 ……………………………………………… 102
　四、护理措施 ……………………………………………… 102
　五、护理评价 ……………………………………………… 109

110　第八章　外科感染病人的护理

- 第一节　概述 ……………………………………………… 111
  - 一、分类 ………………………………………………… 111
  - 二、病因 ………………………………………………… 111
  - 三、病理生理 …………………………………………… 112
  - 四、临床表现 …………………………………………… 113
  - 五、辅助检查 …………………………………………… 113
  - 六、治疗原则 …………………………………………… 114
- 第二节　常见浅部软组织的化脓性感染 ………………… 115
  - 一、疾病概要 …………………………………………… 115
  - 二、护理 ………………………………………………… 118
- 第三节　手部急性化脓性感染 …………………………… 120
  - 一、疾病概要 …………………………………………… 120
  - 二、护理 ………………………………………………… 122
- 第四节　全身性感染 ……………………………………… 123
- 第五节　特异性感染 ……………………………………… 126
  - 一、破伤风 ……………………………………………… 126
  - 二、气性坏疽 …………………………………………… 129

133　第九章　损伤病人的护理

- 第一节　创伤 ……………………………………………… 134
  - 一、疾病概要 …………………………………………… 134
  - 二、护理 ………………………………………………… 137
- 第二节　烧伤 ……………………………………………… 141
  - 一、疾病概要 …………………………………………… 141
  - 二、护理 ………………………………………………… 146
- 第三节　冻伤 ……………………………………………… 149
  - 一、疾病概要 …………………………………………… 149
  - 二、护理 ………………………………………………… 150
- 第四节　清创术与更换敷料 ……………………………… 152
  - 一、伤口评估 …………………………………………… 152
  - 二、清创术 ……………………………………………… 152
  - 三、换药的原则和方法 ………………………………… 154

第十章 营养支持病人的护理 … 158

第一节 概述 … 158
一、外科病人营养不良原因 … 159
二、营养不良的类型 … 159
三、营养不良的诊断 … 159
四、营养支持的基本指征 … 161

第二节 肠内营养 … 161
一、适应证和禁忌证 … 162
二、供给方法 … 162
三、肠内营养的并发症 … 162
四、护理措施 … 163

第三节 肠外营养 … 165
一、适应证和禁忌证 … 165
二、供给方法 … 165
三、肠外营养的并发症 … 165
四、肠外营养与肠内营养的配合 … 166
五、护理措施 … 167

第十一章 肿瘤病人的护理 … 170

第一节 概述 … 170
一、分类 … 171
二、病因病理 … 171
三、临床表现 … 172
四、辅助检查 … 173
五、治疗原则 … 174

第二节 护理 … 176
一、肿瘤病人心理护理 … 176
二、肿瘤手术治疗病人的护理 … 178
三、肿瘤放射治疗病人的护理 … 180
四、肿瘤化学治疗病人的护理 … 181

184 第十二章 器官移植病人的护理

第一节 概述 ··· 184
　一、移植术的分类 ································· 185
　二、排斥反应与免疫抑制剂 ···················· 186
　三、供者与受者的选择 ··························· 187
　四、移植器官保存的原则与方法 ·············· 187
第二节 组织、器官移植手术病人的护理 ······· 188
　一、皮肤移植 ······································· 188
　二、断肢(指、趾)再植 ··························· 189
　三、肾移植 ·· 190

194 第十三章 颈部疾病病人的护理

第一节 甲状腺功能亢进症 ·························· 195
　一、疾病概要 ······································· 195
　二、护理 ··· 196
第二节 单纯甲状腺肿 ································ 201
第三节 甲状腺肿瘤 ··································· 202
　一、甲状腺腺瘤 ···································· 202
　二、甲状腺癌 ······································· 203

206 第十四章 乳房疾病病人的护理

第一节 急性乳腺炎 ··································· 206
　一、疾病概要 ······································· 207
　二、护理 ··· 208
第二节 乳腺癌 ··· 209
　一、疾病概要 ······································· 209
　二、护理 ··· 213
第三节 乳腺囊性增生病和乳腺良性肿瘤 ······· 216
　一、乳房囊性增生病 ······························ 216
　二、乳腺良性肿瘤 ································· 217

219　第十五章　急性腹膜炎与腹部损伤病人的护理

第一节　急性腹膜炎 …………………………………… 219
　一、疾病概要 …………………………………… 219
　二、护理 ………………………………………… 222
第二节　腹部损伤 ………………………………………… 225
　一、疾病概要 …………………………………… 225
　二、护理 ………………………………………… 227
第三节　胃肠减压及护理 ………………………………… 230

233　第十六章　腹外疝病人的护理

第一节　概述 ……………………………………………… 233
　一、病因 ………………………………………… 233
　二、病理解剖 …………………………………… 234
　三、临床分类 …………………………………… 234
第二节　常见腹外疝 ……………………………………… 235
　一、腹股沟疝 …………………………………… 235
　二、股疝 ………………………………………… 237
　三、脐疝 ………………………………………… 237
　四、切口疝 ……………………………………… 238
第三节　腹外疝病人护理 ………………………………… 238
　一、护理评估 …………………………………… 238
　二、护理诊断/问题 ……………………………… 239
　三、护理目标 …………………………………… 239
　四、护理措施 …………………………………… 239
　五、护理评价 …………………………………… 240

242　第十七章　胃十二指肠疾病病人的护理

第一节　胃十二指肠溃疡外科治疗 ……………………… 242
　一、疾病概要 …………………………………… 243
　二、护理 ………………………………………… 246
第二节　胃癌病人的护理 ………………………………… 249
　一、疾病概要 …………………………………… 249

二、护理 ………………………………………………………………… 251

253　第十八章　肠疾病病人的护理

第一节　急性阑尾炎病人的护理 ……………………………… 254
　　一、疾病概要 ………………………………………………………… 254
　　二、护理 ……………………………………………………………… 256
第二节　肠梗阻病人的护理 …………………………………… 258
　　一、疾病概要 ………………………………………………………… 258
　　二、护理 ……………………………………………………………… 262
第三节　大肠癌病人的护理 …………………………………… 264
　　一、疾病概要 ………………………………………………………… 264
　　二、护理 ……………………………………………………………… 268
第四节　直肠肛管良性疾病病人的护理 ……………………… 271
　　一、疾病概要 ………………………………………………………… 271
　　二、护理 ……………………………………………………………… 278

281　第十九章　肝脏疾病病人的护理

第一节　门静脉高压症 ………………………………………… 281
　　一、疾病概要 ………………………………………………………… 282
　　二、护理 ……………………………………………………………… 284
第二节　原发性肝癌 …………………………………………… 286
　　一、疾病概要 ………………………………………………………… 286
　　二、护理 ……………………………………………………………… 288
第三节　细菌性肝脓肿 ………………………………………… 290

293　第二十章　胆道疾病病人的护理

第一节　常见胆道疾病 ………………………………………… 294
　　一、胆囊炎 …………………………………………………………… 294
　　二、胆石病 …………………………………………………………… 295
　　三、急性梗阻性化脓性胆管炎 ……………………………………… 298
　　四、胆道蛔虫病 ……………………………………………………… 299
第二节　胆道疾病病人的护理 ………………………………… 300

305　第二十一章　胰腺疾病病人的护理

第一节　急性胰腺炎 ……………………………………………… 305
　　一、疾病概要 …………………………………………………… 305
　　二、护理 ………………………………………………………… 308
第二节　胰腺癌和壶腹部周围癌 ………………………………… 310
　　一、疾病概要 …………………………………………………… 310
　　二、护理 ………………………………………………………… 311

314　第二十二章　外科急腹症病人的护理

一、疾病概要 …………………………………………………… 314
二、护理 ………………………………………………………… 317

321　第二十三章　周围血管疾病病人的护理

第一节　原发性下肢静脉曲张 …………………………………… 322
　　一、疾病概要 …………………………………………………… 322
　　二、护理 ………………………………………………………… 325
第二节　血栓闭塞性脉管炎 ……………………………………… 326
　　一、疾病概要 …………………………………………………… 326
　　二、护理 ………………………………………………………… 328
第三节　深静脉血栓形成 ………………………………………… 330
　　一、疾病概要 …………………………………………………… 330
　　二、护理 ………………………………………………………… 331

334　第二十四章　颅脑疾病病人的护理

第一节　颅内压增高与脑疝 ……………………………………… 335
　　一、疾病概要 …………………………………………………… 335
　　二、护理 ………………………………………………………… 337
第二节　颅脑损伤 ………………………………………………… 341
　　一、疾病概要 …………………………………………………… 341
　　二、护理 ………………………………………………………… 344
第三节　颅脑肿瘤 ………………………………………………… 347

一、颅内肿瘤 ………………………………………………… 347
二、椎管内肿瘤 ……………………………………………… 349

352 第二十五章 胸部外科疾病病人的护理

第一节 胸部损伤 …………………………………………… 353
  一、疾病概要 ………………………………………………… 353
  二、护理 ……………………………………………………… 357
第二节 脓胸 ………………………………………………… 360
  一、疾病概要 ………………………………………………… 360
  二、护理 ……………………………………………………… 361
第三节 肺癌 ………………………………………………… 363
  一、疾病概要 ………………………………………………… 363
  二、护理 ……………………………………………………… 364
第四节 食管癌 ……………………………………………… 367
  一、疾病概要 ………………………………………………… 367
  二、护理 ……………………………………………………… 369

373 第二十六章 泌尿外科疾病病人的护理

第一节 常见症状及诊疗操作的护理 ……………………… 374
  一、常见症状及护理 ………………………………………… 374
  二、诊疗操作及护理 ………………………………………… 376
第二节 泌尿系损伤 ………………………………………… 380
  一、肾损伤 …………………………………………………… 380
  二、膀胱损伤 ………………………………………………… 383
  三、尿道损伤 ………………………………………………… 385
第三节 泌尿系结石 ………………………………………… 389
  一、疾病概要 ………………………………………………… 389
  二、护理 ……………………………………………………… 392
第四节 良性前列腺增生 …………………………………… 395
  一、疾病概要 ………………………………………………… 395
  二、护理 ……………………………………………………… 397
第五节 泌尿系结核 ………………………………………… 399
  一、疾病概要 ………………………………………………… 399

二、护理 …… 401
第六节 泌尿系肿瘤 …… 402
一、肾癌 …… 402
二、膀胱癌 …… 404

409 第二十七章 骨与关节疾病病人的护理

第一节 骨与关节损伤 …… 409
一、骨折 …… 410
二、关节脱位 …… 422
三、护理 …… 424

第二节 骨与关节化脓性感染 …… 432
一、疾病概要 …… 432
二、护理 …… 435

第三节 骨与关节结核 …… 437
一、疾病概要 …… 437
二、护理 …… 440

第四节 颈、腰椎退行性疾病 …… 442
一、颈椎病 …… 442
二、腰椎间盘突出症 …… 445

第五节 骨肿瘤 …… 448
一、疾病概要 …… 448
二、常见骨肿瘤 …… 449
三、护理 …… 450

453 参考文献

455 中英文名词对照索引

第一章

绪 论

案例

有人说"外科护理就是手术护理、伤口护理"、"外科病人都是需要手术的"、"外科护士只要胆大就行了"……您赞同这些说法吗?

问题:
1. 您是怎样认识外科护理学的?
2. 外科护理有哪些特点?
3. 外科护士应具备哪些素质?

本章学习目标

1. 掌握外科护理学的概念与研究范畴。
2. 熟悉外科护理学的特点以及外科护士的素质要求。
3. 了解外科护理学的发展。
4. 正确地认知外科护理学科的性质,热爱护理专业。

第一节 外科护理学的概念与研究范畴

外科护理学(surgical nursing)是以外科疾病病人为主要研究对象,研究其相关护理理论和技术的应用性学科,是现代护理学的一个重要组成部分。外科护理学是在外科学和护理学发展的基础上逐渐形成和不断完善的,它涉及医学、外科学和护理学基础理论、护理学基本技术以及护理心理学、护理伦理学、社会学等学科的知识。

外科护理学的研究范畴是随着外科学的发展而改变的,目前随着现代护理理念的建立,人类对疾病和健康认识的不断深入及各学科之间的交叉和发展,外科护理学的内涵也不断扩大。根据疾病的特点,将外科疾病分为损伤、感染、肿瘤、畸形以及其他性质的疾病(如器官梗阻、结石形成、血液循环障碍、器官移植)等。这些疾病常常需要手术治疗和处理。外科护理学则主要研究这些疾病的护理基础理论、基本知识和基本技能,其核心内容是围手术期的护理。

外科护理学的研究范畴是针对这五大类疾病的护理,应用护理程序,评估病人的健康史、身体以及心理状况;找出病人现存的或潜在的健康问题,提出护理诊断;拟定相应的护理目标和护理计划,并采取适当有效的护理措施。

外科护理学是一门基于医学基础课程、护理基础理论和技术的临床应用型学科,具有严谨的科学性、系统性和应用性,是护理课程体系中的一门重要的核心课程。

第二节 外科护理学的发展

外科护理学是护理学的一个重要组成部分,它与护理学一样经历了漫长、艰苦的发展历程。

追溯护理学的历史是与人类同步发展的。自从有了人类,就有生老病死的现象,就逐渐地产生医药与护理。如人们做的伤口包扎、切开排脓、骨折固定、冰水降温等工作,此为医疗护理的萌芽阶段。在19世纪中叶,由于解剖学、病理解剖学、病理组织学的逐渐完善,为外科学的发展奠定了基础。早期的外科实践中,手术切口疼痛、伤口感染、术中出血和输血等阻碍了外科学的发展问题。19世纪40年代以后,无菌术、止血输血以及麻醉止痛技术的问世,使外科学得到飞跃性的发展。

与此同期,南丁格尔在克里米亚战争期间,带领38名护士,克服重重困难前往前线护理伤员。她们通过改善膳食,加强伤员的营养,为伤员清洁伤口,消毒用具,使伤员们得到精神慰藉,心情舒畅,并能够安心养伤,从而促进了疾病康复和伤口的愈合。南丁格尔在克里米亚的伟大功绩,向全世界展示了护理工作的作用,尤其是外科的创伤及急救的护理,也就是说护理工作在外科发展中起的作用是不可估量的。

回顾外科护理学的理论研究和临床实践,现代外科护理学的发展经历了以疾病护理为中心、以病人护理为中心和以人的健康护理为中心的三个阶段,护理的研究对象由病人扩展到了健康人,护理工作场所由医院延伸到了家庭和社区,护理工作方式也是以系统化的、科学的护理程序为指导,从病人的生理、心理和社会等各个方面实施的整体护理。

尽管外科护理学作为一门学科在我国起步较晚,但是1958年,我国首例大面积烧伤病人的抢救和1963年世界首例断肢再植在我国获得成功,充分展示了我国外科护理工作者对外科护理学所做的贡献。建国后,我国外科学建立了比较完善的外科体系,外科的专业人员队伍不断地发展壮大,外科的各专科也得到了迅速发展。按人体的部位和系统,建立了脑外科、胸外科、心脏外科、腹外科、骨外科、泌尿外科、血管外科以及小儿外科;按手术方式,也出现了整复外科、显微外科、移植外科等。新的外科领域如心血管外科、显微外科(断肢再植,断指、趾再植,同体异肢的移植)以及器官移植(心脏移植、肾移植、肝移植等)技术正在蓬勃发展;外科营养支持也起着不可估量的作用。另外,更重要的外科器械,如体外循环、人工肾、心脏起搏器、纤维光束内镜、伽玛刀、人造血管、人工心脏瓣膜、人工关节、微血管器械、数字减影、震波碎石等,已广泛应用于临床。外科护理学也随之发展起来,因为任何一个科室,任何一项外科检查,任何一台手术,任何一位外科病人的痊愈都离不开外科护士的护理,都是由护士与医生共同努力来完成的。外科护士在病人的术前准备、术中配合、术后病情监护、并发症的预防、病人的心理护理以及外科重症病人的抢救中起到了重要的作用。

外科护理学的发展与外科学是紧密联系的。外科学的发展对护理工作不断提出新的要求，要求护理工作者在现代医学模式和现代护理观的指导下，以人的健康为中心，应用护理程序为外科疾病的病人提供整体护理，以达到减轻病痛、预防疾病、促进健康的目的。与此同时，外科学的发展也为我国外科护理工作者提供了新的施展舞台，同时也带来了挑战。外科护士应不断地学习和更新知识，与外科学的发展相适应，不断地提高自身的素质，为外科护理学的发展做出应有的贡献。

第三节 外科护理学的学习方法

一、观念和方法

（一）树立整体护理观

WHO将健康定义为"健康不仅是没有身体上的疾病和缺陷，还要有完整的心理状态和良好的社会适应能力"，新的医学模式即"生物-心理-社会医学模式"强调疾病的发生是多种因素作用的结果。无论是健康观的转变，还是医学模式的转变，都要求外科护理工作者从病人的生理、心理、社会等各个方面来为病人提供全面的护理。同时护理的服务对象从病人扩大到健康人，工作场所也由医院延伸到家庭和社区，工作内容不仅仅是帮助病人恢复健康，还包括健康人的预防保健。这些都体现了整体护理观，即"以人的健康为中心的全面护理"。

（二）运用护理程序

护理程序作为一种先进的、科学的思维方法和工作方法，指导外科护理工作者有计划地、系统地、全面地为病人实施护理。它包括护理评估、护理诊断、护理计划、护理措施和护理评价五个步骤。外科护理学是一门综合性、应用性和实践性课程，应用护理程序为外科病人实施整体护理是学习者应具备的核心能力。

（三）掌握外科护理学的特点

外科病人的特点是急症多、重症多、病种多，且病情变化快，所以要求外科护士不仅要有敏锐的观察力，能及时发现问题，并当机立断，而且对病人要有高度的责任感，及时有效地挽救病人的生命。现代医学模式拓展了护士的职能，她们不仅要帮助病人早日摆脱疾病困扰，而且还要在病人的术前、术后提供健康咨询和健康教育指导，从而增强病人的应对和适应能力，使之达到早日康复的目的。

外科疾病的病人除了要承受疾病带来的痛苦之外，还要承受"手术"带给他们的身心压力以及经济压力。由于他们缺乏医学知识，因而常出现心理问题，这些心理问题存在于术前、术中及术后，常随着病情变化有较大的起伏。所以外科护士要学会对外科病人察言观色，了解其心理状态和产生心理压力的原因，找出他们的心理需求，利用一切接触病人的机会，结合病情给予相应的心理护理，引导病人正视现实，提高战胜疾病的信心，从而积极配合治疗与护理,提高自我护理能力,争取早日康复。

二、理论与实践

(一)"三基"扎实

"三基"是指基础理论、基本知识和基本技能。基本理论即指导护理工作的护理理论,护理作为一门独立的学科,有其科学的理论做指导。如马斯洛的人类基本需要层次论、罗伊的适应模式等。基本知识包括基础医学知识和其他临床医学知识。基本技能即护理操作以及外科治疗过程中各种配合。外科病人病情重、急症多、病情变化快,外科护士必须掌握好理论知识和技能,才能通过现象看本质,做到早发现、早处理。

(二)理论联系实际

外科护理学作为一门实践性很强的应用性学科,如手术前准备、手术中的配合、手术后病情观察等,不仅要认真学习书本上的理论知识,而且必须经过临床实践,才能更好地应用学习到的理论知识,实现从理论到实践的转化。在学习过程中应避免死记硬背,结合病例和情景演示,充分利用教学资源,多实践、多思考。

外科病人往往病情重急、病情变化快,因此护理的侧重点也会随之发生变化,每个病人的护理不能像理论知识一样千篇一律。作为外科护士必须具备整体理念、敏锐的观察力,同时结合每个病人的特点,并且动态观察,随时对护理计划进行评价修改,为病人提供及时有效的护理措施。

(三)掌握外科护理学的发展趋势

随着外科学的发展,外科护理学也在不断地发展。由于新技术的引进,新仪器设备的不断增加,要求外科护理人员要跟上时代的步伐。作为外科护理人员,我们除了要学好现有的外科理论与护理技术以外,还应该不断地更新知识,掌握外科护理学的发展方向,有针对性地学习,不断地提高自身的能力和素质,才能满足现代护理学发展的需要。

第四节 外科护士应具备的素质

外科病人急诊多、病情重、变化快,抢救多,需要护士在短时间内作出判断,并采取有效的护理措施。外科工作强度大,无论是身体上还是精神上,外科护士都承受着巨大的压力。基于外科工作的特点,对外科护士的综合素质提出了更高要求。

一、身体和心理素质

节奏快、工作强度大是外科工作的特点之一。外科护士要有健康的体质和乐观的生活态度,才能适应外科工作的持久性、突发性;要具备开朗的性格和饱满的精神状态,才能保证随时参与大型抢救。

外科护士不仅要有好的身体素质,还要有好的心理素质。以积极的态度对待临床工作,以沉着平稳的态度处理临床问题。能善于自我调节,以乐观积极向上的态度鼓舞病人,促进病人之间的交流和关系的和谐。

二、护理专业素质

(一)扎实的基础理论和技术

外科护士要刻苦钻研业务,"三基"扎实。熟练掌握外科疾病的病理生理、临床表现及其治疗与护理等知识;熟练掌握护理技术,具有娴熟的操作技能。要有严格的无菌观念,细致敏锐的观察能力、判断能力和应急处理能力,能及时发现病人现存及潜在的护理问题,并协助医师进行有效处理。

(二)良好的综合职业能力

综合职业能力包括一般专业能力、方法能力和社会能力等。方法能力包括独立思考能力、分析判断与决策能力、获取与利用信息的能力、学习掌握新技术的能力、革新创造能力和独立制定计划的能力等;社会能力包括组织协调能力、交往合作能力、适应转换能力、批评与自我批评能力、口头与书面表达能力、心理承受能力和社会责任感等。这些能力的培养在外科护理工作中具有重要的意义和价值。

三、职业素质

(一)高度的责任心

护理人员要敬重护理专业,严格遵守各种规章制度和操作规程。护理人员的职责是治病救人,维护生命以及促进健康,并且护理服务的对象是人,应时刻把病人的安危放在首位,工作时要有高度的责任感,严肃认真,一丝不苟,以杜绝差错事故的发生。

(二)崇高的奉献精神

外科护士树立愿为护理事业献身的人生观,树立救死扶伤、实行人道主义的伦理观,树立趣味高尚、富于创造的审美观,树立开拓新颖、科学的护理观。要具备高尚的职业道德,还要具备正确的人生观、世界观,树立爱岗敬业的精神。明确护士治病救人、维护生命、促进健康、全心全意为人民服务的职责。

总之,护理作为一项崇高的事业,要求我们勤奋学习,奋发进取,承担起历史的重任,为促进人民的健康和护理事业的发展做出自己应有的贡献。

本章小结

外科护理学是以外科疾病病人为主要研究对象,研究其相关护理理论和技术的应用性学科,是现代护理学的一个重要组成部分。外科护理学主要研究损伤、感染、肿瘤、畸形以及其他性质疾病(如器官梗阻、结石形成、血液循环障碍、器官移植)等病人的护理。学习外科护理学要有现代护理的整体观念和护理程序的工作方法,了解外科护理的特点和发展趋势;掌握外科护理学的基本理论、基本知识、基本技能,加强理论与实际的联系。

本章关键词:外科护理学;研究范畴;发展史

课后思考

1. 外科护理学的研究范畴?和其他学科有哪些交叉和联系?
2. 外科护理学有哪些特点?未来的发展趋势如何?
3. 通过本章学习,思考如何才能做一名合格的外科护士?

(李惠萍)

第二章
水、电解质和酸碱平衡失调病人的护理

案例

男性,44岁,阵发性腹痛、呕吐、腹胀3天以急性肠梗阻入院。病人感口渴、心慌、四肢无力。体格检查:体重59kg,精神萎靡、眼窝凹陷、口唇黏膜干燥、皮肤弹性差、浅静脉瘪陷,心率112次/分,脉弱,血压80/58mmHg,呼吸深快,30次/分。实验室检查:血红细胞计数、血红蛋白含量和血细胞比容均增高,血清Na^+ 138mmol/L,血清K^+ 3.0mmol/L,HCO_3^- 13.3mmol/L,尿量20ml/h。

问题:
1. 该病人是否有体液失衡情况?可能的原因有哪些?
2. 目前病人最主要的护理问题是什么?应采取哪些护理措施?

本章学习目标

1. 掌握水和钠代谢失调、钾代谢异常及酸碱平衡失调的临床表现、治疗原则、护理诊断与护理措施。
2. 熟悉水和钠代谢失调、钾代谢异常及酸碱平衡失调的病因、辅助检查、护理评估及健康教育。
3. 了解水和钠代谢失调、钾代谢异常及酸碱平衡失调的护理目标和护理评价。
4. 护理体液失衡疾病病人应具有整体观念,细心观察,善于思考。

人体内环境的稳定主要由体液、电解质和渗透压所决定。体液平衡和内环境稳定是维持机体正常代谢和器官生理功能的基本保证,一旦失衡,机体内环境稳定性将随之发生变化。水、电解质、酸碱失衡常常是某种/某类疾病的伴发现象或结果,是一组临床综合征而非独立疾病。就外科而言,它不仅继发于许多外科疾病中,甚至也发生在手术过程中。认识和处理这类失衡是外科医护人员共同的责任。虽然诊断和治疗是医生的职责,但护士接触病人密切,能更早发现各种失衡的临床表现,更快更全面地了解治疗反应,及时发现各种并发症。护士应熟悉和掌握体液平衡的基本理论知识,通过细致观察病情的动态变化,不仅为医生作出正确判断提供信息,协助医生不断修订完善治疗方案,而且能作出初步的护理诊断和进行相应的重点护理。执行医嘱时不但能理解其意义,避免差错、防止体液平衡失调的恶化,还能主动掌握体液疗法中各种液体补充、药物输入顺序、速度及药物的配伍禁忌。

第一节 体液的正常代谢

一、体液的组成与分布

(一)体液的组成

人体内体液总量因年龄、性别、胖瘦而有所不同。成年男性体液量约占体重的60%;成年女性因脂肪组织较多,体液量约占体重的50%;婴幼儿的脂肪较少,故体液量占体重的比例可高达70%~80%。随年龄增长和体内脂肪组织的增多,体液量逐渐下降,14岁以后少年的体液量占体重的比例与成人相似。

体液由细胞内液和细胞外液两部分组成。细胞内液成年男性约占体重40%,女性约占35%;细胞外液男女均占体重的20%;细胞外液主要由血浆和组织间液组成,其中血浆量约占体重的5%,组织间液量占体重的15%。组织间液通过与血浆或细胞内液的物质交换达到平衡。

(二)体液的分布

体液分布可用三间隙来描述。第一间隙容纳细胞内液,是细胞进行物质代谢的场所;第二间隙容纳细胞外液的主体部分,即组织间液和血浆,属功能性细胞外液,具有快速平衡水、电解质的作用;第三间隙系指存在于体内各腔隙中的一小部分细胞外液,包括胸腔液、心包液、腹腔液、脑脊液、关节液、滑膜液和前房水等,仅占体重的1%~2%,属非功能性细胞外液。

(三)体液的成分

体液的主要成分是水和电解质。水和电解质是调节生理活动、维持正常生理功能不可缺少的物质。细胞外液中的主要阳离子为Na^+,主要阴离子为Cl^-、HCO_3^-和蛋白质。细胞内液中的主要阳离子为K^+和Mg^{2+},主要阴离子为HPO_4^{2-}和蛋白质。细胞内、外液的渗透压相似,正常为290~310mmol/L。

二、体液平衡和调节

(一)水平衡

人体内环境的稳定依赖于体内水分的恒定,人体每日摄入一定量的水,同时也排出相应量的水,达到每日出入水量的相对平衡(表2-1)。

表 2-1 正常成人每日水的出入量

	摄入量(ml)		排出量(ml)
饮水	1000～1500ml	尿液	1000～1500ml
食物含量	700ml	皮肤蒸发、出汗	500ml
代谢氧化水	300ml	呼吸蒸发	350ml
		粪便含水	150ml
总计	2000～2500ml		2000～2500ml

(二)电解质平衡

正常情况下,食物中摄入的电解质经消化道吸收,并参与体内代谢,大多经肾脏排出,与维持体液电解质平衡相关的主要电解质是 Na^+ 和 K^+。

人体内钠主要来自食物中的食盐。正常成人钠需量4～6g/d。摄入量过多时,经肾脏随尿液排出体外,以维持正常血清钠(135～150mmol/L)水平。摄入量减少或停止摄入时,肾脏排出钠随之减少,甚至停止排出。

人体内钾主要来自含钾的食物。正常成人钾需量3～4g/d,经消化道吸收,由肾排出,以维持正常血清钾(3.5～5.5mmol/L)水平。一旦摄入钾减少或停止时,肾脏仍然排钾,故易引起低钾血症。

(三)体液平衡的调节

体液在正常情况下有一定的容量、分布和电解质离子浓度。机体必须保持它们的稳定,才能进行正常的新陈代谢。体液平衡主要是通过神经-内分泌系统和肾进行调节。当体内水分缺乏或丧失时,细胞外液渗透压增高,刺激下丘脑-垂体后叶-抗利尿激素系统,产生口渴,机体主动增加饮水。同时抗利尿激素的分泌增加使远曲小管的集合管上皮细胞对水分的再吸收加强,尿量减少,水分保留于体内从而使细胞外液渗透压降低。反之,体内水分增多时,细胞外液渗透压降低,抗利尿激素的分泌减少,尿量增多,排出体内多余的水分从而使渗透压降低。

此外,肾素和醛固酮也参与体液平衡的调节。当细胞外液减少,尤其循环血容量减少时,可刺激肾素分泌增加,进而刺激肾上腺皮质分泌醛固酮。后者可促进远曲小管对 Na^+ 的再吸收和 K^+、H^+ 的排泄。随着 Na^+ 再吸收的增加,水的再吸收也增多,细胞外液量逐渐增加。

体液失衡时,机体多先通过下丘脑-垂体后叶-抗利尿激素系统恢复和维持体液的正常渗透压,再经肾素-血管紧张素-醛固酮系统恢复和维持血容量。但在血容量锐减时,人体将以牺牲体液渗透压为代价,优先保证和恢复血容量,使重要器官的灌流得到保证。

三、酸碱平衡和调节

适宜的体液酸碱度是机体进行正常生命活动的重要保证。人体通过体内的缓冲系统、肺和肾调节在物质代谢过程中不断摄入及产生酸性和碱性物质,使体液的酸碱度(pH)始终维持在 7.35~7.45。

(一) 血液的缓冲系统

体液中的缓冲体系是由弱酸及其盐组成,亦称为缓冲对。体内不同体液间隙有各自的缓冲系统。细胞内有磷酸盐缓冲系,红细胞有血红蛋白缓冲系,血浆有蛋白缓冲系,细胞外液中则存在碳酸-碳酸氢盐缓冲系统。血液中的缓冲系统以 HCO_3^-/H_2CO_3 最为重要。当体内有过多酸性物质时,HCO_3^- 立即与之中和;而有过多碱性物质时,H_2CO_3 随即与之中和。只要 HCO_3^-/H_2CO_3 的比值保持为 20:1,无论 HCO_3^- 及 H_2CO_3 绝对值的高低,血浆的 pH 仍能保持为 7.40。

(二) 肺的调节作用

肺对酸碱平衡的调节作用是通过控制呼出 CO_2 的量来调节血中的碳酸浓度。血液中的 H_2CO_3 在碳酸酐酶的作用下,能迅速分解为 H_2O 和 CO_2。当血液呈酸性,即 pH 降低时,CO_2 刺激呼吸中枢,以加速呼吸,排出体内积存的 CO_2 以缓解酸中毒。反之,当血液呈碱性,pH 上升时,因 CO_2 减少,呼吸中枢缺少 CO_2 刺激,呼吸变慢,CO_2 排出减少,缓解碱中毒。如果机体的呼吸功能失常,本身就可引起酸碱平衡失调,也会影响其对酸碱平衡失调的代偿能力。

(三) 肾的调节作用

肾在酸碱平衡调节系统中起最重要的作用,主要通过 Na^+-H^+ 交换、HCO_3^- 重吸收、分泌 NH_4^+ 和排泌有机酸四种方式调节体内酸碱平衡。如果肾功能有异常,则不仅可影响其对酸碱平衡的正常调节,而且本身也会引起酸碱平衡失调。

综上所述,机体调节酸碱平衡主要有三个系统。当酸性或碱性物质进入血液后,首先起作用的是血液缓冲系统,其作用较快,但只能将酸性或碱性物质强度减弱,而不能根本地将其从体内清除;肺能排出 CO_2,从而降低体液中挥发酸的含量,但对固定酸的调节作用弱;肾脏对机体酸碱平衡的调节作用出现最迟,作用也最彻底,持续时间长,不论对酸或碱都有调节能力。

除了上述主要的调节途径外,组织细胞内外离子交换的调节作用,也有助于防止细胞外液 pH 的急剧变化。例如:酸中毒时,细胞外 $1H^+$、$2Na^+$ 置换入细胞内,以缓解酸中毒。碱中毒时细胞内 $1H^+$、$2Na^+$ 置换到细胞外,以缓解碱中毒。

第二节 水钠代谢平衡失调

一、缺水与缺钠

水和钠在体液平衡中密切相关,故一旦发生代谢紊乱,缺水和失钠常同时存在。不同原因引起的水和钠的代谢紊乱,在缺水和失钠的程度上会有所不同,既可水和钠按比例丧失,也可缺水少于缺钠,或多于缺钠。临床因原发疾病的病因不同,水钠代谢紊乱的类型、病理生理变化、临床表现、处理原则和护理措施也就不同。

(一)等渗性缺水

等渗性缺水(isotonic dehydration)又称急性缺水或混合性缺水。是外科病人最常见的缺水类型。系指水和钠成比例丧失,血清钠和细胞外液渗透压维持在正常范围。

1.病因　常见消化液急性丧失,如腹泻、肠外瘘、大量呕吐等;体液丧失在第三间隙,如腹腔内或腹膜后感染、肠梗阻、大面积烧伤等。这些丧失的体液的成分与细胞外液基本相同。如案例中病人因肠梗阻大量呕吐导致消化液丢失。

2.病理生理　等渗性缺水造成细胞外液量迅速减少,引起肾素-醛固酮系统兴奋,醛固酮分泌增加,促进远曲小管对钠和水的重吸收,使细胞外液量得以恢复。由于丧失的为等渗性液体,基本上不改变细胞外液的渗透压,细胞内液无需向细胞外液转移以代偿细胞外液的丧失。但若此类体液失衡持续时间长久,细胞内液也将逐渐外移,随同细胞外液一起丧失,以致引起细胞内缺水。

3.临床表现　病人有恶心、乏力、口唇干燥、眼窝凹陷、皮肤弹性降低和少尿等症状,早期口渴不明显。若在短期内体液丧失量达到体重的5%,可出现脉搏细速、肢端湿冷、血压下降等血容量不足症状。当体液继续丧失达体重的6%~7%时,可有休克表现并伴代谢性酸中毒;若因大量胃液丧失所致的等渗性缺水,可伴发代谢性碱中毒。

4.辅助检查　表现红细胞计数、血红蛋白和血细胞比容增高;血清钠浓度正常情况;尿比重升高。

5.治疗原则

(1)消除原发病因,防止或减少水和钠的继续丢失。

(2)可静脉滴注平衡盐溶液或等渗盐水,使血容量尽快得到恢复。但等渗盐水因其Cl^-含量高于血清Cl^-含量,大量补充有致高氯性酸中毒的危险。平衡盐溶液的电解质含量与血浆相仿,用来治疗等渗性缺水比较理想。常用的平衡盐溶液有乳酸钠和复方氯化钠溶液及碳酸氢钠和等渗盐水溶液。此外,平衡盐溶液还含有碱性物质,有助于纠正酸中毒。

(3)在纠正缺水后,排钾量会有所增加,血清K^+浓度也因细胞外液量的增加而被稀释降低,故应注意预防低钾血症的发生。一般在血容量补充使尿量达40ml/h后,补钾即应开始。

(二)低渗性缺水

低渗性缺水(hypotonic dehydration)又称慢性缺水或继发性缺水。水和钠同时丢失,但失钠多于失水,故血清钠低于正常范围(<135mmol/L),细胞外液呈低渗状态。

1.病因　常见胃肠道消化液持续性丢失,如反复呕吐、长期胃肠减压、或慢性肠瘘;大创面的慢性渗液;应用排钠利尿剂依他尼酸、氯噻酮等时未注意补充适量的钠盐;等渗性缺水治疗时补充水分过多。

2.病理生理　由于体内失钠多于失水,细胞外液呈低渗状态,细胞外液可向细胞内转移引起细胞内水肿,出现以细胞外液减少为主的体液容量变化。细胞外液低渗时,机体通过减少抗利尿激素分泌使肾小管重吸收水分减少,尿量排出增多,从而提高细胞外液的渗透压。但此代偿调节的结果会使细胞外液进一步减少,循环血容量下降,此时机体将不再顾及渗透压的维持而优先保持和恢复血容量。一方面兴奋肾素-醛固酮系统,以增加远曲小管对钠和水的重吸收;另一方面刺激垂体后叶,抗利尿激素由分泌减少转为增加,使水的重吸收增多,尿量减少。

3. 临床表现　低渗性缺水的表现随缺钠程度而不同。病人一般无口渴感,以周围循环衰竭为特点。常有恶心、呕吐、头晕、视觉模糊、软弱无力、起立时容易晕倒等。当循环血量明显下降时,肾的滤过量相应减少,以致体内代谢产物潴留,可出现神志淡漠、肌痉挛性疼痛、腱反射减弱和昏迷等。

根据缺钠程度,低渗性缺水可分为三度:

(1)轻度缺钠:血清钠浓度在 135mmol/L 以下。病人自觉疲乏、手足麻木、厌食、尿量正常或增多、尿中 Na^+ 减少,尿比重降低。

(2)中度缺钠:血清钠浓度在 130mmol/L 以下。除上述症状外,尚有恶心、呕吐、脉搏细弱,血压不稳定或下降,脉压变小,浅静脉萎陷,视力模糊、直立性晕厥。尿量少,尿中几乎不含钠和氯。

(3)重度缺钠:血清钠浓度在 120mmol/L 以下。病人神志不清、肌痉挛性抽痛,腱反射减弱或消失;出现木僵,甚至昏迷。表现为严重周围循环衰竭、常发生休克。

4. 辅助检查

红细胞计数、血红蛋白和血细胞比容增高;血清钠浓度低于 135mmol/L;尿比重低于 1.010,尿中钠和氯降低。

5. 治疗原则

(1)积极处理原发病。

(2)静脉输注含盐溶液或高渗盐水,以纠正细胞外液的低渗状态和补充血容量。轻、中度缺钠者,可静脉滴注 5% 葡萄糖盐溶液。

(3)重度缺钠病人先输晶体溶液(平衡盐溶液、等渗盐水),后补充胶体溶液(羟乙基淀粉、右旋糖酐或血浆)以补足血容量,改善微循环和组织器官的灌注。再静脉滴注高渗盐水(5%氯化钠),以进一步恢复细胞外液量和渗透压。

(三)高渗性缺水

高渗性缺水(hypertonic dehydration)又称原发性缺水。水和钠同时丢失,失水多于失钠,故血清钠高于正常范围(>150mmol/L),细胞外液呈高渗状态。

1. 病因　主要病因为:水分摄入不足,如过分限制水入量、长期禁饮食、食管癌致吞咽困难、危重病人的补水不足、高温环境作业得不到饮水等;水分丧失过多,如高热、大量出汗、大面积烧伤暴露疗法、糖尿病病人的高渗性利尿或大量使用渗透性利尿剂等。

2. 病理生理　由于体内失水多于失钠,细胞外液呈高渗状态,细胞内液向细胞外转移,导致以细胞内液减少为主的体液容量变化。细胞外液高渗透压时,刺激视丘下部的口渴中枢,病人出现口渴感而主动饮水,增加体内水分,以降低细胞外液渗透压。此外,细胞外液高渗状态可引起抗利尿激素分泌增多,使肾小管重吸收水分增加,尿量减少,也可使细胞外液渗透压降低和恢复其容量。如缺水加重致循环血量显著减少,又会引起醛固酮分泌增加,加强对钠和水的重吸收,以维持血容量。

3.临床表现　以缺水为主要表现,严重者可因脑细胞缺水而出现昏迷。

(1)轻度：缺水量达体重的2%~4%,除口渴外,无其他症状。

(2)中度：缺水量达体重的4%~6%,除极度口渴外,常伴烦躁不安、乏力、唇舌干燥、眼窝凹陷、皮肤弹性差、尿少等表现。

(3)重度：缺水量超过体重的6%以上。缺水者除上述症状外,可出现躁狂、幻觉、谵妄甚至昏迷等脑功能障碍表现。

4.辅助检查　红细胞计数、血红蛋白和血细胞比容增高;血清钠浓度高于150mmol/L;尿比重高于1.020。

5.治疗原则

(1)尽早去除病因,防止体液继续丢失。

(2)轻度缺水者,鼓励病人饮水。中、重度缺水病人可经静脉滴注5%葡萄糖溶液或低渗的0.45%氯化钠溶液,补充已丧失的液体。

(3)虽高渗性缺水者因缺水所致血液浓缩,使血清钠有所升高,但体内实际总钠量还是缺少,故输液过程中,应观察血清钠水平的动态变化,必要时适量补钠。

二、水中毒

水中毒(water intoxication)又称稀释性低血钠。机体的摄入水总量超过排出水量,水分在体内潴留,引起血浆渗透压下降和循环血量增多。

(一)病因

常见各种原因导致的抗利尿激素分泌过多;肾功能不全,排尿能力下降;机体摄入水分过多或接受过多的静脉输液。

(二)病理生理

因水分摄入过多或排出过少,细胞外液量骤增;血清钠浓度因被稀释而降低,液渗透压下降;细胞内液的渗透压高于细胞外液,细胞外液向细胞内转移,使细胞内、外液量都增加而渗透压均降低。细胞外液量的增加抑制醛固酮分泌,使远曲小管和肾小球对钠和水的重吸收减少,尿中排出Na^+增多,血清钠和细胞外液渗透压进一步降低。

(三)临床表现

根据起病的急缓程度,可分为两类：

1.急性水中毒　起病急;因脑细胞水肿可造成颅内压增高,引起神经、精神症状,如头痛、躁动、谵妄、惊厥、精神错乱甚至昏迷。严重者可出现脑疝而致呼吸心搏骤停。

2.慢性水中毒　症状常不典型,多被原发病所掩盖。表现为乏力、呕吐、嗜睡、皮肤苍白而湿润,体重明显增加。有时唾液、泪液增多。一般无凹陷性水肿。

(四)辅助检查

红细胞计数、血红蛋白和血细胞比容降低;血清钠浓度降低;血浆渗透压降低。

(五)治疗原则

1. 积极纠正原发疾病。

2. 轻者只需限制水分摄入,在机体排出多余的水分后,即可缓解。

3. 严重者,除严禁水摄入外,还应静脉输注高渗盐水,以缓解细胞肿胀和低渗状态,并酌情使用渗透性利尿剂(如20%甘露醇),以促进水分的排出。

第三节 电解质代谢平衡失调

钾是细胞内的主要阳离子,细胞内钾含量占体内钾总量的98%。正常血清钾浓度为3.5~5.5mmol/L。钾参与和维持细胞代谢、维持细胞内液渗透压、酸碱平衡、神经肌肉组织的兴奋性及心肌的生理功能等。钾代谢异常包括低钾血症和高钾血症,以前者为常见。

一、低钾血症

血清钾浓度低于3.5mmol/L表示有低钾血症(hypokalemia)。

(一)病因

1. 钾摄入不足 如长期不能进食或进食不足,疾病或手术需要禁食且静脉补钾不足或未补钾。

2. 钾丢失过多 如频繁呕吐、腹泻、持续胃肠道减压、肠瘘等,使钾离子从胃肠道丧失过多;长期使用排钾利尿剂或急性肾衰竭多尿期、醛固酮增多症等使钾离子随尿排出增多。如案例中病人因肠梗阻呕吐引起钾丢失过多。

3. 体内钾分布异常 K^+向组织内转移,如大量输注葡萄糖和胰岛素、合成代谢增加或代谢性碱中毒时等。

(二)临床表现

临床表现取决于血钾降低的程度和速度。

1. 神经-肌肉症状 肌无力为最早的临床表现,一般先出现四肢软弱无力,随病情加重可有腱反射减弱或消失、软瘫;以后延及躯干和呼吸肌,可发生吞咽困难或饮水呛咳,最严重时可因呼吸肌受累出现呼吸困难甚至窒息。病人常伴有精神萎靡、疲倦、嗜睡等症状。

2. 消化道功能障碍 胃肠道蠕动缓慢,有恶心、呕吐、腹胀、便秘、肠鸣音减弱或消失等表现,严重者可出现麻痹性肠梗阻。

3. 循环系统表现 主要为传导阻滞和节律异常。表现为心悸、心动过速、心律不齐、血压下降、甚至心室纤颤。

4. 代谢性碱中毒 血清钾过低时,K^+从细胞内移出,与Na^+和H^+交换增加(每移出3个K^+,即有2个Na^+和1个H^+移入细胞内),使细胞外液的H^+浓度降低;其次,为了保存K^+,远曲小管Na^+-K^+交换减少,Na^+-H^+交换增加,排H^+增多,出现反常性酸性尿,结果发生低钾性碱中毒。

5. 中枢神经症状　可表现为神志淡漠、倦怠、嗜睡或意识不清等抑制症状。

(三) 辅助检查

1. 血清钾浓度低于 3.5mmol/L。
2. 典型的心电图改变为早期出现 T 波降低、变平或倒置，随后出现 ST 段降低、QT 间期延长和 U 波。但并非每个病人都有心电图改变，故不应单凭心电图异常来诊断低钾血症。

(四) 治疗原则

1. 首先治疗原发病。
2. 根据缺钾程度、速度以及临床表现全面分析后，制定补钾计划，并注意动态观察不断修订和完善补钾计划。补钾中应遵循如下原则：①补钾途径：能口服者尽量口服补钾，可给予 10%氯化钾，分次口服。对不能口服者，可给予 10%氯化钾稀释后静脉滴注，严禁直接经静脉推注，以免血钾突然升高，导致心搏骤停。②见尿补钾：一般以尿量超过 40ml/h 或 500ml/d 方可补钾。③补钾总量：依血清钾水平，每天补钾 40～80mmol/L，约每天补氯化钾 3～6g。④补钾浓度：一般不宜超过 40mmol/L(氯化钾 3g/L)。⑤补钾速度：宜缓慢滴注，一般不宜超过 20mmol/L。因为细胞外液的钾总量仅 60mmol，若含钾溶液输入过快，血清钾浓度可能短期内增高许多，将有致命的危险。

临床上常用的钾制剂是 10%氯化钾，这种制剂除能补钾外，还有其他作用。由于低钾血症常伴有细胞外液的碱中毒，在补氯化钾后，一起输入的 Cl^- 则有助于减轻碱中毒。此外氯缺乏还会影响肾的保钾能力，所以输给氯化钾，不仅补充了 K^+，还可增强肾的保钾作用，有利于低钾血症的治疗。由于补钾量是分次给予，因此，要纠正体内的缺钾，常需连续 3～5 日的治疗。

二、高钾血症

血清钾浓度高于 5.5mmol/L 表示有高钾血症 (hyperkalimia)。

(一) 病因

常见原因有：

1. 钾排出障碍　如急性肾功能衰竭的少尿期、应用保钾利尿剂如螺内酯 (安体舒通)、氨苯蝶啶等。
2. 钾摄入增加　如口服或静脉输入过量氯化钾，或大量输入保存期过久的库血等，会使血清钾的含量增加。
3. 钾分布异常　如酸中毒时，钾离子从细胞内转向细胞外，可使血清钾增高。如严重挤压伤、大面积烧伤、严重感染、重症溶血等，可使细胞内 K^+ 转移至细胞外。

(二) 临床表现

高钾血症的临床表现无特异性。主要表现为神经-肌肉症状和循环系统症状。

1. 神经-肌肉症状　表现为手足麻木、四肢极度无力，腱反射减弱或消失，严重者出现软瘫、呼吸困难或窒息。

2. 循环系统表现　表现为心跳徐缓、心律不齐甚至发生舒张期心搏停止。因高钾刺激使微循环收缩,故可出现皮肤苍白、湿冷、低血压、肌肉酸痛等。

3. 中枢神经系统表现　多有神志淡漠或恍惚。

（三）辅助检查

1. 血清钾浓度高于5.5mmol/L。
2. 典型的心电图改变为早期出现T波高而尖、QT间期延长,随后出现QRS增宽,PR间期延长。

（四）治疗原则

1. 积极治疗原发病。
2. 停用一切含钾的药物或溶液,避免进食含钾高的食物。
3. 纠正心律失常　高钾血症有导致心搏骤停的危险,钙与钾有对抗作用,故可静脉注射10％葡萄糖酸钙或5％氯化钙10～20ml或用10％葡萄糖酸钙溶液30～40ml加入静脉补液内滴注。
4. 降低血清钾浓度

(1) 促使K^+转移入细胞内:可静脉输注5％碳酸氢钠溶液,不仅可使血清钾得到稀释,降低血清钾浓度,又能使钾移入细胞内或由尿排出;或输注25％葡萄糖100～200ml,每5g葡萄糖加入正规胰岛素1U,促使K^+转入细胞内,暂时降低血清钾浓度。

(2) 促使K^+排泄:如口服阳离子交换树脂或保留灌肠等。

(3) 透析疗法:当血清钾高于7mmol/L者,给予腹膜或血液透析疗法。

第四节　酸碱代谢平衡失调

在正常情况下,尽管有酸或碱的增减,但机体通过完善的调节机制而不会发生酸碱平衡失调。但当机体内的酸、碱过多而超过了调节能力,或机体对酸、碱具有调节功能的肺、肾功能障碍影响到酸碱平衡的调节,使HCO_3^-/H_2CO_3的比值不能保持20∶1时,血浆的pH就会发生改变。pH值低于7.35时,H^+浓度高于正常水平为酸中毒;pH值高于7.45时,H^+浓度低于正常水平为碱中毒。根据原发因素不同,酸碱失衡可以分为代谢性与呼吸性失衡。即：代谢性酸中毒、代谢性碱中毒、呼吸性酸中毒、呼吸性碱中毒,这四种类型可以单独出现或两种以上并存,后者称为混合型酸碱失衡。

一、代谢性酸中毒

代谢性酸中毒(metabolic acidosis)指体内酸性物质积聚或产生过多,或HCO_3^-丢失过多而导致的血液pH低于7.35。

（一）病因

1. 酸性物质摄入过多　如过多食酸性食物或输入酸性药物。

2.**酸性物质产生过多** 如高热、休克、严重感染、严重外伤、心搏骤停等,可使体内产生大量的有机酸,如乳酸、酮酸等。

3.**酸性物质排出减少** 肾功能不全或醛固酮缺乏或应用肾毒性药物,可影响内源性 H^+ 的排出。

4.**碱性物质丢失过多** 如腹泻、胆瘘、肠瘘、胰瘘等致大量碱性消化液丢失或肾小管上皮不能重吸收 HCO_3^- 等。如案例中病人因肠梗阻引起大量小肠碱性消化液丢失。

(二) 病理生理

代谢性酸中毒时体内 HCO_3^- 减少,H_2CO_3 相对增多,机体很快出现呼吸代偿反应。H^+ 浓度的增高刺激呼吸中枢,使呼吸加深加快,加速 CO_2 的排出,使 $PaCO_2$ 降低,HCO_3^-/H_2CO_3 的比值重新接近20:1而保持血液pH在正常范围。与此同时,肾小管上皮细胞中的碳酸酐酶和谷氨酰胺酶活性增加,促进 H^+ 和 NH_3 的生成,二者形成 NH_4^+ 后排出,致 H^+ 排出增多。此外,$NaHCO_3$ 重吸收亦增加,但该代偿能力有限。

(三) 临床表现

轻度代谢性酸中毒者症状常被原发病掩盖。重症病人可有下列表现:

1.**呼吸改变** 最明显的表现是呼吸深而快,呼吸频率有时可高达40~50次/分。呼出气体有酮味。

2.**神经系统症状** 表现为疲乏、眩晕、嗜睡、感觉迟钝或烦躁不安,甚至意识模糊或昏迷,伴对称性肌张力、腱反射减弱或消失。

3.**循环系统症状** 病人面色潮红、心率加快、血压偏低,因代谢性酸中毒可降低心肌收缩力和周围血管对儿茶酚胺的敏感性,病人容易发生心律不齐、休克和急性肾功能不全。

4.**缺水表现** 病人常伴有不同程度的缺水症状。

(四) 辅助检查

1.**血气分析** 失代偿期pH值和[HCO_3^-]明显下降,$PaCO_2$ 正常;代偿期血液pH值、[HCO_3^-]和 $PaCO_2$ 有一定程度降低。

2.**其他** 常合并高钾血症;尿呈强酸性。

(五) 治疗原则

1.首先应积极治疗原发病,去除引起酸中毒的原因。

2.轻度酸中毒病人经病因治疗及纠正脱水后,常可自行纠正,不必应用碱性药物。因为机体可加快肺部通气以排出更多 CO_2,又能通过肾排出 H^+、保留 Na^+ 及 HCO_3^-,即具有一定的调节酸碱平衡的能力。

3.重度酸中毒(血浆 HCO_3^- 低于10mmol/L)病人,应立即输液并用碱剂进行治疗。常用的碱性药物是 $NaHCO_3$ 溶液,输入人体后即离解为 Na^+ 和 HCO_3^-,直接中和体内 H^+,使酸中毒得以改善。临床上根据酸中毒严重程度,首次补给5%$NaHCO_3$ 溶液100~250ml,在输入碱剂2~4小时复查动脉血气分析和血浆电解质浓度,根据测定结果再制定后续治疗方案。

4. 酸中毒时血离子化的 Ca^{2+} 增多，血 K^+ 亦趋增多，故常掩盖低钙血症或低钾血症。故在补充碳酸氢钠溶液后应注意观察缺钙或缺钾症状发生，并及时纠正。

二、代谢性碱中毒

代谢性碱中毒(metabolic alkalosis)指体内 H^+ 丢失或 HCO_3^- 增多而导致的血液 pH 高于 7.45。

(一)病因

1. 酸性物质丢失过多　这是外科病人发生代谢性碱中毒最常见的原因。如严重呕吐、长期胃肠减压等，可使大量 HCl 丢失。

2. 碱性物质摄入过多　如长期服用碱性药物或大量输注库血，后者所含抗凝剂入血可转化成 HCO_3^- 致碱中毒。

3. 低钾血症　血清钾降低时，细胞内 K^+ 向细胞外转移，细胞内的 3 个 K^+ 与细胞外的 2 个 Na^+ 和 1 个 H^+ 进行交换，使细胞外液 H^+ 浓度降低可致低钾性碱中毒。

4. 利尿剂的作用　如呋塞米和依他尼酸等可抑制肾近曲小管对 Na^+ 和 Cl^- 的重吸收，致低氯性碱中毒。

(二)病理生理

代谢性碱中毒时血浆 H^+ 浓度下降，抑制呼吸中枢，呼吸变浅变慢，CO_2 排出减少，$PaCO_2$ 升高，HCO_3^-/H_2CO_3 的比值接近 20∶1，从而维持血液 pH 在正常范围。与此同时，肾小管上皮细胞中的碳酸酐酶和谷氨酰胺酶活性降低，使 H^+ 排泌和 NH_3 生成减少。HCO_3^- 重吸收减少，经尿排出增多，从而使血 HCO_3^- 减少。

(三)临床表现

1. 呼吸改变　可出现呼吸变浅变慢。

2. 神经系统症状　如头昏、嗜睡、谵妄、精神错乱，严重者可发生昏迷。

3. 低钙症状　因离子化钙减少，可出现手足抽搐、麻木、腱反射亢进。可伴有低钾血症的表现。

(四)辅助检查

1. 血气分析　动脉血 pH 值高于 7.45，[HCO_3^-] 增高，$PaCO_2$ 正常。

2. 其他　可伴有低氯血症和低钾血症；尿呈碱性，但缺钾性碱中毒时可出现反常性酸性尿。

(五)治疗原则

1. 积极治疗原发病。

2. 轻度代谢性碱中毒，可输注等渗盐水或葡萄糖盐水，既恢复了细胞外液量，又补充了

Cl^-,使轻症碱中毒得到纠正。必要时补充盐酸精氨酸溶液,既可补充 Cl^-,又可中和过多的 HCO_3^-。

3. 严重碱中毒([HCO_3^-]45～50mmol/L,pH＞7.65)可应用稀释的 HCl 溶液,迅速中和细胞外液中过多的 HCO_3^-。4～6小时重复监测血气分析及电解质。

4. 代谢性碱中毒时几乎都存在低钾血症,故需补充 KCl。

三、呼吸性酸中毒

呼吸性酸中毒(respiratory acidosis)指肺泡通气及换气功能减弱,不能充分排出体内生成的 CO_2,使血液中的 $PaCO_2$ 增高而致高碳酸血症,血液 pH 低于 7.35。

(一)病因

1. 急性肺通气障碍　全身麻醉过深、镇静剂过量、呼吸机使用不当、呼吸道梗阻、严重气胸、急性肺水肿、胸腔积液、心搏骤停等。

2. 慢性阻塞性肺部疾病　肺组织广泛纤维化、重度肺气肿等则可引起持续性高碳酸血症。

(二)病理生理

呼吸性酸中毒时,机体通过血液的缓冲系统进行调节,血液中的 H_2CO_3 与 Na_2HPO_4 结合,形成 $NaHCO_3$ 和 NaH_2PO_4,后者从尿中排出,使 H_2CO_3 减少,HCO_3^- 增多。还可以通过肾代偿:肾小管细胞中的碳酸酐酶和谷氨酰酶活性增高,使 H^+ 和 NH_3 的生成增加,H^+ 除与 Na^+ 交换,还与 NH_3 形成 NH_4^+,使 H^+ 排出增加,$NaHCO_3$ 的再吸收增加。这两种代偿机制使 HCO_3^-/H_2CO_3 的比值接近 20:1,从而维持血液 pH 在正常范围。

(三)临床表现

病人可有胸闷、呼吸困难、躁动不安等。因换气不足致缺氧,可有头痛、紫绀。随酸中毒加重,可有血压下降、谵妄、昏迷等。脑缺氧可致脑水肿、脑疝,甚至呼吸骤停。

(四)辅助检查

血气分析　动脉血 pH 值降低、[HCO_3^-]正常,$PaCO_2$ 增高。

(五)治疗原则

机体对呼吸性酸中毒的代偿能力较差,而且常合并存在缺氧,对机体的危害性极大,因此除需尽快治疗原发病因之外,还须采取积极措施改善病人的通气功能。作气管插管或气管切开术并使用呼吸机,能有效地改善机体的通气及换气功能。

四、呼吸性碱中毒

呼吸性碱中毒(respiratory alkalosis)指由于肺通气过度,体内生成的 CO_2 排出过多,使血液中的 $PaCO_2$ 降低而致低碳酸血症,血液 pH 高于 7.45。

(一)病因

常见于癔病、高热、创伤、疼痛、感染、低氧血症、中枢神经系统疾病等引起的过度换气，或呼吸机辅助通气过度等。

(二)病理生理

呼吸性碱中毒时，$PaCO_2$ 降低可抑制呼吸中枢，呼吸变浅变慢，CO_2 排出减少，血中 H_2CO_3 代偿性增高。由于肾的代偿作用，肾小管细胞排泌 H^+ 减少，HCO_3^- 重吸收减少，排出增多，使血中 HCO_3^- 降低，HCO_3^-/H_2CO_3 比值接近于正常，从而维持血液 pH 在正常范围。

(三)临床表现

多数病人有呼吸急促表现。可有头昏、晕厥、表情淡漠或意识障碍；手足及口周麻木和针刺感，肌震颤、手足抽搐及 Trousseau 征阳性。病人常有心率加快。危重病人发生急性呼吸性碱中毒常提示预后不良，或将发生急性呼吸窘迫综合征。

(四)辅助检查

血气分析 动脉血 pH 增高、[HCO_3^-]正常或轻度降低、$PaCO_2$ 降低。

(五)治疗原则

积极治疗原发病。必要时用纸袋罩住口鼻，增加呼吸道死腔，可减少 CO_2 的呼出，以提高血 $PaCO_2$。如系呼吸机使用不当造成的呼吸过度，应调整呼吸频率及潮气量。手足抽搐者可给 10％葡萄糖酸钙缓慢静脉注射。

第五节 水、电解质和酸碱平衡失调病人的护理

水、电解质和酸碱失衡是外科常见且复杂的临床综合征，其预后因原发病、代谢失衡的持续时间、发展速度及人体的代偿能力的不同，差异很大。应积极采取预防措施，严密观察，正确评估与判断，采取有效的护理措施。

一、护理评估

(一)健康史

包括年龄、体重、生活习惯、既往史等。

1. 年龄 老年人常因伴发慢性疾病和各类药物服用史、器官功能减退、对内环境失调的代偿能力差，易诱发水、电解质和酸碱平衡失调。
2. 体重 评估病人的体重变化，若短期内迅速增加或减轻，提示水钠潴留或缺失。
3. 生活习惯 包括近期饮食和液体摄入及运动情况，有助于评估体液代谢失调的原因。

4.既往史　了解既往是否存在易引起体液失衡的常见疾病,如腹泻、糖尿病、肝肾疾病、消化道梗阻、瘘或严重感染等;是否存在容易诱发体液失衡的治疗,如长期胃肠减压、应用利尿剂或强效泻剂、快速输注高渗液体等。

(二)身体状况

1.神经症状　病人的精神状态、意识情况;有无感觉异常如针刺感、麻木感、乏力或麻痹,如 K^+ 或 Na^+ 缺乏、酸中毒等。

2.生命体征　包括①体温:体温过高时大量出汗可导致体液和 Na^+ 丢失;体温过低可能为低血容量所致。②脉搏:脉搏增快是体液不足时人体的一种代偿;脉搏微弱可能为血容量不足;脉搏不规则可能与低钾或低镁血症有关。③呼吸:呼吸短促或困难,可能为体液过多所致肺水肿;呼吸深而快且呼出气体有酮味,可能为代谢性酸中毒。④血压:血压下降多为体液不足的表现。

3.皮肤和黏膜　皮肤弹性、干湿度及温度如何,有无口唇干燥及色泽改变。皮肤弹性下降或口腔黏膜干燥、口渴,常提示体液不足。

4.出入水量　入水量包括经胃肠道和非胃肠道摄入的液体,如饮食、管饲和静脉输液量等。出水量包括尿液、呕吐物、粪便、汗液及从呼吸道、各类创面引流、蒸发的液体量等。尿量是反映微循环灌注的重要指标。体液缺乏常伴有尿量减少。

5.辅助检查　了解血清 K^+、Na^+、Cl^- 等电解质成分、渗透压及血气分析、尿常规、心电图等检测结果,有助判断病情程度。

(三)心理社会状况

了解病人和家属对疾病及其伴随症状的认知程度、心理反应和承受能力,以便采取针对性措施。

案例分析1:根据病人的肠梗阻病史、目前的缺水症状和体征、实验室检查结果分析,病人存在体液不足、低钾血症和代谢性酸中毒等情况。可能的原因有肠梗阻引起的呕吐、饮食摄入减少、呼吸深快等导致体液失衡。

二、护理诊断/问题

1.体液不足　与体内水分丢失过多、水分摄入不足有关。

2.体液过多　与水分摄入过多或体内水分潴留有关。

3.有皮肤完整性受损的危险　与微循环灌注不足有关,水肿和长时间卧床有关。

4.有受伤的危险　与感觉减退、意识障碍和低血压和血压不稳有关。

5.活动无耐力　与低钠、低钾及体液丢失所致的低血压有关。

6.低效型呼吸型态　与呼吸过快过深、不规则或呼吸困难、高热、颅脑疾病、呼吸道梗阻有关。

7.潜在并发症　休克、脑水肿、心律失常、心搏骤停、呼吸困难和窒息等。

8.焦虑/恐惧　与躯体不适、担心治疗效果与预后、出现并发症等有关。

9.知识缺乏　缺乏有关体液失衡防治方面的知识。

三、护理目标

病人体液量恢复平衡，无脱水及水中毒症状和体征；病人皮肤完整，未发生溃破和压疮；未出现受伤现象；病人活动耐力增强；恢复正常的气体交换型态；病人未发生并发症或并发症得到及时发现和处理；病人焦虑恐惧程度减轻，情绪稳定，配合治疗和护理；能说出有关体液失衡方面的一般防治知识。

四、护理措施

（一）纠正体液不足

1. 消除病因 采取有效防治措施，积极处理原发疾病，以减少体液的继续丢失。

2. 实施液体疗法 对已发生体液不足的病人，必须给予及时正确的液体补充。一般静脉补液时要注意四个方面问题，即补多少（定量）？补什么（定性）？怎样补（定时）？补得如何（疗效观察）？

（1）定量：包括生理需要量、已丧失量、继续丧失量。

1）生理需要量：即正常人静息状态下的日需水量。一般成人每日需水量约 2000～2500ml。其简单的计算方法是体重的第 1 个 10kg×100ml（kg·d）+第 2 个 10kg×50ml（kg·d）+其余体重×20ml（kg·d）。小儿每天的需水量平均为 100ml/（kg·d），体重大于 20kg 者每天的需水量少于 100ml/（kg·d），体重小于 20kg 者可略多于此量。对于年龄超过 65 岁或患有心脏病者，实际补液量应少于上述计算所得量。

2）已丧失量：指从发病到开始治疗时的体液丢失量。已丧失量按临床缺水程度补充。第 1 个 24 小时补充计算量的 1/2，余下的 1/2 在第 2 个 24 小时补充。

3）继续丧失量：指补液过程中，仍继续丧失的体液量。这部分丧失量的补充原则是"丢多少补多少"，故对呕吐、腹泻、体液引流、消化道瘘等病人要严格记录其实际体液丢失量。体温升高可增加皮肤蒸发，体温每升高 1℃，从皮肤蒸发丢失体液约 3～5ml/kg；如出汗湿透一套衣裤时约丢失体液 1000ml；气管切开者每日经呼吸道蒸发的水分约为 800～1200ml。

（2）定性：原则上"缺什么，补什么"。

1）生理需要量：成人需钠量 NaCl 4～6g，相当于生理盐水 500ml；需钾量 KCl 3～4g，相当于 10% 氯化钾 30～40ml；再加 5% 或 10% 葡萄糖溶液 1500～2000ml。

2）已丧失量：根据体液失衡的性质和程度补充矫正。等渗性缺水以补等渗液为主；低渗性缺水以补充钠盐为主；高渗性缺水则应补充水为主。严重的代谢性酸碱失衡，需用碱性或酸性液体纠正。电解质失衡，应根据其丧失程度适量补充。

3）继续丧失量：在输液治疗过程中，如仍有呕吐、腹泻或胃肠减压时，可静脉补充等量的 1∶1 溶液（即 1 份 5% 或 10% 葡萄糖溶液+1 份等量的生理盐水溶液）。

常用液体如表 2-2 所示。晶体溶液有 5%～10% 葡萄糖溶液、0.9% 氯化钠溶液、林格液、平衡盐溶液、5% 碳酸氢钠溶液等。胶体溶液包括全血、血浆、人体白蛋白以及右旋糖酐等。

表 2-2 常用液体的成分与用途

	溶液名称	渗透压	电解质(mmol/L)						糖(g/L)	用途
			Na^+	K^+	Ca^{2+}	Mg^{2+}	HCO_3^-	乳酸根	Cl^-		
晶体溶液	5%葡萄糖	等渗								50	补充水分及热量
	10%葡萄糖	高渗								100	
	0.9%氯化钠(生理盐水)	等渗	154						154		补充水分及钠盐
	5%葡萄糖等渗盐水	高渗	154						154	50	补充水分、热量及钠盐
	林格溶液	等渗	145	4	3				155		补充水分及多种电解质
	10%氯化钾	高渗		1340					1340		补充钾盐,防治低钾血症
	10%氯化钙	高渗			900				1800		补充钙盐,防治低钙血症
	11.2%乳酸钠	高渗	1000					1000			碱性溶液,用于纠正代谢性酸中毒
	1.9%乳酸钠	等渗	167					167			
	5%碳酸氢钠	高渗	600				600				
	1.5%碳酸氢钠	等渗	178				178				
	3%氯化钠	高渗	510						510		高渗盐水,用于纠正严重的低渗性缺水
	5%氯化钠	高渗	850						850		
	乳酸钠林格溶液	等渗	130	4	2			28	110		平衡盐溶液,用于扩充血容量(扩容)
	碳酸氢钠等渗盐水	等渗	153				50		103		
胶体	血浆	等渗	142	5	2.5	1	27	5	103		用于补充血容量

(3)定时:单位时间内的补液量及输液速度,应根据缺水与缺钠的程度、补液总量及病人心、肝、肺、肾的功能状态而定。对器官功能良好者,按照先快后慢的原则可在第1个8小时补充总量的1/2,剩余的1/2在后16小时内均匀输入。

(4)输液方法:为了保证液体疗法的效果,可参考以下几点原则。

1)先盐后糖:一般应先输入无机盐等渗溶液,然后再输葡萄糖溶液。因为糖进入体内迅速被细胞利用,代谢产生H_2O和CO_2,对维持体液渗透压已意义不大,先盐则利于稳定细胞外液渗透压和恢复细胞外液容量。但是,高渗性缺水病人要先输入5%葡萄糖溶液,以求迅速降低细胞外液高渗状态。

2)先晶后胶:一般是先输入一定量的晶体溶液进行扩容,并可改善血液浓缩,有利于微循环,常首选平衡盐液。然后输入适量胶体溶液以维持血浆胶体渗透压,稳定血容量。但是,大失血所致的低血容量性休克,在抢救时应尽早补给胶体溶液,如全血、血浆、右旋糖酐等。

3)先快后慢:病人的缺水程度、体液丢失的速度及重要器官(心、肺、肾、肝)的功能状态是确定补液速度的重要因素。如机体代偿功能良好,输液可采用先快后慢的原则,第一个8小时补充总液量的1/2,以迅速改善缺水缺钠状态。剩余液体在后16小时内补充,待病人情况好转后,就应减慢滴速,以免加重心肺负担。对于老年人、小儿、心肺等重要器官功能障碍者,或经静脉特殊用药(钾盐、普萘洛尔、血管活性药物等),输液应慎重,滴速应慢,随时注意病人的全身反应。

4)液种交替:液体量多时,对盐类、碱类、酸类、糖类、胶体类各种液体要交替输入,有利于机体发挥代偿调节作用。如果在较长时间内单纯输注一种液体,可能造成人为(医源性)的体液平衡失调。

5)尿畅补钾:缺水缺钠也常伴缺钾,缺水及酸中毒纠正后钾随尿排出增多,亦会使血清钾下降,故应及时补钾。但尿量必须达到30ml/h方可补钾,否则有致高钾血症危险。

(5)疗效观察:补液过程中,应严密观察治疗效果,注意不良反应。随时调整护理计划,积极处理异常情况。

1)准确记录液体出入量:每日小结一次,危重病人每小时一次或随时小结。

2)生命体征:如血压、脉搏、呼吸的变化情况。

3)精神状态:如乏力、萎靡、烦躁、嗜睡等症状的好转情况。

4)脱水征象:如口渴、皮肤弹性、眼窝凹陷等表现的恢复情况。

5)尿液分析:监测尿量和尿比重,可作为估计补液量是否足够及判断液体疗法效果的指标之一。尿量30~40ml/h,尿比重在1.010~1.030,一般表示补液量恰当,病人缺水情况有改善。如尿量在30ml/h以下,比重增高,提示补液量不足;反之,提示补液量过多。

6)辅助检查:血液常规检查、尿液常规检查、血清电解质及肝肾功能、心电图及中心静脉压等指标的变化情况。

(二)纠正体液过多

1.严密观察病情变化,每日测量体重、出入液量、生命体征、尿比重,及时评估病人脑水肿、肺水肿的发生发展。

2.停止可能继续增加体液量的各种治疗,如应用大量低渗液、清水洗胃、灌肠等。

3.对易引起ADH分泌过多的高危病人,如疼痛、失血、休克、创伤、大手术或急性肾功能不全者等,严格按治疗计划补充液体,切忌过量、过速。

4.严格控制水的摄入量,每日限制摄水量在700~1000ml以下。

5.对重症病人,遵医嘱给予高渗溶液(3%~5%氯化钠溶液)、利尿剂(如呋塞米等)和20%甘露醇静脉滴注,以排除体内过多的水分。同时注意观察病情变化和尿量。

6.对肾衰竭病人必要时采取透析疗法以排除体内过多的水分。

(三)保持皮肤和黏膜的完整性

1.评估危险因素 有无意识障碍、长期卧床、水肿、血液循环不良、身体虚弱等可引起皮肤黏膜受损的危险因素。

2.加强观察 定时观察病人皮肤和黏膜的状况,若发现异常及时对症护理。

3.皮肤护理 加强生活护理,保持皮肤清洁、干燥和床单位的整洁、干净。对于虚弱或意识障碍者,应协助其翻身,避免局部皮肤长期受压,按摩骨隆突处,促进局部血液循环,防止压疮发生。

4.口腔护理　指导病人经常用漱口液清洁口腔;对有严重口腔黏膜炎症者,每 2 小时进行一次口腔护理,并遵医嘱给予药物治疗。

(四)减少受伤的危险

1.评估危险因素　有无意识障碍、血压不稳、肌无力等易导致损伤的危险。
2.以防为主　对有危险因素者,应采取预防措施。对定向力差及意识障碍者,建立安全保护措施,如加床栏保护、适当约束及加强监护等。移出环境中的危险物品,减少意外受伤的可能。定时监测血压,对血压偏低或不稳定者,应告知在改变体位时动作宜慢,以免因直立性低血压造成眩晕而跌倒受伤。
3.建立适当且安全的活动模式　病人因水、电解质代谢紊乱可致骨骼肌收缩乏力、活动无耐力而易发生受伤的危险。护士应与病人及家属共同制定活动的时间、量及形式,如病人除在床上主动活动外,也可由他人协助在床上作被动运动,并根据病人肌张力的改善程度,逐渐调整活动内容、时间、形式和幅度,以免长期卧床致失用性肌萎缩。

(五)增强活动耐受力

1.去除引起病人活动无耐力的因素,如纠正低血压,恢复血钠、钾、镁等电解质水平。
2.加强血钠、血钾的动态变化趋势的监测,准确记录每日体液出入量。
3.增加病人活动耐受力　依据病人耐受程度,为其制定循序渐进的活动计划,并根据其肌张力的改善程度,逐渐调整活动内容、时间、形式和强度,主动协助或鼓励病人实施活动计划,使之逐渐增加活动耐力。

(六)维持正常的气体交换型态

1.持续监测病人的呼吸状况,如呼吸频率、深度、呼吸肌运动情况及呼吸困难的程度,以便及早发现及时处理。
2.协助病人取适当的体位,如半坐卧位,以增加横膈活动幅度,利于呼吸。
3.指导病人有效深呼吸和咳嗽。对于气道分泌物多者,给予雾化吸入,以湿化痰液,利于排痰。
4.必要时行呼吸机辅助呼吸,并做好气道护理。

(七)预防并发症

严密观察病情变化,加强对病人生命体征、血电解质和血气分析等动态变化趋势的监测,加强心电图监测,一旦病人出现休克、心律失常等应立即通知医师,积极配合抢救治疗;若出现心搏骤停应做好心肺复苏的急救和复苏后的护理。

(八)心理护理

由于病情的复杂性、对手术治疗的恐惧、输液以及各种治疗管道(中心静脉通道、胸膜腔闭式引流管、胃肠减压管、尿管等)放置时造成的疼痛、放置后的不适等,病人容易产生紧张、烦躁、焦虑或恐惧等心理反应,护士应掌握不同病人的心理特点,给予关心、体贴和必要的护理指导;在对病人进行各种护理操作时,应力争准确、迅速、轻柔,最大限度地减轻输液时及留置管道带来的各种不适、疼痛,树立病人对护士的信任感和对疾病治愈的信心。

(九)健康教育

1.高温环境作业者和进行高强度体育活动者出汗较多时,应及时补充水分且宜饮用含盐饮料。

2.有进食困难、长时间禁食者,呕吐、腹泻、出血和胃肠道引流者,应注意补充液体和钾盐,以防缺水和低钾血症。

3.肾功能减退者和长期使用保钾利尿剂者,应限制含钾食物和药物的摄入,并定期复诊,监测血钾水平,以防发生高钾血症。

4.急性肾功能不全或慢性心功能不全者,应严格控制摄入水量。

案例分析 2:根据护理评估结果分析,病人目前最主要的护理问题是体液不足。应采取的主要护理措施有去除病因、实施液体疗法包括纠正缺水、补充钾盐,纠正酸中毒,观察疗效,健康教育及心理护理等。在实施液体疗法时注意补液的速度和量,尤其是静脉补钾的量、速度、浓度要控制。

五、护理评价

病人体液量是否恢复平衡,脱水及水中毒症状和体征有无改善;皮肤是否完整,有无皮肤破损或压疮发生;病人有无受伤,是否掌握预防受伤的有效措施;病人是否恢复正常的气体交换型态;病人能否耐受正常活动;病人有无并发症发生;病人焦虑恐惧心理是否减轻或缓解;病人是否掌握体液失衡防治方面的知识。

本章小结

体液代谢失调最常见的是等渗性缺水、低钾血症和代谢性酸中毒。等渗性缺水既有缺水表现,也有缺钠表现,严重者可有低血容量性休克。缺水病人的主要护理措施是补液,遵循以下原则:先盐后糖、先晶后胶、先快后慢、液种交替、尿畅补钾、宁少勿多。补液量包括三个方面:生理需要量、已丧失量、继续丧失量。

低钾血症最早出现的症状是肌无力。主要护理措施是补钾,静脉补钾应注意总量、浓度、速度、尿量。高钾血症临床表现无特异性,常被原发病症状掩盖。主要护理措施是禁钾、抗钾、降钾、排钾。

代谢性酸中毒最明显的表现为呼吸深而快,呼气有酮味。纠正酸中毒最常用5%碳酸氢钠溶液。

本章关键词:水和钠代谢失调　钾代谢异常　酸碱平衡失调　护理

课后思考

1. 简述机体调节酸碱平衡的途径。
2. 简述静脉补钾的注意事项。
3. 一急性肠梗阻有代谢性酸中毒病人,24小时内输入5％葡萄糖溶液2000ml,平衡盐液1000ml,5％碳酸氢钠200ml,胃肠减压约1000ml液体,尿液1800ml 请计算其24小时出入水量。

（李惠萍）

第三章
外科休克病人的护理

案例

男性,20岁,半个小时前车祸导致脾破裂。神志尚清,腹部压痛明显,有肌紧张,面色苍白、四肢湿冷、脉搏120次/分,血压70/40mmHg,尿量减少。

问题:
1. 该病人出现了什么情况?应如何处理?
2. 该病人目前最主要护理问题是什么?应采取哪些护理措施?

本章学习目标

1. 掌握休克的定义、休克病人的临床表现、处理原则和护理措施。
2. 熟悉休克的病理生理基础,尤其是休克的微循环的变化。熟悉低血容量性休克和感染性休克病人的临床表现、处理原则。
3. 了解休克的病因和分类。
4. 护理休克病人时表现高度负责、细心、爱护的态度和救死扶伤的精神。

休克(shock)是指各种强烈致病因素作用于机体,使机体有效循环血量减少、组织灌注不足,细胞代谢紊乱和功能受损的病理过程,是一个由多种病因引起的综合征。氧供给不足和需求增加是休克的本质,产生炎症介质是休克的特征,因此恢复对组织细胞的供氧、促进其有效地利用,重新建立氧的供需平衡和保持细胞的正常功能是治疗休克的关键环节。休克发病急、进展迅速、并发症严重,若未能及时发现与治疗,则可发展至不可逆阶段而引起死亡。现代的观点认为休克是一个序贯性事件,是从一个亚临床阶段的组织灌注不足向多器官衰竭发展的连续过程。因此,应根据休克不同阶段的病理生理特点采取相应的防治措施。

第一节 概 述

一、疾病概要

(一)病因和分类

休克的病因很多,其中,低血容量性休克和感染性休克在外科最常见。

1. **低血容量性休克** 包括创伤性休克和失血性休克,常因大量出血或体液积聚在组织间隙导致有效循环血量降低所致,如大血管破裂或脏器破裂出血引起的失血性休克,各种损伤(骨折、挤压综合征)引起的创伤性休克。案例中病人因车祸外伤大出血导致创伤性休克和失血性休克。

2. **感染性休克** 主要由细菌及毒素作用所造成,常继发于以释放内毒素为主的革兰阴性杆菌感染,如急性化脓性腹膜炎、急性梗阻性化脓性胆管炎。

3. **心源性休克** 主要由心功能不全引起,常见于大面积急性心肌梗死、急性心肌炎等。

4. **神经性休克** 常由剧烈疼痛、脊髓损伤、麻醉平面过高等引起。

5. **过敏性休克** 常由接触、进食或注射某些致敏物质,如油漆、花粉、药物、疫苗等引起。

(二)病理生理

各类休克的共同病理生理基础是有效循环血量锐减、组织灌注不足和炎症介质的产生,并由此导致的微循环(见图3-1)、代谢的改变及内脏器官继发性损害。

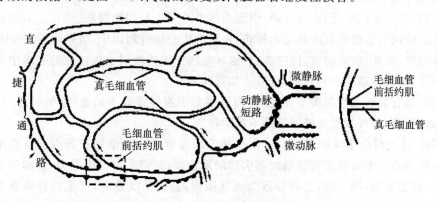

图3-1 微循环示意图

1. **微循环的变化**

(1)微循环收缩期:休克发生后微循环血量锐减,血管压力下降,通过应激反应,体内释放出大量的儿茶酚胺,引起周围小血管及微血管,内脏小血管及微血管的平滑肌,包括毛细血管前括约肌强烈收缩。这些是机体通过一系列代偿机制和矫正所发生的,包括:通过主动脉弓和颈动脉窦压力感受器引起血管舒缩中枢加压反射,交感-肾上腺轴兴奋导致大量儿茶酚胺释放,肾素-血管紧张素分泌增加,通过选择性收缩外周和内脏的小血管使循环血量重新分布。临床表现为皮肤苍白、湿冷、脉细速,尿量减少,此期为休克的早期,亦称休克的代偿期。若能在此时去除病因积极复苏,休克常较容易得到纠正。

(2)微循环扩张期:如循环血量进一步减少,原有的组织灌流量不足更为加重而发生缺氧,迅速产生大量酸性物质如丙酮酸及乳酸等,导致微血管平滑肌对儿茶酚胺反应性下降,微静脉血流缓慢而致微循环淤滞现象,大量血液潴留于毛细血管内,持续的缺氧使组胺、缓激肽等大量产生并释放,进一步扩大已处于关闭状态的毛细血管网开放范围,从而使回心血量进一步减少,心、脑器官灌注不足,休克进入抑制期。临床表现血压进行性下降、意识模糊、发绀和酸中毒。

(3)微循环衰竭期:如休克状态仍未能得到有效控制,病情进一步发展,且毛细血管内血液黏稠度增加,毛细血管壁受损,微循环内形成大量微血栓,造成弥散性血管内凝血。组织灌注严重减少,细胞处于严重缺氧和缺乏能量的状态,细胞内的溶酶体膜破裂,溶酶体内多种酸性水解酶溢出,引起细胞自溶并损害周围其他的细胞。最终引起大片组织、整个器官乃至多个器官功能受损。此期亦即休克的失代偿期。

2.代谢变化　休克时体内儿茶酚胺增多,促进胰高血糖素生成及抑制胰岛素分泌,以加速肝糖原和肌糖原分解及刺激垂体分泌促肾上腺皮质激素,使血糖水平升高。休克时血容量降低,抗利尿激素和醛固酮增加,通过肾使水、钠潴留,以保证血容量。

在组织灌注不足和细胞缺氧时,体内葡萄糖以无氧酵解供能,产生极少的三磷酸腺苷。体内葡萄糖的无氧酵解使丙酮酸和乳酸产生过多,而此时机体处理乳酸的能力减弱,引起代谢性酸中毒。休克时蛋白质分解加速,可使血尿素氮、肌酐、尿酸含量增加。

代谢性酸中毒和能量不足导致细胞各种膜的功能障碍。细胞膜的钠-钾功能失常。表现为细胞内外离子及体液分布异常,如钠离子进入细胞内不能排出,钾离子则在细胞外无法进入细胞内,结果血钠降低、血钾升高,引起细胞外液减少和细胞肿胀、死亡。溶酶体膜破裂释放的水解酶能引起细胞自溶和组织损伤,还可产生心肌抑制因子、缓激肽等毒性因子。

此外组胺、激肽、前列腺素、内啡肽、肿瘤坏死因子等体液因子在休克的发展中发挥不同的致病作用,对机体造成不利影响,进一步加重休克。

3.内脏器官的继发性损害　休克时,内脏器官细胞持续处于缺血、缺氧状态,组织细胞变性、出血、坏死,即可发生内脏器官的不可逆损害。

(1)肺:休克时由于缺血、缺氧,可损伤肺毛细血管的内皮细胞和肺泡上皮细胞。内皮细胞损伤可导致毛细血管通透性增加而引肺间质水肿;肺泡上皮细胞受损,引起肺表面活性物质减少,肺泡萎陷,肺不张,进而导致肺通气障碍,造成低氧血症,严重时导致急性呼吸窘迫综合征(ARDS),临床出现呼吸困难,占休克死亡人数的1/3。高龄老人发生ARDS的危险性更大,具有全身性感染的ARDS病人病死率也明显增加。ARDS常发生于休克期内或稳定后48~72小时内。

(2)肾:由于持续性低血压及体内儿茶酚胺增加,肾小球入球血管痉挛,肾血流量显著减少,肾滤过率明显下降,出现少尿。另外肾内血流的重新分布还可引起皮质区的肾小管缺血坏死,最后导致肾功能衰竭。

(3)脑:儿茶酚胺释放增加对脑血管作用不大,但休克晚期,持续性的血压下降,使脑灌注压和血流量下降,出现脑缺氧。缺血、CO_2潴留和酸中毒会引起脑细胞肿胀、血管通透性增高,导致脑水肿和颅内压增高,病人出现意识障碍,严重者可发生脑疝、昏迷。

(4) 心脏:休克时,冠状动脉灌流量减少,心肌缺血缺氧而受损。当心肌微循环内血栓形成,可引起心肌局灶性心肌坏死。此外,休克时心肌易受缺血-再灌注损伤,以及酸中毒、高血钾等都可加重心肌功能的损害。

(5) 胃肠道:休克时,胃肠内脏和皮肤、骨骼肌等外周血管首先收缩,以保证重要器官的灌注。肠黏膜因灌注不足而遭受缺氧性损害。另外,肠黏膜细胞也受缺血-再灌注损伤,引起胃应激性溃疡和肠源性感染。

(6) 肝:休克可引起肝缺血缺氧性损害,破坏肝的合成与代谢功能。受损后的肝脏解毒和代谢能力均下降,可引起内毒素血症,并加重已有的代谢紊乱和酸中毒。

(三) 临床表现

休克的发病过程可分为休克代偿期和休克抑制期,也可以称为休克早期和休克期。

1. 休克代偿期 休克刚开始时,机体对有效血容量减少有一定的代偿能力,这时中枢神经系统的反应是兴奋性提高,病人表现为精神紧张、兴奋或烦躁不安。血容量减少的症状还不是很明显,病人开始出现皮肤苍白、四肢发冷、心跳呼吸加快、尿量减少等症状。收缩压变化不大,舒张在增高,脉压缩小。如果在休克早期能够及时诊断、治疗,休克很快就会好转,但如果不能及时有效治疗,休克会进一步发展,进入休克抑制期。

2. 休克抑制期 这时病人的主要临床表现为:血压进行性下降,心脑血管失去自身调节或血液重新分布,优先保证冠状动脉和脑血管灌注;出现心脑功能障碍,心搏无力,病人神志淡漠甚至转入昏迷;肾血流量长时间严重不足,出现少尿甚至无尿;皮肤冰凉、发绀,可出现瘀斑。若出现进行性呼吸困难、脉速、烦躁,一般吸氧不能改善呼吸困难,应考虑并发急性呼吸窘迫综合征。表 3-1 列出休克的临床表现和程度。

表 3-1 休克的临床表现和程度

分期	程度	神志	口渴	皮肤颜色	皮肤温度	脉搏	血压	体表血管	尿量	估计失血量
休克代偿期	轻度	清楚,伴有痛苦表情,精神紧张	口渴	开始苍白	发凉	<100次/分,尚有力	收缩压正常或稍升高,舒张压增高,脉压缩小	正常	正常或减少	20%以下(800ml以下)
休克抑制期	中度	尚清楚,表情淡漠	很口渴	苍白	湿冷	100次/分~200次/分	收缩压为70~90mmHg,脉压小	表浅静脉塌陷,毛细血管充盈迟缓	尿少	20%~40%(800~1600ml)
休克抑制期	重度	意识模糊,甚至昏迷	极度口渴	显著苍白,肢端青紫	厥冷	速而细弱	收缩压在70mmHg以下或测不到	毛细血管充盈非常迟缓,表浅静脉塌陷	尿少或无尿	40%以上(1600ml以上)

案例中病人表现为神志尚清，面色苍白、四肢湿冷，脉搏 120 次/分，血压 70/40mmHg，尿量减少。分析病人处于休克抑制期，重度休克。应做好以下辅助检查，了解休克的发展趋势和救治效果。

(四)辅助检查

1. 实验室检查

(1)血、尿、粪常规检查：红细胞计数、血红蛋白值降低提示失血，反之则提示失液；血细胞比容增高提示血浆丢失。白细胞计数和中性粒细胞比例增高常提示感染的存在。尿比重增高常表明血液浓缩或容量不足。消化系统出血时粪便隐血试验阳性或呈黑便。

(2)凝血机制：包括血小板、出凝血时间、凝血因子Ⅰ、凝血酶原时间及其他凝血因子。当血小板低于 $80×10^9/L$、凝血因子Ⅰ少于 1.5g/L，凝血酶原时间较正常延长 3 秒以上时应考虑 DIC 的发生。

3)血生化检查：包括肝、肾功能检查，血糖，血电解质等检查，了解病人是否合并多器官功能衰竭、细胞缺氧及酸碱平衡失调的程度等。

4)动脉血气分析：了解酸碱平衡状况。休克时，因缺氧和乏氧代谢，可出现 pH 和 PaO_2 降低，而 $PaCO_2$ 明显升高。若 $PaCO_2$ 超过 45~50mmHg 而通气良好，提示严重肺功能不全。$PaCO_2$ 高于 60 mmHg、吸入纯氧后仍无改善，提示急性呼吸窘迫综合征。

2. 影像学检查　受伤相应部位作影像学检查以排除骨骼、内脏或颅脑的损伤。

3. 超声检查　有助于发现部分病人的感染灶和引起感染的原因。

4. 血流动力学监测

(1)中心静脉压(central venous pressure, CVP)：测定中心静脉压有助于判断循环容量和心功能。中心静脉压代表右心房或者胸腔段静脉内的压力，其变化可反映血容量和右心功能。正常值为 5~12cmH_2O，降低表示血容量不足，增高提示心功能不全。

(2)肺毛细血管楔压(pulmonary capillary wedge pressure, PCWP)：应用 Swan-Ganz 漂浮导管测量，反映肺静脉、左心房和右心室压力。PCWP 降低提示血容量不足，增高提示肺循环阻力增加。

(3)心排出量(cardiac output, CO)和心排血指数(cardiac index, CI)：通过 Swan-Ganz 漂浮导管、应用热稀释法可测 CO。休克时，CO 多降低，但某些感染性休克者可增高。

5. 其他　如胸腔穿刺、腹腔穿刺、后穹窿穿刺，抽出不凝固血液，有助于病因判断。

(五)治疗原则

对于休克这个由不同原因引起、但有共同临床表现的综合征，应当针对引起休克的原因和休克不同发展阶段的重要生理紊乱采取相应的治疗措施。治疗休克重点是迅速恢复有效循环血量，纠正微循环障碍，恢复组织灌注，增强心肌功能，恢复正常代谢和防止多器官功能障碍。

1. 急救

(1)积极处理引起休克的原发伤、病：如创伤的包扎、固定、制动、控制大出血等。必要时可使用抗休克裤(military antishock trousers, MAST)止血。抗休克裤充气后对腹部与腿部加压，可促使血液回流，改善重要脏器的供血，同时可通过局部压迫作用控制腹部和下肢出血。

(2) 为病人解开衣扣等,解除气道压迫;清除呼吸道异物或分泌物。早期予以鼻管或面罩吸氧,改善组织缺氧状态。严重呼吸困难者,可作气管插管或气管切开,并予以呼吸机进行人工辅助呼吸。

(3) 取合适体位:采取头和躯干抬高20°~30°、下肢抬高15°~20°体位,以增加回心血量。

(4) 及早建立静脉通路,并用药维持血压。

2. 补充血容量　是纠正休克引起的组织灌注不足和缺氧的关键,也是治疗休克最基本和首要的措施。在连续监测动脉血压、尿量和CVP的基础上,结合病人皮肤温度、末梢循环、脉搏幅度及毛细血管充盈时间等情况,判断补充血容量的效果。原则是及时、快速、足量。一般先输入扩容作用迅速的晶体液,再输入扩容作用持久的胶体液,必要时进行成分输血或输入新鲜全血。也有用3‰~7.5‰高渗盐溶液进行休克复苏治疗。

3. 积极处理原发病　外科疾病引起的休克,多存在需手术处理的原发病变,如内脏大出血的控制、坏死肠袢切除、消化道穿孔出血、急性梗阻性化脓性胆管炎、腹腔脓肿等。应在尽快恢复有效循环血量后,及时实施手术处理原发病变,才能有效纠正休克。有些情况下需要在积极抗休克的同时施行手术,以赢得抢救时机。

4. 纠正酸碱平衡失调　主要是纠正代谢性酸中毒。处理酸中毒的根本措施是快速补充血容量,改善组织灌注,适时和适量地给予碱性药物。目前对酸碱平衡的处理多主张"宁酸毋碱",酸性环境能增加氧与血红蛋白的解离从而增加向组织释氧,对复苏有利。另外使用碱性药物首先必须保证呼吸功能完整,否则会导致CO_2潴留和继发呼吸性酸中毒。

5. 血管活性药物的应用　在充分容量复苏的前提下应用血管活性药物,以改善心脏、脑、肾、肠道等内脏器官的组织灌注。血管活性药物辅助扩容治疗,可迅速改善循环和升高血压,尤其是感染性休克病人,提高血压是应用血管活性药物的首要目标。理想的血管活性药物既能迅速提高血压,改善心脏和脑血流灌注,又能改善肾和肠道等内脏器官的血流灌注。

血管活性药物主要包括血管收缩剂、血管扩张剂和强心药物三类。

(1) 血管收缩剂:有多巴胺、去甲肾上腺素和间羟胺等。血管收缩剂使小动脉普遍处于收缩状态,虽可暂时升高血压,但也可加重组织缺氧,应慎重选用。

(2) 血管扩张剂:分α受体阻滞剂和抗胆碱能药两类。前者有酚妥拉明、酚苄明等,能解除去甲肾上腺素所引起的小血管收缩和微循环淤滞并增强左心室收缩力。抗胆碱能药物有阿托品、山莨菪碱和东莨菪碱。临床上较多用于休克治疗的是山莨菪碱,可对抗乙酰胆碱所致平滑肌痉挛使血管舒张,从而改善微循环。

(3) 强心药:包括兴奋α和β肾上腺素能受体,如多巴胺和多巴酚丁胺等,其他还有强心甙如毛花甙丙(西地兰),可增强心肌收缩力,减慢心率。

休克时血管活性药物的选择应结合当时的主要病情,如休克早期主要病情与毛细血管前微血管痉挛有关,后期则与微静脉和小静脉痉挛有关。所以,应采取血管扩张剂配合扩容治疗。在扩容尚未完成时,如果有必要,也可适量使用血管收缩剂,但剂量不宜太大,时间不能太长。

6. 治疗DIC改善微循环　休克发展到DIC阶段,需应用肝素抗凝。一般1.0mg/kg,6小时一次。有时还使用抗纤溶药如氨甲苯酸、氨基乙酸,抗血小板黏附和聚集的阿司匹林和小分子右旋糖酐。

7.皮质类固醇和其他药物的应用　皮质类固醇可用于感染性休克和其他较严重的休克。其主要作用有：

(1)阻断α-受体兴奋作用,使血管扩张,降低外周血管阻力,改善微循环；

(2)保护细胞内溶酶体,防止溶酶体破裂；

(3)增强心肌收缩力,增加心排出量；

(4)增进线粒体功能和防止白细胞凝集；

(5)促进糖异生,使乳糖转化为葡萄糖,减轻酸中毒。

一般主张应用大剂量,静脉滴注。为了防止过多应用皮质类固醇后可能产生的副作用,一般只用1~2次。

其他药物包括：钙通道阻滞剂如维拉帕米、硝苯地平,具有防止钙离子内流、保护细胞结构与功能的作用；吗啡类拮抗剂纳洛酮,可改善组织血流灌注和防止细胞功能失常；调节体内前列腺素(PGS),如输注前列环素(PGI_2)以改善微循环；氧自由基清除剂如超氧化物歧化酶(SOD),能够减轻缺血再灌注损伤中氧自由基对组织的破坏作用；应用三磷酸腺苷-氯化镁($ATP-MgCl_2$)疗法,具有增加细胞内能量、恢复细胞膜钠-钾泵的作用及防治细胞肿胀和恢复细胞功能的效果。

案例中,根据病人受伤后的表现如神志尚清,面色苍白、四肢湿冷,脉搏120次/分,血压70/40mmHg,尿量减少,初步分析可能发生了低血容量性休克。首先应及时、快速、足量补充血容量,进行止血、止痛、镇静、吸氧等急救措施；去除休克病因；纠正微循环障碍,恢复组织灌注；加强病情监测。

二、护　理

(一)护理评估

1.健康史　了解引起休克的原因。病人有无腹痛和发热,有无因严重烧伤、创伤、感染等引起的大量失血和失液。病人受伤、发病后的救治情况等。

2.身体状况

(1)全身情况：①意识和表情:若病人从烦躁转为平静,淡漠、迟钝转为对答自如,提示休克好转；②皮肤色泽、温度:若病人四肢转暖,皮肤干燥,轻压指甲或口唇时,局部暂时缺血呈苍白,松开后色泽迅速转为正常,说明末梢循环恢复,休克有好转；③血压与脉压:血压降低是休克的主要表现之一,一般认为收缩压<90mmHg,脉压<20mmHg是休克存在的表现,血压回升、脉压增大是休克好转的征象；④脉搏:脉搏的变化往往出现在血压变化之前；休克早期脉率增快,休克加重时脉搏细弱,甚至摸不到；当血压仍较低,但脉率已恢复且肢体温暖时,表示休克趋向好转；临床根据脉率/收缩压(mmHg)计算休克指数:0.5为无休克,>1.0~1.5表示休克,>2.0为严重休克；⑤呼吸:注意呼吸次数和节律；休克加重时呼吸急促、变浅、不规则；呼吸>30次/分或<8次/分提示病情危重；当病人出现进行性呼吸困难、发绀,持续正压通气仍不能提高血氧分压时,应考虑有急性呼吸衰竭的发生；⑥体温:大多偏低,但感染性休克的病人有高热,若体温突升至40℃以上或骤降至36℃以下,提示病情危

重;⑦尿量及尿比重:可反映肾血流和组织灌注状况,是观察休克变化简便而有效的指标;若尿量少于25ml/h,尿比重增加,表明血容量不足或肾血管收缩;血压正常但尿量仍少且比重偏低者,提示急性肾衰竭可能;若尿量大于30ml/h时,表明休克改善。

(2)局部情况:有无骨骼、肌、皮肤、软组织的损伤,有无局部出血。腹部损伤者有无腹膜刺激征和移动性浊音。异位妊娠破裂者后穹窿穿刺有无不凝血液。

(3)辅助检查:了解各项实验室相关检查和血流动力学监测结果,帮助判断病情和制定护理计划。

3. 心理社会状况　休克病人发病急,病情发展快,并发症多,在抢救中使用多种监护仪器,使病人和亲属易产生病情危重和面临死亡的感觉,出现紧张、焦虑、恐惧等情绪变化,护士应注意评估病人及亲属的这些心理改变,并了解引起这些不良情绪反应的原因。

(二)护理诊断/问题

1. 体液不足　与大量失血、失液有关。
2. 气体交换受损　与肺微循环障碍有关。
3. 体温调节无效　与感染、组织灌注不足有关。
4. 有受伤的危险　与微循环障碍、烦躁不安、意识不清、疲乏无力等有关。
5. 有感染的危险　与免疫力降低、抵抗力下降、侵入性治疗有关。

(三)护理目标

病人体液维持平衡,微循环改善,呼吸通畅、平衡,体温保持在正常范围;病人未发生意外损伤;未并发感染或感染发生后被及时发现和处理。

(四)护理措施

1. 迅速补充血容量,恢复有效循环血量,维持体液平衡

(1)专人护理:休克病人病情严重,应置于重危病室,并设专人护理。

(2)建立静脉通道:迅速建立两条以上的静脉通道,保持静脉输液通畅,必要时可做静脉切开。若周围血管萎陷或肥胖病人静脉穿刺困难时,应行中心静脉穿刺插管。

(3)合理补液:应根据心肺功能、失血失液量、血压、CVP值调整输液量和速度(表3-2)。

表3-2　中心静脉压与补液的关系

中心静脉压	血压	原　因	处理原则
低	低	血容量严重不足	充分补液
低	正常	血容量不足	适当补液
高	低	心功能不全或血容量相对过多	给强心药,纠正酸中毒舒张血管
高	正常	容量血管过度收缩	舒张血管
正常	低	心功能不全或血容量不足	补液试验*

*补液试验:取等渗盐水250ml,于5～10分钟内经静脉滴入,若血压升高而CVP不变,提示血容量不足;若血压不变而CVP升高3～5cmH$_2$O,则提示心功能不全。

(4)记录出入量:输液时,尤其在抢救过程中,应有专人准确记录输入液体的种类、数量、时间、速度等,并详细记录24小时出入量以作为后续治疗的依据。

(5)严密观察病情变化:每15~30分钟测体温、脉搏、呼吸、血压1次。观察意识表情、面唇色泽、皮肤肢端温度、瞳孔及尿量。若病人从烦躁转为平静,淡漠迟钝转为对答自如;唇色红,肢体转暖;尿量>30ml/h,提示休克好转。

2.改善组织灌注

(1)取休克体位:可防止膈肌及腹腔脏器上移而影响心肺功能,并可增加回心血量,改善重要脏器的血供。

(2)使用抗休克裤:抗休克裤充气后在腹部与腿部加压,使血液回流入心脏,改善组织灌流,同时可以控制腹部和下肢出血。当休克纠正后,由腹部开始缓慢放气,每15秒测量血压1次,若血压下降超过5mmHg,应停止放气,并重新注气。

(3)用药护理:应用血管扩张药过程中,监测血压的变化,及时调整输液速度,预防血压骤降引起不良后果。使用时从低浓度、慢速度开始,每5~10分钟测1次血压,血压平稳后每15~30分钟测1次,并按药物浓度严格控制滴速。严防血管收缩药物外渗,若注射部位出现红肿、疼痛,应立即更换滴注部位,患处用0.25%普鲁卡因封闭,以免发生皮下组织坏死。血压平稳后,应逐渐降低药物浓度,减慢速度后撤除,以防突然停药引起不良反应。对于有心功能不全的病人,遵医嘱给予强心药物时,注意观察病人心率及药物的副作用。

3.保持呼吸道通畅,维持有效的气体交换

(1)观察呼吸形态:监测动脉血气分析,了解缺氧程度。病情许可时,鼓励病人作深、慢呼吸及有效咳嗽。协助病人作双上肢运动,促进肺的扩张。

(2)改善缺氧:经鼻导管给氧,氧浓度为40%~50%,氧流量为6~8L/min,提高肺静脉血氧浓度。严重呼吸困难者,应协助医生行气管插管或气管切开,并使用呼吸机辅助呼吸。

(3)协助病人咳嗽、咳痰:痰液及分泌物堵塞呼吸道时,及时清除,必要时给予雾化吸入。病情许可时,每2小时翻身、拍背1次。

(4)避免误吸、窒息:昏迷病人,头偏向一侧或置入通气管,以免舌后坠或呕吐物、分泌物误吸而引起窒息。有气道分泌物或呕吐物时及时清除。

4.预防感染 休克时,病人免疫功能下降,抵抗力减弱,易继发感染,应注意预防。严重感染病人应及时采取措施控制感染。

(1)严格执行无菌技术操作规程。

(2)按医嘱合理应用有效抗菌药物。

(3)避免误吸,神志淡漠或昏迷病人,应将其头置于侧位,及时清除呼吸道分泌物和呕吐物,鼓励病人深呼吸,定时翻身,协助病人拍背、咳嗽、咳痰,必要时作雾化吸入,以利痰液稀释和排出。

(4)有创面或伤口者,加强观察,及时清洁和更换敷料,保持伤口创面清洁干燥。

(5)加强留置尿管的护理,预防泌尿道感染。

5.维持正常体温

(1)密切观察体温:每4小时测一次体温,观察其变化。

(2)保暖:休克时体温降低,应予以保暖。一般室内温度以20℃左右为宜。切忌应用热水袋、电热毯等进行体表加温,以防烫伤及皮肤血管扩张,后者使心、肺、脑、肾等重要脏器的血流灌注进一步减少。此外,加热可增加局部组织耗氧量,加重缺氧,不利于休克的纠正。

(3) 库存血的复温:失血性休克病人大量快速输血时,输血前应将库存血在常温下复温后再输入。

(4) 降温:对高热的休克病人,尤其是感染性休克病人,应予以物理降温,及时更换被汗渍浸湿的衣、被等,做好病人的皮肤护理,保持床单清洁干燥。

6. 预防意外伤害 对于烦躁或神志不清的病人,应加床旁护栏,以防坠床;必要时,四肢以约束带固定于床旁,避免病人将输液管道或引流管等拔出。

7. 健康教育

(1) 加强自我保护,避免受伤。

(2) 发生高热或感染时及时到医院就诊。

(3) 了解意外损伤后的初步处理和自救知识,如加压包扎止血等。

(五) 护理评价

病人体液是否恢复平衡,微循环是否改善,生命体征是否平稳,尿量是否正常;病人有无发生意外损伤;病人是否发生感染。

案例中,根据护理评估,病人有受伤史,血压 70/40mmHg,尿量减少等,判断目前最主要的护理问题是体液不足,与失血有关。主要护理措施是迅速补充血容量,恢复有效循环血量,维持体液平衡;应根据心肺功能、失血量、血压、CVP 值调整输液量和速度;严密观察病情变化,记录出入量;采取休克体位,止血、保暖;做好急诊手术准备等。

第二节 常见外科休克

一、低血容量性休克

低血容量性休克(hypovolemic shock)是指由于各种原因引起短时间内大量出血及体液丢失,使有效循环血量降低。其中由于急性大量出血所引起的休克称为失血性休克,由于严重创伤使血液和血浆同时丢失所引起的休克称为创伤性休克。失血性休克在外科休克中很常见。

(一) 病因

1. 失血性休克多见于大血管破裂、腹部损伤引起的肝、脾破裂,胃、十二指肠出血,门静脉高压症所致的食管、胃底曲张静脉破裂出血等。通常在迅速失血超过全身总血量的 20% 时,即出现休克。严重的体液丢失,造成大量的细胞外液和血浆的丢失,导致有效循环血量减少,也可引起休克。

2. 创伤性休克见于严重的外伤,如大血管破裂、复杂性骨折、挤压伤或大手术等,引起血液或血浆丢失,损伤处炎性肿胀和体液渗出,导致有效循环血量下降。受损机体内可出现组胺、蛋白酶等血管活性物质,引起微血管扩张和通透性增高,使有效循环血量进一步降低。

另外,创伤可刺激神经系统,引起疼痛和神经-内分泌系统反应,影响心血管功能;有的创伤如胸部伤可直接影响心肺,截瘫可使回心血量暂时减少,颅脑损伤有时可使血压下降等,因此,创伤性休克的病情常比较复杂。

(二)临床表现

低血容量性休克的主要表现为中心静脉压降低、心排出量减少、回心血量减少所造成的低血压;因神经-内分泌机制引起的外周血管收缩、血管阻力增加、心率加快;以及由微循环障碍造成的各种组织器官功能不全和病变。具体表现为:面色苍白、四肢厥冷、呼吸急促、脉搏细弱、血压下降、尿量减少、精神萎靡或烦躁不安等。

(三)处理原则

失血性休克的治疗主要包括补充血容量和积极处理原发病、制止出血两个方面。两方面要同时抓紧进行,以免病情继续发展引起器官损害。

1. 补充血容量　可根据血压和脉率的变化来估计失血量,见表3-2。补液种类、方法、速度同一般休克病人。

2. 止血　在补充血容量同时,如仍有出血,难以保持血压稳定,休克也不易纠正。对于肝脾破裂、急性活动性上消化道出血者,应在保持血容量的同时积极进行手术准备,及早施行手术止血。

二、感染性休克

(一)病因

感染性休克(septic shock)是外科多见和治疗较困难的一类休克,常继发于革兰阴性杆菌为主的感染,如急性腹膜炎、胆道化脓性感染、绞窄性肠梗阻、泌尿系感染等,称为内毒素性休克。革兰阴性杆菌释放的内毒素与体内的抗原抗体复合物作用,可刺进交感神经引起血管痉挛及损伤血管内皮细胞。同时,内毒素还可促使体内多种炎症介质释放,引起全身性炎症反应,结果导致微循环障碍、代谢紊乱和器官功能不全等。但是,在确诊为感染性休克的病人中,却可能未见明显的感染病灶,而具有全身炎症反应综合征(systemic inflammatory response syndrome, SIRS),表现为:①体温>38℃或<36℃;②心率>90次/分;③呼吸急促>20次/分或过度通气,$PaCO_2$<32mmHg;④白细胞计数>12×10^9/L或<4×10^9/L,或未成熟白细胞>10%。

(二)临床表现

感染性休克的血流动力学有高动力型和低动力型两种。

1. 高动力型　又称高排低阻型,外周血管扩张、阻力降低,心排出量正常或增高,有血流分布异常和动静脉短路开放增加,细胞代谢障碍和能力生成不足。病人表现为皮肤温暖干燥,也称暖休克。暖休克较少见,仅是一部分革兰阳性杆菌感染引起的早期休克。

2.低动力型 又称低排高阻型,外周血管收缩,微循环淤滞,大量毛细血管渗出导致血容量和心排出量减少。病人表现为皮肤湿冷,也称冷休克。冷休克较多见,可由革兰阴性杆菌感染引起,而且革兰阳性杆菌感染的休克加重时也成为冷休克。晚期,病人的心功能衰竭、外周血管瘫痪,成为低排低阻型休克(见表3-3)。

表3-3 感染性休克的临床表现

临床表现	暖休克(高动力型)	冷休克(低动力型)
神志	清醒	躁动、淡漠或嗜睡
皮肤温度	比较温暖、干燥	湿冷或冷汗
皮肤色泽	淡红或潮红	苍白、发绀或花瓣样发绀
毛细血管充盈时间	1～2秒	延长
脉搏	慢、搏动清楚	细速
脉压(mmHg)	>30	<30
尿量	>30ml	<25ml

(三)处理原则

感染性休克病情比较复杂。治疗较困难。首先是治疗病因,原则是在休克未纠正之前,应重点治疗休克,同时治疗感染;在休克纠正后,则应治疗感染。

1.补充血容量 首先快速输注平衡盐溶液,配合适当的胶体液、血浆或全血,以恢复循环血量。感染性休克的病人,常有心肌和肾受损,补液期间也应监测CVP,作为调节输液量和输液速度的依据,防止过多的输液导致不良后果。

2.控制感染 主要措施是应用抗菌药物和处理原发感染灶。对未确定病原菌者,可根据临床判断联合使用广谱抗生素,再根据药物敏感试验结果调整为敏感或较窄谱的抗生素。已知致病菌种者,则应选用敏感而较窄谱的抗菌药物。原发感染病灶的存在是发生休克的主要原因,应尽早处理,才能纠正休克和巩固治疗。

3.纠正酸碱失衡 感染性休克的病人,常有不同程度的酸中毒,且发生较早,应及时纠正。在纠正、补充血容量的同时,可经另一静脉通路滴注5%碳酸氢钠200ml,并根据动脉血气分析结果,再作补充。

4.应用血管活性药物 经补充血容量、纠正酸中毒而休克未见好转时,可考虑使用血管扩张剂,也可联合使用α受体和β受体兴奋剂,以增强心肌收缩力,如山莨菪碱、多巴胺等或者合用间羟胺、去甲肾上腺素,或去甲肾上腺素和酚妥拉明联合应用。

5.应用皮质激素 糖皮质激素能抑制多种炎症介质的释放、稳定溶酶体膜,缓解SIRS。应用时要注意早期、足量,维持不宜超过48小时,否则有发生急性胃黏膜损伤和免疫抑制等严重并发症的危险。

6.其他治疗 包括营养支持,处理DIC和重要器官功能障碍。

附：抗休克裤的应用

(一)原理和应用

抗休克裤利用充气加压原理研制而成。主要应用：①抗休克：通过充气包绕性加压，可人为地增加血管外周阻力和心脏后负荷，使腹部和下肢的静脉池收缩，从而升高血压，增加心输出量，血液在短时间内转移至心、脑、肺，首先保证重要生命器官的血液供给，这对休克病人的复苏十分重要。②止血：一般抗休克裤充气后压力可达 2.67～5.33kPa，该压力可有效地降低血管内外压力梯度，使血管撕裂伤口变小，出血量减少，以达到止血作用。③骨折固定：由于抗休克裤充气后，可形成气性硬板，且紧贴肢体。因此，可作为临时夹板制动固定骨折部位，减轻疼痛，尤其适用于骨盆骨折或两侧下肢骨折。而早期多发性骨折伴失血性休克的病人，可起到抗休克和固定骨折的双重作用。

(二)抗休克裤的构造

我国自行设计的抗休克裤以 1.7m 身高为对象，用绵丝绸挂胶制成中空的气囊，外敷尼龙绸罩，结合部用张力尼龙搭扣对合而成。会阴部留空，以利于排便、导尿、妇产科处理。裤上设有充气阀和气压表，以便充气、减压和监测囊内压。现有两种型号，80 型为单囊型，即腹部与双下肢为一相连的囊；81 型为 3 囊型，即腹部和双下肢分为 3 具囊，便于分别充气加压。（见图 3-2）

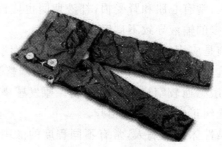

图 3-2 抗休克裤

(三)抗休克裤的使用方法

使用时将其打开，从病人的侧身垫入身后，将腹部片及双下肢片分别包裹腹部和双下肢。上缘必须达到剑突水平，以便充气发挥其作用，下缘可连踝部。可用口吹、打气筒或氧气瓶充气。囊内压力一般在 5.33kPa，可显示明显效果。

(四)适应证

1.收缩压低于 80mmHg 的低血容量休克、神经源性休克和过敏性休克。
2.感染性休克、中毒性休克。
3.腹部及股部以下出血需直接加压止血者。
4.骨盆及双下肢骨折需要固定者。

5. 脑外科手术中预防低血压。

案例中病人因外伤导致低血容量休克,血压 70/40mmHg,现场急救可使用抗休克裤,增加心输出量,保证重要生命器官的血液供给,这对休克病人的复苏十分重要。

(五)禁忌证

心源性休克;脑水肿或脑疝;横膈以上出血。

(六)使用注意事项

1. 由熟悉休克的专业人员来决定使用。
2. 穿着要正确,要监测神志、血压、脉搏、呼吸、瞳孔和囊内压的变化。
3. 有条件时,一面穿裤打气,一面输血、输液。
4. 解除休克裤时加快输血、输液,以免血压骤停重陷休克。
5. 较长时间穿抗休克裤时,应适当降低气压,并适量输入 5% 碳酸氢钠以防止发生酸中毒。

本章小结

休克是由多种病因引起的综合征,是机体有效循环血量锐减和组织灌注不足,并由此而导致一系列代谢紊乱和重要脏器功能受损。低血容量性休克和感染性休克在外科最常见。休克的治疗重点是恢复组织灌注和对组织提供足够的氧,包括建立静脉通路、补充血容量、纠正酸碱失衡、血管活性药物的应用、治疗 DIC、处理原发疾病等。

在抢救和治疗休克病人过程中,护士要积极主动配合医生,沉着应对,救治有条不紊,细心观察,遵医嘱正确规范用药,并严密监测病人病情变化,关心体贴病人,体现爱伤精神。

本章关键词:休克;低血容量性休克;感染性休克;护理

课后思考

1. 什么是休克?休克的病理生理基础是什么?
2. 简述休克的治疗原则。
3. 简述休克补液试验的临床意义。
4. 休克病人常见的护理诊断有哪些?护理措施是什么?

(路红春)

第四章

多器官功能障碍综合征

案例

女性,37岁,被毒蜂蜇伤后伤口红肿刺痛,4小时后上腹部胀痛,伴恶心。次日呕吐咖啡渣样胃内容物,量约200 ml,大便为稀薄黑色,小便暗红色,>10次/天,每次20～30 ml。查体:贫血貌,巩膜及皮肤中度黄染,双肺闻及湿啰音,全腹轻度压痛,肝肋下4 cm,叩击痛,双肾区叩击痛。实验室检查:WBC 42.6×10^9/L,Hb 60g/L,RBC 1.6×10^{12}/L,Plt 35×10^9/L。OB试验强阳性。血 BUN 24.1 mmol/L,Cr 1130 μmol/L,血钾6.4 mmol/L,纤维蛋白原7.5 g/L,血浆凝血酶原时间与对照之比1.82,ALT 665U,AST 3020U,A:G=1.03:1。B超示肝脏增大,门脉增宽,双肾增大,实质回声增强。X线示双侧肺水肿,左侧胸腔少量积液。心电图示血钾过高,心动过速。

问题:
1. 病人出现哪些器官系统损害?
2. 目前最主要的护理问题是什么?

本章学习目标

1. 掌握急性肾功能衰竭、急性呼吸窘迫综合征病人的临床表现及护理措施。
2. 熟悉多器官功能障碍综合征的特点,急性肾衰竭、急性呼吸窘迫综合征病因、相关检查、治疗原则。
3. 了解急性肾衰竭、急性呼吸窘迫综合征的病理生理改变和发病机制。
4. 能正确评估病人病情,及时发现病情变化,护理时表现出对病人的同情、尊重与关爱。

第一节 概 论

多器官功能障碍综合征(multiple organ dysfunction syndrome,MODS)是指急性疾病过程中两个或两个以上的器官或系统同时或序贯发生功能障碍。在众多系统和器官中,最先受损的常是肺,其次依次为肾、肝和脑等。

(一)病因

MODS 的发病基础是全身炎症反应综合征,任何引起全身炎症反应的疾病均可能发生 MODS,也可由非感染性疾病诱发。导致 MODS 常见的外科疾病有:各种原因的休克;严重的创伤、烧伤或大手术导致的失血、缺水;心跳、呼吸骤停复苏后;各种外科感染引起的脓毒症;合并脏器坏死或感染的急腹症等。

(二)病理生理

1. 肺功能障碍 急性肺功能障碍常是 MODS 早期的表现。主要表现为肺泡毛细血管膜通透性增高,肺泡Ⅱ型细胞代谢障碍,直接引起肺泡表面活性物质成分改变和产生不足,引起肺泡表面张力增加,促使液体向间质和肺泡内转移,从而加重肺水肿。血浆蛋白的渗出也降低了肺表面活性物质的活性,引起肺泡萎陷或肺不张。内皮细胞的损伤影响了肺血管的调节功能,是造成 ARDS 顽固性低氧血症的重要原因。

2. 肾功能障碍 由于肾的血流灌注不足,以及毒素与活化的炎性细胞和介质所直接引起的组织损伤,导致短时间(数日或数周)内肾小球滤过率迅速下降,且伴有血内尿素和肌酐的增高,临床称为"急性肾功能衰竭"。

3. 胃肠道功能障碍 在低血容量性休克情况下,肠黏膜上皮缺血、脱落,肠内高渗状态和肠外营养破坏了正常肠内菌群环境,使肠黏膜萎缩和防御机制削弱。不合理应用广谱抗生素,使肠内生态环境失衡,富有耐药性的外源性致病菌在肠内繁殖,并经肠壁向腹腔移位,引起全身性或腹腔感染。

4. 肝功能障碍 MODS 早期,糖原异生和急性相蛋白合成增加,蛋白质分解代谢亢进。随着病情的发展,肝细胞的分泌、合成和生物转化功能进一步恶化,导致血内葡萄糖、甘油三酯、氨基酸、胆红素、尿素和乳酸水平的增高。肝细胞的损害,导致了凝血因子的缺乏,加上进行性血小板减少,出现出血倾向。随着肝功能障碍或衰竭还可出现肝性脑病。

5. 心功能障碍 MODS 时心功能障碍的原因不明确。导致心室功能障碍的因素包括冠状血流减少、内毒素对心肌的毒性、或循环内存在心肌抑制因子等。原有心血管疾病者,发生心功能障碍可能增加。

6. 血液系统功能障碍 最常见的是血小板减少以及骨髓抑制所致的红细胞生成障碍,最严重的是弥散性血管内凝血(DIC)。

(三)临床表现及辅助检查

各器官或系统功能障碍的临床表现可因障碍程度、对机体的影响、是否容易发现等而有较大差异。当病人出现不明原因的呼吸、心律改变;血压偏低;尿量减少;尤其是出现休克时,应警惕 MODS 的发生。可采用实验室检查、心电图、影像学和介入性监测等检查方法,了解器官功能状况。除常规检查外,应该尽快做特异性较强的检查(见表 4-1)。

表 4-1 MODS 临床表现及检查

器官	病症	临床表现	检验及监测
心	急性心力衰竭	心动过速、心律失常	心电图失常
外周循环	休克	无血容量不足的情况下血压降低,肢端发凉,尿少	平均动脉压降低,微循环障碍
肺	ARDS	呼吸加快、窘迫、发绀、需吸氧和辅助呼吸	血气分析有 PaO_2 降低等,监测呼吸功能失常
肾	ARF	无血容量不足的情况下尿少	尿比重持续在 1.010 左右,尿钠、血肌酐增多
胃肠	消化道出血、肠麻痹	进展时呕血、便血、腹胀、肠鸣音弱,肠源性感染,急性非结石性胆囊炎	胃镜检查可见病变
肝	急性肝衰竭	进展时呈黄疸,神志失常	肝功能异常,血清胆红素增高
脑	急性脑功能衰竭	意识障碍,对语言、疼痛刺激等反应减退	
凝血功能	DIC	进展时有皮下出血、淤斑、呕血、咯血等	血小板减少,凝血酶原时间和部分凝血活酶时间延长,其他凝血功能试验也可失常

MODS 特点包括:发病前器官功能基本正常,或器官功能受损但处于相对稳定的生理状态;从初次发病到器官功能障碍有一定间隔时间;器官功能障碍的发生呈序贯特点;病理变化缺乏特异性,以细胞组织水肿、炎症细胞浸润、微血栓形成等常见;病情发展迅速,一般抗感染、器官功能支持或对症治疗效果差,死亡率高;器官功能障碍和病理损害呈可逆性,阻断发病机制后可望恢复。

案例中,病人出现消化道出血、肺水肿、肝脏损害、肾功能损害、贫血、高钾血症、DIC。

(四)治疗原则

由于对 MODS 的病理过程尚缺乏有效的遏制手段,且难以早期诊断,MODS 存在相当高的死亡率。但若及时去除病因和正确治疗,可完全恢复。因此,有效预防 MODS 的发生是提高危重病人救治成功率的重要措施。

1. 积极治疗原发病　只有控制原发病变,才能有效防治 MODS 的发生。如对大面积创伤病人,及时清创、补充体液、防止感染等,可防止肾功能障碍发生。

2. 重点监测病人的生命体征　生命体征是最容易反映病人器官或系统变化的征象,如果病人呼吸快、心率快,应警惕发生心、肺功能障碍;血压下降考虑周围循环衰竭。对可能发生 MODS 的高危病人,应进一步扩大监测的范围,如中心静脉压、尿量及比重、肺动脉楔压、心电图等,可早期发现 MODS。

3.**防治感染** 对可能感染或者已有感染的病人,在未查出明确感染微生物以前,必须合理使用广谱抗生素或联合应用抗菌药物。对明确的感染病灶,应采取各种措施使其局限化,只要可能,应及时作充分的外科引流,以减轻脓毒症。

4.**改善全身情况和免疫调理治疗** 纠正水电解质紊乱、酸碱平衡失调、低蛋白血症,急性期可进行肠外营养,视病情逐渐过渡到肠内营养,并酌情使用生长激素。

5.**保护肠黏膜的屏障作用** 有效纠正休克、改善肠黏膜的灌注,能维护肠黏膜的屏障功能。尽可能采用肠内营养,可防止肠道细菌的移位。合并应用谷胺酰胺和生长激素,包含精氨酸、核苷酸和 ω-3 多不饱和脂肪酸的肠内营养剂等,可增强免疫功能、减少感染性并发症的发生。

6.**及早治疗首先发生功能障碍的器官** MODS 多从一个器官功能障碍开始,序贯导致更多器官的功能障碍。治疗单个器官功能障碍的效果胜过治疗 MODS。只有早期诊断器官功能障碍,才能及早进行治疗干预,阻断 MODS 的发展。

第二节 急性肾衰竭

急性肾衰竭(acute renal failure,ARF)简称急性肾衰,是由于肾脏或肾外各种原因引起的肾功能在短时间内(数小时或数天)急剧减低甚至丧失,导致血中氮质代谢产物积聚、水电解质和酸碱平衡失调及全身并发症的临床综合征。急性肾衰分为少尿型和非少尿型两种,少尿型主要的病理改变是肾小管坏死,临床上出现少尿或尿闭,临床多见。非少尿型尿量正常或较多,但血中尿素氮、肌酐浓度明显增高。大部分 ARF 是可逆的,但由于部分病人原发病重、并发症多,尤其是有多器官功能障碍者,常可危及生命。

(一)病因和发病机制

急性肾衰病因较多,分肾前性、肾性、肾后性三类原因。主要与肾脏疾病急剧发展、外界因素影响已受损害的肾脏以及药物、毒物等对肾脏的直接损害有关。

ARF 的发病机制目前仍未完全阐明,主要与肾血流动力学改变和肾小管功能障碍有关。肾缺血或肾中毒时引起肾小管损伤(ATN),肾小管上皮细胞变性坏死、脱落的上皮细胞引起肾小管堵塞,导致肾小球有效滤过率降低和少尿。肾缺血和肾毒素使肾素-血管紧张素系统激活,肾素和血管紧张素Ⅱ分泌增多、儿茶酚胺大量释放等,导致肾血管持续收缩和肾小球入球动脉痉挛,引起肾血流量减少,肾小球滤过率降低。肾缺血再灌注时,细胞内钙通道开放,钙离子内流造成细胞内钙超负荷;同时局部产生大量的氧自由基,使肾小管细胞的损伤发展为不可逆损伤,最终引起细胞功能障碍和死亡。

(二)临床表现

少尿型急性肾衰:少尿一般指每日尿量少于 400～500ml,无尿每日尿量少于 50～100ml。根据临床病程分为少尿(无尿)期、多尿期和恢复期三个阶段。

1.**少尿(无尿)期** 是病程的主要阶段,一般持续 7～14 天,最长可达 1 个月以上,少尿期愈短,预后愈好。

(1)水中毒:少尿期的一种严重并发症,是 ARF 的主要死亡原因之一。在由于肾脏排尿减少和代谢旺盛而产生过多内生水的情况下,如摄入过量液体和钠盐,即可产生水中毒。临床表现为全身软组织水肿、急性肺水肿和脑水肿,另外可导致电解质紊乱,危及病人生命。

(2)电解质紊乱。

1)高钾血症:是 ARF 最严重的并发症,也是主要的死因之一。由于少尿期尿钾排出减少引起钾在体内蓄积,加上组织损伤、感染、细胞分解代谢增加、代谢性酸中毒和缺氧等使钾从细胞内释放至细胞外液。高血钾症状的出现与病人血钠和血钙的浓度有关。血钠和血钙浓度正常时症状不一定明显,浓度降低时容易出现症状。若同时伴有酸中毒,则高血钾的症状更易出现。(具体见本书第二章第三节)。

2)低钠血症:ARF 时的低钠血症多为稀释性低钠血症;在发生 ARF 前有呕吐、腹泻、大面积烧伤等情况时,可能发生缺钠性低钠血症。严重时可发生脑水肿,导致低渗性昏迷。

3)高磷血症和低钙血症:肾功能衰竭时磷酸盐的排泄受到影响,形成高磷血症。由于磷从肾脏排泄发生障碍,60%~80%的磷改由肠道排泄,并与钙结合成不吸收的磷酸盐而形成低钙血症。由于酸中毒时游离钙浓度增加,故不出现临床症状,如一旦酸中毒被纠正,则可出现低钙性抽搐。

4)高镁血症:正常情况下40%的镁由肾脏排出,肾功能衰竭时可产生高镁血症。ARF 时,血镁与血钾呈平行改变,高钾血症常和高镁血症伴发。

5)低氯血症:由于氯和钠成比例丢失,低钠血症常伴低氯血症。若频繁呕吐,大量胃液丧失,氯化物丢失更多。

(3)代谢性酸中毒:由于缺氧使无氧代谢增加,非挥发性酸性代谢产物排泄障碍,加上肾小管泌氢与氨结合能力降低,致钠离子和碱性磷酸盐不能回收和保留,导致代谢酸中毒并加重高钾血症。

(4)蛋白质代谢产物积聚:蛋白质代谢产物不能从肾脏排泄,加上感染、创伤、不能进食等情况,体内蛋白质分解代谢旺盛,血尿素氮、肌酐浓度增加,加上其他非蛋白氮产物增多,临床上出现氮质血症最终导致尿毒症。轻度者无显著临床症状,进而出现恶心呕吐、腹胀、腹泻等消化道症状,重者嗜睡、昏迷乃至死亡。

(5)其他表现:ARF 导致的一系列病理生理改变及毒素在体内的蓄积,可引起全身各系统的中毒症状。由于尿量减少及体液过多,导致高血压、心力衰竭、肺水肿、脑水肿。因毒素滞留、电解质紊乱、酸中毒和贫血等可引起各种心律失常和心肌病变。由于血小板缺陷、毛细血管脆性增加,凝血酶原的生成受到抑制,可有明显的出血倾向,主要表现为鼻衄、皮下淤斑、口腔齿龈及消化道出血,以及 DIC。由于创伤、出血、溶血等造成红细胞的过多损失和破坏,以及毒素对骨髓功能的抑制,几乎所有病例都有进行性贫血现象。

2.多尿期 病人如能得到正确的治疗而安全度过少尿期,已坏死变性的肾小管上皮细胞逐渐再生修复,未被损害的肾单位逐渐恢复其功能而进入多尿期。如24小时尿量增加到400ml 以上,即为多尿期开始,一般历时约14天,尿量每日可达3000ml 以上。

(1)多尿:尿量增加的速度和程度与病人肾功能恢复情况和体液量有关。病人如在少尿期间水肿较重、补充水分较多及肾功能恢复缓慢,多尿期尿量可突然增加很多;如病人在少尿期间已有脱水,则尿量逐步增加;如肾脏有陈旧性病灶,则尿量缓慢增加,到500~700ml后即不再上升,此种情况常表明预后不良。

(2)水、电解质紊乱:大量排尿若不及时补充液体,病人可发生脱水。当每天尿量超过1000ml时,由于肾小管功能尚未健全,使大量钾离子随尿排出,如补充不足,可发生低钾血症。此外,多尿期间由于大量钠离子的排泄,亦可导致低钠血症。病人还可出现低血钙、低血镁现象。

(3)氮质血症:多尿期早期,肾脏对于溶质的滤过及排泄虽已增加,但肾小管上皮细胞功能未完全恢复,虽尿量增加,但短期内尚不能清除蓄积在体内的代谢产物,血中非蛋白氮仍可不断上升,尿毒症症状未改善。此后随着肾功能的进一步恢复,血中非蛋白氮、尿素氮、肌酐等逐渐下降,病人的全身情况即开始迅速好转,精神转佳,食欲逐渐增进。

3. 恢复期 随着肾功能的逐渐恢复,血非蛋白氮降至正常,电解质紊乱得到纠正,尿量恢复至正常水平,病人情况好转。但由于病程中的消耗,仍有无力、消瘦、贫血等。肾脏的浓缩能力未完全恢复,低比重尿将持续数月。

非少尿型肾衰:24小时尿量在800ml以上,但血肌酐进行性升高,与少尿型比较,升高幅度较低。临床表现轻,进程缓慢,严重的水、电解质、酸碱平衡紊乱、胃肠道出血和神经系统症状均少见,感染发生率较低。需要透析治疗者少,预后较好。

(三)辅助检查

1. 尿液检查 少尿型每天尿量在400ml以下,非少尿型尿量可正常或增多。外观多混浊,尿色深,呈酸性。尿比重降低且较固定,多在1.015以下。尿蛋白多为(+)~(++),常以中、小分子蛋白质为主。尿沉渣检查常出现不同程度血尿,以镜下血尿较为多见。此外尚有脱落的肾小管上皮细胞、上皮细胞管型和颗粒管型及不同程度的白细胞等。镜下见到宽大的棕色管型,即肾衰竭管型。尿肌酐与血肌酐比值常低于10。

2. 血液检查

(1)血常规检查:可了解有无贫血及其程度,从而判定有无腔道出血及溶血性贫血。嗜酸性粒细胞增多提示急性间质性肾炎可能。其他类型白细胞增高则提示感染、肾盂肾炎的可能。

(2)肾小球滤过功能:检查血肌酐与血尿素氮浓度及每天上升幅度,一般无并发症的ATN,每天血肌酐浓度上升44.2~88.4μmol/L,BUN升高3.6~7.1mmol/L,提示进行性ARF,或有高分解状态。

(3)血气分析:血pH、BE和[HCO_3^-]常低于正常,提示代谢性酸中毒。动脉血氧分压低于8.0kPa(60mmHg),特别吸氧不能纠正时,应排除肺部炎症及有无急性呼吸窘迫综合征(ARDS)。

(4)血电解质检查:应严密随访血钾、钠、钙、镁、氯化物及磷浓度等。少尿期特别警惕高钾血症,多尿期应注意高钾或低钾血症等。

(5)出血倾向检查:血小板计数有无减少及程度,血小板功能检查了解血小板凝集性。对有出血倾向或重危病人应进行有关DIC实验室检查。

3. 影像学检查 肾脏超声检查发现ARF时双肾多弥漫性肿大,可发现盆腔或腹后壁肿块和尿路结石,确定有无肾后性 ARF。CT 扫描能发现盆腔或腹后壁肿块、肾结石、肾脏体积及肾积水;磁共振显像(MRI)对解剖结构的分辨程度更高。放射性核素检查可了解肾脏的灌注情况、肾血管有无阻塞。行肾血管造影时,应特别注意造影剂的肾毒性。

4.肾活体组织检查　对病因诊断价值极大,可发现各种肾小球疾病、小管间质病变及小血管病变所致 ARF,通常用于没有明确致病原因的肾实质性 ARF。

(四)治疗原则

1.病因治疗　积极防治休克,尽快补充血容量,保证肾脏血流量。溶血型急性肾衰可静脉输注碳酸氢钠液以碱化尿液,静注甘露醇以渗透性利尿等。药物中毒时应及时排除胃肠道内毒物,并使用拮抗剂。

2.少尿期的治疗

(1)纠正水、电解质平衡紊乱。

①限制水分:液体入量按照"量出为入,宁少勿多"的原则。每日需要量等于显性失水量加非显性失水量减去内生水量。显性失水量指尿量、消化道排出或引流量以及其他途径丢失的液体,非显性失水为皮肤及呼吸道挥发的水分。

②高钾血症的防治:高血钾是少尿期最主要的死亡原因,应严密观察(具体防治方法见本书第二章第三节)。

(2)维持营养:尽可能摄入足够的热能,以减少蛋白质分解代谢,减缓尿素氮和肌酐的升高和预防代谢性酸中毒。控制蛋白质的摄入,每日摄入低于 40g,透析时可适当补充蛋白质。食物的成分尽可能少含钠和钾,饮食内应含较丰富的维生素,适当地供给脂肪。

(3)控制感染:感染是 ARF 的主要死亡原因之一,控制感染是减缓 ARF 发展的重要措施。首先应预防感染,要严格无菌操作,注意口腔、皮肤、会阴部的清洁,帮助病人多翻身,对可能造成感染的导管包括静脉通路、导尿管等加强护理。发生感染时首先选择那些对肾脏无毒或毒性少的抗菌药及不含钾药物,一般不用磺胺药、链霉素、卡那霉素、多粘菌素等都从肾脏排泄,可短期内导致蓄积中毒,尽量不用。

(4)血液净化:是 ARF 治疗的重要方法。常用方式有血液透析、连续性肾替代治疗和腹膜透析。当血肌酐>442μmol/L、血钾>6.5mmol/L、严重代谢性酸中毒、尿毒症症状加重、出现水中毒症状体征时,应及早进行血液净化。早期进行预防性透析,不但可减少心力衰竭、高钾血症和消化道大出血等并发症,而且有利于原发病的治疗和康复。透析还能简化治疗,无需严格限制饮食,可改善病者的一般状态。

3.多尿期的治疗

多尿期早期由于肾小球滤过率未恢复,肾小管浓缩功能仍差,血肌酐、尿素氮和血钾仍继续上升,在处理上与少尿期基本相同。其后从非蛋白氮开始下降起,病人一般情况逐渐好转,食欲增加,但全身情况仍差,抵抗力低,蛋白质不足,容易发生感染,必须积极予以防治。逐渐增加蛋白质的摄入,贫血严重者可输血。病人在多尿期水分排出增多,液体的补充按前一天尿量的 1/2~2/3 量即可,避免等量补充导致多尿期延长。随着水分的排出,电解质丢失增多,必须及时补充。当 24 小时尿量超过 1500ml 时应酌情补充钾盐。

(五)护理措施

1.病情观察 严格记录病人 24 小时液体出入量,定时测量生命体征、意识变化。观察水肿情况,定期测量体重、腹围等。观察病人有无胸腔积液、腹腔积液及水中毒或稀释性低钠血症症状。观察有无感染征象。观察重要脏器功能的各项检测指标。

2.一般护理 少尿期病人应绝对卧床休息,多尿期以静卧休息为主,以减轻肾脏负担。注意肢体功能锻炼,防止下肢静脉血栓形成。预防感染,做好口腔及皮肤护理,严格执行无菌操作,防止感染。

3.维持体液平衡 少尿期严格限制入液量,控制体重每日减轻 0.5 kg,血钠高于 130mmol/L,中心静脉压在正常范围内。多尿期尿量逐渐增多,早期补液量为出量的 1/2 或 2/3,后期要密切观察和监测补液量是否合适,注意防止脱水。

4.饮食护理 限制蛋白质的摄入,减轻氮质潴留,降低血磷及减轻酸中毒。蛋白质的摄入量早期限制为 0.5g/(kg·d),并适量补充必需氨基酸。对于低蛋白血症的水肿病人,给予高生物效价的优质蛋白以及含钠、钾量较低的食物。因透析导致部分氨基酸及小分子蛋白质丢失,接受透析的病人予高蛋白饮食,血液透析病人蛋白质摄入量为 1.0~1.2g/(kg·d),腹膜透析为 1.2~1.3g/(kg·d)。同时给予高碳水化合物、适量脂肪,以供给充足的热量,保持机体的正氮平衡。所供给的热量一般为 126~188kJ/(kg·d)。必要时静脉补充营养物质。监测机体的营养改善情况,如体重、血浆清蛋白等。

5.对症护理 有恶心、呕吐的病人,遵医嘱用止吐药,并随时做好口腔护理。观察病人有无上消化道出血的表现如呕血、黑便等。

6.防治感染 感染是 ARF 少尿期的主要死亡原因,常发生于呼吸道、泌尿道、血液系统、胆道及皮肤等部位。应尽量将病人安置在单人房间,做好病室的清洁消毒。避免不必要的检查。加强留置尿管的护理,定期进行尿液检查以确定有无尿路感染。协助卧床病人定期翻身,防止压疮和肺部感染的发生。由于病人病情较重,卧床时间长,食欲差,故应协助做好口腔护理,保持口腔清洁、舒适,以促进食欲,防止发生口腔感染。一些因创伤引起急性肾衰竭的病人,要做好局部伤口的处理,按时换药,促使伤口早日愈合。协助病人作好全身皮肤黏膜的清洁,积极预防皮肤感染。

7.健康教育
(1)生活指导:合理休息,劳逸结合,防止劳累,注意保暖,防止感染。
(2)病情监测:学会自测体重、尿量,明确高血压脑病、左心衰竭、高钾血症及代谢性酸中毒等的表现;定期门诊随访,监测肾功能等。
(3)严格遵守饮食计划,合理膳食,加强营养。
(4)防止肾功能损害:禁用库存血,慎用氨基糖苷类抗生素,避免妊娠、手术、外伤等;如误服或误食毒物,立即进行洗胃或导泻,并使用有效解毒剂。

第三节 急性呼吸窘迫综合征

急性呼吸窘迫综合征(acute respiratory distress syndrome,ARDS)是指肺内、外严重疾

病导致的以肺实质急性弥漫性损伤、通透性增强为基础,以进行性呼吸困难和顽固性低氧血症为临床特征的急性缺氧性呼吸衰竭。

(一)病因及发病机制

ARDS病因尚不清楚,主要为严重的损伤和感染。与其发病相关的诱发原因有肺内直接损伤和肺外间接损伤两类。肺内直接损伤,如误吸综合征、严重肺部感染、创伤(肺挫伤等)、吸入毒性气体或烟雾、氧中毒、放射线损伤、淹溺等。肺外间接损伤,如各类休克、脓毒症、胸部以外的多发性创伤、烧伤、重症胰腺炎、大量输入库血、脂肪栓塞、体外循环、DIC等。

ARDS病因各异,但病理生理和临床过程相似。由于各种诱因导致肺泡上皮细胞及毛细血管内皮细胞损伤,使肺泡-毛细血管膜的通透性增加,体液和血浆蛋白渗出至肺间质和肺泡腔内,形成非心源性肺水肿即漏出性肺水肿,是ARDS特征性病理改变。严重的肺泡内水肿和肺间质水肿导致肺弥散功能下降,使肺表面活性物质减少和活性降低,肺功能残气量降低及广泛性肺不张,肺容量明显降低,死腔通气明显增加,肺顺应性下降,通气/灌流比例失调和肺内分流量增加,导致顽固性低氧血症或CO_2潴留。

(二)临床表现

ARDS一般在原发病后12~72小时发生。主要表现为严重的呼吸困难和顽固性低氧血症,吸氧难以纠正。一般在2周后开始逐渐恢复,2~4周内的死亡率最高,致死原因多为难以控制的感染和多器官功能衰竭。ARDS病程可分为以下四期:

Ⅰ期:除原发病的临床表现和体征(如创伤、休克、感染等)外,出现通气过度,呼吸频率稍增快,$PaCO_2$偏低。胸片正常。

Ⅱ期:发病后24~48小时,表现为呼吸急促、浅而快,呼吸困难,发绀加重;到该期晚期,肺部出现细小啰音,呼吸音粗糙。X线片显示两肺纹理增多及轻度肺间质水肿。动脉血气分析为轻度低氧血症和低碳酸血症,肺泡-动脉氧分压差增大,肺内分流量为15%~20%。

Ⅲ期:进行性呼吸困难,肺顺应性下降,呼吸明显增快、发绀明显,两肺有散在湿性及干性啰音。X线片显示两肺有弥漫性小斑点片状浸润,尤以周边为重。动脉血气分析为中度以上低氧血症,合并明显的呼吸性碱中毒,有的病例合并代谢性酸中毒,肺泡-动脉氧分压差明显增加,肺内分流量为20%~25%。

Ⅳ期:呼吸极度困难,因缺氧而引起脑功能障碍,表现为神志障碍或昏迷。肺部啰音明显增多,并可出现管状呼吸音。X线片显示两肺有小片状阴影,并融合形成大片状阴影。血气分析呈现重度低氧血症和高碳酸血症,呼吸性碱中毒和代谢性酸中毒同时存在。肺内分流量在25%以上。

(三)辅助检查

1.肺功能检查 每分钟通气量明显增加,可超过20L/min。肺静态总顺应性可降至153~408ml/kPa(15~40ml/cmH_2O),功能残气量显著下降。

2.动脉血气分析 PaO_2进行性降低,早期$PaCO_2$可正常或因过度通气而降低,至疾病晚期增高。因PaO_2数值易受吸入氧浓度干扰,临床常以氧合指数(动脉血氧分压/吸入氧浓度,PaO_2/FiO_2)来反映吸氧状态下机体缺氧情况。目前 $PaO_2 < 60mmHg$,$PaO_2/FiO_2 \leq 200mmHg$ 是临床最常用的 ARDS 诊断依据。

3. 血流动力学监测 对 ARDS 的诊断和治疗具有重要意义。通过 Swan-Ganz 导管监测,ARDS 病人肺毛细血管楔压正常,心脏指数和心输出量正常或稍高,可与心源性肺水肿鉴别。同时通过监测可以直接指导 ARDS 液体治疗。

4. 胸部 X 线检查 发病 24 小时内胸片可无异常表现;进而表现为双肺纹理增多边缘模糊,间有小斑片状阴影。发病第 1~5 天,X 线以肺实变为主要特征,肺内的斑片状阴影常相互融合成大片状致密阴影,可见支气管充气征。发病 5 天以后,X 线表现为双肺密度广泛均匀增高,甚至与心影密度相当。

5. 肺部 CT 扫描 能够更准确地反映肺内病变区域大小,较早发现间质性气肿和少量气胸等气压伤早期表现。ARDS 早期,肺部血管通透性均匀增高,在重力的作用下水肿非均匀性分布,基底部肺区带病变最为明显。晚期,病变渐趋均匀。

(四)治疗原则

1. 原发病的治疗 积极治疗原发病是最关键的措施,尤其是控制全身感染和纠正低血容量导致的组织灌注不足,对于预防和治疗 ARDS 十分重要。严重全身感染可引起全身炎症反应综合征,是导致 ARDS 的最常见原因。必须积极有效地控制感染,清除坏死病灶及合理使用抗生素。

2. 纠正缺氧 机械通气是 ARDS 最重要的呼吸支持治疗手段,是纠正和改善 ARDS 顽固性低氧血症的关键手段。

初期,病人呼吸加快而其他症状较轻时,可用面罩持续气道正压通气(CPAP),给予高浓度氧气(50%以上),使肺泡复张,增加换气面积。ARDS 进展期,需插入气管导管,多选用呼气末正压通气(PEEP),可使肺容量增加,并使萎陷肺泡再膨胀,改善肺顺应性,从而减少肺内分流量,改善氧合功能。由于 ARDS 导致肺泡萎陷和功能性残气量减少,有效参与气体交换的肺泡数减少,因此要以小潮气量通气,防止肺泡过度充气。一般为 6~8ml/kg,使吸气压控制在 30~35cmH$_2$O 以下。

由仰卧位改变为俯卧位,可改善肺通气/灌流比值,降低肺内分流,使 75% ARDS 病人的氧合改善。

3. 循环支持治疗 早期主张积极补充血容量,保证组织的灌流和氧供,促进受损组织的恢复。晚期应限制入水量并适当用利尿剂,以降低肺毛细血管内静水压,减轻肺间质水肿。血管活性药物应尽量在补足血容量的基础上使用。

4. 营养支持 多数 ARDS 病人处于高代谢状态,营养支持应尽早开始。MODS 发生时,往往合并胃肠道功能障碍。胃肠道黏膜屏障受损后,细菌易位会成为肺部炎症的主要原因,同时导致机体内毒素血症。因此应尽早恢复胃肠道进食,修复胃黏膜屏障,最好用肠道营养。

5. 药物治疗

(1)血管舒张剂:经呼吸道途径给予一氧化氮(NO)或前列腺素 E$_1$(PGE$_1$),可选择性地舒张有通气功能肺泡的血管,并有明显的抗炎作用,对降低肺动脉压、分流量和死腔通气有一定效果。

(2)糖皮质激素:可保护毛细血管内皮细胞,防止白细胞、血小板聚集和黏附形成微血栓;稳定溶酶体膜,保护肺Ⅱ型细胞分泌表面活性物质;抑制肺的炎性反应和促使肺间质液吸收;缓解支气管痉挛;抑制后期肺纤维化作用。

(3)其他药物:表面活性物质(PS)、肾上腺能激动剂、抗内毒素抗体、氧自由基清除剂,IL-1受体拮抗剂、PAF拮抗剂、抗TNF-α抗体、N-乙酰半胱氨酸、布洛芬、酮康唑等药物都曾被使用,但临床应用价值尚待进一步研究。

(五)护理措施

1.病情观察和记录 根据血氧分压调节呼吸机给氧流量,协助医师监测各生命指标的动态变化。注意观察血压和每小时尿量。静脉应用呼吸兴奋剂时应观察药物的副作用,如发现病人面色潮红、抽搐等,应减慢药液滴速并通知医师。仔细观察病人有无弥漫性血管内凝血的迹象,如出现皮肤、黏膜、呼吸道、阴道等处出血,应及时通知医师。注意水电解质平衡,应遵照医嘱及时输入新鲜血液及补充液体。输入量不宜过多,滴速不宜过快,随时测量中心静脉压,以防诱发或加重病情。备好抢救用品,如氧气、人工呼吸器、气管插管、气管切开包、吸痰器、呼吸兴奋剂、强心剂、利尿剂等,并积极配合医师进行抢救。

2.一般护理 病人置于呼吸监护病室实施特别监护。病室定时通风换气和进行空气、地面消毒,注意保暖。取半卧位,卧床休息,做好皮肤护理,防止压疮发生。给予流质或半流质饮食,必要时协助进食。加强口腔护理,及时清除呕吐物和分泌物,防止窒息。按时翻身变换体位,以免加重肺部感染。

3.吸氧 给予高浓度氧气吸入,必要时加压给氧。为防止氧中毒,注意观察氧分压的变化,使其维持在60~70mmHg。如氧分压始终低于50mmHg,需行机械通气治疗,最好使用呼气末正压通气。密切观察病情变化,如发现吸气时肋间隙和胸骨上窝下陷明显,呼吸频率由快变慢,节律不整,经大流量吸氧后,紫绀仍进行性加重,应随时通知医师,并协助抢救。

4.症状护理

(1)呼吸困难:观察呼吸的频率、节律、深浅等,及水、电解质、酸碱平衡情况,准确记录出入量。取坐位或半坐位。病室内保持适宜的温湿度,空气洁净清新。保持呼吸道通畅。

(2)咳嗽、咳痰:观察咳嗽性质、时间,有无痰液产生。嘱病人多饮水,保持呼吸道湿润。指导病人深呼吸和有效咳嗽。协助翻身、拍背,鼓励病人咳出痰液,遵医嘱给予雾化吸入治疗。

(3)发绀:嘱病人绝对卧床休息,以减轻心脏负担,减少耗氧量。呼吸困难给予高枕卧位或半卧位,持续给予面罩高浓度吸氧。给予高热量、高维生素、营养丰富易消化的饮食,少量多餐,防止过饱。注意发绀的部位、程度,有无烦躁、呼吸困难等,必要时采动脉血送血气分析检查。注意呼吸衰竭的早期症状,保持呼吸道通畅,备好呼吸兴奋剂,及时通知医师。

5.健康教育

(1)向病人和家属阐明积极治疗原发基础疾病的重要性。

(2)积极预防上呼吸道感染,避免受凉和过度劳累。

(3)指导病人适当锻炼身体,劳逸结合,保持生活规律,心情愉快,增强机体抵抗力。

(4)进食营养丰富、易消化的食物,戒烟酒。

案例分析2:病人目前主要的护理问题是组织灌注改变、低效型呼吸型态、体液平衡。

本章小结

急性肾衰竭是多种原因导致肾循环衰竭或肾小管的变化而引起的肾实质性损害,导致氮质血症和以水、电、酸碱平衡紊乱为特点的急性临床综合征。少尿期应严格控制液体入量,早期实施透析,纠正代谢性酸中毒及电解质紊乱。多尿期防止脱水及电解质紊乱。应准确记录出入液量,严密监测病人的肾功能,积极预防和控制感染。

急性呼吸窘迫综合征是由于肺内或肺外多种原因导致的急性临床综合征,严重损伤、感染和误吸是ARDS的主要诱发因素。大多数起病急剧,进展快,除原发病表现外,典型表现为进行性呼吸困难和顽固性低氧血症,一般氧疗方法难以纠正。对由于肺泡萎陷造成的肺内分流导致的缺氧,可用呼气末正压通气治疗。ARDS治疗应立足于预防,积极治疗原发基础病变,早期识别ARDS征象。

本章关键词:多器官功能衰竭;急性肾衰竭;急性呼吸窘迫综合征

课后思考

1. 简述多器官功能衰竭的特点。
2. 急性呼吸窘迫综合症病人如何进行呼吸支持?
3. 急性肾衰竭少尿期和多尿期的护理重点。

(朱宁宁)

第五章 麻醉病人的护理

案例

女性,48岁。腰麻下行"子宫肌瘤切除术"后3天出现头痛,自述抬头或坐起时头痛加重,平卧后减轻或消失。病人意识清醒,T 37.8℃,P 88次/分钟,R 20次/分钟,BP 132/86mmHg。查体:瞳孔等大、等圆。脑电图检查未发现异常。

问题:
1. 引起该病人头痛最可能的原因是什么?
2. 病人头痛发生与否与哪些因素有关?
3. 应采取什么措施预防其头痛的发生?

本章学习目标

1. 掌握麻醉常见并发症的观察、预防和护理。
2. 熟悉麻醉的分类和麻醉前用药的目的、局部麻醉药的毒性反应、术后病人自控镇痛的管理和护理。
3. 了解全身麻醉的用药和实施、常用麻醉药、蛛网膜下腔阻滞和硬膜外阻滞的适应症和禁忌症。
4. 护理麻醉病人时应表现出认真负责的态度,细心观察病情变化。

麻醉学(anesthesiology)是研究临床麻醉、重症监测治疗、急救复苏、疼痛治疗及麻醉治疗的一门学科。其作用是消除病人在手术过程中的疼痛,产生适当的肌肉松弛,使病人精神安定,保障安全,为手术创造良好条件。麻醉作用的产生主要是利用麻醉药物使神经系统中某些部位受到抑制,而产生麻醉效果。根据麻醉作用部位不同,将临床麻醉分为局部麻醉、椎管内麻醉和全身麻醉(图5-1)。

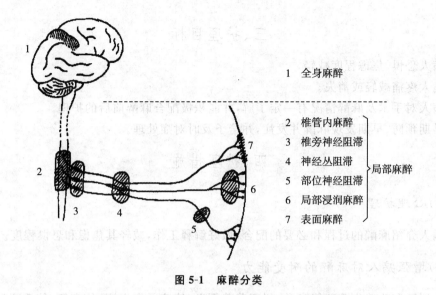

图 5-1 麻醉分类

第一节 麻醉前病人的护理

为保证麻醉和手术过程中病人的安全,减少麻醉并发症的发生,必须认真做好麻醉前的准备工作。

一、护理评估

对保证病人安全,使之平稳度过麻醉和手术过程具有重要意义。

(一)掌握病人的病情

评估病人心、肺、肝、肾和脑等重要脏器的功能;体液平衡情况;麻醉穿刺部位有无感染;脊柱有无畸形,活动是否受限;病人对麻醉方式的了解程度。评估病人对麻醉和手术的耐受能力。

(二)了解病人的心理状况

评估病人的心理状态,针对病人的顾虑,简单介绍麻醉实施方案及配合方法,消除病人思想顾虑,取得信任和配合。

二、护理诊断/问题

1. 恐惧、焦虑　与对手术室环境陌生、担心术中疼痛等有关。
2. 急性疼痛　与脑脊液压力降低有关。
3. 知识缺乏　缺乏对手术和麻醉方面的知识。
4. 潜在并发症　心律失常、肺不张、呼吸道梗阻、循环衰竭、呼吸衰竭等。

三、护理目标

1. 病人恐惧、焦虑程度减轻。
2. 病人疼痛减轻或消失。
3. 病人对手术及麻醉情况有一定了解,并能积极配合麻醉前后的护理。
4. 早期预防、早期发现麻醉并发症,并给予及时对症处理。

四、护理措施

(一)心理护理

向病人介绍麻醉的过程和必要的配合,做好解释工作,减轻其焦虑和恐惧程度。

(二)增强病人对麻醉的耐受能力

尽力纠正和改善生理功能紊乱,纠正营养不良、体液平衡失调、休克等,使重要器官功能处于较好的生理状态,为麻醉创造条件。

(三)饮食管理

常规术前12小时禁食、4小时禁饮,以防麻醉后呕吐引起食物返流所致窒息。

(四)局麻药过敏试验

普鲁卡因等局麻药与血浆蛋白结合产生抗原或半抗原,可发生过敏反应。目前规定普鲁卡因使用前应常规做皮肤过敏试验。

(五)麻醉前用药

合理的术前用药可以稳定病人的情绪,减轻病人焦虑、恐惧心理;可以减少口腔及呼吸道的分泌物,保持呼吸道通畅,减少肺部并发症的发生;增强麻醉药物的作用效果;减少麻醉药物的毒副作用。根据医嘱多在术前30~60分钟应用(见表5-1)。

表5-1 麻醉前用药

药物类型	药名	作用	用法和用量(成人)
镇静安定药	地西泮	安定镇静、催眠、抗焦虑、抗惊厥	肌注5~10 mg
	咪达唑仑		肌注0.04~0.08 mg/kg
催眠药	苯巴比妥	镇静、催眠、抗焦虑	肌注0.1~0.2g
镇痛药	吗啡	镇痛、镇静	肌注0.1mg/kg
	哌替啶		肌注1mg/kg
抗胆碱药	阿托品	抑制腺体分泌,解除平滑肌痉挛和迷走神经兴奋	肌注0.01~0.02 mg/kg
	东莨菪碱		肌注0.2~0.6 mg

(六)麻醉物品的准备

常规备好麻醉器械、药品及各种急救药品。麻醉器械包括麻醉剂、面罩、气管插管用具、口咽或鼻咽通气管、负压吸引装置、供氧设备、监护仪器等。

五、护理评价

1. 病人紧张、焦虑以及恐惧的心理是否得到缓解,是否积极主动配合治疗,情绪平稳地休息和睡眠。
2. 疼痛是否缓解或消失。
3. 病人对手术及麻醉情况是否有一定了解,能否积极配合做好麻醉前后的护理。
4. 生命体征是否稳定,是否出现窒息、呼吸困难等麻醉潜在并发症。

第二节 局部麻醉与护理

一、局部麻醉

局部麻醉(local anesthesia)简称"局麻",指病人神志清楚,身体某一部位的感觉神经传导功能被暂时阻断,该神经所支配的区域处于感觉麻痹状态,而运动神经保持完好或同时有不同程度的被阻滞状态。

(一)局部麻醉方法

常用的局部麻醉方法有表面麻醉、局部浸润麻醉、区域阻滞麻醉、神经干(丛)阻滞麻醉。

1. 表面麻醉 将渗透性能强的局麻药通过滴入、喷雾或贴敷等方法与局部黏膜接触,使之渗透至黏膜、黏膜下并扩散,与神经末梢接触,所产生的感觉消失状态称为表面麻醉。常用于眼、鼻、咽喉、尿道和膀胱等处(见图5-2)。

2. 局部浸润麻醉 是将局麻药由浅入深分层注入手术区,阻滞组织中的神经末梢,称局部浸润麻醉。是应用最广的麻醉方法。常用于手术切口等处(图5-3)。

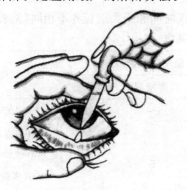

图5-2 表面麻醉

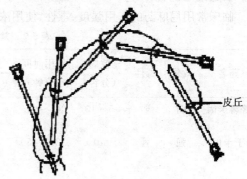

图5-3 局部浸润麻醉

3. **区域阻滞麻醉** 在手术区周围和基底部注射局麻药,以阻滞支配手术区的神经纤维(图5-4)。

4. **神经干(丛)阻滞麻醉** 将局麻药注入神经干、丛的周围,阻滞其冲动传导,使其所支配的区域产生麻醉作用。常用的神经阻滞麻醉有颈丛、臂丛、肋间神经和指(趾)神经阻滞麻醉(图5-5)。

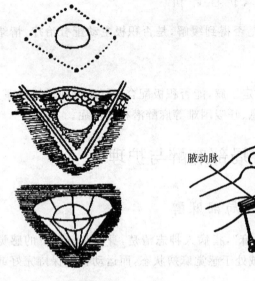

图5-4 区域阻滞麻醉

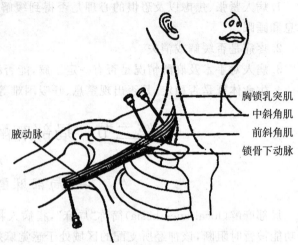

图5-5 神经干(丛)阻滞麻醉

(二)常用的局麻药

按局部麻醉药的化学结构不同,可分为两大类。

1. **酯类** 包括普鲁卡因、氯普鲁卡因及丁卡因。此类药在血浆内被胆碱酯酶分解,所产生的代谢产物可成为半抗原,是引起少数病人发生过敏反应的过敏原。

2. **酰胺类** 包括利多卡因、布比卡因等。酰胺类局麻药在肝内分解,不形成半抗原,故极少引起过敏反应。

临床常用局麻药的作用强度、毒性、使用浓度、持续时间和最大剂量各不相同(见表5-2)。

表5-2 常用局麻药物

药名	效能	毒性	显效时间(分钟)	作用时间(分钟)	使用浓度(%)			最大剂量(mg)
					表面麻醉	局部浸润	神经阻滞	
普鲁卡因	弱	弱	5~10	45~60	—	0.5~1	1~2	1000
丁卡因	强	强	10	120~180	1~2 0.5~1(眼)		0.1~0.3	40(表面麻醉) 80(神经阻滞)
利多卡因	中等	中等	<2	60~120	2~4	0.25~0.5	1~2	100(表面麻醉) 400(神经阻滞)
布比卡因	强	中等	3~5	300~360	—	0.2~0.25	0.25~0.5	150

局麻药液加入肾上腺素,能使局部血管收缩,可延缓局麻药吸收,加快起效时间,延长作用时间,增强麻醉效果。同时还能减轻局麻药的毒性反应,消除普鲁卡因和利多卡因的扩张血管作用,减少创面渗血。但在末梢部位,如手指、足趾及阴茎等处及局部组织活力已发生障碍处(带蒂皮瓣整形),则禁忌加肾上腺素,以防引起组织坏死。

二、局部麻醉病人的护理

(一)麻醉前护理(见本章第一节)

(二)局麻药不良反应及护理

局麻药不良反应包括全身不良反应和局部不良反应。

1. 全身不良反应　包括高敏、中枢神经毒性和心脏毒性反应。毒性反应多为局麻药浓度过高、局部血液循环丰富吸收过快、误注入血管等引起。表现为中枢和心血管方面的毒性症状,如头晕、耳鸣、视力模糊、眼球震颤、言语不清、心率减慢、血压下降,严重者出现呼吸、循环衰竭等。局麻后加强观察,一旦发生上述不良反应立即有效供氧,维持呼吸、循环功能,对症处理,必要时行气管插管控制呼吸。为防止局麻药的毒性反应,用药必须遵循最小有效剂量和最低有效浓度的原则。

2. 局部不良反应　多为局部神经损伤,主要是局麻药与神经直接接触时间过长、局麻操作中将局麻药直接刺入神经干或肾上腺素浓度过高等原因所致。表现为术后该神经支配区域出现局灶性感觉异常和(或)运动障碍,症状一般在1~2周后逐步消失,无需特殊治疗。

(三)麻醉后护理

局麻药对机体影响小,一般无需特殊护理。门诊手术者若术中用药多或手术时间过程长,应于术后休息片刻,经观察无不良反应后可离开医院。

第三节　椎管内麻醉与护理

一、椎管内麻醉

椎管内麻醉(intrathecal anesthesia)是将局麻药选择性地注入椎管内的某一腔隙,阻断部分脊神经的传导功能而产生麻醉作用的方法。包括蛛网膜下腔阻滞麻醉和硬膜外阻滞麻醉。

(一)蛛网膜下腔阻滞麻醉(spinal anesthesia)

简称"腰麻",是将局麻药注入蛛网膜下腔,作用于脊神经根,阻断部分脊神经传导的麻醉方法。

1. 适应证　适用于2~3小时以内下腹部、盆腔、肛门会阴部和下肢手术。
2. 禁忌证　中枢神经系统疾病、穿刺部位或邻近部位有感染性病灶、脊柱畸形、休克、高血压合并冠心病及精神疾病者和不合作的小儿等。

3. 方法 将病人侧卧于手术台上,双下肢屈曲,腰背部尽量向后弓曲,使棘突间隙张开以利穿刺(见图5-6)。一般选择在第三、四腰椎间隙($L_3 \sim L_4$)或第四、五腰椎间隙($L_4 \sim L_5$)进行穿刺,注入药物后,调节麻醉平面。

4. 常用麻醉药 根据手术及作用时间选用局部麻醉药(见表5-3)。普鲁卡因常用于简单手术,如刮宫术和环扎术。利多卡因用于中等手术,如疝修补术和下肢截肢术。布比卡因、丁卡因用于长时间手术,如膝关节、髋关节置换术和下肢血管手术。

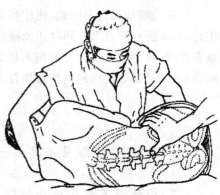

图5-6 腰椎间隙定位图

表5-3 蛛网膜下腔麻醉药物常用浓度及剂量

药名	常用浓度(%)	常用剂量(mg)	最高剂量(mg)
普鲁卡因	2~5	100~150	200
丁卡因	0.2~0.5	10	20
利多卡因	2	100~120	150
布比卡因	0.5~0.75	15	20

案例中,病人行子宫肌瘤切除术,位于盆腔且手术时间不长,可选择蛛网膜下腔麻醉即腰麻,也可选择硬膜外阻滞麻醉。

(二)硬膜外阻滞麻醉(epidural block)

是将局麻药注入硬膜外间隙,阻滞脊神经根,使部分脊神经的传导受到阻滞,使其支配区域产生麻醉作用的方法。

1. 适应证 适用于除头部以外的任何手术。

2. 禁忌证 凝血功能障碍或处于抗凝治疗期间禁用,其他与腰麻相同。

3. 方法 体位如腰麻,用特制的勺状尖端穿刺针,在预定范围为中心的椎间隙穿刺,证实在硬膜外间隙内后(见图5-7,5-8),插入导管退出穿刺针,留置导管于硬膜外间隙内,并用胶布固定。先给试探药量并观察,确定未穿破硬脊膜,则按手术所需剂量第二次或多次给药维持麻醉作用。

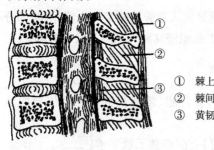

① 棘上韧带
② 棘间韧带
③ 黄韧带

图5-7 椎管纵剖面

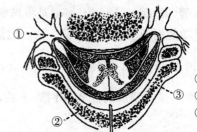

① 脊神经
② 硬膜外腔
③ 蛛网膜下腔

图5-8 椎管横断面

4. 常用麻醉药 常用药物为利多卡因、丁卡因、布比卡因。

(1)利多卡因:常用浓度为 1%～2%,作用时间为 1～1.5 小时,成人一次最大量为 400mg。反复用药后易出现快速耐药性。

(2)丁卡因:常用浓度为 0.25%～0.33%,用药后 10～15 分钟痛觉减退,需 20～30 分钟麻醉完全,作用持续时间为 3～4 小时,一次最大用量为 60mg。

(3)布比卡因:常用浓度为 0.5%～0.75%,4～10 分钟起效,15～30 分钟麻醉完全,作用可维持 4～7 小时。

二、椎管内麻醉病人的护理

(一)麻醉前护理(见本章第一节)

(二)麻醉中护理

密切观察病情变化,及时发现异常,配合麻醉师准确处理。椎管内麻醉期间常见并发症有以下几种。

1. 低血压 由交感神经阻滞所致。防治措施:加快输液速度,增加血容量。若血压骤降可静脉注射麻黄碱 15～30mg,以收缩血管,维持血压。

2. 恶心、呕吐 由低血压、迷走神经功能亢进、手术牵拉内脏等因素所致。防治措施:吸氧、升压、暂停手术以减少迷走神经刺激,必要时甲氧氯普胺 10mg 静脉注射。

3. 呼吸抑制 常见于胸段脊神经阻滞,表现为肋间肌麻痹,胸式呼吸减弱,潮气量减少,甚至紫绀。防治措施:谨慎用药、吸氧、维持循环,紧急时行气管插管、人工呼吸。

4. 全脊髓麻醉 是硬膜外麻醉最危险的并发症。系硬膜外阻滞时穿刺针或导管误入蛛网膜下腔而未及时发现,导致超量局麻药注入蛛网膜下腔而产生异常广泛的阻滞。临床主要表现为注药后迅速出现低血压,意识丧失,呼吸、循环停止,全部脊神经支配区域无痛觉。若未及时发现和正确处理,可导致心搏骤停。一旦疑有全脊髓麻醉,应立即行面罩正压通气,必要时行气管插管维持呼吸。加快输液速度,维持循环功能。预防:常规准备麻醉机等急救物品,注药前回抽有无脑脊液,先用试验剂量并观察 5～10 分钟,改变体位后再次注入试验剂量。

5. 穿刺针或导管误入血管 硬膜外间隙静脉怒张者易刺入血管。因此,注药前必须回抽有无血液。一旦局麻药直接注入血管将发生毒性反应,出现抽搐或心血管症状。防治措施:维持通气和有效循环,立即吸氧,静脉注射地西泮或硫贲妥钠以控制惊厥。

6. 导管折断 多因置管技术不佳、导管质地不良、导管局部受压、拔管用力不当、置管过深或导管结圈所致。预防:规范穿刺技术,一旦遇导管尖端越过穿刺针斜面后不能继续进入时,应将穿刺针连同导管一并拔出,另行穿刺。拔管时切忌过分用力。

(三)麻醉后护理

尽管手术及麻醉已结束,但麻醉药物对机体的影响还在继续,在麻醉作用消除之前,病人仍然可能有麻醉的危险,因此麻醉后的护理需注意以下方面:

1. 体位　为预防蛛网膜下腔阻滞麻醉后头痛,常规去枕平卧 6~8 小时。硬膜外阻滞麻醉后取平卧 4~6 小时。

2. 密切监测生命体征　监测血压、脉搏和呼吸功能的变化,及时发现有无麻醉后并发症的发生。

3. 并发症的防治

(1)头痛:发生率为 3%~30%,主要因腰椎穿刺时刺破硬脊膜和蛛网膜,致使脑脊液流失,颅内压下降,颅内血管扩张刺激所致。头痛一般出现于麻醉后 2~7 天,常位于枕部、顶部和颞部,呈波动性。病人术后第一次抬头或起床活动时加重,常伴耳鸣、畏光,偶伴听力或视力障碍。大多数病人在术后 4 天内症状消失。预防:麻醉前访视病人时,切忌暗示蛛网膜下腔阻滞后有头痛的可能。麻醉时采用细穿刺针,提高穿刺技术,避免反复穿刺,以免术后从针孔丢失脑脊液。麻醉后去枕平卧 4~6 小时。

(2)尿潴留:主要因支配膀胱的骶神经被阻滞后功能恢复较慢、手术切口疼痛、下腹部手术时直接刺激膀胱以及病人不习惯床上排尿等所致。防治措施:一般经热敷下腹部、膀胱区有助解除尿潴留,也可采取针刺或导尿等方法进行处理。

(3)硬膜外间隙出血、血肿:若硬膜外穿刺和置管时损伤血管可引起出血,血肿压迫脊髓可并发截瘫。病人表现为进行性脊髓压迫症状,伴肌无力、尿潴留、括约肌功能障碍等。CT 或 MRI 明确诊断并定位后,应尽早行硬膜外穿刺抽出血液,必要时切开椎板清除血肿。预防:置管时动作宜轻柔,对凝血功能障碍或在抗凝治疗期间病人禁用硬膜外阻滞麻醉。

案例中,病人系腰麻术后第三天出现头痛,自述抬头或坐起时头痛加重,平卧后减轻或消失。病人意识清醒,生命体征平稳,瞳孔等大、等圆。脑电图检查未发现异常。分析引起头痛最可能的原因是腰麻后并发症。预防措施主要是加强麻醉前访视,避免暗示病人有头痛可能;提高穿刺技术,术后采取去枕平卧等。

第四节　全身麻醉与护理

一、全身麻醉

全身麻醉(general anesthesia)是指全麻药经呼吸道吸入或静脉、肌肉注射,产生中枢神经系统的暂时抑制,使病人意识和痛觉暂时消失、反射活动减弱、肌肉松弛的一种麻醉方法,是临床麻醉中使用的主要方法,能满足全身各部位手术的需要。全身麻醉包括吸入麻醉和静脉麻醉。

(一)吸入麻醉

吸入麻醉是指病人吸入气体或挥发性液体麻醉药物产生全身麻醉作用。在临床麻醉中应用最广泛。由于麻醉药经肺通气进入体内和排出,故麻醉深度的调节较其他麻醉方法更为容易。

1. 分类　根据麻醉气体吸入的方法分为开放式、半开放式和密闭式。

(1)开放式:病人呼吸不受麻醉器械的控制,吸入和呼出的气体自由出入大气之中,呼出的二氧化碳无重复吸收现象(见图 5-9)。

(2)半开放式:通过三通活瓣使空气与麻醉气体混合后吸入,呼出时二氧化碳气体又经过活瓣排至大气中。

(3)密闭式:将气管导管连接于密闭式麻醉机,病人吸入麻醉药与氧气的混合气体,呼出的二氧化碳气体经过钠石灰吸收。此法便于辅助和控制呼吸,易于控制麻醉的深浅度,适用于各种大手术和危重病人的抢救。此法需进行气管内插管(见图 5-10)。

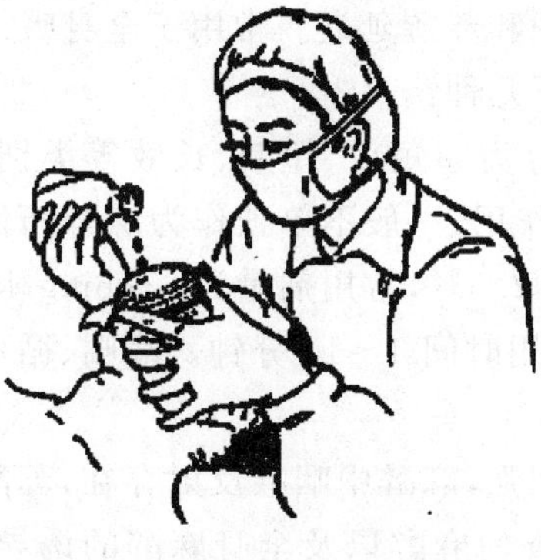

图 5-9　开放滴药吸入麻醉

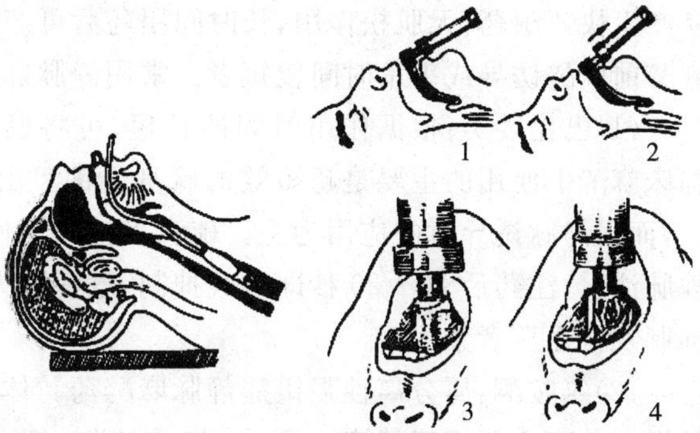

图 5-10　气管内插管

2.方法

(1)麻醉诱导:病人接受全麻药后,由清醒状态到神志消失,并进入全麻状态后进行气管内插管,这一阶段称全麻诱导期。应尽快缩短诱导期,使病人平稳地转入麻醉状态。诱导麻醉前应监测心电图、血压和血氧饱和度,并记录麻醉前的基础值。

1)单纯静脉麻醉诱导:经静脉注入静脉麻醉药、麻醉性镇痛药、地西泮类及肌松药后,行气管内插管,再吸入麻醉维持。是临床最常用的方法。

2)静脉诱导加吸入麻醉诱导:指注入小剂量静脉麻醉药使病人入睡后,再吸入麻醉药诱导加深麻醉。此法可避免单纯吸入麻醉诱导的兴奋期,诱导较平稳。

3)单纯吸入麻醉诱导:将吸入麻醉药通过麻醉机回路和面罩输送给病人,通过病人的自主呼吸吸入,当麻醉加深后,需行辅助或控制呼吸。

(2)麻醉维持:经面罩维持麻醉,需特别注意呼吸道不全梗阻的问题。一般需要用口咽或鼻咽通气管或气管插管保持上呼吸道的通畅。根据手术需要和监测结果,及时调节麻醉深度。为减少麻醉药的吸入量,增强麻醉效果,通常可辅以阻滞麻醉,也可配合使用镇痛药和肌松药。

3.常用吸入类麻醉药

(1)氧化亚氮(N_2O):也称笑气,作用弱,常与其他吸入或静脉麻醉药复合应用。对呼吸、循环、肝肾功能均无明显影响,但有向闭合空腔内积聚的特性,肠梗阻病人需注意。单纯应用 50%～70%浓度 N_2O 时,易出现兴奋等现象,并有骨髓抑制现象。

(2)氟烷:麻醉效能强。可扩张血管、抑制心肌,使心率减慢、血压下降,肝血流量减少,但能增加肌松剂的效果。

(3)安氟醚:麻醉效果好,诱导快,苏醒平稳迅速。深麻醉时出现呼吸抑制,高浓度(3%～4%)吸入伴过度通气时,可出现肌肉痉挛性收缩。

(4)异氟醚:麻醉效能好,诱导苏醒快,对呼吸、循环、肝肾功能影响轻微,对肝血流量无明显影响。

(二)静脉麻醉

静脉麻醉是指全麻诱导后,将麻醉药注入静脉,产生全身麻醉作用的方法。其优点是诱导迅速,无诱导期兴奋,不污染手术室,麻醉苏醒期也较平稳;缺点是麻醉深度不易调节,容易产生快速耐药,无肌松作用,长时间用药后可产生体内蓄积和苏醒延迟。常用于全身吸入麻醉前麻醉诱导或手术时间较短者。常用静脉麻醉药有以下几种:

(1)巴比妥类:根据作用时间的长短,可将巴比妥类药分为超短效、短效、长效等类别。临床麻醉中使用的主要是超短效的硫贲妥钠。由于无镇痛作用,一般不单独作为麻醉药使用,而以静脉诱导时的应用为主。硫贲妥钠临床使用浓度为 2.5%,常用剂量为 4~6mg/kg 静脉注射,注药后 10~20 秒即呼吸抑制、意识消失。麻醉作用时间 4~10 分钟。哮喘、循环抑制及低血压者禁用。

(2)氯胺酮:属分离性强镇痛静脉麻醉药。体表镇痛作用强,麻醉中咽喉反射存在,苏醒较慢。临床主要用于体表小手术、烧伤清创、换药、各种检查的麻醉以及全身麻醉的诱导。常用剂量为 1~2mg/kg 静脉注射,30~60 秒起效,维持 10~14 分钟。肌肉注射剂量为 4~10mg/kg。使用较大剂量时应注意氯胺酮对循环和呼吸的抑制作用。对于癫痫、颅内压增高以及缺血性心脏病病人,应慎重使用。

(3)异丙酚:为超短效静脉麻醉药。主要用于全身麻醉的诱导与维持、门诊小手术和检查的麻醉。苏醒迅速而完全,醒后无明显后遗症。其诱导剂量为 2~2.5mg/kg 静脉注射,20~60 秒意识消失,用药后血压约下降 40%。对老年人和术前循环功能不全者剂量应减半。

(4)地西泮类:为镇静药,在静脉麻醉中作为麻醉诱导的辅助药。咪唑安定为短时间作用药。其作用强度为地西泮的 1.5~2 倍。其作用同地西泮,但呼吸和循环抑制较地西泮重。常用诱导剂量为 0.2~0.3mg/kg,静脉注射后迅速起效。

(5)麻醉性镇痛药:临床主要用于辅助其他麻醉。主要有芬太尼和吗啡。

1)芬太尼:为人工合成的强镇痛药,作用强度为吗啡的 50~100 倍。用药后脑组织吸收迅速,大剂量用药后可出现呼吸抑制,对循环无明显抑制,但心率明显减慢。施行神经安定镇痛麻醉时,芬太尼的镇痛剂量为 2~10μg/kg,麻醉剂量 30~100μg/kg。

2)吗啡:具有镇静、镇痛、欣快感、呼吸抑制、组织胺释放、心率减慢、末梢血管扩张等作用,对心肌无明显抑制。大剂量吗啡麻醉时的用量为 2~3mg/kg。临床麻醉中常作为术前用药或术后硬膜外镇痛。哮喘者禁用。

(三)复合麻醉

复合麻醉是指两种或两种以上的麻醉药或(和)方法联合应用,彼此取长补短,以达到最佳临床麻醉效果,是目前临床应用最多的方法。根据给药途径不同,大致分为全静脉复合麻醉和静吸复合麻醉。

(1)全静脉复合麻醉:是指在静脉麻醉的诱导后,采用多种短效静脉麻醉药复合应用,以间断或连续静脉注射法维持麻醉。

(2)静吸复合麻醉:指在静脉麻醉的基础上,于麻醉减浅时间段吸入挥发性麻醉药,既可以维持麻醉的稳定,又可以减少吸入麻醉药的用量,有利于麻醉后的苏醒。

二、全身麻醉病人的护理

(一)麻醉前护理(见本章第一节)

(二)麻醉中护理

全身麻醉期间,病人意识消失,各种反射减弱或消失,易发生一些并发症,此期间应加强监护。主要为呼吸系统的并发症,占麻醉并发症的70%。另外可发生于循环系统、消化系统和中枢神经系统。

1. 呼吸系统

(1)呼吸暂停:多见于未行气管插管的静脉全身麻醉者,尤其使用硫贲妥纳、异丙酚或氯胺酮等病人,也见于全身麻醉者苏醒拔管后。临床表现为胸腹部无呼吸动作、紫绀。一旦发生应立即行人工呼吸,必要时可在肌松药辅助下气管内插管行人工呼吸。预防:备好各种急救物品,麻醉中加强监测,麻醉用药尽可能采用注射泵缓慢推注。

(2)上呼吸道梗阻:见于气管内插管失败、极度肥胖、静脉麻醉未行气管内插管、胃内容物误吸及喉痉挛者。主要表现为病人在自主呼吸时出现三凹症,人工呼吸时呼吸道阻力大,无胸廓起伏,短期内可致病人死亡,故必须预防在先。防治措施:一旦发生则应立即建立人工气道行人工呼吸。舌后坠所致梗阻者托起下颌,头偏向一侧。喉痉挛或返流物阻塞所致者,注射肌松药,同时行气管内插管。

(3)肺不张:多见于胸腔及上腹部手术病人,主要是麻醉过程中分泌物阻塞支气管和术后咳痰无力所致。病人表现为持续性低氧血症,听诊呼吸音减弱或消失,X线检查可见肺不张。防治措施:麻醉过程中随时清除呼吸道分泌物,保持呼吸道通畅。术后有效镇痛,鼓励病人咳痰和深呼吸。

2. 循环系统

(1)高血压:是全身麻醉中最常见的并发症。多与麻醉浅、镇痛药用量不足、未能及时控制手术刺激引起的强烈应激反应有关。防治措施:术中应加强观察、记录,当病人血压高于140/90mmHg时,应加深麻醉,应用降压药和其他心血管药物。

(2)低血压:以往血压正常者以麻醉中血压低于80/50mmHg,有高血压史者以血压下降超过术前血压的30%为低血压的标准。麻醉中引起低血压的原因包括麻醉药引起血管扩张、术中脏器牵拉所致迷走神经兴奋、大血管破裂引起的大失血以及术中长时间容量补充不足或不及时等。长时间低血压可致心、脑及其他重要脏器的低灌注,并发代谢性酸中毒等。防治措施:在施行全麻前后应给予一定量的液体,并采用联合诱导、复合麻醉,避免大剂量、长时间使用单一麻醉药。术中血压急剧下降者,快速输血输液仍不足以纠正低血压时,应及时使用升压药。

(3)室性心律失常:因麻醉药对心脏的抑制、麻醉和手术造成的全身缺氧、碳酸血症、心肌缺血而诱发。对频发室性早搏以及室颤者应予药物治疗同时电击除颤。防治措施：术前纠正电解质紊乱。气管插管过程中，避免插管操作所致心血管反应，麻醉中避免缺氧、过度通气或通气不足。对术前有偶发或频发室性早搏者，可于诱导同时静脉注射利多卡因 1mg/kg。

（4）心搏停止：是全麻中最严重的并发症。如果发生于呼吸、循环系统的并发症未及时发现和处理，就可能导致心搏停止。防治措施：严密监测呼吸、循环系统的变化，严格遵守操作规程。心搏停止者需立即施行心肺复苏。

（三）麻醉后护理

1. 体位　麻醉苏醒前，为防止呕吐误吸引起窒息，应采取去枕平卧体位，头偏向一侧。
2. 密切观察生命体征　检查病人的意识状态、血压、心率、体温和心电图及血氧饱和度是否正常，基本生理反射是否存在，感觉是否恢复，有无麻醉后并发症征象等。
3. 并发症的防治

（1）恶心、呕吐：为最常见的并发症，多见于上消化道手术、吸入麻醉及术后以应用吗啡为主要镇痛药物的病人。全麻术后发生的恶心、呕吐可用胃复安或异丙酚等治疗。防治措施：术前经肌肉或静脉注射胃复安、咪唑安定等均有一定效果。

（2）呼吸系统并发症：手术结束后，麻醉药物的影响并没有消退，在麻醉作用消失前可能还会出现呼吸道梗阻等呼吸系统并发症，注意观察，一旦发现，及时处理。

（3）术后苏醒延迟与躁动：常见原因为吸入麻醉药洗出不彻底及低体温。苏醒期躁动与苏醒延迟、苏醒不完全和镇痛不足有关。防治措施：正确施行苏醒期操作并于拔管前应用肌松药拮抗剂、补充镇痛药及避免低体温。应用异丙酚 $1\sim 1.5mg/kg$，使病人意识消失，自主呼吸抑制，改用呼吸机高流量氧洗出吸入麻醉药。对躁动者可在应用异丙酚的同时，给予芬太尼 0.05mg 或其他镇痛药。

4. 麻醉苏醒期间护理　一般手术室设有麻醉苏醒室，对手术后的全麻病人进行全面的监护，待病人意识清醒，一般情况稳定，方可返回病房。

（1）立即接受病人，安置病人于仰卧位（有特别医嘱例外），头偏向一侧，以保持呼吸道通畅。

（2）掌握病人一般情况：包括麻醉方法，手术方式，术中出血量、尿量，输液、输血量及用药等，查看切口敷料及引流管，估计可能出现的问题，并做好应急准备。

（3）密切观察：每 15 分钟监测并记录生命体征一次，平稳后每 30 分钟测量一次，同时监测意识、肢体活动、皮肤黏膜色泽、肢体活动等，以判断苏醒的程度，并注意有无出血征象。

（4）维持呼吸常规给氧，及时清除呼吸道分泌物。

（5）维持循环注意保暖，保证输液通畅，记录出入量。

（6）防止意外适当约束，防止坠床或抓脱敷料和管道。

（7）气管插管拔管条件：①意识及肌力恢复，根据指令可睁眼、开口、舌外伸、握手等，上肢可抬高 10 秒以上；②自主呼吸恢复良好，无呼吸困难的表现；③咽喉反射恢复；④鼻腔、口腔及气管内无分泌物。

（8）转回病房的标准：①意识清醒，定向力恢复，能正确回答问题；②呼吸平稳，能深呼和咳嗽，$SaO_2>95\%$；③血压、脉搏稳定已超过 30 分钟，心电图无严重心律失常和 ST 段、T 波改变。

第五节 自控镇痛术及护理

一、自控镇痛术（PCA）

自控镇痛术（patient controlled analgesia，PCA）是指在持续镇痛的基础上允许病人根据自身对疼痛的感受，触发释放一定的药物，即在病人感到疼痛时，可自行按压 PCA 装置的给药键，按设定的剂量注入镇痛药，从而达到止痛效果。该电子系统可在预先设定的时间内对病人的第二次要求不做出反应，以防止药物过量。PCA 装置包括：注药泵、微电脑自动控制装置、输注管道和防止反流的单向阀门。PCA 包括病人自控静脉镇痛（PCIA），以麻醉类镇痛药为主，常用吗啡、芬太尼等；病人自控硬膜外镇痛（PCEA），以局麻药和麻醉性镇痛药复合应用为主。

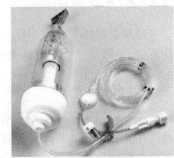

图 5-11　一次性使用镇痛泵

案例中，病人术后可采用病人自控静脉镇痛 PCLA，可有效缓解切口疼痛，有利于病人早期下床活动。

（一）PCA 的优点

1. PCA 给药符合镇痛药物的药代动力学的原理，更容易维持最低有效镇痛药浓度。
2. 止痛药的使用真正做到及时、迅速，基本解决了病人对止痛药需求的个体差异。
3. 有利于病人在任何时刻、不同疼痛强度下获得最佳止痛效果。
4. 减轻了疼痛刺激所致的不良反应，如应激、心肌缺血、肺不张等。
5. 便携式设计，治疗时不受体位及空间的限制。
6. 有利于术后病人充分配合治疗和早期活动，促进早期康复，减轻家庭及社会的负担。

（二）PCA 使用注意事项

1. 加强监测血压、脉搏、呼吸、病人疼痛程度、镇静深度，认真记录并及时处理使用过程中的问题。
2. 术前和手术结束向病人及家属讲解 PCA 泵的使用方法，以便能顺利进行病人自控镇痛。
3. 术后镇痛需要病人和家属的积极配合，以达到最佳镇痛效果。

二、术后镇痛的并发症与护理

（一）恶心、呕吐

由术前用药，术中麻醉操作刺激，术中、术后镇痛药物刺激延髓呕吐中枢等引起。因此，术前避免长时间禁食，防止缺氧，及时补充血容量。必要时使用止吐剂或镇静剂。有呼吸抑制合并呕吐病人应取侧卧位，防止误吸。

（二）呼吸抑制

阿片类药物能减低呼吸频率和幅度，呼吸功能不全者应慎用。麻醉及麻醉恢复期，应严密监测生命体征和SaO_2，保持呼吸道通畅，增加氧供。一旦疑有呼吸抑制，应立即检查病人的意识状态、气道是否通畅等。应立即给氧，必要时行人工呼吸，并给纳洛酮0.2mg～0.4mg静注。

（三）皮肤瘙痒

瘙痒是因吗啡诱发组胺释放引起。轻度瘙痒1～2天能自行消失，严重者嘱病人避免抓伤皮肤，遵医嘱给予抗组胺类药物，并向病人解释瘙痒发生的原因，避免加重心理负担。

（四）尿潴留

主要原因是阿片类药可增加输尿管张力，使尿道括约肌痉挛。逼尿肌松弛也可加重这种作用。术后镇痛病人可能保留尿管，对于无留置尿管的病人应观察排尿情况，一般术后6小时先行诱导排尿，无效时再行导尿术。拔除尿管前注意训练膀胱功能，拔管后嘱病人多饮水，尽早自行排尿。

（五）腹胀

吗啡可抑制肠蠕动，术后应注意观察病人的肠蠕动情况。术后2天仍未排气者，在病情允许下活动，严重腹胀者行持续胃肠减压或肛管排气。

本章小结

麻醉的基本任务在于消除手术所致的疼痛并保证病人的安全。麻醉前应充分评估病人，严格的体格检查，并进行麻醉前给药。

局部麻醉的护理要重点注意局麻药的毒性反应。椎管内麻醉应针对术中和术后不同的并发症加强观察和护理。全身麻醉病人意识消失、肌张力下降、自主呼吸消失，麻醉期间要做好气管内导管的管理，重点监测病人呼吸和循环系统并发症。病人自控镇痛术是现代术后镇痛技术中效果较好的一种，应注意其并发症的护理。

本章关键词：局部麻醉；椎管内麻醉；全身麻醉；自控镇痛术

课后思考

1. 椎管内麻醉前病人需要进行哪些准备？
2. 全身麻醉期间可能发生哪些呼吸系统并发症？如何观察处理？
3. 简述自控镇痛病人的护理要点。

（杨娅娟）

第六章 手术室工作

案例

章某,女性,43岁,1年前无明显诱因下出现大便习惯改变,3个月前开始出现大便带黏液,有时出现暗红色血便,量不多。无腹痛、腹胀等不适。1年来体重下降约3kg。入院时呈轻度贫血貌,神志清楚,浅表淋巴结未及肿大。结肠镜及腹部CT检查提示"横结肠中分化腺癌","未见明显周围组织器官侵犯,未发现肝转移",胸片检查未发现肺部转移。病人术前准备后行横结肠癌根治术,切除40cm结肠并清扫相应淋巴组织,行升结肠和降结肠端端吻合,手术顺利。

问题:
1. 手术中病人采取何种体位?由何种护士配合安置体位?如何安置?
2. 作为器械和巡回护士,如何配合医师进行手术?

本章学习目标

1. 掌握手术室的分区,洁净手术室适用范围,巡回护士、器械护士职责,常用手术体位名称及其安置要点,手术中的无菌原则,器械台的准备和管理,外科洗手、穿脱无菌手术衣、戴无菌手套等护理操作技术。

2. 熟悉手术室的布局,常用手术器械和物品的无菌处理方法,病人手术区皮肤消毒、铺巾及配合的方法,常用手术器械和物品的使用及传递方法。

3. 了解手术室常用规章制度,常用手术器械和物品。

4. 培养团队协作能力,具有高度责任心,形成细致的工作作风。

手术室是外科诊治和抢救病人的重要场所,手术室护理工作是医院护理工作的重要组成部分,护理人员通过与手术医师和麻醉师的配合,保证手术过程的顺利进行。随着临床医学的进展和技术的进步,外科手术范围发生改变,对手术室的结构、布局和管理的要求越来越高,洁净手术室成为手术室的发展趋势。

第一节　手术室的布局与设备

一、手术室的布局

1. 手术室的位置　手术室一般位于建筑的较高层,临近临床手术科室、重症监护室、病理科、放射科、输血科(血库)、中心化验室、消毒供应中心等,周围环境安静、清洁,远离锅炉房、修理室、污水污物处理站等。手术室的建筑应东西方向延伸,主要手术间窗户应向北侧,避免阳光直接照射。南侧多作为小手术间或辅助用房。

2. 手术室的组成　手术室包括手术区(又称手术部)和非手术区两部分,手术区包括手术间和辅助用房两部分。一个完整的手术室包括以下几部分:
(1)卫生通过用房:换鞋处、更衣室、淋浴间、风淋室等。
(2)手术用房:普通手术间、无菌手术间、层流净化手术间等。
(3)手术辅助用房:洗手间、麻醉间、复苏间、清创间、石膏间等。
(4)消毒供应用房:消毒间、供应间、器械间、敷料间等。
(5)实验诊断用房:X线摄片室、内窥镜室、病理室、超声波等检查室。
(6)教学用房:手术观察台、闭路电视示教室等。
(7)办公用房:医护办公室、医护值班室等。

3. 手术室分区　手术室按功能流程及洁净度,一般划分为三个区域,即非限制区、半限制区和限制区。非限制区设在入口近处,包括更衣室、标本间、污物处理间和护士办公室、医护人员休息室、餐厅、手术病人家属休息室、值班室等。半限制区设在中间,包括器械清洗间、器械准备间、敷料间、麻醉恢复间、灭菌间、石膏室。限制区设在内侧,包括手术间、洗手间、麻醉准备间、无菌物品贮藏室等。为保持空气洁净,在限制区内工作人员必须戴口罩。

换鞋处设有存放洗手衣、裤、口罩、帽子和拖鞋的设备。工作人员进入手术室须首先换鞋,再更换手术室衣裤,戴好帽子、口罩方可进入限制区。病人要换乘手术室专用的平车方可进入,接收处应设消毒地毯,进入手术室后病人要戴清洁的帽子。

4. 手术室出入路线布局　手术室人、物进出受到严格控制,一般采用双通道方案,洁污分开。无菌手术通道是医务人员、病人、洁净物品的洁净流线,非洁净处置通道是术后手术器械、敷料、污物等的污物流线。手术室应设立病人出入路线、工作人员出入路线、器械敷料等循环供应路线,以保证洁净手术部空气的洁净及满足手术流程需要。

二、手术室建筑要求

1. 手术间的面积　手术间的面积根据手术用途而定,如需要用仪器较多的心脏手术间为大手术间,面积为50~60m²,中手术间面积为30~40m²,小手术间面积为20~30m²。室内净高3m。室内温度在20~24℃之间,相对湿度为50%~60%。走廊宽度应不少于2.5m,便于平车运转及人员走动。

2. 手术间分布　手术间分无菌、急诊和感染手术间,急诊手术间在手术部的最外边,感染手术间靠近污物通道,有侧门、缓冲间,以便于隔离和消毒。接台手术应先做无菌手术再做感染手术。手术间的数量根据医院手术科室的床位数及手术量进行设置,一般情况下,手术间数及手术床位数与外科床位数比例为1:20～1:25。

3.手术间建筑要求　墙面和天花板采用隔音、坚实、光滑、无空隙、防火、防湿、易清洁的材料,颜色以淡蓝色、淡绿色为宜。墙角呈圆形,防止积灰。地面应采用坚硬、光滑、耐腐蚀、易清洗的材料建造。读片灯及药品柜、操作台等设在墙内。门宽大、无门槛,便于平车进出,应使用感应门、电动门,避免使用弹簧门,门上开窗,便于观察和采光。手术间采用人工照明,一般无窗,如有窗应为双层密闭玻璃窗,不留窗台。普通照明灯安装在墙壁或房顶。手术照明灯应安装子母无影灯,并备有升降照明灯。应有双相供电设施,总电源线集中设在墙内。各手术间应有足够的电插座,插座距地面1m以上,应加盖密封,并有防火花装置。

三、手术间及洗手间基本配置

1.手术间　手术床及扶托固定病人的物品,如头架、臂托、各种固定带、体位垫、大小器械桌、升降器械台、麻醉桌、吊顶式无影灯、立式聚光灯、药品及敷料柜、读片灯、吸引器与供氧装置、麻醉机、高频电刀、固定紫外线灯管(或电子消毒灭菌灯)、输液架、升降圆凳、垫脚凳、污物筒、钟、温湿度计等。由于各专科的手术往往需要配置专门的设备及器械,因此,专科手术的手术间宜相对固定。

2.洗手间　应分散设置在手术间附近,通常设在两个手术间之间。刷手池设置非手动开关的龙头,如脚踏式、膝式、光电及红外感应式等类型。刷手池旁设置肥皂液罐、洗手液、无菌毛巾或纸巾、消毒毛刷、计时钟等。

四、洁净手术室的用途

洁净手术部是由洁净手术间、洁净辅助用房和非洁净辅助用房组成的自成体系的功能区域。洁净手术室通过采用不同气流方式(乱流、水平层流和垂直层流)和换气次数对手术室的空气进行一系列处理,使空气达到一定的细菌数范围和洁净度级别,为了满足房间对空气洁净度的要求,进入空调机的新风或从室内抽回的回风都必须经过空气过滤器进行净化。

表6-1　洁净手术室的用途

等级	适用手术种类
Ⅰ(100级) 特别洁净手术室	瓣膜置换、关节置换、器官移植、脑外科、神经外科、心脏外科、眼科、全身烧伤、感染率大的手术
Ⅱ(1 000级) 标准洁净手术室	胸外科、整形外科、泌尿外科、肝胆胰外科、骨科和普通外科中的一类切口无菌手术
Ⅲ(10 000级) 一般洁净手术室	普通外科(除去一类切口手术)、妇产科等手术
Ⅳ(100 000级) 准洁净手术室	肛肠外科及污染类等手术

案例中,病人是行横结肠癌根治术,应安排在一般洁净手术室。

第二节 常用手术器械和物品及其无菌处理

一、布类物品

手术布类是用来铺盖手术野四周皮肤的屏障材料,目的是使无菌区和有菌区绝对分开,以免发生切口感染。通常选择质地柔软、细密、厚实的棉布,颜色为蓝色或绿色。也有用无纺布制成的一次性制品,污染后处理较为彻底。

1. 洗手衣　洗手衣一般分大、中、小三号,上衣为短袖,圆领或V领,裤管有束带,衣裤内外有口袋可双面穿,穿时上衣须扎入裤带中。

2. 手术衣　要求能遮至膝下,胸襟和腹部应为双层,防止手术时血水浸透,胸前有双层布护手袋;袖口为松紧口,便于手套腕部套住袖口;腰带左右各一根。折叠时衣面向里,领子在外侧,防止取用时污染无菌面。

3. 手术单　用于覆盖手术切口周围皮肤,遮盖手术野和器械台等,包括皮肤巾、中单、剖腹(胸)单、孔巾等,规格尺寸各不相同。消毒后按要求折叠,以免取用时污染。临床也可根据手术需要,将各种布单做成手术包,以提高工作效率。

用过的布类用品若污染严重,尤其是HBeAg阳性或恶性肿瘤病人手术用过的布类,需先放入专用污物池,用消毒剂如500mg/L有效氯溶液浸泡30分钟后,再洗涤。所有布类用品均经压力蒸汽灭菌后方可供手术使用。布类包灭菌后保存时间,夏季为7天,冬季10~14天(潮湿多雨季节应适当缩短天数),过期应重新灭菌;经环氧乙烷消毒的密封的包装纸及塑料袋,灭菌后有效期保持半年到一年。目前,应用一次性无纺布制作并经灭菌处理的手术衣帽、布单等可直接使用,免去了清洗、折叠、消毒所需的人力、物力和时间,但不能完全替代布类物品。

二、敷料类

敷料包括纱布类和棉花类,由质地柔软、吸水性强的脱脂纱布或脱脂棉花制成,均有不同的规格和制作方法。

1. 纱布类　包括不同规格的纱布垫、纱布块、纱布球及纱布条等,用于手术野拭血、压迫止血、覆盖伤口、填塞伤口等。干纱布垫用于遮盖伤口两侧的皮肤;湿纱布有盐水纱布、碘仿纱布等,盐水纱布垫用于保护显露的内脏,防止损伤和干燥,碘仿纱布多用于感染创口的引流和止血等。

2. 棉花类　包括棉垫、带线棉片、棉球及棉签等。棉垫用于胸部、腹部、四肢及其他大手术后的外层敷料,起保护伤口的作用;带线棉片用于颅脑或脊椎手术;棉球用于消毒皮肤、洗涤伤口、涂拭药物;棉签用作采集标本或涂拭药物。

各种敷料制作后包成小包,或存放于敷料罐内,经高压蒸汽灭菌后供手术时用。特殊敷料,如用于消毒止血的碘仿纱条,因碘仿加热后升华而失效,因此严禁压力蒸汽灭菌,应严格按无菌操作技术,制成后保存于消毒、密闭容器内。对于感染性手术,尤其是特异性感染手术用过的敷料,要用大塑料袋集中包起,袋外注明"特异感染"送指定处焚烧。

三、器械类

1. 切割及解剖器械 有手术刀、手术剪和骨剪等,用于手术切割和分离组织。

(1)手术刀:用于切割和分离组织。由刀片和刀柄组成,根据需要选配不同型号。刀片按形态可分为圆刀、弯刀及三角刀。其他还有截肢刀、骨刀、取皮刀等。此外,各种电刀、氩气刀、超声刀和激光刀等可达到切割组织及同时止血的目的(图6-1)。

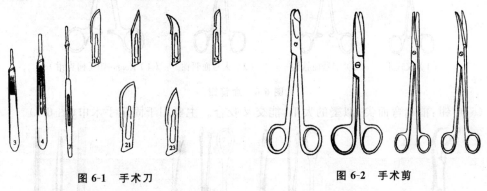

图 6-1 手术刀　　　　　　　　图 6-2 手术剪

(2)手术剪:主要有组织剪和线剪。组织剪刃薄、锐利,有直弯两型,大小长短不一,主要用于分离、解剖和剪开组织;线剪多为直剪,刃较钝厚,用于剪断缝线、敷料、引流物等(图6-2)。

2. 夹持及钳制器械

(1)手术镊:用于夹持、辅助解剖和缝合组织。根据镊的尖端分为有齿和无齿两类。有齿镊夹持力强,对组织损伤大,用于夹持较硬的组织,如皮肤、筋膜、瘢痕等;无齿镊用途广泛,用于夹持所有组织及脏器(图6-3)。

(2)组织钳(鼠齿钳或 Allis 钳):其前端稍宽,有一排细齿,用于夹持纱巾垫与切口边缘的皮下组织,也用于夹持组织或皮瓣进行牵引(图6-4)。

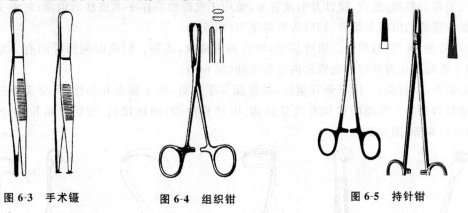

图 6-3 手术镊　　　图 6-4 组织钳　　　图 6-5 持针钳

(3)持针钳:又称持针器,前端齿槽床较短,柄长,钳叶内有交叉齿纹,主要用于夹持缝针缝合组织,也用于持钳打结操作、安装和取下手术刀片(图6-5)。

(4)血管钳:又称止血钳,用于分离、钳夹组织和出血点止血,协助持针、夹持敷料;依齿槽床的不同可分为弯、直、直角、弧形、有齿、无齿等(图6-6)。

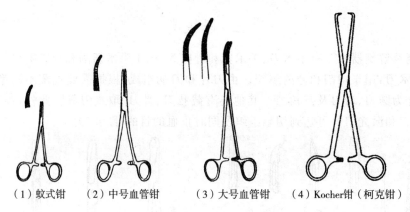

(1) 蚊式钳　　(2) 中号血管钳　　(3) 大号血管钳　　(4) Kocher钳（柯克钳）

图 6-6　血管钳

(5) 巾钳：前端弯而尖，似蟹的大爪，能交叉咬合。主要用于固定手术巾（图 6-7）。

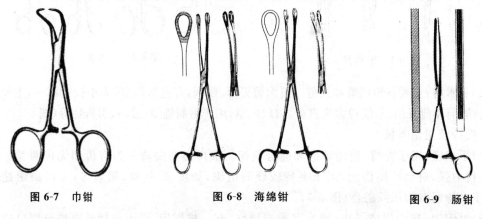

图 6-7　巾钳　　　　图 6-8　海绵钳　　　　图 6-9　肠钳

(6) 海绵钳：又称持物钳。钳的前部呈环状，分为有齿和无齿两种。前者主要用于夹持、传递已消毒的器械、缝线、缝针及引流管等，也用于夹持敷料作手术皮肤的消毒；后者主要用于夹提较脆弱的组织如肠管、肺叶等脏器组织（图 6-8）。

(7) 肠钳：有直、弯两种。钳叶扁平，咬合面有细纹，无齿。轻夹时两钳叶间有一定的空隙，用于暂时阻止胃肠壁的血管和内容物流动（图 6-9）。

3. 牵开器（拉钩）　用于牵开组织，暴露深部手术野，便于探查和操作，可分为手持拉钩和自动拉钩两类。常用的拉钩有皮肤拉钩、甲状腺拉钩、阑尾拉钩、腹腔直角拉钩、S形拉钩、自动拉钩等（图 6-10）。

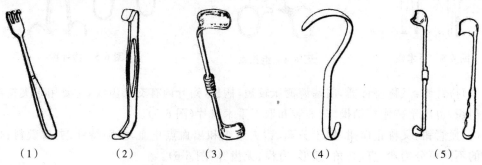

(1)　　　　(2)　　　　(3)　　　　(4)　　　　(5)

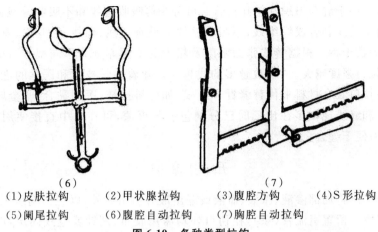

(1)皮肤拉钩　(2)甲状腺拉钩　(3)腹腔方钩　(4)S形拉钩
(5)阑尾拉钩　(6)腹腔自动拉钩　(7)胸腔自动拉钩

图 6-10　各种类型拉钩

4. 特殊器械　内镜类(腹腔镜、膀胱镜、关节镜、胆道镜等);吻合器类(食管、胃、直肠、血管、皮肤吻合器等);电钻;手术显微镜及心肺复苏仪器等。

手术室一般器械多为不锈钢制成,术后用清水洗刷干净、煮沸消毒,烘干后上石蜡油保护,特别是轴节部位,然后分类存放于器械柜内。手术前根据需要挑选合适的器械,并检查器械功能是否完好,打包后进行压力蒸汽灭菌。锐利手术器械、不耐热手术用品或各类导管可采用化学灭菌法,如手术刀片、剪刀采用2%戊二醛浸泡10小时,用无菌水冲净后方能使用。特殊器械应由专人负责保管,严格按操作规程处理,定位放置、定期检查和保养、维修。每次使用前后均应常规检查各部件是否齐全,连接处有无松动,性能是否良好。各种仪器可依据其制作材料选用不同的消毒方法,对接触或跨越手术野的部件要进行灭菌处理,如环氧乙烷气体灭菌6小时,2%戊二醛浸泡10小时,若为手术显微镜各调节部位,可套上无菌布套,手术者可接触无菌布套进行操作。

四、缝针及缝线

1. 缝针　用于各种组织的缝合,由针尖、针体和针尾三个基本部分组成。按针尖形状分圆形及三角形两种,圆形缝针适用于神经、腹膜、胃肠及内脏等部位;三角形缝针适用于坚韧难穿透的组织,如筋膜和皮肤。按针身弯曲度分为弯形、半弯形及直形,依组织深浅度选用。目前普遍使用的无损伤缝针是将单股缝合线完整地嵌入针内,缝合时不会扩大组织的创伤,适用于缝合血管、神经、角膜等(图 6-11)。

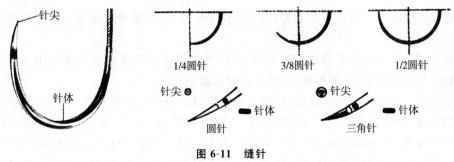

图 6-11　缝针

2.缝合线 用于缝合组织和结扎血管。可分为可吸收缝线和不吸收缝线两大类。可吸收缝线主要为羊肠线和合成纤维线;不吸收缝线有桑蚕丝线、棉线、尼龙线、亚麻线、不锈钢丝线、银丝线等数十种。根据缝线张力强度及粗细的不同亦分为不同型号。正号数越大表示缝线越粗,张力强度越大。"0"数越多的线越细。随着科学技术和医学的进步,目前临床上已应用多种切口黏合材料来代替缝针和缝线,如外科拉链、医用黏合剂、金属钉直接钉合等。手术缝针和缝线现在多在出厂时已分别包装与灭菌,可在术中直接使用;使用前先浸湿,以增加张力便于缝合。

五、引流物

外科引流可以将局部渗液、脓液、血液或漏出液等引出体外,以免影响组织修复愈合,并利于术后的观察。留置引流管(条),在伤口外均需用胶布、别针或缝线固定,以防脱出或者落进伤口内。离开手术台前应暂将外端管腔封闭,包以无菌敷料。常用种类有以下几种(见图6-12):

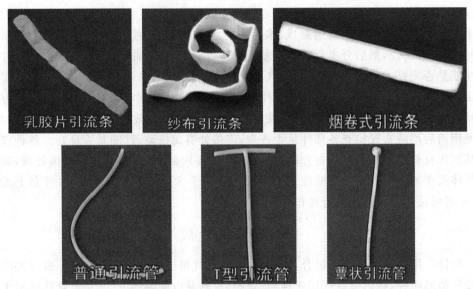

图6-12 各种引流物

1.纱条 一般用于浅表部位或感染创口的引流,有油纱条(浸凡士林或石蜡油)、生理盐水纱条、抗生素纱条等。

2.橡皮片引流条 用医用手套剪裁而成,用于甲状腺、腮腺等腔隙较窄的浅部切口和少量渗液的引流。

3.烟卷引流条 将纱布卷成较松的烟卷样,外层用手套胶皮包裹而成。用于渗液不多的深部创腔短时间的引流,如胆囊、肾脏及腹腔深部手术后。

4.引流管 有各种型号的橡胶、硅胶或塑料类制品,形状、粗细和硬度不一,包括普通引流管、双腔(或三腔)引流管、"T"管、蕈状管、气囊导尿管(Foley导尿管)、胃肠减压管等,长短根据伤口深度、条数根据渗液多少和引流口大小选用。普通的单腔引流管用于创腔引流;双腔(或三腔)引流管用于胃、肠、胆、胰瘘引流及腹腔脓肿术后冲洗、局部用药。可按橡胶类物品灭菌或压力蒸汽灭菌处理。

第三节　手术室的管理

　　建立和健全手术室的各项规章制度,可指导和监督人员管理、物品管理和环境管理工作,保证手术室的无菌环境,确保手术的安全性和高效性。

一、手术室的一般规则

　　1.凡进入手术室人员,必须按规定更换手术室所备衣、裤、口罩、帽、鞋。帽子要盖住全部头发,口罩要求遮住口鼻,修剪指甲、除去甲缘污垢。工作结束后将用过的衣、裤、鞋、帽等放到指定地点。外出时,应更换外出衣和鞋。

　　2.手术室内应保持肃静,禁止吸烟和高声谈笑。门要轻开轻关,手术进行时,勿走正门。尽量减少不必要的活动。

　　3.严格执行无菌管理,除参加手术及有关人员外,其他人员不准入内。凡违反无菌管理之处,一经指出,须立即纠正。

　　4.手术室工作人员应熟悉手术室内各种物品的固定放置位置和使用方法,用后放回原处。有关急救药品和器材,必须随时备用,定期检查,及时补充及维修。手术室内的一切物品,未经负责人许可,不得擅自外借。

　　5.手术完毕,对用过的器械、物品及时清洁或消毒处理,整理备用。严重感染或特殊感染手术用过的物品,均须作特殊处理,手术间亦应按要求消毒处理。

　　6.值班人员应坚守岗位,随时准备接受急症手术,不得擅离。

　　7.凡需施行手术者,应由各科主管医师填写手术通知单。择期手术应在前一天按规定时间送手术室;急症手术或紧急手术可先行电话通知手术室,并尽快补送手术通知单。需特殊器械或有特殊要求的,应在手术通知单上注明。因故暂停或更改手术,应预先通知联系。

　　8.无菌手术间与有菌手术间应相对固定。无条件固定者,应先施行无菌手术,后施行污染手术,最后施行感染手术。优先安排急诊手术。严禁在一个手术间内同时施行无菌及污染或感染手术。

　　9.重大手术或新开展手术,有关手术人员应参加术前讨论,做好充分准备。

　　10.按时接手术病人进入手术间。危重、急症的病人应由经管医师陪送,协助手术室人员处理。参加手术人员应按时作个人无菌准备,准时手术。

二、手术室参观制度

　　1.凡本院医师、进修医师、实习医师或外来参观者,必须凭手术参观牌或医务科的介绍信,方可进手术室参观。科主任及手术指导医师除外。

　　2.手术室应尽量减少参观人员入室,参观者应更换手术室备有的衣、裤、鞋、戴口罩、帽子方可进入,且只允许在指定地点参观,只能站在手术人员身后,不得触碰手术人员。参观感染手术后,不得再到其他手术间参观。晚夜班谢绝参观。

　　3.参观人员必须严格控制,每台进修生两人,实习生一人。主管护师、护士长、巡回护士有权管理。

4.参观者只可参观指定的手术,不得任意出入其他手术间。

5.凡系直系亲属手术,一律不准参观。

6.参观者需遵守手术室的各项规章制度,参观时应遵守无菌原则。保持手术室内清洁、安静,不准吸烟。参观后离开手术间前,应将参观用物归原。

三、接送病人制度

1.接病人时,应根据手术通知单,严格执行查对制度,认真核对病人的姓名、性别、年龄、病室、床号、住院号、疾病诊断、手术名称、手术部位及麻醉方法,提前30分钟或1小时将病人接到指定手术间。

2.检查术前准备是否完善,如:术前用药、禁食、出凝血时间、血型鉴定、HBsAg检查、灌肠、胃肠减压管、导尿管、更换衣服、家属签字等,并注意不带贵重物品入室。无导尿管病人应嘱病人排尿。

3.检查手术所需用物是否备好,如:病历、配血单、胸腹带、特殊用药、X光片等,并带入手术室。

4.接台手术提前30分钟电话通知有关病室做准备。医师在病室等候,待病人接入手术室后,医师随即进入手术室。

5.手术结束后,将病人随同病室带来的一切用物送回病房,并与病室接班护士仔细交接。由手术者、麻醉医师、手术室护士、护工一起护送病人回病室,以防途中发生意外。

6.接送病人时须注意安全,尤其是危重病人。

四、术中输血制度

1.凡术中需输血者,主管医师应于术前备好血标本,填好输血申请单,注明手术输血日期和备血量送血库。如需血量大或有特殊要求(如成分输血等),主管医师均应提前与血库联系妥当。

2.术中需输血时,应由手术配合人员携带病历及时联系取血。取血人员每次只许取1名病人所需的血液,以免发生差错。

3.输血前应仔细查对病人姓名、住院号、血型及输血申请单等三遍,即取血人在血库查对一遍,麻醉医师与巡回护士查对一遍,输血或加血者查对一遍。

4.按手术进行情况调整好输血的速度,密切观察输血反应。有特殊反应者,应保留余血备检。凡输两个或以上供血者的血液时,应在两者之间输以少量生理盐水,两者血液不可直接混合。

5.输血毕,保留血袋,以备查对。

6.输血起始、完毕时间及输血量,由麻醉医师记录于麻醉记录单上。

五、术中医嘱执行制度

1.术中,由主管医师及麻醉医师所作的口头医嘱,由巡回护士执行并应复诵一遍,并同另一人核对药名、浓度、剂量,然后使用。

2. 用药后,应保留空瓶,以备核对,待手术结束后方可弃去。
3. 执行医嘱完毕后,应在病历医嘱栏内做好记录,同时告知麻醉医师记录于麻醉记录单上。

六、物品清点制度

1. 凡随病人带入手术间的创口敷料、绷带等,麻醉中用物、消毒所用纱布、纱球等,均应在手术开始前全部送出手术间。
2. 手术开始前,由器械护士会同巡回护士认真清点器械、纱布、纱垫、缝针、缝线等物品的数量,至少两遍,并由巡回护士准确登记备查。手术中,所增减的器械及敷料,巡回护士应及时补充并记录。
3. 手术台上人员应始终保持手术器械及敷料放置有序,有条不紊。手术医师不得自行取、放器械。暂时不用的器械物品应及时交还器械护士,不得乱丢或堆积在手术区周围。
4. 凡胸、腹腔及深部手术所用纱布垫,必须留有长带,带尾系金属环或夹止血钳放在创口外,以防遗留体内。凡创口内放置的纱布、引流物种类及数目,均应详细记录在麻醉记录单上。
5. 手术台上掉落的敷料、器械、缝针、线卷等,均应捡起,未经巡回护士许可,不得带出室外。
6. 缝合胸、腹腔及深部创口前,除手术医师应认真清查外,巡回护士及器械护士必须共同清点器械、敷料、缝针、线卷等数目,准确无误后方可缝合。缝合完毕,再清点一遍(即手术开始前、关闭体腔前及关闭体腔后共清点三遍)。

七、手术间清洁消毒制度

1. 无菌手术与有菌手术应严格分开,若二者在同一手术间内连台,应先安排无菌手术。
2. 每天早晨用湿抹布擦拭手术间的全部物体表面,并用消毒液拖地面。
3. 连台手术之间、当天手术全部完毕后,应当对手术间及时进行清洁消毒处理。开门窗通风(有层流设备无需进行),清除手术间内的污物和杂物,室内物品用消毒液擦拭,地面清扫后用消毒液拖地。然后关闭门窗,用电子灭菌灯照射1小时进行空气消毒。
4. 每周大扫除一次,刷洗手术间地板一次,定期用消毒液熏蒸手术间一次进行空气消毒。
5. 实施感染手术的手术间应当严格按照医院感染控制的要求进行清洁消毒处理。
6. 手术人员的隔离鞋每日用消毒液清洗一次。每月对洁净手术部空气、物体表面和手术人员的手部进行细菌培养,对空气灰尘粒子数、噪音、温湿度进行检测一次。

第四节 手术人员的准备

一、手术前一般准备

手术人员进手术室前,在更衣室里更换清洁洗手衣、裤和拖鞋,内衣不长于洗手衣,上衣扎入裤内,双袖卷至洗手衣内。手术帽及口罩遮盖住头发、口鼻,取下手上的饰物,剪短指甲,去除甲沟污垢。注意患上呼吸道感染、手臂皮肤破损或有化脓感染者,不宜参加手术。

二、手和臂部的洗刷与消毒

通过机械性洗手和化学药液消毒两个步骤,可清除手术人员指甲、手、前臂的污物和暂居菌,将常居菌减少到最低程度,并抑制微生物的快速繁殖。

1. **碘伏洗手法** 碘伏为聚乙烯吡咯酮与碘的复合物,具有较强和较长时间的杀菌作用。

（1）先用肥皂清洗双手及双臂至肘上10cm,擦干。

（2）取无菌软毛刷蘸灭菌肥皂液刷洗双手和手臂,从指尖到肘上10cm处,共分三段,双手交替对称刷洗,约3分钟。刷洗顺序为:第一段:指尖→手指（桡侧→背侧→尺侧→掌侧）→指蹼→手掌→手背→腕部（掌、桡、背、尺侧面）。第二段:前臂掌面、桡侧面、背面、尺侧面。第三段:从肘部至肘上10cm。

（3）用清水冲净手和手臂上的肥皂。冲洗时指尖朝上,肘部朝下,注意肘部的水不能流向手部。

（4）取一条无菌小毛巾,擦干双手后将小毛巾对折成三角形,放于腕部,尖端指向手部。另一手抓住下垂两角,拉紧毛巾旋转,逐渐向上移动至肘上。再将小毛巾翻面对折,用同样的方法擦干另一手臂。注意小毛巾不能向手部倒退移动,握巾的手不能接触小毛巾已使用过的部分（图6-13）。

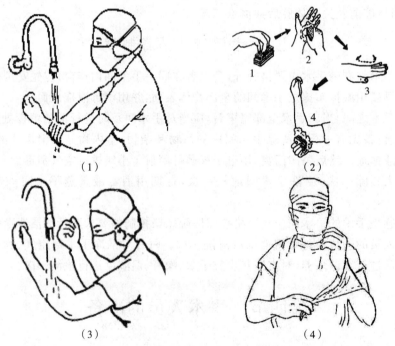

(1)用肥皂先洗一遍　(2)刷手顺序　(3)冲洗时两手向上　(4)小毛巾擦手

图6-13　外科洗手法

（5）取碘伏纱布（或海绵）两手交替依次涂擦双手及前臂至肘上6cm（涂擦顺序同上）,注意涂满,为时3分钟。换纱布再擦一遍,自然干燥。干后即可穿手术衣、戴手套。

2. **氯己定-醇洗手法** 首先用清水冲洗双手及手臂,用无菌毛刷蘸氯己定-醇消毒液刷洗手、前臂至肘上10cm,时间为3分钟,清水冲净后,无菌小毛巾擦拭干。然后,再用浸有消毒液的纱布(或海绵块)涂擦手和前臂至肘上6cm处,待干后穿手术衣和戴手套。

目前免洗外科手消毒液在手术室使用普遍,无需消毒液刷手和冲洗。用普通皂液清洁双手至肘上10 cm,流水冲净,无菌小毛巾擦干后,将免洗外科手消毒液均匀涂抹于手掌、手臂及肘上10 cm,一般两次,干燥后穿手术衣和戴手套。

3.注意事项

(1)刷手时应由手指到手臂,双手交替对称逐渐上行。刷洗动作应按规定时间进行,适当用力;刷洗时要均匀,防止漏刷,注意刷净皮肤皱褶处,尤其应该注意甲缘、甲沟、指蹼、前臂尺侧和肘部的刷洗。

(2)整个洗手过程中应保持手指朝上,让手的位置高于肘部,冲洗时应侧对洗手池站立,避免触及水龙头,冲洗时水自手部流向肘部。

(3)无菌巾尖端朝手部,擦手顺序为手腕、肘、上臂,不可倒擦,握巾的手指不可接触无菌巾用过的部分。

(4)洗手消毒完毕后,保持拱手姿势。双手远离胸部30cm以外,向上不能高于肩部,向下不能低于剑突,手臂不能下垂。

三、穿无菌手术衣

手和臂的消毒仅能清除皮肤表面的细菌,手术中皮肤皱纹内和皮肤深层中的细菌会逐渐转移到皮肤表层,所以在手和臂消毒后还必须穿无菌手术衣和戴无菌手套。

1.穿非包背式手术衣法(图6-14)

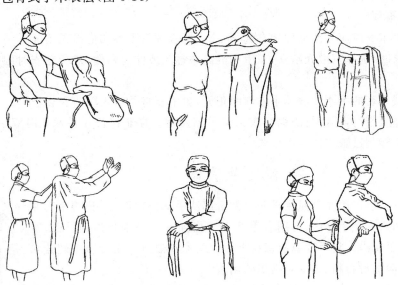

图6-14 穿非包背式手术衣

(1)取出无菌手术衣,站在较宽敞的地方。

(2)认清衣服的上下、正反面并注意衣服的折法。两手提住衣领两角,使其正面朝前,将衣展开。

(3)将手术衣轻轻向前上方抛起,两手臂顺势伸入袖内,手向前平行伸展。
(4)巡回护士在穿衣者背后抓住衣领内面,协助将袖口向后拉,并系好衣领后带。
(5)稍弯腰使腰带悬空,两手交叉提起腰带中段向后传递,由巡回护士将腰带系好。

2.穿包背式无菌手术衣法(图6-15)

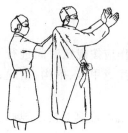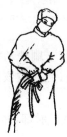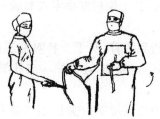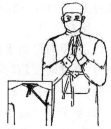

图6-15 穿包背式手术衣

在手术中,手术人员的背部,往往会触及手术器械台以及与手术人员相互接触而造成无菌区的污染。包背式手术衣是在普通手术衣的背部增加了一块三角巾,穿妥后可将术者背部包裹,减少了手术中污染的机会。

(1)~(4)同上法。
(5)戴好无菌手套。
(6)解开胸前衣带的活结,右手捏住三角部相连的腰带,将前襟的腰带递给已戴好手套的其他手术者,或由巡回护士用无菌持物钳夹持腰带,穿衣者自行旋转一周,接传递过来的腰带并于胸前系好。

3.注意事项
(1)取手术衣时应一次整件地拿起,不能只抓衣领将手术衣拖出无菌区。
(2)穿衣时,选择宽敞处站立,双手不能高举过头或伸向两侧,避免穿衣时触碰其他物品或地面。
(3)未戴手套的手不能触及手术衣的正面,更不能将手插入胸前衣袋里。
(4)传递腰带时,不能与协助穿衣人员手相接触。穿非包背式手术衣时双手交叉,腰带不交叉,手不能超过腋中线。

四、戴无菌手套

穿好无菌衣后,用左手捏住手套口翻折部从手套袋内取出,分清手套左右,将右手插入右手手套内,再用右手2、3、4指插入左手手套的翻折部,帮助左手插入手套内。将手套翻折部拉上压住手术衣袖口。用无菌生理盐水冲净手套外面的滑石粉,减少对组织的刺激。

先穿手术衣,后戴手套。未戴手套的手只可接触手套的内面;同样已戴上手套的手,只可接触手套的外面。等待手术时,双手应拱手置于胸前或放置于胸部的衣袋里。切不可下垂或双手交叉置于腋下。

手术人员穿好手术衣戴无菌手套之后,前身肩平面以下,腰平面以上及袖子,腋中线之前视为无菌区,其他部位视为有菌区(图6-16)。

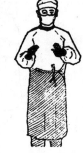

图6-16 手术衣的无菌及有菌区域

五、连台手术更衣法

手术者要参加多台手术,更换手术衣和手套的步骤如下:

1.脱手术衣法 在手术后洗净手套上的血迹,由巡回护士解开领口系带及腰带(图6-17)。

(1)他人协助脱衣法:巡回护士将手术衣自肩部向肘部翻转,然后再向手的方向拉下,使手套口随衣袖口翻转于手上。

(2)自己脱手术衣法:左手抓住右肩手术衣脱下,使衣袖翻转向内,同样脱下左肩手术衣。使衣里外翻,保护手臂和洗手衣裤不被手术衣外面污染。

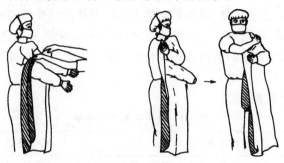

图 6-17 脱手术衣法

2.脱手套法 右手抓住左手手套翻折部外面拉下;然后以左手手指插入右手手套内面将右手手套推下。在脱手套过程中手部不能接触手套外面以免污染。如双手已被污染或前一次手术为污染手术,则在连台手术前必须按洗手法重新洗手、消毒手和臂(图6-18)。

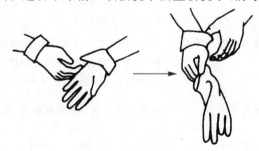

图 6-18 脱手套法

3.手及臂的消毒 如前台为感染手术或术中手套已破或手术衣污染,必须重新按外科洗手法洗手。如前台为无菌手术,术中手套未破,先用流水冲去手上滑石粉,无菌巾擦干后,消毒液擦手3分钟即可。

4.消毒液干后如前法穿无菌手术衣、戴无菌手套再次上台手术。

第五节 病人的准备

一、一般准备

手术病人须提前送达手术室,做好手术准备。病人由病室护士护送至手术室非限制区,由手术室专用平车将病人接送入手术间。病人到达手术室后,手术间的巡回护士应热情接待病人,按手术安排表严格核对病人,并清点其病历、X线片、物品等。同时,加强对手术病人的心理准备,减轻其焦虑、恐惧等心理,以配合手术的顺利进行。

二、手术体位

手术体位是根据手术需要将病人安置在一定的位置,由病人的卧姿、体位垫的使用和手术床的操纵等组成。

1. 安置体位的基本要求　①充分暴露手术部位,减少创伤,缩短手术时间。②最大限度保证病人舒适与安全。③对呼吸、循环影响最小。④不使神经受压迫或过度牵扯,以免造成麻痹。⑤肢体托垫稳妥,不悬空。⑥不使关节过度牵伸,以免造成损伤或手术后疼痛。⑦保持输液、输血通畅及术中方便的给药途径。术中应加强观察,每15分钟检查1次,观察肢体末端血运。

2. 常用手术体位(见表6-2)

表6-2　常用手术体位安置

体位名称		适用手术	安置方法
仰卧位	水平仰卧位	面部、腹部、骨盆及下肢等手术	仰卧,两臂用中单固定于体侧,腘窝处置软垫,膝部加约束带固定(图6-19),如案例中病人手术体位,由巡回护士安置
	颈仰卧位(垂头仰卧位)	颈部手术	仰卧,肩部垫一软垫,使颈部过伸,颈部两侧用砂袋固定。手术台上部抬高10°~20°,头板适当放下,其余同水平仰卧位(图6-20)
	乳房手术仰卧位	乳房及腋部手术	病人仰卧,手术侧靠近床边,肩胛下垫一软垫,上肢伸直外展,放置于臂托上,外展不超过90°,健侧上肢固定于体侧。其余同水平仰卧位(图6-21)
	盆腔手术仰卧位	盆腔手术	在骶尾部垫软垫将臀部抬高,其余同水平仰卧位
侧卧位	胸部手术侧卧位	胸腔手术	侧卧90°,手术侧在上,健侧肋下垫一软枕,两上肢各置于托手架上下层。上侧下肢屈曲,下侧下肢自然伸直,膝踝部各垫软垫,约束带固定髋部,臀部两侧垫小软枕(图6-22)
	肾部手术侧卧位	肾手术	侧卧,腰下垫软枕,手术床头、尾部适当摇低,手术床腰桥对准肋缘下与髂嵴之间摇起。胸部、臀部两侧垫软枕并用约束带固定。上侧下肢伸直,下侧下肢屈曲。其余同胸部手术侧卧位(图6-23)
	半侧卧位	胸腹联合手术	仰卧后半侧,手术侧在上,在背、腰、臀部各置软垫,使身体侧转30°~50°,手术侧手臂屈曲固定于麻醉架上(图6-24)

续表

俯卧位	俯卧位	脊柱及背部手术	俯卧,头转向一侧,双肘屈曲置于头旁,头部、胸部、耻骨下及小腿处放置软垫(图6-25)
	颈椎手术俯卧位	颈椎手术	面向下,头面部置于面部保护垫/头托上,口鼻部位于空隙处;双臂伸直放于身体两侧,膝关节外垫以海绵软枕,双腿悬空避免脚趾受压(图6-26)
	腰椎手术俯卧位	腰椎手术	俯卧,用马蹄形头托固定头颈部,双臂自然弯曲,置于头两侧的托臂板上并固定。在胸腹部下垫一弧形拱桥,使腰椎后突(图6-27)
半坐卧位		鼻、咽部手术	手术床头端摇高75°,足端摇低45°,手术床后仰15°,病人屈膝半坐在手术床上,两臂用中单固定于体侧(图6-28)
膀胱截石位		会阴部手术	手术台的腿板放下,仰卧,臀部位于手术床床尾部摇折处,必要时在臀下垫一小枕。病人换上袜套,支腿架支托病人小腿肌肉丰满的部位,两大腿外展60°~90°(图6-29)

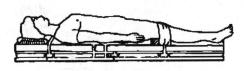

图6-19 仰卧位

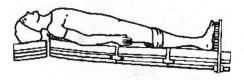

图6-20 颈仰卧位

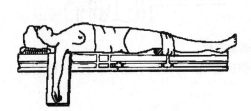

图6-21 乳房手术仰卧位

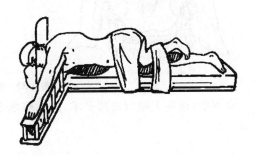

图6-22 胸部手术侧卧位

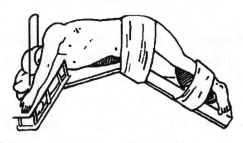

图6-23 肾手术侧卧位

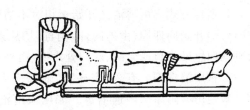

图6-24 半侧卧位

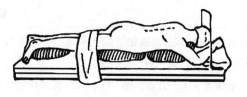

图 6-25　俯卧位

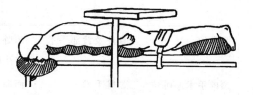

图 6-26　颈椎手术俯卧位

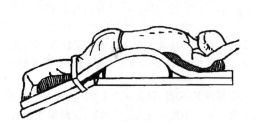

图 6-27　腰椎手术俯卧位

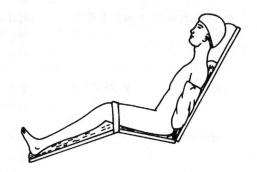

图 6-28　半坐卧位

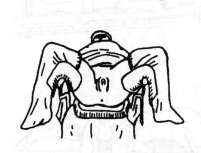

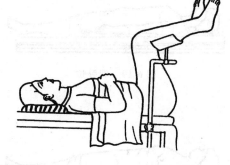

图 6-29　膀胱截石位

案例中,该病人拟行腹部手术,应采取水平仰卧位,由巡回护士配合安置,具体安置方法见表 6-2。

三、手术区皮肤消毒

为防止切口感染,病人安置好体位后进行手术区皮肤消毒,一般由医师(第一助手)在洗手后完成。

1. 消毒方式　由清洁区开始至相对不洁区环形或叠瓦形涂擦。一般手术由手术区中心(切口区)开始向四周(由内向外)消毒,切忌返回中心;会阴、肛门及感染伤口等区域手术应由外周向感染伤口或会阴、肛门处涂擦(由外向内)。

2. 常用消毒剂　有 2.5%~3% 碘酊、70% 酒精、碘附、0.1% 苯扎溴铵(新洁尔灭)等。目前一般使用碘附涂擦两遍消毒。如用碘酊消毒,须待干后用酒精脱碘两遍。黏膜、婴儿皮肤、面部皮肤、肛门、外生殖器一般不用碘酊消毒,可用 0.1% 苯扎溴铵、碘附消毒。植皮时,供皮区的消毒用 70% 酒精涂擦两遍消毒,禁用碘酊。

3. 消毒范围　至少包括手术切口周围 15～20cm 的区域。

4. 注意事项　涂擦时方向应一致,忌来回涂擦,每次涂擦应有 1/3～1/4 的区域重叠,不可留下未消毒的空白区;消毒腹部皮肤时,先将消毒液滴入脐窝内,待皮肤消毒完后,再用棉球擦拭脐窝。皮肤消毒的物品消毒后及时移除无菌区。

三、手术区无菌巾的放置

用无菌巾遮盖切口以外的其他部位,使手术切口周围成为一个较大的无菌区域,避免和减少术中的污染。以腹部手术为例:

1. 铺巾原则　切口周围、器械台、器械托盘至少要有 4～6 层,术野周边有 2 层无菌单遮盖;小手术用消毒巾、小孔巾即可。

2. 铺巾范围　头侧要铺盖过病人头部和麻醉架,下端遮盖过病人足部,两侧部位应下垂过手术床边 30cm 以下。

3. 铺巾方法　由器械护士和手术医师(第一助手)共同完成铺巾。铺巾前,手术医师手和手臂消毒后未穿手术衣、未戴手套,先进行病人的皮肤消毒,然后与器械护士配合铺巾。一般先铺手术巾(皮肤巾),再铺中单,最后铺剖腹单。

手术医师站在病人的右侧,器械护士先传递 4 块皮肤巾给医师,每块的一边折叠 1/4,前三块折边朝向医师,第四块朝向护士。通常先铺操作者的对侧或相对不洁区(如会阴部、下腹部和头部),最后铺近侧。4 块皮肤巾交叉铺于手术野后,用 4 把巾钳固定,亦可在切口部位盖皮肤保护膜。铺好皮肤巾后,手术医师重新消毒手臂,穿手术衣、戴好手套后,与器械护士分别站在手术床两侧,由器械护士传递中单,铺置切口上、下端中单。最后铺剖腹大单,将开口对准切口部位,短端向着头部、长端向着下肢,先展开铺上端,盖住病人头部和麻醉架;再展开铺下端,盖住器械托盘和病人足端。铺好的手术台无菌区域为手术台缘以上、麻醉架及托盘以内的区域。

4. 铺巾注意事项

(1)医师接皮肤巾时,未戴手套的手,不得碰触器械护士已戴手套的手。

(2)铺巾前,应先确定手术切口的部位,已经铺好的手术巾不得随意移位,如果必须移动少许,只能从切口部位向外移动,不能向切口部位内移,否则应更换手术巾,重新铺巾。

(3)铺切口周围时,应将手术巾折叠 1/4,使近切口部位有两层布。

(4)铺中、大单时,手不得低于手术台平面,也不可接触未消毒的物品以免污染。

第六节　手术室护士主要岗位职责与配合

一、器械护士工作

器械护士又称洗手护士或手术护士。主要职责是管理手术器械台和传递器械等物品,配合手术进行。

1. 手术前

(1)术前访视:术前 1 日到病室访视病人,了解病情,熟悉手术步骤,准备好手术器械和敷料,填写术前访视单。

(2)术前准备:准备手术物品;提前半小时进行洗手、穿手术衣、戴手套等个人无菌准备;铺置器械桌和器械托盘,将手术器械分类按使用次序排列于器械托盘及器械桌上;与巡回护士认真核对清点手术物品;协助医师铺好手术区无菌单;固定好吸引器及电凝器等。

2.手术时

(1)正确传递物品及清点、核对:手术过程中密切观察手术进程,准确、迅速地传递器械、敷料、缝针等用物。特别注意暂时放在切口内的纱布要记清数量,关闭手术切口时按清点程序认真清点。随时清理缝线残端,防止带入切口。

(2)保持无菌区的整洁:整个手术进程中,要始终保持无菌桌及托盘的清洁、整齐。用于不洁部位的器械,要区别分放,已污染的器械用物应放入弯盘内,以防污染扩散。器械用毕,迅速取回擦净,归还原处,做到"快递、快收"。吸引器头每次使用后,需要用盐水吸洗,以免血液凝固而造成管腔堵塞。监督手术人员无菌操作,如有污染应及时处理。

(3)留取标本:保留手术中采集的各种标本,如胆汁、脓液及切除的任何组织,需妥善安放于容器内,术后交给手术者或送检。

(4)配合抢救:随时注意术中的进展情况,若发现大出血、心跳骤停等意外时应沉着果断,及时配合抢救。

3.手术后 再次清点纱布、纱垫等,核对数字后在登记本上签名。处理器械,清点核对无误后交供应室清洗。协助整理手术间。

案例中,该病人拟行行横结肠癌根治术,作为器械护士,应在手术前访视病人,做好术前各项准备,术中正确传递物品,保持手术区无菌整洁,正确留取标本,配合术中抢救,与巡回护士清点器械物品等。

二、巡回护士工作

巡回护士的工作范围在无菌区以外,在病人、手术人员、麻醉医师及其他人员之间巡回,其主要职责是在台下负责手术全过程物品、器械、布类及敷料的准备和供给。

1.手术前

(1)物品和环境准备:手术前检查手术间的水和电是否正常,室内的清洁情况,并进行术前室内清洁卫生。准备各类物品(器械、布类、药品、输液、输血及一次性物品、敷料等)。检查室内固定设备(电源、无影灯、吸引器等)是否完善、安全、适用。根据手术的需要,落实、补充及完善一切物品。

(2)迎接病人:稳定病人的情绪,减轻病人的紧张心理,尤其对神志不清者和小孩,应适当约束或派专人看守。仔细核对病人床号、姓名、性别、年龄、手术部位、手术名称等基本情况。检查备血、消化道准备及手术区备皮情况;复查术前用药(药名、用量、方法)。

(3)协助医师安置病人手术体位,建立静脉通道,协助麻醉,按医嘱给药。暴露好手术野,并调整好无影灯。

(4)协助手术准备:安置好头架与托盘,摆好适当的脚凳。协助器械护士及其他手术者穿手术衣。铺无菌单后,连接吸引器、电刀及电源等。

(5)清点、核对用物:与器械护士共同核对器械、敷料、缝针等,并详细记录。

2.手术中 观察手术进展情况,及时供应术中所需物品。如增加器械、缝针、敷料等物品,必须反复核对清楚并记录。按医嘱给药,观察输液是否通畅,注意输液速度,防止液体外漏。输血前必须仔细核对血型、交叉配血结果。病人出现病情变化,应及时配合抢救。关闭体腔及深部组织前后,应与器械护士再次核对手术器械和物品,防止异物遗留体腔或组织内。保持手术间整洁安静,随时监督手术人员无菌操作。提醒参观人员不可接触手术者或手术台,以防污染。根据手术需要及时调节手术床及灯光,观察吸引器瓶液量并及时处理,协助留取标本等。

3.手术后 协助包扎伤口,如有引流管,要妥善固定并接上无菌引流袋;清点病人所有物品,护送病人回病室,与病室护士交接;整理手术间,用物归还原处,补充物品;督促检查术后手术间卫生打扫及进行空气消毒。

案例分析中,该病人拟行行横结肠癌根治术,作为巡回护士应在手术前做好物品和环境的准备,迎接病人,协助安置病人体位和手术者术前准备,与器械护士清点器械物品;术中注意观察病情,及时供应术中所需物品;术后协助包扎伤口,护送病人回病室,整理手术间等。

三、手术器械桌准备

1.器械桌 要求结构简单、坚固、轻便及易于清洁消毒,有轮可推动;桌面四周有围栏、防止手术器械滑下。准备无菌桌时,应根据手术的性质及范围,选择不同规格的器械桌。器械桌要求至少4~6层,无菌单应下垂桌缘下30cm以上,铺好的无菌桌桌缘下为污染区。

巡回护士把手术包、敷料包放于器械桌上,由里向外用手展开外面包布(双层无菌包),保持手臂不穿过无菌区。用持物钳打开内层包布,先对侧,后近侧。器械护士穿好无菌手术衣及戴好无菌手套后,将器械按使用先后次序及类别排列整齐放在无菌桌上(图6-30)。

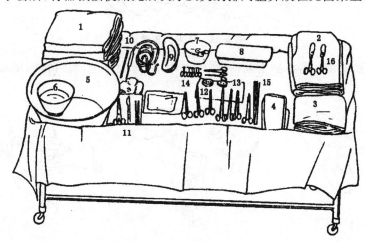

1.手术衣 2.手术单类 3.手术巾 4.纱布 5.大盆 6.盐水碗 7.酒精碗
8.标本盘 9.弯盘 10.吸引器头及橡胶管 11.手术刀、剪、镊子 12.针盒
13.持针钳 14.血管钳 15.长镊 16.巾钳

图6-30 手术无菌器械桌物品放置

2.器械托盘 为高低可调节的长方形托盘,可横置于病人适当部位的上方,手术时可摆

放正在使用或即将使用的物品,是器械桌的补充,便于器械护士快速传递物品,可按手术需要放1~3个。在铺手术单前先安置好相应位置,铺上双层治疗巾,再将各层手术单铺盖于上面。

3.使用无菌桌原则

(1)铺好备用的无菌桌超过4小时不能再用。

(2)参加手术人员双手不得扶持无菌桌的边缘。因桌缘平面以下,不能长时间保持无菌状态,应视为有菌区。

(3)凡垂落桌缘平面以下物品,必须重新更换。

(4)术中污染的器械、用物不能放回原处。如术中接触胃肠道等污染的器械应放于弯盘等容器内,勿与其他器械接触。

(5)如有水或血液渗湿者,应及时加盖无菌巾以保持无菌效果。

(6)手术开始后,该无菌桌仅对此手术病人是无菌的,而对于其他病人则属于污染的。

四、手术中器械传递

1.手术刀 器械护士握住刀柄与刀片衔接处的背部,将刀柄尾端送至手术者的手里。不可将刀刃指着术者传递以免造成损伤(图6-31)。

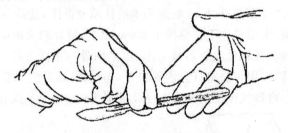

图6-31 手术刀传递法

2.弯剪、弯血管钳 器械护士握持剪、钳的中部,弯头向上,然后将柄尾端递给术者(图6-32)。

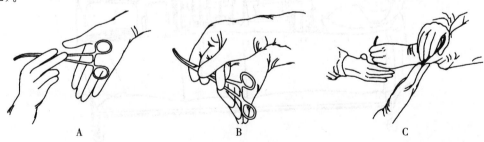

A. 对侧   B. 同侧   C. 交叉

图6-32 止血钳传递法

3.镊子 手握镊尖端,闭合开口,直立式传递(图6-33)。

4.针线 缝针的尖端朝向手心、缝线搭在手背上,以避免术者将持针钳和缝线一起握住(图6-34)。缝线须用生理盐水浸湿。

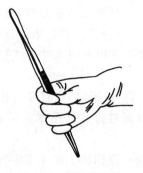
图 6-33 镊子传递法

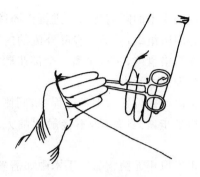
图 6-34 持针钳传递法

5.拉钩 递拉钩前应用生理盐水浸湿,握住拉钩的前端,将柄端平行传递(图 6-35)。

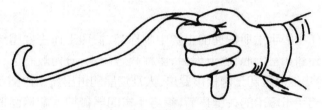
图 6-35 拉钩传递法

第七节 手术中的无菌原则

外科手术必须遵守的无菌原则,除物品使用的无菌原则外(如无菌持物钳使用、倒无菌溶液、打开无菌包等),在外科洗手、穿手术衣、铺手术单及实施手术过程中还需达到以下要求:

1.明确无菌概念和无菌区域 明确手术人员穿无菌手术衣和戴无菌手套后的无菌区域,以及器械桌及手术台的无菌区域。手术台面以下均为有菌,手术人员的手及器械物品不可放置于该平面以下。

2.保持无菌物品的无菌状态 手术器械及用品应在手术人员胸前传递,不可在背后或头部传递;手术人员不可手臂横过手术区自取器械,应由器械护士传递。坠落至无菌区域以外的器械物品,不得取回再用。手术中如手套破损或接触到有菌处,应更换无菌手套;前臂或肘部触碰到有菌处,应更换无菌手术衣或加套无菌袖套;如果无菌布单已被浸湿,应加盖干的无菌单。

3.保护皮肤切口 切开皮肤前,应用无菌纱布垫遮盖切口两旁,或用无菌手术薄膜覆盖,再经薄膜切开皮肤,以保护切口不被污染。切皮肤用的刀、镊等器械不能再用于体腔内,应重新更换。延长皮肤切口以及缝合皮肤之前,应再次涂擦消毒。

4.减少空气污染 手术室门窗应关闭,严格限制参观人数,参观手术的人员不可太靠近手术人员或站得太高,尽量减少在手术室内走动。手术进行中应保持肃静,避免不必要的谈话。咳嗽、打喷嚏时应将头转离无菌区,避免飞沫污染。为防手术人员滴汗,可于额部加一无菌汗带。请他人擦汗时,头应转向一侧。

5. 污染手术的隔离技术　进行胃肠道、呼吸道、宫颈、恶性肿瘤等手术时,要先用盐水纱垫保护好周围组织,并随时吸除外流的内容物,以防止或减少污染。被污染的器械和其他物品应放在污染盘内,实行隔离。全部步骤完成后,手术人员应用无菌水冲洗或更换手套,以尽量减少细菌的污染。

6. 正确调换位置　手术过程中,同侧手术人员如需调换位置时,应背靠背进行交换,即退离台边半步,转身移动,不接触周围人和物;不应前胸面对旁边的手术人员背部而直接换位。

7. 正确取用无菌物品　手术中如需额外添加器械,应由巡回护士用无菌钳夹送,并记录增加物品种类及数目,以便术后核对,手术人员严禁自行拿取。

本章小结

手术室护理工作是围手术期护理的重要中间环节,护理工作主要围绕手术和麻醉方式进行。手术室位于外科病室中心,临近检验、重症科等科室,分为限制区、非限制区、半限制区三区,布局应符合功能流程和无菌技术要求,人及物品的进出流动遵循双走道方案进行。

无菌技术是预防手术感染的关键环节,参与手术的器械护士和巡回护士,应各司职责,严格遵守手术室规则,与医师及麻醉师共同配合保证病人的安全和手术的顺利进行。医护人员必须在术前仔细核对病人姓名、手术部位、检查术前准备、安置手术体位、协助麻醉师进行麻醉等。手术人员要按无菌原则洗手、穿手术衣、戴手套、消毒、铺巾;术中及时传递物品、器械,仔细清点器械和纱布,按规定保存好标本送检。术后清洗、整理器械,并安排专人进行回访。

本章关键词: 手术室　器械护士　巡回护士　无菌原则　手术体位

课后思考

1. 简述安置手术体位的注意事项。
2. 不同手术部位手术区皮肤消毒的范围各是什么?消毒的顺序应遵循什么原则?
3. 手术人员穿无菌衣、戴无菌手套后的无菌区域是哪些?
4. 简述器械护士和巡回护士的工作职责。

(朱宁宁)

第七章
手术前后病人的护理

案例

女性,79岁,以腹痛、腹泻便秘交替、便血为主诉入院。近来食欲差,体重下降4kg。夜间睡眠差。高血压病史30年,服用降压药物控制。糖尿病史20年,以饮食控制为主。有阑尾切除手术史。查体:腹部可触及有压痛的肿块。粪便潜血阳性。B超显示肿块位于横结肠。该病人拟行剖腹探查结肠切除术。

问题:
1. 术前病人还应做哪些方面检查?
2. 病人的术前教育计划应包括哪些内容?
3. 根据所给资料,分析病人术后可能出现哪些并发症?

本章学习目标

1. 掌握手术前、后病人的护理,手术后并发症的观察、预防和护理。
2. 熟悉手术种类、手术切口分类及愈合。
3. 了解手术前护理评估的内容。
4. 尊重、理解病人,并表示同情和关怀。

手术是治疗外科疾病的重要手段。但手术麻醉、创伤的刺激不仅可引起机体生理功能的紊乱,导致术后并发症的产生;同时,手术过程还可带来一系列不同程度的心理压力,削弱机体的防御能力,降低手术的耐受力,故围手术期护理极为重要。

围手术期护理指手术前、手术中及手术后全程对病人实施的整体护理。包括三个阶段:手术前期,从病人入院到进入手术室接受手术这段时期;手术期,从病人进入手术室到病人手术后被送入恢复室(观察室)或外科病房这段时期;手术后期,从病人被送到恢复室或外科病房至病人出院或继续追踪这段时期。

围手术期护理的主要任务是全面评估病人的身心状况,充分做好术前准备,提高病人的手术耐受力,使手术危险性减至最小,预防或减少术后并发症,使病人以最佳状态顺利度过手术期,促进其早日康复。本章着重介绍术前准备、术后处理和术后并发症的防治和护理。

第一节 手术前病人的护理

完善的术前准备是手术成功的重要条件。术前护理的重点是在全面评估病人健康状况的基础上，分析手术耐受性，处理病人现存的健康问题，提高病人对手术和麻醉的耐受能力，预防并发症。

病人的术前准备与疾病的轻重缓急、手术范围大小有关。按照手术的时限性，手术大致分为三类：①急症手术：病情危急，需在最短时间内进行必要准备后，迅速实施手术，以挽救病人生命，如外伤性大血管破裂、脾破裂等；②限期手术：手术时间可以选择，但有一定限期，应在尽可能短的时间内做好术前准备，如恶性肿瘤根治术；③择期手术：可选择合适时机，在充分的术前准备后进行手术，如一般的良性肿瘤切除术和腹股沟疝修补术等。

一、护理评估

（一）健康史

评估病人的一般资料，如年龄、性别、民族、职业、文化程度、体重、睡眠、个人嗜好等；既往健康状况，有无高血压、糖尿病及心脏疾病等，尤其注意评估有无与现患疾病相关的病史；评估病人用药情况、既往过敏史、麻醉史、手术史、遗传病史、家族史、女性病人生育史等。

1.年龄　新生儿和婴幼儿对手术的耐受力较差、危险大，手术时易发生误吸、呼吸道不畅、药物及液体过量等情况。老年人器官功能呈现退行性改变，代偿功能减退，免疫系统功能下降，常合并高血压、冠心病、糖尿病、支气管炎等慢性疾病，易发生代谢紊乱、休克、切口延迟愈合、切口感染等并发症。老年男性病人常因前列腺增生易导致术后尿潴留和尿路感染等。

2.营养状况　病人的营养状况与手术耐受性和术后康复直接相关。营养不良的病人常伴有低蛋白血症，往往与贫血、血容量减少同时存在，使其对失血、低血容量的代偿功能差，易发生循环血量减少和休克。低蛋白血症可引起组织水肿，影响切口愈合。营养不良的病人抵抗力低下，易发生局部或全身感染。

肥胖病人的脂肪过多，手术操作困难，脂肪组织缝合后血循环较差，影响伤口愈合，易引起感染、切口裂开或切口疝等。另外，肥胖者心脏负荷重，常合并高血压、冠心病等心血管疾病，增加手术的危险性。

3.用药及药物过敏史　了解病人目前服用药物情况，注意其中有无影响麻醉和手术的药物，如：抗凝剂可增加术中出血量；抗菌药与麻醉药合用，可加重肾负担，影响肌松药作用；降压药和镇静、安定类药物易诱发低血压而致休克；大量应用利尿药易致体内 K^+ 丢失；皮质激素类药物可延迟伤口愈合，诱发消化道出血等。同时，了解病人既往有无药物过敏史。

4.既往病史　某些慢性疾病可增加手术的风险。高血压病人手术刺激可使血压急骤升高，甚至诱发脑血管病。有心脏病病人的手术死亡率明显高于非心脏病者。患慢性阻塞性肺部疾病、急性呼吸系统感染等呼吸系统疾病的病人属于术后肺部并发症的高危人群。糖尿病影响伤口愈合,易并发感染,糖尿病病人的术后并发症和死亡率比无糖尿病者高。术前肾疾病是急性肾衰竭的危险因素。

5.感染 评估病人是否有咳嗽、咽痛、体温升高等上呼吸道感染症状,并观察手术区域皮肤有无损伤及感染现象。

(二)身体状况

通过全面体格检查,评估病人生命体征,了解各系统功能,有无心、肺、肝、肾等重要器官功能不全,评估手术的耐受性。

1.评估重要系统功能

(1)心血管系统:评估病人脉搏、血压、心率、心律、四肢循环及体表血管状况。了解有无心血管疾病的症状和体征。

(2)呼吸系统:有无呼吸困难、咳嗽、咳痰、胸痛、哮喘、发绀等;是否吸烟,吸烟的持续时间及吸烟量;检查胸廓形状、呼吸频率、节律、深度;呼吸运动是否对称;有无上呼吸道感染、慢性阻塞性肺部疾患等。

(3)泌尿系统:评估病人排尿情况,有无尿频、尿急、尿痛、排尿困难、遗尿、尿失禁、少尿、无尿等;观察尿液情况,尿量、颜色、性状及尿比重等;了解有无肾功能不全、前列腺肥大、急性肾炎等手术危险因素。

(4)神经系统:评估病人是否有头晕、头痛、耳鸣、眩晕、瞳孔不对等、步态不稳和抽搐等;认知水平、定向力是否正常;了解有无不能控制的癫痫、帕金森病、颅内高压、意识障碍等手术危险因素。

(5)血液系统:病人是否有牙龈出血、皮下淤斑、伤后出血不止等情况,了解是否有出血倾向的疾病等。

(6)内分泌系统:有无甲状腺功能亢进、糖尿病、肾上腺皮质功能不全等慢性疾病。

(7)其他:除了评估重要系统功能外,还需评估其他重要脏器功能,包括:肝功、肾功、肺功、胃肠道功能等。

2.辅助检查 评估实验室检查结果,如血、尿、便常规,出、凝血时间,血生化检查等。了解 X 线、B 超、CT、MRI 等影像学检查结果,心电图、内镜和其他特殊检查结果有无异常。术前辅助检查,既有助于判断病人的手术耐受力,也可作为基础资料用于术后对比,判断病情及预后。

(三)心理社会状况

手术对于病人和家属来说都是一个重大应激事件,无论何种类型的手术,病人和家属总会出现不良情绪反应,如紧张、焦虑、恐惧、抑郁等。常见情绪反应的表现包括:①失眠。②易激动、愤怒、暴躁、少言寡语、哭泣。③食欲减退、疲劳、虚弱感、腹泻。④尿频。⑤呼吸、脉搏加快、手心出汗、血压升高等。这些情绪反应可影响机体内分泌系统,使促肾上腺皮质激素和肾上腺素大量释放,影响机体免疫功能,降低机体对外界有害因子的抵抗力,减弱病人对手术的耐受力,增加术后并发症发生的几率。病人和家属情绪反应的程度和类型与对手术的认知、人格类型及应对能力等有关。一般来说,轻度焦虑属于应激下病人的正常心理适应,有利于术前准备的配合。重度焦虑可影响机体免疫功能,削弱其对手术和麻醉的耐受力,影响术后康复。引起病人和家属紧张、焦虑等情绪反应的主要相关因素有:①担心病情严重甚至危及生命。②担心疾病预后及机体损毁。③对麻醉、手术及治疗过程的担忧。④担心住院对家庭带来不便。⑤对住院费用的担忧。因此,对术前病人及家属应注意评估其心理反应及相关因素,以便有针对性地实施心理疏导。

案例中,除了已经掌握此病人健康史以及全身机能检查外,还需完善血尿常规检查、肝肾功能和心电图检查,了解病人各系统重要器官功能情况;进一步补充专科方面的检查,比如CT、MRI等影像学检查、肠镜检查、病理学检查等,完善对疾病性质的进一步确定。

二、护理诊断/问题

1. 焦虑/恐惧　与外科疾病诊断、担心麻醉和手术、担心疾病预后、住院费用等有关。
2. 知识缺乏　缺乏术前准备及预防术后并发症的有关知识。
3. 营养失调:低于机体需要量　与摄入不足、消耗过多、禁食等有关。
4. 体液不足　与摄入不足、体液丢失、体液在体内分布转移等有关。
5. 有感染的危险　与机体抵抗力低下、营养不良、糖尿病等有关。

三、护理目标

1. 病人焦虑、恐惧减轻或缓解,情绪平稳。
2. 获得有关术前准备及预防术后并发症的知识。
3. 营养失调得到改善。
4. 体液平衡得到维持。
5. 无感染发生或感染得到预防或控制。

四、护理措施

(一)减轻焦虑或恐惧

1. 评估病人焦虑或恐惧的水平及原因,采取有效的沟通交流、术前教育或适当服用药物等方法减轻病人的焦虑或恐惧。
2. 鼓励病人表达焦虑或恐惧的体验　与病人交谈,并仔细观察病人的非语言表现,了解产生焦虑或恐惧的主要原因,尊重病人、理解病人,并表示理解与接纳、同情和关怀。
3. 满足病人需求　与病人讨论其病情及手术情况,了解病人的需要,给予有效的保证和支持,使病人产生安全感。保持病房环境整洁,满足病人的合理要求。
4. 术前访视　安排麻醉师和手术室护士术前进行访视,对手术过程中病人所关心的问题做出解释,使病人安心接受手术。
5. 术前教育　为病人提供有关手术及护理的必要信息,有针对性地进行术前教育。介绍有关手术知识,如手术方式、麻醉方式、可能出现的问题和处理措施、如何配合治疗以及术后功能锻炼方法、术后缓解疼痛的方法等,使病人做好充分的心理准备。
6. 家属的术前教育　一些不便对病人讲明的问题,可向家属交代清楚,以取得家属的配合和信任。对于病情危重者,交代家属不要流露出悲观的情绪,以免增加病人的忧虑。鼓励家属给予病人关怀和支持。对于手术后会有身体形象改变者,可与家属协商,选择合适的方式将这一情况告知病人,做好解释工作,尽量减轻病人的心理障碍,但不能因为病人的不良心理反应而隐瞒真实情况,致使术后病人缺乏充分的心理准备,无法面对现实,而产生更为严重的心理应激反应。

7. 行为控制　应用行为控制技术,减轻病人的焦虑。常用的方法有:深呼吸、有效咳嗽、放松训练、示范法。示范法是向病人介绍类似疾病获得成功治疗的病例,与手术后病人交流经验,或观看克服术前焦虑的录像片,学习克服焦虑的方法,树立信心和勇气。

8. 适当应用镇静剂　术前晚可给予适当的镇静剂和安眠药,保证病人充足的睡眠。

(二)做好常规术前准备

常规准备主要包括呼吸道、胃肠道、皮肤准备,术日晨准备以及为预防术后并发症所做的其他准备。

1. 呼吸道准备　呼吸道准备的主要目的是预防术后肺部并发症的发生。首先,告知吸烟者,术前2周戒烟,防止呼吸道分泌物过多,影响呼吸道通畅。其次,鼓励病人术前练习深呼吸运动,指导胸部手术者进行腹式呼吸训练,腹部手术者进行胸式呼吸训练。学会有效咳嗽、排痰等方法。①深呼吸训练:经鼻慢慢深吸气,使胸部和腹部逐渐隆起,屏气数秒钟,撅嘴呼气至胸部和腹肌收缩。②有效咳嗽和排痰训练:排痰前,应先轻咳几次,使痰液松动,再深吸气后用力咳嗽,使痰液顺利排出。为保护切口和减轻切口疼痛,可教会病人在深吸气前用双手按住季肋部或切口两侧,限制胸部或腹部活动的幅度。另外,对已有呼吸道感染者,应协助医师给予抗菌药、雾化吸入等治疗。

2. 胃肠道准备　主要目的是预防麻醉或术中呕吐引起窒息或吸入性肺炎,减少术后腹胀及胃肠道并发症,降低术后并发感染的机会。其内容包括:①饮食:成人术前12小时禁食,术前4小时开始禁水。胃肠道手术病人术前1~2天进流质饮食;其他手术病人一般不限制饮食。②留置胃管或洗胃:胃肠道手术病人术前常规放置胃管,以减少术后胃潴留引起的腹胀;幽门梗阻的病人,术前3天每晚用生理盐水洗胃,以排空胃内潴留物,减轻胃黏膜充血、肿胀。③灌肠:一般手术的病人,术前晚常规用肥皂水灌肠一次,以防麻醉后病人肛门括约肌松弛,粪便排出,增加手术污染机会。结肠、直肠手术病人术前3天开始口服肠道不吸收抗菌药物,每晚用肥皂水灌肠,术前晚或术日晨清洁灌肠,以减少术后感染机会。

3. 手术区皮肤准备　是减少手术区皮肤细菌数,预防手术后切口感染的重要环节。病情许可者,术前一日督促或协助病人理发、沐浴、更衣,并修剪指甲。

传统的备皮方法是剃除手术区毛发和清除局部皮肤的污垢。备皮时注意遮挡和保暖,动作轻巧。剃毛刀片应锐利,剃毛过程中绷紧皮肤,防止损伤表皮。腹部手术及腹腔镜手术时,应注意脐部的清洁,可用汽油、乙醚等擦拭。若切口周围毛发不影响手术操作,可不必剃除。备皮时间以术前2小时为宜,若超过24小时,应重新准备。值得一提的是,研究表明剃毛本身可能损伤切口处皮肤,造成肉眼看不到的表皮损伤,成为细菌生长繁殖的基础和感染源,增加手术后切口感染的机会。因此,对这种备皮方法至今尚有争议。

一般手术备皮范围：
(1)颅脑手术：全部头皮，前额，两鬓及颈后皮肤，保留眉毛(图7-1)。
(2)颈部手术：上自下唇，下至胸骨角，两侧至斜方肌前缘(图7-2)。
(3)胸部手术：上起锁骨上窝，下至脐水平，前后胸范围均应超过中线5cm以上(图7-3)。
(4)腹部手术：上起乳头连线，下至耻骨联合及会阴部，两侧至腋中线。下腹部及腹股沟区手术应包括大腿上1/3的皮肤(图7-4)。
(5)肾区手术：上起乳头连线，下至耻骨联合，前后均过正中线(图7-5)。
(6)会阴及肛门部手术：自髂前上棘连线至大腿上1/3，包括会阴、臀部、腹股沟部(图7-6)。
(7)四肢手术：原则是以切口为中心、上下20cm以上，一般要超过远、近端关节或为整个肢体(图7-7)。

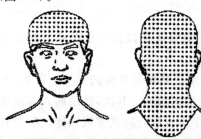
图7-1　颅脑手术

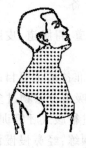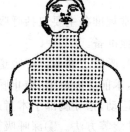
图7-2　颈部手术

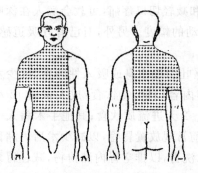
图7-3　胸部手术

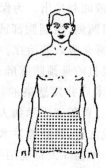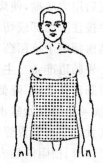
图7-4　腹部手术

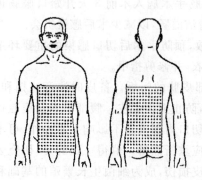
图7-5　肾区手术

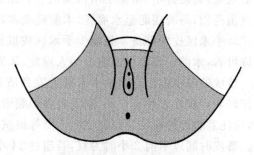
图7-6　会阴及肛门部手术

第七章 手术前后病人的护理

4.预防感染 术前协助医师采取措施提高病人免疫力,预防感染。避免与已感染者接触,以防发生交叉感染。以下情况术前需遵医嘱预防性应用抗菌药物:①感染病灶或切口接近感染区域;②肠道手术;③手术时间长,创面大;④开放性创伤,创面已污染;清创时间长或清创不彻底者;⑤恶性肿瘤手术;⑥大血管的手术;⑦植入人工替代品;⑧脏器移植。

5.改善营养状况 手术、创伤会造成病人摄入不足和消耗增加,影响组织修复,削弱防御感染的能力。因此,根据手术种类、方式、部位、范围的不同,给予病人个体化的营养指导。术前,在病情允许的范围内,鼓励病人摄入富含营养素、易消化的食物,改善营养。必要时给予肠内、肠外营养支持。

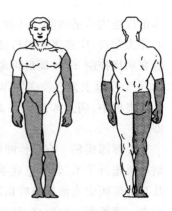

图7-7 四肢手术

6.其他准备 术前还应向病人或家属解释术中和术后可能出现的不良反应、并发症、意外、预后判断等,履行书面知情同意手续。常规进行麻醉药品、抗菌药物等药物过敏试验。术前晚酌情服用镇静催眠药。

7.完善术日晨护理

(1)了解病人病情,测量病人生命体征。若发现有与疾病无关的体温升高,或女性病人月经来潮等情况,应告知医师,考虑是否推迟手术日期。

(2)进入手术室前,嘱病人排空膀胱,估计手术时间在4小时以上和下腹部、盆腔内手术者应留置导尿管,并妥善固定;胃肠道手术及上腹部手术者应放置胃管;结肠、直肠手术病人遵医嘱给予灌肠。

(3)嘱病人拭去指甲油、口红等化妆品。取下义齿、发夹、眼镜、手表、首饰和其他贵重物品等,给予妥善保管。

(4)遵医嘱给予术前用药。

(5)备好手术需要的病历、影像检查片、术中特殊药品、胸带、腹带及其他用物等,随病人带入手术室。与手术室接诊人员仔细核对病人、手术部位及名称等,做好交接工作。

(6)根据手术类型准备麻醉床,备齐床旁所需设备及用物,如胃肠减压装置、输液架、吸氧装置、心电监护仪等,以便接收术后返回的病人。

(三)特殊病人的术前准备

除了做好上述一般常规术前准备外,对于一些特殊病人,如营养不良,心血管疾病,肺部疾病,肝、肾疾病,糖尿病及急诊手术病人等,须根据病人的具体情况,做好特殊术前准备。

1.营养不良 术前应改善病人的营养不良状况。通过平衡膳食,给予肠内、肠外营养支持等途径,改善病人营养状况,提高手术耐受力。对于血浆白蛋白值为30g/L~35g/L的病人应鼓励多摄入富含蛋白质的饮食;若低于30g/L,则需要遵医嘱输入血浆、人体白蛋白制剂,才能在术前短时间内纠正低蛋白血症。

案例中,病人术前食欲差,体重下降,又因糖尿病控制饮食,营养状况欠佳,故术前在营养师指导下调配膳食,必要时肠外营养支持。

2.心血管疾病 对于血压在160/100mmHg以下者不必作特殊准备;血压过高的病人

术前应选用合适的降压药物,使血压稳定在适当水平,但并不要求降至正常后才手术。严重心律失常者,应遵医嘱进行抗心律失常药物治疗,心律失常纠正后方可手术。心力衰竭病人应在病情控制 3~4 周后再考虑手术。急性心肌梗死病人发病后 6 个月内不宜施行择期手术,6 个月以上无心绞痛发作者,可在严格监护下手术。

案例中,病人术前病人高血压 30 年,一直服降压药控制,术前血压稳定在适当水平即可。

3.肺部疾病 有急性呼吸系统感染的病人,若为择期手术,则应推迟 1~2 周,待感染控制后再施行手术;若为急症手术,需遵医嘱应用抗生素控制感染,并避免术中应用吸入麻醉。凡有肺部病史或预行肺叶切除术、食管或纵隔肿瘤切除的病人,术前应作血气分析和肺功能检查。遵医嘱采取解痉、祛痰、控制感染、体位引流等有效措施,改善呼吸功能,减少术后肺部并发症发生的危险。

4.肝、肾疾病 术前准备的重点是最大限度地改善肝、肾功能,提高手术耐受能力。术前做好各项肝、肾功能检查,了解肝、肾功能损害程度,损害程度愈重,手术耐受力愈差。避免使用损害肝、肾功能的药物。对有活动性肝炎,表现为营养不良、腹水、黄疸的病人,除急症外一般不宜手术。重度肾功能损害者需要在有效的透析疗法处理后才能施行手术。

5.糖尿病 糖尿病病人手术耐受力差。术前应注重处理糖尿病慢性并发症(如心血管、肾疾病)和控制血糖。通过饮食控制和胰岛素治疗,使血糖水平控制在轻度升高状态(5.6~11.2mmol/L),尿糖 +~++。应用长效胰岛素或口服降血糖药物治疗者,术前均应改用胰岛素皮下注射,每 4~6 小时 1 次,使血糖和尿糖控制于上述水平。尽量缩短术前禁食时间,以免发生酮症酸中毒。

案例中,病人糖尿病史 20 年,以饮食控制为主,术前血糖要达到上述要求,禁食时间不宜过长。

6.急诊手术病人的准备 急诊手术病人必须争分夺秒,根据病情在做好急救和处理的同时,尽快进行必要的术前准备,以争取时间,赢得手术治疗机会。首先,抢救危及生命的情况,如心脏骤停、窒息、气胸等。若病人处于休克状态,应立即建立双路静脉输液通道,迅速补充血容量,改善微循环;若有开放性伤口者,及时包扎、止血,尽快处理伤口。立即通知病人禁饮食,迅速做好备皮、配血、药物过敏试验,急查血、尿常规,出、凝血时间,给予术前用药,嘱病人排尿后,送往手术室。

(四)健康教育

1.告知病人与疾病相关的知识,使之理解手术的必要性。
2.告知麻醉、手术的相关知识,使之能配合术前准备的具体内容。
3.术前加强营养,注意休息和适当活动,提高抗感染能力。
4.戒烟、刷牙、漱口,保持口腔卫生;注意保暖,预防上呼吸道感染。
5.指导病人做好术前各种适应性训练。

案例中,该病人术前健康教育计划主要包括上述教育内容,此外还要指导病人有效控制血压、血糖,达到手术要求;指导休息改善睡眠,提高病人对手术的耐受力。

五、护理评价

1. 焦虑或恐惧是否减轻，能否配合术前准备。
2. 病人是否了解有关疾病、术前准备、术后配合的有关知识。
3. 营养不良是否得以纠正，体重是否维持在正常范围。
4. 体液不足是否得到纠正，生命体征是否平稳。
5. 有无术前感染发生，感染是否得到预防和及时处理。

第二节 手术后病人的护理

术后护理的目的是减轻病人的痛苦和不适，尽快恢复正常生理功能，预防并发症，促进病人全面康复。

一、护理评估

（一）健康史

主要评估麻醉和手术情况。了解麻醉种类、手术方式、术中情况、术中失血量、输液、输血量、尿量及用药情况，目前放置引流管的名称、数量、部位、作用等。

（二）身体状况

1. 意识状态和生命体征　评估病人神志是否清楚，各种生理反射是否存在，四肢活动度、感知觉是否恢复。了解生命体征是否正常。

2. 重要脏器功能

(1) 呼吸与循环系统：麻醉、呼吸道分泌物、原有呼吸系统疾病影响病人术后呼吸系统功能。注意呼吸是否通畅，观察呼吸频率、深度、节律，判断有无缺氧及通气不足，必要时测定血氧饱和度和二氧化碳结合力。监测血压、脉搏，评估皮肤色泽、温度、弹性，判断肢体末梢循环状况。

(2) 泌尿系统：询问病人有无尿意和是否排尿。观察尿量、颜色、性质有无异常，监测泌尿系统感染征象。多数病人术后6～8小时内能自行排尿，若未排尿，应注意是否发生尿潴留。

(3) 消化系统：术后注意观察病人肠蠕动恢复情况。有无恶心、呕吐、腹胀、呃逆，肛门是否排气。听诊腹部肠鸣音，评估肠蠕动是否恢复。

3. 切口及引流　了解切口部位及敷料包扎情况。有无敷料松脱和渗湿。切口有无红肿、压痛、渗液等感染迹象，有无切口裂开。观察引流是否通畅、有效，注意引流液的量、颜色和性状。

4. 疼痛　术后病人多数有疼痛存在。应评估疼痛的部位、性质、程度、持续时间、伴随症状、诱发、加重或缓解的因素，止痛措施应用的效果。

5. 辅助检查　术后辅助检查有助于了解病人是否有术后并发症或有发生并发症的危

险。具体检查项目的选择应根据手术过程、治疗方案和手术后病人临床表现来确定。通常应了解术后血常规、电解质、血生化检查结果是否正常。

(三)心理社会状况

术后病人一旦麻醉苏醒,大多先询问手术结果和预后如何。若手术顺利,病人表现出积极的情绪反应,配合治疗和护理,对手术后康复充满信心;若手术过程不顺利,无法彻底清除病灶,病人和家属常表现为消极情绪反应,如焦虑、愤怒、抑郁等;若手术使病人失去某一器官或造成身体外表改变,如截肢、乳房切除、结肠造口等,则易出现自我形象紊乱,常表现为情绪低落、悲观等。术后恢复顺利,无并发症发生者,多表现为积极乐观的情绪反应;反之,术后出现并发症,恢复延迟者,易出现紧张、焦虑、抑郁等消极情绪反应;预后不良者,易表现为悲观失望的情绪反应。

二、护理诊断/问题

1. 清理呼吸道无效　与术后疼痛、卧床、痰液黏稠、呼吸道阻塞等有关。
2. 有体液不足的危险　与术中出血、失液或术后禁食、呕吐、引流等有关。
3. 舒适的改变:疼痛、腹胀、恶心、呕吐、尿潴留　与手术切口、术中麻醉、留置引流管、创伤性反应有关。
4. 活动无耐力　与切口疼痛、乏力、术后虚弱等有关。
5. 潜在并发症:术后出血、术后感染、切口裂开、深静脉血栓形成。

三、护理目标

1. 病人术后能有效清理呼吸道,保持呼吸道通畅。
2. 病人体液平衡得以维持,循环功能稳定。
3. 术后病人不适感减轻。
4. 病人能早期活动,逐步增加活动量。
5. 病人术后无并发症发生,或并发症得以及时发现和处理。

四、护理措施

(一)病人的搬运和卧位

1. 迎接和安置术后回病室的病人　病人手术完毕返回病室后,病房护士与麻醉师、手术室护士做好床边交接。根据病人全身状况、麻醉方式、手术方式等选择适当的卧位,帮助病人保持呼吸道通畅,维持正常的呼吸功能。搬动病人时动作应轻稳,注意保护头部,固定输液管及各种引流管。

2. 安置适当的体位　颅脑手术后,无休克或昏迷的病人,可取 15°～30°头高脚低斜坡卧位,有利于静脉回流和减轻脑水肿。颈、胸手术后,多采用高半坐卧位,以利于呼吸和有效引流。腹部手术后,多采用低半坐卧位或斜坡卧位,既有利于呼吸、减轻腹壁张力,同时可促进炎性渗出物局限于盆腔,避免形成膈下脓肿。脊柱或臀部手术后,可取俯卧或仰卧位。四肢手术后应抬高患肢,以减轻肿胀。

(二)维持呼吸和循环功能

1. 观察和记录病情变化　全麻、大手术后或合并心血管疾病等病人,须密切观察病情变化。每15~30分钟监测一次生命体征,至病情稳定后改为1~2小时观察记录一次。病情不稳或特殊手术者,可使用心电监护仪进行连续监测。中、小型手术病人,术后当日每小时测量脉搏、呼吸、血压,监测6~8小时或至生命体征平稳。观察过程中注意尿液的颜色、量,必要时记录24小时液体出入量。若出现脉搏增快、脉率减弱、脉压差变小、血压下降、呼吸急促、尿量减少,应及时报告医师,协助处理。

2. 保持呼吸道通畅

(1)防止舌后坠:全麻手术后,病人口腔内常留置口咽通气管,使舌被压向前下方,可以预防舌后坠的发生。同时,还可经此通气管清除呼吸道分泌物。麻醉苏醒、喉反射恢复后,应去除口咽通气管,以免诱发恶心、呕吐和喉痉挛。一旦发生舌后坠者,应立即将下颌部向前上托起,或用舌钳将舌拉出,以纠正舌后坠。

(2)清除呼吸道分泌物和促进肺复张:鼓励病人做深呼吸运动每小时5~10次,有效咳嗽每2小时一次。教会病人咳嗽时固定手术伤口,以减轻疼痛。每2~3小时翻身一次,同时叩击背部,使痰液松动,以利排出。指导病人正确使用深呼吸训练器,促进肺复张。痰液粘稠难以排出者,可用超声雾化吸入,使痰液稀薄,易于咳出。一般每日2~3次,每次15~20分钟。不能自行有效排痰者,可采用导管或纤维支气管镜吸痰。

(三)维持体液与营养平衡

手术创伤、术中失血、失液以及术后禁食、引流等原因,使病人术后容易出现体液不足和营养不良,影响组织愈合和机体康复。因此,术后应遵医嘱补充体液和营养。术后禁食期间,应由静脉供给足够的水、电解质和营养物质,必要时输全血、血浆,维持有效循环血量。禁食时间较长者,可给予肠内、肠外营养支持,以免内源性能量及蛋白质过度消耗。开始进食时,体液和热量往往不足,仍需通过静脉途径给予补充。病人在禁食期间,唾液分泌减少,易发生口腔炎症,应协助做好口腔护理,保护口腔黏膜。

术后恢复饮食的时间视手术部位和性质、麻醉方式和病人的肠蠕动恢复情况而定。腹部手术,尤其是胃肠道手术后,一般禁食24~48小时,待2~3天肠功能恢复、肛门排气后,开始饮水,进少量流质饮食,逐步增加至全量流质饮食,第5~6天进半流质饮食,第7~9天可恢复普食。非腹部手术病人,若采用局部麻醉,全身反应轻,无特殊不适者,术后即可进食;若采用蛛网膜下腔麻醉和硬脊膜外腔麻醉者,术后3~6小时可根据需要进食;若为全身麻醉,待完全清醒,恶心、呕吐反应减轻后,方可进食。恢复进食后,应注意选择高蛋白、高热量和富含维生素的食物,以刺激消化液分泌和肠蠕动,提供机体康复所需营养。

(四)增进病人舒适

1. 疼痛　麻醉作用消失后,病人往往感觉到切口疼痛。任何增加切口张力的动作,如咳嗽、翻身等,都会加重疼痛的程度。疼痛在术后24小时内最剧烈,2~3天后逐渐缓解。若疼痛呈持续性加重或缓解后又加剧,应警惕切口感染的可能。严重疼痛可影响心、肺等重要脏器正常生理功能,应给予及时有效的处理。

(1)常用疼痛评估的方法

1)口述分级评分法:一般将疼痛分为无痛、轻微疼痛、中度疼痛、剧烈疼痛四级,每级1分,分别记为0~3分。

2)视觉模拟疼痛评分法:采用1条10 cm长的直线或标尺,两端分别为"0"和"10","0"代表无痛,"10"代表最剧烈的疼痛,让病人根据其感受到的疼痛程度,在直线上标出相应位置,再量出起点至记号点的距离(以cm表示),加以评分,分值越高,表示疼痛程度越重。

3)术后疼痛程度分级法:根据WHO标准及病人的临床表现,将手术后疼痛程度分为四级:①无痛,病人咳嗽时,切口无痛;②轻度疼痛,轻度可忍受的疼痛,能正常生活,睡眠基本不受干扰,咳嗽时感到切口轻度疼痛,但仍能有效地咳嗽;③中度疼痛,中度持续性疼痛,睡眠受干扰,需用镇痛药,不敢咳嗽,怕轻微振动;④重度疼痛,持续剧烈疼痛,睡眠受到严重干扰,需用镇痛药治疗。评分分别为0~3分。

(2)缓解术后疼痛的措施

1)与病人讨论术后疼痛,解释疼痛的原因,减轻病人对疼痛的恐惧感。

2)针对引起疼痛的原因,采取相应的措施。将病人安置于舒适体位,有利于减轻疼痛;指导病人在咳嗽、翻身时固定切口部位,减少对切口的刺激;妥善固定引流管,防止由于位置不当或移位牵拉诱发疼痛。

3)指导病人运用正确的非药物方法减轻疼痛,如分散病人注意力,减轻对疼痛的敏感性;应用按摩、放松,阻滞或抑制疼痛冲动的传导。

4)小手术后可遵医嘱口服镇静止痛类药物,或肌内注射哌替啶等控制切口疼痛。

5)大手术后1~2天内常使用病人自控镇痛泵止痛。当病人感觉疼痛时,自行按压自控镇痛泵按钮,通过计算机控制的微量泵向体内注射事先设定的药物剂量,进行镇痛。给药途径以经静脉、硬膜外最为常用。常用药物为吗啡、哌替啶、芬太尼、曲马多等。病人自控镇痛泵是目前较好的术后止痛方法。

2.发热 是术后病人最常见的症状。由于手术创伤的反应,术后病人体温可略升高,变化幅度在0.5℃~1℃,一般不超过38℃,术后1~2天体温逐渐恢复正常,称之为"外科手术热"。若术后24小时内的体温过高(>39℃),可能与代谢性或内分泌异常、低血压、肺不张和输血反应有关,应注意检查处理;若术后3~6天仍持续发热,或体温降至正常后再度升高,要警惕感染发生的可能。对高热病人应检查血、尿常规,X线片,B超,进行创口分泌物涂片和培养、血培养等,以查明原因。对症处理主要采用物理降温或药物退热。

3.恶心、呕吐 术后恶心、呕吐常见原因是麻醉反应,待麻醉作用消失后,即可自行停止,无需特殊处理。病人呕吐时,注意头偏向一侧,防止误吸。吐后及时清除呕吐物。观察记录呕吐次数、呕吐量、颜色和性状。必要时,遵医嘱给予镇静、止吐药以减轻症状。若持续性呕吐,应查明原因,进行相应处理。可能的原因有:急性胃扩张或肠梗阻、颅内压增高、糖尿病酸中毒、尿毒症、水、电解质代谢紊乱等。

4.腹胀 术后早期腹胀常由于胃肠道蠕动受抑制,肠腔内积气无法排出所致。随着胃肠功能恢复,肛门排气后,症状可缓解。若手术后数日仍未排气、腹胀明显,肠鸣音消失,可能为腹腔内炎症或其他原因所致肠麻痹;若腹胀伴阵发性绞痛,肠鸣音亢进,甚至有气过水音或金属音,应警惕机械性肠梗阻的可能。严重腹胀可使膈肌抬高,影响呼吸功能;使下腔静脉受压,影响血液回流;还可增加胃肠吻合口和腹部切口张力,影响愈合。对腹胀病人,应鼓励早期下床活动,促进肠功能恢复;采用持续胃肠减压、放置肛管排气、高渗溶液低压灌肠等缓解症状。非胃肠道手术者,使用促进肠蠕动的药物,直至肛门排气。非手术治疗不能好转者,需考虑再次手术。

5. 呃逆　术后呃逆可能是神经中枢或膈肌直接受刺激引起。多数病人为暂时性的,少数为顽固性的。术后早期发生者,可采用压迫眶上缘、短时间吸入二氧化碳、抽吸胃内积气、积液,给予镇静或解痉药物等措施。上腹部术后如出现顽固性呃逆,要警惕膈下感染发生的可能。

6. 尿潴留　较常见,尤其是老年病人。主要系全身麻醉或蛛网膜下腔麻醉后排尿反射受抑制、切口疼痛引起膀胱和后尿道括约肌反射性痉挛以及病人不习惯于在床上使用便器等。若病人术后6～8小时尚未排尿,或虽排尿但尿量少、次数频繁,耻骨上区叩诊呈浊音,可基本明确有尿潴留。首先,稳定病人情绪,若无禁忌,可协助病人坐位或立起排尿。其次,采用听流水声、下腹部热敷、轻柔按摩膀胱区等适当方法诱导排尿。另外,可用镇静止痛药物解除切口疼痛,或用氨甲酰胆碱等刺激膀胱壁肌肉收缩,促使病人自行排尿。若上述措施无效,则考虑严格无菌技术下导尿,一次放尿液不超过1000ml。尿潴留时间过长,导尿时尿液量超过500ml者,应留置导尿管1～2天,有利于膀胱逼尿肌收缩功能的恢复。

(五)保持有效引流,促进切口愈合

1. 引流管(物)的护理　为了达到引流渗液、防止渗液积聚、减少吻合口张力等目的,常在切口、体腔和空腔内脏器官内放置各类引流物。置于体腔的常有胸、腹引流管或引流条,置于空腔脏器的常有胃管和导尿管。放置多根引流管者,应区分各引流管的名称、引流部位和作用。妥善固定,以防滑入体腔或脱出。随时检查引流管有无受压、扭曲、堵塞,保持引流通畅。观察并记录引流液的量、颜色和性质。维持引流装置的无菌状态,防止污染。定期更换引流袋,并注意无菌操作。熟悉不同引流管的拔管指征、时间和方法。一般乳胶片引流在术后1～2天拔除,烟卷引流大都在术后3天内拔除。作为预防渗血用的腹腔引流物可于术后1～2天引流液减少后拔除;作为预防渗漏用,则需保留至并发症可能出现的时间后再拔除,多为术后5～7天。胃肠减压管在肠功能恢复、肛门排气后拔除。其他引流管视具体情况决定拔除时间。

2. 手术切口的观察和护理

(1)切口分类:手术切口分为三类:①清洁切口(Ⅰ类切口),指缝合的无菌切口,如甲状腺大部切除术等;②可能污染切口(Ⅱ类切口),指手术时可能带有污染的缝合切口,如胃大部切除术等,此类切口还包括皮肤不容易彻底消毒的部位、伤后6小时内经过清创术缝合的伤口、新缝合的切口再度切开者;③污染切口(Ⅲ类切口),指邻近感染区或组织直接暴露于污染或感染物的切口,如阑尾穿孔的阑尾切除术等。

(2)切口愈合:切口的愈合分为三级:①甲级愈合,用"甲"字表示,指愈合良好,无不良反应。②乙级愈合,用"乙"字表示,指愈合处有炎症反应,但未化脓,如红肿、硬结、血肿、积液等。③丙级愈合,用"丙"字表示,指切口已化脓。按上述分类、分级方法记录切口的愈合,如Ⅰ/甲(即清洁切口甲级愈合)、Ⅱ/乙等。

(3)拆线时间:缝线拆除时间可因切口部位、局部血液供应情况、病人年龄、全身营养状况不同而有所差异。一般头、面、颈部切口,在术后4~5天拆线;下腹部、会阴部切口,在术后6~7天拆线;胸部、上腹部、背部、臀部切口,术后7~9天拆线;四肢手术切口,10~12天拆线;减张缝线于术后14天拆除,必要时可间隔拆线;年老体弱或营养不良、糖尿病者酌情延迟拆线时间;青少年可适当缩短拆线时间。

(4)切口护理:术后定期观察切口敷料有无松脱、渗出。对烦躁、昏迷病人及不合作病人,可适当使用约束带,防止敷料脱落。注意切口有无发红、渗液、出血。若有渗血、渗液,应及时按无菌操作更换敷料,保持切口敷料清洁干燥。若出血量较多,应通知医师,查明原因,及时处理。观察切口愈合情况,及时发现切口感染、切口裂开等异常。若切口出现红、肿、硬结、压痛等感染征象时,应采取局部热敷、理疗等措施,促进炎症吸收。

(六)休息与活动

适当的休息与活动有利于病人术后康复。提供安静的病室环境,尽可能集中安排护理工作,以减少对病人的干扰,保证其得到充分休息,缓解术后的疲乏。

在病情许可的情况下,应鼓励术后病人早期活动。向病人解释早期活动的重要意义,主要包括:①增加肺活量,促进肺复张,减少肺部并发症;②改善全身血液循环,促进伤口愈合,预防深静脉血栓形成;③促进肠功能恢复,减轻腹胀;④减少尿潴留的发生。早期活动应根据病人的耐受程度,逐步增加活动量。早期可进行床上活动,包括做深呼吸运动,有效咳嗽,自行翻身,四肢主动活动,膝关节、踝关节和足趾的伸屈运动等。大部分病人术后24~48小时内可试行下床活动。腹腔镜手术病人创伤较小,术后可尽早下床活动。下床活动前,应固定好各种导管,以防脱落。体弱或卧床时间较长者,下床活动时,应有两人协助,以防发生意外。活动量以不使病人感到疲倦为原则。

(七)预防和处理术后并发症

手术后可能出现各种并发症,这些并发症可划分为两大类:一类为各种手术后都可能出现的并发症,如出血、感染、深静脉血栓形成等;另一类是与手术方式相关的特殊并发症,如胃大部切除术后的倾倒综合征。这里主要涉及前一类并发症。术后常见并发症的预防、早期发现和及时处理是术后护理的重要组成部分。

1.术后出血 术后出血的可能原因有术中止血不完善、创面渗血未完全控制、原痉挛的小动脉断端舒张、结扎线脱落、凝血机制障碍等。

术后严密监测生命体征,观察切口敷料有无渗血,引流液量、颜色和性状,动态观察病情变化,早期发现出血征象。少量出血可表现为切口敷料被血液渗湿或经引流管引流出少量血液。短期内大量出血,病人可迅速出现烦躁、脉率持续增快、脉压减小、血压下降、呼吸急促、尿量少等低血容量性休克的早期征象。因体腔内出血位置比较隐蔽,不易及时发现,应注意密切观察。腹部手术病人,若未放置引流管,但又怀疑内出血时,需监测病情变化,必要时协助医师行腹腔穿刺,明确诊断。胸腔手术后,胸腔引流管内每小时持续引流血性液体超过100ml,提示胸腔内有活动性出血。

一旦发生术后出血,应及时通知医生,协助止血。少量出血时,一般经更换切口敷料、加压包扎或全身使用止血药物即可控制。出血量大时,应迅速建立静脉通路,加快输液、输血、血浆,补充血容量,并积极做好各项术前准备,再次手术止血。

2. 术后感染　常见术后感染部位有切口、肺部、胸、腹腔、泌尿系统。

(1)肺炎、肺不张等呼吸系统感染:老年人,胸、腹部大手术,长期吸烟者,有急、慢性呼吸道感染者,以及术后呼吸运动受限、呼吸道分泌物积聚、排出不畅者是发生术后肺部并发症的危险人群。

对于有可能发生肺部并发症者,应注意观察和识别肺炎、肺不张早期表现。肺不张病人可有术后早期发热、呼吸和心率增快的表现。颈部气管可能受牵拉偏向患侧。胸部体检可有局限性湿性啰音、呼吸音减弱等。血气分析提示氧分压下降和二氧化碳分压升高。胸部X线检查呈现典型肺不张征象。继发感染时,体温明显升高,白细胞计数和中性粒细胞计数增加。

术后并发肺不张,应及时报告医师,协助处理。除全身或局部应用抗生素控制感染外,还应采取促进排痰和肺扩张的措施。主要包括术后卧床期间定期做深呼吸运动、翻身、叩背。鼓励病人进行有效咳嗽、咳痰。痰液粘稠不易咳出者,嘱病人每日摄入充足的水分,同时给予抗生素、糜蛋白酶、沐舒坦等超声雾化吸入,每日2～3次,以稀释痰液,使其易于咳出。对一般排痰措施无效者,可采用纤维支气管镜吸痰,必要时做气管切开,洗净痰液,尽快解除气道阻塞。

肺不张应重在预防。主要措施包括:有吸烟嗜好者,术前2周应停止吸烟,减少呼吸道分泌物。术前有呼吸道感染者,应积极治疗,待感染控制后再手术。胸、腹带包扎松紧适宜,避免限制呼吸运动。防止呕吐物或分泌物吸入肺内,全身麻醉病人拔管前应吸净支气管内分泌物。术后定期做深呼吸运动及有效咳嗽和排痰,并鼓励病人早期下床活动。利用体位引流或药物排痰,保持呼吸道通畅。对呼吸道感染者及时应用抗生素有效控制感染。

(2)泌尿系统感染:最基本的原因是尿潴留,长期留置导尿管或反复多次导尿亦可引起尿路感染。感染起自膀胱炎,上行感染可引起肾盂肾炎。

术后注意观察和识别泌尿系统感染的征象。急性膀胱炎常表现为尿频、尿急、尿痛,甚至排尿困难。一般无全身症状,尿液检查有较多红细胞和脓细胞。急性肾盂肾炎多见于女性,主要表现为畏寒发热,肾区疼痛,白细胞计数增高,中段尿镜检可见大量白细胞和细菌。

对于泌尿系感染者,应协助医生进行尿培养和药物敏感试验,选用有效抗生素控制感染。鼓励病人通过增加饮水或经静脉补液,维持充分的尿量,保持排尿通畅。

防止和及时处理尿潴留是预防尿路感染的主要措施。术后指导病人自主排尿,防止尿潴留发生。出现尿潴留,应针对尿潴留的原因及时处理。若残余尿超过500ml时,应留置导尿管持续引流,并严格无菌操作,防止继发感染。

(3)切口感染:可能的原因有创口内遗留死腔、血肿、异物,使局部组织抵抗力低下;营养不良或合并有贫血、糖尿病、肥胖等。

切口感染常发生于术后3～5日,病人自述切口疼痛加重,或疼痛减轻后又加重,切口局部出现红、肿、压痛或有波动感,伴体温升高、脉率加快、白细胞计数增高等。必要时,取切口分泌物作细菌培养和药物敏感试验,作为选用抗生素的依据。

切口感染早期可局部热敷、理疗,使用有效的抗生素,促使炎症消散吸收。一旦脓肿形成,立即拆除局部缝线,敞开伤口,通畅引流,并放置引流物引流脓液;定期更换引流物及敷料,保持敷料清洁、干燥,争取二期愈合。

预防切口感染的主要措施包括:严格执行无菌操作技术,手术操作认真细致,防止残留死腔、血肿、异物等。术后加强营养支持,增强病人抗感染的能力。合理使用抗菌药物预防感染。

3.切口裂开　可能原因有营养不良、组织愈合能力差,切口缝合欠佳,切口感染,腹内压突然增高,如打喷嚏、剧烈咳嗽、呕吐、严重腹胀、排便困难等。

切口裂开常发生于术后1周内,往往在病人腹部突然用力时,自觉切口疼痛和突然松开,随即有大量淡红色液体自切口溢出,浸湿敷料。切口裂开分为完全裂开和部分裂开两种。若皮肤缝线完整,而深层组织完全裂开,称为"部分裂开";切口全层裂开,可见有网膜或内脏脱出,称为"完全裂开"。

一旦发生切口裂开,应立即协助病人平卧位休息,稳定病人情绪,避免惊慌。告知病人禁食,勿咳嗽。用无菌生理盐水纱布覆盖切口,并用腹带轻轻包扎。若有内脏脱出,切勿盲目回纳,以免造成脏器扭转或腹腔内感染。通知医师,将病人送手术室重新缝合处理。

对年老体弱、营养状况差、估计切口愈合不良的病人,术前加强营养支持,改善营养状况。手术时加用全层腹壁减张缝线,术后用腹带适当加压包扎伤口,减轻局部张力,延迟拆线时间,预防切口感染。若存在慢性腹内压增高,应及时给予处理。

4.深静脉血栓形成　多见于下肢深静脉。常见危险因素包括:术后卧床过久、活动减少而致下肢血流缓慢;血液处于高凝状态;血管壁因手术、外伤、反复穿刺置管或输注高渗性液体、刺激性药物等致血管内膜损伤。老年病人或肥胖者属高发人群。

早期病人自诉腓肠肌疼痛和紧束感,继之,下肢出现凹陷性水肿,可扪及索状变硬的静脉,沿静脉走行有触痛。有时可先出现浅静脉发红、变硬、明显触痛,常伴体温升高。腓肠肌挤压试验或足背屈曲试验阳性。

一旦发生,应立即停止患肢静脉输液,抬高患肢、制动,局部50%硫酸镁湿敷。遵医嘱静脉输入低分子右旋糖酐、复方丹参液,以降低血液黏滞度,改善微循环。局部严禁按摩,以防血栓脱落引起重要脏器栓塞,同时监测凝血功能。

重视预防,可减少本病的发生。术后鼓励病人早期下床活动,卧床期间多做双下肢运动,维持肌张力,促进静脉回流。对高危病人,下肢用弹性绷带或穿弹性袜,促进静脉血液回流。采取正确的坐、卧姿势,避免妨碍血液循环。对于血液处于高凝状态的病人,可预防性地口服小剂量阿司匹林或复方丹参片。

案例中,分析该病人术后可能出现的并发症主要有出血,呼吸系统、泌尿系统及切口感染、切口裂开,深静脉血栓等;与手术方式相关的如吻合口瘘。术前加强预防,术后注意观察,及时发现和处理。

(八)健康教育

1.术后恢复期病人,应均衡饮食,注意休息,适当活动,劳逸结合。活动量逐渐增加,一般出院后 2~4 周仅从事一般性工作和活动。

2. 术后继续药物治疗者,遵医嘱服用,注意观察药物的疗效及副作用。

3. 拆线后切口部位可用无菌纱布覆盖 1~2 日,以保护局部皮肤。若带伤口出院者,应告知病人定期到门诊换药,将换药时间、次数向病人及家属交代清楚。

4. 一般术后 3 月内门诊复查,了解机体康复和切口愈合情况。

五、护理评价

病人术后有无呼吸困难,呼吸是否通畅;有无发生水、电解质、酸碱平衡紊乱,血容量是否充足;术后不适感有无减轻,能否得到较好休息;病人术后能否早期活动,活动耐力有无增加;病人术后有无并发症发生,并发症是否得到及时发现和处理。

本章小结

围手术期护理是以手术为中心包含术前、术中、术后三个阶段的护理,目的是将这三个阶段的护理贯穿起来作为一个整体,使病人能获得最佳的手术治疗效果。术前护理主要包括:心理护理、术前常规准备、特殊病人术前准备。临床工作涉及最多的是术前常规准备。术后护理包括:心理护理、病人的搬运和卧位、维持正常的呼吸和循环、维持体液与营养平衡、增进病人舒适、加强切口和引流的护理、活动和休息,同时能识别术后并发症、做好预防和护理。通过术后综合护理,尽可能减轻病人的痛苦和不适,防止并发症,促进病人康复。

本章关键词: 围手术期;护理;术后并发症

课后思考

1. 按照手术的时限,可分为几类?
2. 手术前常规护理措施有哪些?
3. 手术后有哪些常见不适与并发症?如何预防和处理?

(杨娅娟)

第八章
外科感染病人的护理

案例

男性,42岁,12日前左足底被铁钉戳破,现伤口已愈合。3天前张口不便,胸背部肌肉僵硬,1天来开始阵发性抽搐。入院诊断破伤风。

问题:
1. 该病人发生破伤风的原因是什么?
2. 如何指导病人及家属预防破伤风?
3. 目前该病人最主要护理诊断是什么?应采取哪些护理措施?

本章学习目标

1. 掌握外科感染的概念、治疗原则,手部急性化脓性感染、全身化脓性感染、破伤风病人的护理评估、护理诊断及护理措施。
2. 熟悉外科感染特点及分类、病因、临床表现;熟悉疖、痈、急性蜂窝织炎、急性淋巴管炎和淋巴结炎、脓肿病人的护理评估要点及护理措施。
3. 了解外科感染的病理生理、气性坏疽的临床特点。
4. 护理感染的病人要有耐心,尊重和爱护病人。

外科感染(surgical infection)是指需要外科治疗的感染,包括创伤、烧伤、手术、器械检查等并发的感染。在外科领域中最常见,约占所有外科疾病的1/3~1/2。外科感染有以下特点:常为多种细菌的混合感染;局部症状明显;多为器质性病变,常有组织化脓坏死。

第一节 概 述

一、分 类

外科感染可按不同的角度予以分类：

(一)按病菌种类和病变性质分类

1. 非特异性感染(nonspecific infection)　亦称化脓性感染或一般性感染，占外科感染的大多数，常见的非特异性感染如疖、痈、急性淋巴结炎、手部感染、急性阑尾炎等，致病菌有金黄色葡萄球菌、溶血性链球菌、大肠杆菌、变形杆菌、铜绿假单胞菌(绿脓杆菌)等。非特异性感染可由单一致病菌引起，也可由几种病菌共同作用形成混合感染。病变通常先有急性炎症反应，如红、肿、热、痛和功能障碍，继而形成局部化脓。

2. 特异性感染(specific infection)　特异性感染在致病菌、病程演变及防治措施等方面与一般感染不同，特点是一种致病菌仅引起一种特定性的感染，其病变具有相对特异性。结核、破伤风、气性坏疽、炭疽、念珠菌病等属特异性感染，引起感染的致病菌为结核杆菌、破伤风梭菌、产气荚膜梭菌、炭疽杆菌、白色念珠菌等。

案例中，病人发生的感染属于特异性感染，是由破伤风梭菌引起的特定性感染。

(二)按病程分类

外科感染可分为急性、亚急性、慢性感染三种。病变进展快而明确，以急性炎症为主，病程在3周以内的外科感染为急性感染，大多数非特异性感染属于此类。病程持续2个月以上的感染为慢性感染，部分急性感染迁延日久可转为慢性感染。病程介于急性与慢性感染之间的称亚急性感染。由急性感染迁延而来，亦可与致病菌的毒力虽弱、但有较强的耐药性，或是与宿主抵抗力较弱等有关，如变形杆菌所致的泌尿系感染等。

(三)其他分类

病原体由体表或外环境侵入体内造成的感染称外源性感染；由原存体内的病原体，经空腔脏器如肠道、胆道、肺或阑尾造成的感染称内源性感染。伤口直接污染造成的感染称原发性感染；在伤口愈合过程中出现的病菌感染称继发性感染。感染也可按照发生条件分类，如条件性(机会性)感染(opportunistic infection)、二重感染(菌群交替症)(superinfection)、医院内感染(nosocomail infection)等。

二、病 因

(一)病菌的致病因素

外科感染的发生与致病菌的数量和毒力有关。

1. 病菌的黏附作用　黏附于人体组织细胞以利入侵，有些致病菌有荚膜或微荚膜，能抗拒吞噬细胞的作用,而在组织内生长繁殖,并导致组织细胞损伤。

2. 病菌毒素　致病菌的作用与其胞外酶、外毒素、内毒素等有关,常统称为病菌毒素。胞外酶可侵蚀组织细胞,分解组织,使感染更容易扩散。外毒素有很强的毒性作用,如溶血毒素可破坏血细胞、肠毒素可损害肠黏膜、破伤风毒素作用于神经而引起肌痉挛等。内毒素能引起机体发热、代谢改变、白细胞增多或减少、休克等全身反应。

3. 病菌数量与增殖速率　在健康个体,伤口污染的细菌数如果超过 10^5 常引起感染,低于此数量则较少发生感染。

(二)机体的易感性

一般情况下,机体对于不同类型病原体有天然性的和获得性的抗感染的防御机制,当某些因素导致这些防御机制受损时,就可能引起感染。

1. 局部原因　①皮肤黏膜的病变或缺损,如开放性创伤、烧伤、胃肠穿孔、手术等使屏障破坏,病菌易于入侵;②管腔阻塞,使内容物淤积,细菌繁殖侵袭组织,如乳腺导管阻塞和乳汁淤积后发生的急性乳腺炎;③留置于血管或体腔内的导管处理不当,为病菌侵入开放了通道;④异物与坏死组织的存在可妨碍吞噬细胞有效发挥功能;⑤局部组织缺血或血流障碍,降低了组织防御和修复的能力;⑥皮肤或黏膜的其他病变,如癣、口腔溃疡等,可继发淋巴炎。

2. 全身性抗感染能力降低　涉及的因素包括:①严重损伤或休克;②糖尿病、尿毒症、肝硬化等慢性疾病;③长期使用肾上腺皮质激素、免疫抑制剂、抗肿瘤的化学药物和放射治疗;④严重营养不良、贫血、低蛋白血症、白血病或白细胞过少等;⑤先天性或获得性免疫缺陷,如艾滋病;⑥高龄老人与婴幼儿抵抗力差,属于易感人群。

3. 条件性感染　在人体局部或(和)全身的抗感染能力降低时,人体内常驻的条件致病菌变成致病菌,所引起的感染称为条件性或机会性感染。如存在于肠道内的大肠杆菌污染伤口、腹腔时即可导致感染。另一种条件性感染与病菌的抗(耐)药相关。在用广谱或联合使用抗生素治疗某种感染时,原来的致病菌被抑制,而耐药性菌株如金黄色葡萄球菌、绿脓杆菌等大量繁殖,使病情加重,这种情况称为"二重感染"或"菌群交替症"。

三、病理生理

(一)感染后的炎症反应

致病菌侵入组织并繁殖,产生多种酶与毒素,可以激活凝血、补体、激肽系统以及血小板和巨噬细胞等,导致炎症介质的生成,引起血管扩张与通透性增加,白细胞和巨噬细胞进入感染部位发挥吞噬作用,单核-巨噬细胞通过释放促炎细胞因子协助炎症及吞噬过程。炎症反应的作用是使入侵微生物局限化并最终被清除,同时局部出现红、肿、热、痛等炎症的特征性表现。部分炎症介质、细胞因子和病菌毒素等也可进入血流,引起全身反应。

(二)感染的转归

病变的演变与结局取决于病原菌的毒性、机体的抵抗力、感染的部位以及治疗措施是否

得当,可能出现以下结果:

1. 炎症好转 经有效药物的治疗,能较快地制止病原体,清除组织细胞崩解产物与死菌,炎症消退,感染就可以治愈。

2. 炎症局限 当人体抵抗力占优势,炎症被局限、吸收或局部化脓。在有效的治疗下,炎症病变或小的脓肿可以吸收消退;较大的脓肿破溃或经手术引流脓液后感染好转,感染部位长出肉芽组织、形成瘢痕而痊愈。

3. 炎症扩散 病菌毒性大、数量多或(和)宿主抵抗力明显不足,感染难以控制并向感染灶周围或经淋巴、血液途径迅速扩散,导致全身感染,如菌血症或脓毒症,严重者可危及生命。

4. 转为慢性炎症 病菌大部分被消灭,但尚有少量残存;组织炎症持续存在,局部由于中性粒细胞浸润减少、成纤维细胞增加,变为慢性炎症。一旦人体抵抗力下降,致病菌可再次繁殖,感染可重新急性发作。

四、临床表现

(一)局部症状

局部有红、肿、热、痛和功能障碍五个典型症状。但这些症状不一定全部出现,而随病程、病变范围和位置深浅而异。病变范围小或位置较深的,局部症状可不明显。体表或浅处的化脓性感染均有局部疼痛和触痛,皮肤肿胀、发红、温度升高,还可出现肿块或硬结;体表病变脓肿形成时,触之有波动感。慢性感染也有局部肿胀或肿块,但疼痛大多不明显。如病变的位置较深,则局部的症状不明显。

(二)全身症状

随感染轻重而表现不一。感染轻微可无全身症状,感染重者常有发热、呼吸心跳加快、头疼乏力、全身不适、食欲减退等表现。严重脓毒症时可出现尿少、乳酸血症等器官灌注不足的表现,甚至出现感染性休克和多器官功能障碍等。

(三)特殊表现

特异性感染的病人可因致病菌不同而出现各自特殊的症状和体征。如破伤风有肌强直性痉挛,气性坏疽和其他产气菌感染时,局部出现皮下捻发音,皮肤炭疽有发痒性黑色脓疱等。

五、辅助检查

(一)实验室检查

白细胞计数大于 $12\times10^9/L$ 或小于 $4\times10^9/L$ 或发现未成熟的白细胞,应警觉病情加重。其他化验项目如:血常规、血浆蛋白、肝功能等,可根据初诊结果选择。泌尿系感染者需作尿常规与肾功能检查。疑有免疫功能缺陷者需检查淋巴细胞分类、免疫球蛋白等。血、尿、痰、分泌物、渗出物、脓液或穿刺液作涂片、细菌培养及药物敏感试验,以鉴定致病菌。

(二)影像学检查

主要用于内在感染的诊断。超声波检查用于探测肝、胆、胰、肾、阑尾、乳腺等的病变及胸腔、腹腔、关节腔内有无积液。X线适用于检测胸腹部或骨关节病变,如肺部感染、胸腔积液或积脓等。CT和MRI有助于诊断实质性器官的病变,如肝脓肿等。

六、治疗原则

局部治疗与全身性治疗并重。消除感染因素和毒性物质,制止病菌生长,增强人体抗感染能力,促使组织修复。较轻或范围较小的浅部感染可用外用药、热敷和手术等治疗;感染较重或范围较大、深部感染者,应同时内服或注射抗生素,辅以积极的全身疗法,必要时手术治疗。

(一)局部处理

1. **保护感染部位** 局部制动,避免受压,抬高患肢,必要时可用夹板或石膏夹板固定。

2. **物理疗法** 可以局部热敷或是采用超短波或红外线辐射等物理疗法,有改善局部血液循环,增加局部抵抗力,促进吸收或局限化的作用。

3. **外用药物** 有改善局部血液循环,散淤消肿,加速感染局限化,以及促使肉芽生长等作用,大多适用于浅部感染,但有时也用于深部感染。常用方法:50%硫酸镁溶液、金黄散、鱼石脂软膏或中草药外敷,适用于浅部或稍深的感染初期或中期。

4. **手术治疗** 包括脓肿的切开引流和炎症器官的切除。脓肿虽穿破但引流不畅者,可行扩大引流术。局部炎症剧烈,迅速扩展或全身中毒症状明显者,亦可切开减压,引流渗出物,以减轻局部和全身症状,阻止感染继续扩展。

(二)全身治疗

1. **支持疗法**

(1)保证病人有充足的休息和睡眠,维持良好的精神状态。

(2)加强营养支持,给予高热量和易消化的饮食,补充多种维生素。高热和不能进食的病人,应经静脉输液,补充所需的热量,并纠正水、电解质与酸碱平衡失调。

(3)高热病人,宜用物理降温法(冷敷、冰袋、酒精擦浴),或针刺曲池穴降温,以减少身体的消耗。体温过低时注意保暖。

(4)有贫血、低蛋白血症或全身性消耗者,应予以输血。

(5)对严重感染者,可考虑应用肾上腺皮质激素,以改善病人的一般情况,减轻中毒症状。严重感染的病人伴免疫功能低下,也可根据情况给予丙种球蛋白、干扰素等免疫制剂,促进康复。

2. **抗生素治疗** 正确合理使用抗生素,监测药物毒性。

第二节 常见浅部软组织的化脓性感染

一、疾病概要

(一) 疖

1. 病因病理　疖(furuncle)是单个毛囊及其周围组织的化脓性感染,致病菌主要是葡萄球菌,由于皮肤卫生不良、外伤及机体抗感染能力降低等引起。疖以头、面、颈、背、臀等毛囊及皮脂腺丰富的部位最为多见。

2. 临床表现　疖初起时,局部皮肤出现红肿、疼痛的小硬结,数日后该硬结中央组织坏死、软化,肿痛范围扩大,中心出现黄白色的脓栓,继而脓栓脱落、破溃流脓。脓液流尽炎症逐步消退后,即可愈合。

倘若疖发生在面部,上唇和鼻子周围的"危险三角区",可因挤压搔抓致细菌逆行经静脉进入颅内,从而引起危及生命的化脓性海绵状静脉窦炎,出现颜面进行性肿胀、寒战、发热、头痛、呕吐、昏迷等,病情严重,死亡率高。

若不同部位同时发生几处疖,或在一段时间内反复发生疖,称为疖病。与病人的抗感染能力较低如合并糖尿病,或皮肤不洁且常受擦伤有关。

3. 处理原则

(1) 早期促使炎症消退:红肿局部可选用热敷、超短波、红外线等措施,也可外敷中药金黄散、玉露散、鱼石脂软膏等。

(2) 化脓时及早排脓:疖顶见脓头或有波动感时用石炭酸点涂脓点或用针头将脓栓剔出,或作切开引流,禁忌挤压。

(3) 抗生素治疗:若有发热、头痛、全身不适等全身症状时,嘱病人注意休息,同时选用青霉素或复方新诺明等抗生素治疗。

(二) 痈

1. 病因病理　痈(carbuncle)是指邻近的多个毛囊及周围皮脂腺和汗腺的急性化脓性感染,也可由多个疖融合而成,病原菌主要为金黄色葡萄球菌,其次为链球菌等。痈好发于皮肤厚韧的颈项、背部,也可见于上唇、腹壁和耻骨联合部的软组织。

感染常从一个毛囊底部延伸到皮下组织,沿着深筋膜向四周扩散,再向上传入毛囊群而形成多个脓头(见图8-1、8-2)。由于有多个毛囊同时发生感染,痈的急性炎症浸润范围大,病变可累及深层皮下结缔组织,使表面皮肤血运障碍甚至坏死;自行破溃较慢,全身反应较重。随着时间迁延,还可有其他病菌进入病灶,形成混合感染,甚至发展成为脓毒症。

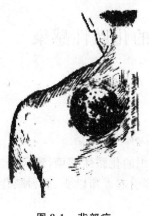 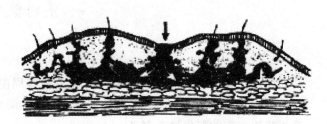

图 8-1 背部痈　　　　　　　　图 8-2 痈的切面

2.临床表现　初起为小片皮肤硬肿,色暗红,界限不清,其中可有数个凸出点或脓点,疼痛较轻。随着病情进展,皮肤硬肿范围扩大,脓点增大增多,中心处可破溃出脓、坏死脱落,疮口呈蜂窝状如同"火山口"。病人多伴有全身症状,如寒战、发热、食欲不振、乏力等全身症状。严重者可致脓毒症或全身化脓性感染而危及生命。唇痈容易引起颅内化脓性海绵状静脉窦炎。

3.处理原则

(1)全身处理:病人应适当休息和加强营养。必要时用镇痛剂。可选用阿奇霉素或青霉素等抗菌药物治疗。如有糖尿病,应根据病情同时给予降血糖治疗。

(2)局部处理:初期红肿阶段,治疗与疖同。如红肿范围大,中央部坏死组织多,或全身症状严重,应作手术治疗,但唇痈不宜采用。一般用"＋"字或"＋＋"字形切口,切口的长度要超出炎症范围少许,深达筋膜,尽量剪去所有坏死组织,伤口内用纱布或碘仿纱布填塞止血(图8-3)。以后每日换药,并注意将纱条填入伤口内每个角落,掀起边缘的皮瓣,以利引流。较大的创面,待肉芽组织健康时,可考虑植皮。

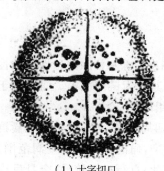 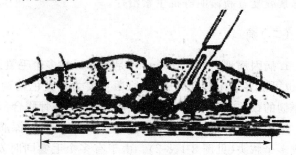

(1)十字切口　　　　　　　　　(2)切口范围

图 8-3 痈的手术治疗

(三)急性蜂窝织炎

1.病因病理　急性蜂窝织炎(acute cellulitis)是皮下、筋膜下、肌间隙或深部疏松结缔组织的急性感染,常见致病菌为溶血性链球菌和金黄色葡萄球菌,少数由厌氧菌和大肠杆菌引起。本病多因皮肤、黏膜损伤后,皮下疏松结缔组织受病菌感染所致,也可由局部化脓性感染直接扩散或经淋巴血液传播而发生。病变发展迅速,不易局限;与周围正常组织无明显界限,常累及附近淋巴结,可致明显的毒血症。

2.临床表现

(1)局部表现:病变局部红、肿、热、痛,并向周围迅速扩大,红肿的皮肤与周围正常组织无明显的界限,中央部颜色较深,周围颜色较浅。感染部位较浅、组织较松弛者,肿胀明显且呈弥漫性,疼痛较轻;感染位置较深或组织较致密时则肿胀不明显,但疼痛剧烈。

(2)全身表现:病人多伴有程度不同的全身症状如畏寒发热、头痛乏力等。一般深部蜂窝织炎,厌氧菌和产气菌引起的捻发性蜂窝织炎,全身症状多较明显。口底、颌下和颈部的急性蜂窝织炎,可发生喉头水肿和压迫气管,引起呼吸困难,甚至窒息。

新生儿患此病时,患儿发热、拒绝进乳、哭闹不安或昏睡,全身情况不良。

3.处理原则

(1)局部处理:早期局部无波动时,可用50%硫酸镁做局部湿热敷,或用金黄散外敷。早期应用紫外线、红外线可促进脓肿局限,促进炎症消退;脓液排出后可选择超短波、微波等促进局部血液循环,肉芽组织生长,加快创口愈合。一旦脓肿形成,应切开引流。对于口底及颌下的蜂窝织炎经短期积极抗感染治疗无效时应及早切开减压,以防喉头水肿压迫气管造成窒息。手指部的蜂窝织炎,亦应早期切开减压防止指骨坏死。

(2)全身处理:保证病人充分休息。感染严重者应适当加强营养,补充热量及蛋白质,适量输入新鲜血或血浆、丙种球蛋白可增强病人抗感染能力。应用抗生素是治疗蜂窝织炎的最重要措施之一,根据细菌培养及药敏试验结果选用敏感的药物。对金黄色葡萄球菌、链球菌感染首选青霉素和磺胺甲噁唑,严重者选用头孢菌素类药物。

(四)急性淋巴管炎和淋巴结炎

1.病因病理 淋巴结炎和淋巴管炎是病菌侵入淋巴管及淋巴结所致的急性化脓性感染,可发生在人体的任何部位。浅部急性淋巴管炎(acute lymphagitis)炎症在皮下结缔组织层内,沿集合淋巴管蔓延。浅部急性淋巴结炎(acute lymphadenitis)好发部位多在颈部、腋窝和腹股沟,有的可在肘内侧或腘窝等处。

2.临床表现

(1)局部表现:急性淋巴管炎分为网状淋巴管炎(丹毒)和管状淋巴管炎。丹毒起病急,一开始即有明显的全身症状。病变多见于面部和下肢,表现为片状皮肤红疹、微隆起、色鲜红、中间稍淡、境界较清楚。局部有烧灼感,红肿范围扩散较快,中央红肿消退而转变为棕黄。有的可起水疱,周围淋巴结常肿大、触痛,感染加重可导致全身脓毒症。若下肢丹毒反复发作可引起淋巴水肿,肢体肿胀,甚至发展为"象皮肿"。

管状淋巴管炎多见于四肢,下肢更常见,常因足癣而致。以皮下浅筋膜为界,可分浅、深两种。皮下浅层急性淋巴管炎时,病变部位有一条或多条"红线",硬而有压痛。深层急性淋巴管炎时,不出现"红线",但患肢肿胀有条形压痛区。

急性淋巴结炎局部先有淋巴结肿大,疼痛和触痛,早期表面皮肤正常。随着病变加重,区域淋巴结可融合呈团块状,疼痛和触痛加重,表面皮肤发红发热,形成脓肿时有波动感,少数甚至破溃出脓。

(2)全身表现：常有全身不适、寒战、高热、头痛、乏力、食欲不振等全身症状。

3.处理原则

(1)治疗原发感染病灶：积极处理原发感染病灶是治疗急性淋巴结炎和淋巴管炎的重要措施,可局部热敷并全身应用抗生素。

(2)早期应用抗生素：可选青霉素或苯唑西林(新青霉素Ⅱ)等抗生素,最好根据临床疗效和细菌培养及药物敏感试验结果,选用有效的抗生素。

(3)局部处理：急性淋巴结炎未形成脓时,可局部热敷或以金黄散、鱼石脂软膏等药物外敷;脓肿形成后先试行穿刺吸脓,然后在麻醉下切开引流。急性淋巴管炎时可用短波紫外线在红线延伸处照射,亦可用呋喃西林等湿热敷。

(五)脓肿

1.病因病理　脓肿是发生急性感染后,病灶局部的组织坏死、液化而形成的脓液积聚,周围有一完整的壁将其包绕。主要特征是组织发生液化性坏死,形成充满脓液的腔,主要由金黄色葡萄球菌引起。常继发于各种化脓性感染,如急性蜂窝织炎、疖、痈等,但也可由远处感染灶经血液循环或淋巴转移而来。

2.临床表现　浅表脓肿略高出体表,有红、肿、热、痛及波动感。位置深的小脓肿,腔壁厚时,波动感可不明显。深部脓肿一般无波动感,但脓肿表面组织常有水肿和明显的局部压痛,伴有全身中毒症状,如发热、头痛、食欲不振、乏力等。

3.处理原则　及时切开引流,切口应够长,并选择低位,以利引流。深部脓肿,应先行穿刺定位,然后逐层切开。术后及时更换敷料。浅部感染局部可热敷、理疗,全身应选用抗菌药物治疗。

二、护　理

(一)护理评估

1.健康史　了解病人发病的时间、经过及发展过程。

2.身体状况　了解感染部位、性质、脓液性状;有无疼痛和触痛;评估病人有无寒战、高热、头痛、乏力等全身症状。

3.心理社会状况　多数病人常因感染局部疼痛、全身不适而感到焦虑,担心预后等表现。护士应评估他们的心理状态,了解病人对疾病的认知程度。

(二)护理诊断/问题

1.急性疼痛　与感染有关。

2.体温过高　与感染有关。

3.营养不良:低于机体需要量　与感染消耗增加有关。

4.潜在并发症　颅内化脓性感染、全身化脓性感染、呼吸困难等。

第八章 外科感染病人的护理

(三)护理目标

病人疼痛减轻或消失;体温恢复正常,感染得到控制;营养的摄取增加,能满足机体的需要;感染被及时发现和处理,未发生并发症。

(四)护理措施

1. **保护皮肤** 防止皮肤破损,遇虫叮蚊咬后切忌以指甲挠抓,避免抓破皮肤而引起感染。保持皮肤清洁干燥,夏天大量分泌汗液时,不宜在脸面部搽油抹粉,以免阻塞毛孔引起炎症。

2. **热敷与抬高患肢** 热敷可使炎症消散或局限促其成熟,湿热敷温度50~60℃,热敷之前,局部皮肤搽以凡士林,上面再覆盖纱布以保护皮肤。干热敷即用热水袋,温度60~70℃,热水袋加套,防止烫伤。感染肢体要抬高,高于或平心脏位,承重受压部位以棉垫衬垫;下肢用枕头或海绵块,垫高30°左右,以利血液和淋巴液回流,减少肿胀。

3. **伤口引流护理** 一旦脓肿形成,即应切开排脓。除"危险三角区"外,较小疖子,可用消毒针头刺破,排出脓液,外敷消炎药膏即可。较大的疖则需切开排脓。痈和蜂窝织炎,病变范围较广,一般作多处切开,病变较深者,应放引流条。每日清洗伤口及更换敷料,必要时每日2次,严格执行无菌操作。

4. 遵医嘱及时、准确地执行药物治疗。

5. **全身性支持疗法的护理**

   (1)心理护理:使病人对疾病的康复有充分信心,积极配合治疗与护理,有乐观的情绪。

   (2)营养支持:在保证营养供给的情况下,经常调换品种,烹调色、香、味美的食物以增食欲。病情严重不能经口进食者,应从静脉输液输血,或选择鼻饲法,保证每天的热量供给。

   (3)高热护理:严重感染者均会出现高热,要指导病人多饮开水或饮料,补充水分,防止脱水。体温高至39℃以上时,应给予药物降温。大汗淋漓时,以温水擦洗皮肤,及时更换汗湿的衣裤与床单。

   (4)病情观察:注意局部伤口的转归,以及全身生命体征的变化,认真填写护理记录单,提供可靠的诊疗根据。危重病人呼吸困难者,要及时供氧,有呼吸道堵塞现象时,应立即用吸痰等措施排除阻塞,同时报告医生并准备好气管切开用物。

   (5)重视口腔与皮肤清洁,防止褥疮。

6. **健康教育** 保持皮肤清洁,暑天或在炎热环境中生活工作,应避免汗渍过多,勤洗澡,及时更换内衣。重视皮肤日常清洁卫生,防止损伤,受伤后要及早医治。婴儿和老年人的抗感染能力较弱,要重视生活护理。

(五)护理评价

病人疼痛是否减轻或消失;体温是否恢复正常,感染是否得到控制;病人的营养是否能满足机体的需要;感染是否被及时发现和处理,是否发生并发症。

第三节 手部急性化脓性感染

手部急性化脓性感染比较常见,一些微小的损伤如擦伤、刺伤、逆剥和切伤等,有时也可引起严重的手部感染,甚至造成不同程度的病残,以致影响手部功能,即使是细微的手部损伤,也应及时处理。

手的解剖特点决定了手部感染的特殊性:

1. 手的掌面皮肤表皮层较厚,角化明显。因此,皮下脓肿穿入皮内层后,一般难以从表面溃破,而可形成哑铃状脓肿。

2. 手的掌面皮下有很致密的纤维条索连接,与皮肤垂直。这些纤维将掌面皮下组织分成许多坚韧密闭的腔隙,感染化脓后很难向四周扩散,而往往向深部组织蔓延,引起腱鞘炎;在手指末节则直接延及指骨,形成骨髓炎。

3. 手部尤其是手指,组织结构致密,感染后组织内张力很高,神经末梢受压,疼痛剧烈。

4. 手部腱鞘、滑囊与筋膜间隙互相沟通,发生感染后常可蔓延全手,累及前臂。

一、疾病概要

(一)甲沟炎和脓性指头炎

1. 病因病理 指甲的根部与皮肤紧密相连,皮肤沿指甲两侧向远端伸延,形成甲沟。甲沟炎(paronychia)是甲沟及其周围组织的感染,常因微小损伤而引起。脓性指头炎是手指末节掌面的皮下组织化脓性感染,多由刺伤引起,致病菌多为金黄色葡萄球菌。

2. 临床表现 开始时,指甲一侧的皮下组织发生红、肿、痛,有的可自行消退,有的却迅速化脓。脓液自甲沟一侧蔓延至甲根部的皮下及对侧甲沟,形成半环形脓肿。甲沟炎一般无全身症状,如不切开引流,脓肿可向甲下蔓延,成为指甲下脓肿(见图8-4)。

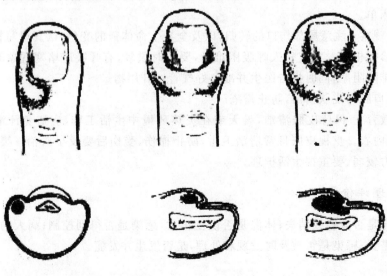

图 8-4 指甲下脓肿

甲沟炎加重或是指尖、手指末节皮肤受伤后均可引起末节手指的皮下化脓性感染,即脓性指头炎。初起,指尖有针刺样痛。继而组织肿胀,腔内压力增高,迅速出现愈来愈剧烈的疼痛。当指动脉被压,疼痛转为搏动性跳痛,患肢下垂时加重。剧痛常使病人烦躁不安,彻夜不眠。指头红肿并不明显,有时皮肤反呈黄白色,但张力显著增高,轻触指尖即产生剧痛。此时多伴有全身症状,如发热、全身不适等。感染加重时,大部分组织缺血坏死,神经末梢因受压和营养障碍而麻痹,疼痛反而减轻。脓性指头炎如不及时治疗,常可引起指骨缺血性坏死,形成慢性骨髓炎,伤口经久不愈(见图8-5)。

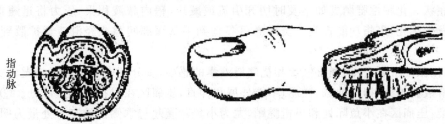

图8-5 脓性指头炎

3.处理原则 甲沟炎早期治疗可用热敷、理疗、外敷鱼石脂软膏等,并应用抗菌药物。已有脓液的,可在甲沟处作纵向切开引流。如甲床下已积脓,就将指甲拔去,或将脓腔上的指甲剪去。拔甲时,应注意避免损伤甲床,以免新生指甲发生畸形。

脓性指头炎初发,肿胀并不明显时,可用热盐水浸泡患指,每次约20分钟;亦可用药外敷,酌情应用青霉素等抗生素。如一旦出现跳痛,指头的张力显著增高时,即应切开减压引流。如脓腔较大,可作对口引流,切口内放置橡皮片作引流。术后全身治疗按一般化脓性感染处理。

(二)急性化脓性腱鞘炎和化脓性滑囊炎

1.病因病理 手的五个屈指肌腱在手指掌面,各被同名的腱鞘所包绕。在手掌处,小指的腱鞘与尺侧滑液囊相沟通,拇指的腱鞘则与桡侧滑液囊相通。而示指、中指和无名指的腱鞘则不与任何滑液囊相沟通(见图8-6)。因此,拇指和小指发生感染后,感染可经腱鞘、滑液囊而蔓延到对侧,甚至蔓延到前臂的肌间隙。示指、中指和无名指的腱鞘发生感染时,常局限在各自的腱鞘内,虽有时亦可扩散到手掌深部间隙,但不易侵犯滑液囊。

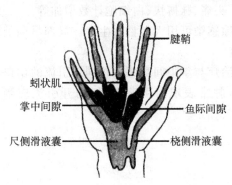

图8-6 手屈指肌腱鞘、滑液囊和手掌深部间隙的解剖位置示意图

手的掌面腱鞘炎多因深部刺伤感染后引起,也可由附近组织感染蔓延而发生,致病菌多为金黄色葡萄球菌。

2.临床表现　病情发展迅速,24小时后,疼痛及局部炎症反应即较明显。

(1)急性化脓性腱鞘炎:典型的体征为:①患指除末节外,呈明显的均匀性肿胀,皮肤极度紧张。②患指所有的关节轻度弯曲,常处于腱鞘的松弛位置,以减轻疼痛。③任何微小的被动的伸指运动,均能引起剧烈疼痛。④检查时,沿整个腱鞘均有压痛。

由于感染发生在腱鞘内,与脓性指头炎一样,疼痛非常剧烈,病人整夜不能入睡,多同时有全身症状。化脓性腱鞘炎如不及时切开引流或减压,鞘内脓液积聚,压力将迅速增高,以致肌腱发生坏死,患指功能丧失。炎症亦可蔓延到手掌深部间隙或经滑液囊扩散到腕部和前臂。

(2)化脓性滑囊炎:尺侧滑液囊和桡侧滑液囊的感染,多分别由小指和拇指腱鞘炎引起。①桡侧滑液囊感染:拇指肿胀、微屈、不能外展和伸直,压痛区在拇指及大鱼际处。②尺侧滑液囊感染:压痛区在小鱼际处和小指腱鞘,尤为小鱼际隆起与掌侧横纹交界处最为明显。小指及无名指呈半屈位,如试行将其伸直,则引起剧烈疼痛。

3.处理原则　早期治疗与脓性指头炎相同。如经积极治疗仍无好转,应早期切开减压,以防止肌腱受压而坏死。在手指侧面作长切口,与手指长轴平行。尺侧滑液囊和桡侧滑液囊感染时,切口分别在小鱼际及大鱼际处。

(三)急性手掌深部间隙感染

1.病因病理　手掌深部间隙位于手掌屈指肌腱和滑囊液深面的疏松组织间隙。外侧与内侧分别为大、小鱼际肌。掌腱膜与第三掌骨相连的纤维结构将此间隙分隔成桡侧的鱼际间隙与尺侧的掌中间隙。中指与无名指腱鞘感染,可蔓延至掌中间隙;示指腱鞘炎则可蔓延至鱼际间隙感染。

掌深间隙感染多是中指和无名指的腱鞘炎蔓延而引起;鱼际间隙感染则因示指腱鞘感染后引起。也可因直接刺伤而发生感染。致病菌多为金黄色葡萄球菌。

2.临床表现　掌中间隙感染时掌心凹陷消失、隆起、皮肤紧张、发白,压痛明显。中指、无名指和小指处于半屈位,被动伸指可引起剧痛。手背部水肿严重。鱼际间隙感染时掌心凹陷仍存在,大鱼际和拇指指蹼处肿胀并有压痛。示指半屈,拇指外展略屈,活动受限不能对掌。有全身症状如高热、头痛、脉搏快、白细胞计数增加等。

3.处理原则　掌中间隙感染可用大剂量抗生素。局部早期处理同脓性指头炎。如短期内无好转,应及早切开引流。

鱼际间隙感染一般的治疗与掌中间隙感染相同。引流的切口可直接在大鱼际最肿胀和波动最明显处。手掌部脓肿常表现为手背肿胀,切开引流应当在掌面进行,不可在手背切开。

二、护　理

(一)护理评估

1.健康史　了解病人发病的时间、经过及发展过程,有无手部损伤等。

2. 身体状况　评估感染的部位、有无疼痛和触痛；评估病人有无全身症状，如寒战、高热、头痛、乏力等。

3. 心理社会状况　感染局部疼痛、全身不适等使病人而感到烦躁，担心影响以后的生活和工作。应评估病人的心理状态，了解病人对疾病的认知程度。

（二）护理诊断/问题

1. 急性疼痛　与炎症刺激、局部肿胀引起神经纤维受压有关。
2. 体温过高　与感染有关。
3. 潜在并发症：肌腱坏死、手功能障碍。
4. 知识缺乏　缺乏预防感染的相关知识。

（三）护理目标

病人疼痛减轻或消失；病人体温恢复正常；感染及时得以处理，未发生潜在并发症；病人能说出预防手部感染的相关知识。

（四）护理措施

1. 缓解疼痛　抬高并制动患肢，以促进静脉和淋巴回流，减轻局部充血、水肿和疼痛。创面换药时，动作轻柔。对敷料紧贴于创面者，可先用无菌生理盐水浸透敷料后再换药；必要时，换药前适当应用镇痛剂以减轻疼痛。

2. 控制感染，维持正常体温　严密监测体温、脉搏变化，必要时予以物理降温。未形成脓肿者，局部予以热敷、理疗、外敷药物等，促进炎症消退。脓肿切开引流者，保持脓腔引流通畅，观察伤口渗出情况和引流物性状、颜色、量的变化。保持敷料清洁、干燥，及时更换敷料。按医嘱及时、合理使用抗生素。

3. 肌腱坏死及手功能障碍的预防和观察

(1) 严密监测患手的局部情况：观察患手的肿胀、疼痛和肤色的改变，对正处于炎症进展期、疼痛反而减轻者，应警惕腱鞘组织坏死或感染的扩散。

(2) 功能锻炼：手部感染愈合后，指导病人进行按摩、理疗和手功能的锻炼，以防止肌肉萎缩、肌腱粘连、关节僵硬，促进手功能尽早恢复。

4. 健康教育　保持手部清洁；剪指甲不宜过短。重视手部的任何微小损伤，伤后局部应用碘酊消毒，无菌纱布包扎，防止感染。一旦手部有轻度感染时及早就诊。

（五）护理评价

感染局部疼痛是否减轻或消失；病人体温是否恢复正常；感染是否及时得以处理，是否发生潜在并发症；病人能否说出预防手部感染的相关知识。

第四节　全身性感染

全身性感染（systematic infection）是指致病菌侵入人体血液循环，并在体内繁殖或产生毒素而引起的严重的全身性感染或中毒症状,通常指脓毒症(sepsis)和菌血症(bacteremia)。脓毒症是指因病原菌因素引起的全身性炎症反应,体温、循环、呼吸、神志有明显的改变。菌血症是脓毒症的一种,即血培养检出病原菌者。

(一)病因

导致全身性外科感染的原因是致病菌数量多、毒力强和(或)机体抗感染能力低下。它常继发于严重创伤后的感染和各种化脓性感染,如大面积烧伤创面感染、开放性骨折合并感染、急性弥漫性腹膜炎、急性梗阻性化脓性胆管炎等,但还有一些潜在的感染途径如肠源性感染、静脉导管感染等值得注意。

原有抗感染能力低的病人,如糖尿病、尿毒症、长期或大量应用皮质激素或抗癌药等的病人,患化脓性感染后较易导致全身性感染。

常见的致病菌有:

1. 革兰染色阴性杆菌　常见为大肠杆菌、绿脓杆菌、变形杆菌;其次为克雷伯菌、肠杆菌等。此类细菌主要分泌内毒素,而有些抗生素对内毒素及其介导的多种炎症介质常常无能为力,因此,由革兰阴性杆菌所致的脓毒症一般比较严重,可出现三低现象(低温、低白细胞、低血压)。发生感染性休克者也较多。

2. 革兰染色阳性球菌　较常见的有三种:①金黄色葡萄球菌感染常年不减,是由于出现多重耐药性的菌株,这类菌株还倾向于血液播散,可在体内形成转移性脓肿。②表皮葡萄球菌,由于易黏附在医用塑料制品如静脉导管等,细菌包埋于黏质中,可逃避机体的防御与抗生素的作用。近年的感染呈明显增加趋势。③肠球菌是人体肠道中的常驻菌,有的肠球菌脓毒症,不易找到原发灶。

3. 无芽孢厌氧菌　无芽孢厌氧菌通过普通细菌培养无法检出,因此易被忽略。近代由于厌氧菌培养技术的提高,发现腹腔脓肿、阑尾脓肿、肛旁脓肿、脓胸、脑脓肿、吸入性肺炎、口腔颌面部坏死性炎症、会阴部感染等多含有厌氧菌。厌氧菌感染有2/3同时伴有需氧菌感染。两类细菌有协同作用,能使坏死组织增多,易于形成脓肿。常见的无芽孢厌氧菌有拟杆菌、梭状杆菌、厌氧葡萄球菌和厌氧链球菌。

4. 真菌　外科真菌感染中特别应注意白色念珠菌、曲霉菌、毛霉菌、新型隐球菌等,属于条件性感染:①在持续应用抗生素情况下,特别是应用广谱抗生素,真菌得以过度生长,成为一般细菌感染后的二重感染;②基础疾病严重,加上应用免疫抑制剂、激素等,使机体免疫功能进一步下降;③长期留置静脉导管。

(二)临床表现

脓毒症和菌血症的临床表现存在许多共同之处,往往起病急、病情重、发展快。但亦可因致病菌的菌种、数量、毒力和人体抵抗力的差异而有不同表现。

脓毒症主要表现有:

1. 骤起寒战,继之高热,可达40℃~41℃,或低温,起病急,发展迅速,病情严重。

2. 头痛、头晕、恶心、呕吐、腹胀、面色苍白或潮红、出冷汗。神志淡漠或烦躁、谵妄、昏迷。

3. 心率加快、脉搏细速,呼吸急促或困难。
4. 肝脾肿大,严重者出现黄疸或皮下出血淤斑等。

如病情发展,感染未能及时控制,可出现脓毒性休克,急剧发展为多器官功能不全乃至衰竭。

（三）辅助检查

1. 血常规检查　白细胞计数明显增高,一般可达$(20\sim30)\times10^9/L$以上或降低,左移、幼稚型增多,出现毒性颗粒。
2. 生化检查　肝肾功能检查可有不同程度的受损,血脂和血糖水平可发生异常。
3. 细菌培养　在病人寒战、高热时采血进行细菌培养,较易发现细菌。
4. 尿常规检查　可见蛋白、血细胞和酮体等。

（四）治疗原则

全身性感染应用综合性治疗,主要是处理原发感染灶、抑制和杀灭致病菌和全身支持疗法。

1. 原发感染灶的处理　首要的是明确感染原发灶,并及时、彻底地处理,包括清除坏死组织和异物、消灭死腔、脓肿引流等。如一时找不到原发灶,应进行全面的检查,特别应注意一些潜在的感染源和感染途径,并予以解决。
2. 抗菌药物的应用　在未获得细菌培养结果之前,可先根据原发感染灶的性质及早联合应用估计有效的两种抗生素,并要足够的剂量。再根据细菌培养结果予以调整,对真菌性脓毒症,应尽量停用广谱抗生素,并全身应用抗真菌药物。
3. 支持疗法　补充血容量、输注新鲜血、纠正低蛋白血症等。
4. 对症治疗　如控制高热、纠正电解质紊乱和维持酸碱平衡等。还应对心、肺、肝、肾等重要脏器,以及可能原有的糖尿病、肝硬化给予相应的处理。

（五）护理措施

1. 一般护理　卧床休息,提供安静、舒适的环境,保证病人充分睡眠。鼓励病人进高蛋白、高热量、维生素丰富、高碳水化合物、低脂肪饮食,不能经口进食的病人可通过肠内或肠外途径提供足够的营养。
2. 病情观察　密切观察病人的面色、神志,注意生命体征的变化；高热病人予以降温,以降低机体消耗；保持呼吸道通畅,协助病人翻身、叩背咳痰、深呼吸,痰液黏稠者给予雾化吸入；监测24小时出入液量,纠正水、电解质失衡；发现异常及时报告医师处理。
3. 用药护理　在病人寒战高热时,采血进行细菌或真菌培养,并根据医嘱及时、准确地执行静脉输液和药物治疗,以维持正常的血压、心输出量和控制感染。
4. 心理护理　关心、体贴病人,给病人和亲属心理安慰。
5. 健康教育　注意个人卫生,保持皮肤清洁；加强饮食卫生,避免肠源性感染；发现身体局部感染灶应及时就诊。

第五节 特异性感染

一、破伤风

破伤风(tetanus)是由破伤风梭菌侵入人体伤口并生长繁殖、产生毒素所引起的一种急性特异性感染。临床上病人主要表现为全身或局部肌肉持续性痉挛和阵发性抽搐。

（一）疾病概要

1. **病因** 引起破伤风的致病菌是破伤风梭菌，该菌为革兰染色阳性，专性厌氧，广泛存在于泥土和人畜粪便中。破伤风梭菌必须通过皮肤或黏膜的伤口侵入，并在缺氧的伤口局部生长繁殖。如烧伤、火器伤、开放性骨折、甚至细小的木刺或锈钉刺伤等造成的皮肤黏膜完整性受损，加之创面局部的缺氧环境，则易感染破伤风；若侵入体内的破伤风梭菌数量多，且伤口狭深、缺血、伤口内有坏死组织、血块堵塞、引流不畅，或填塞过紧、缺氧等，细菌可大量繁殖，导致发病；在同时混有其他需氧菌感染并因此而消耗伤口内残留的氧气时，则更利于破伤风的发生。

案例中，病人足底被铁钉戳破皮肤损伤，铁钉可能沾有破伤风梭菌的泥土，且伤口深窄并已愈合，伤口内缺氧，有利于破伤风梭菌生长繁殖，导致发病。

2. **病理生理** 破伤风梭菌产生两种外毒素，一种是痉挛毒素，对神经有特殊亲和力，作用于脊髓前角细胞或神经肌肉终板，而引起特征性的全身横纹肌持续性收缩或阵发性痉挛；另一种是溶血毒素，可引起局部组织坏死和心肌损害。因此，破伤风是一种毒血症。

3. **临床表现** 破伤风的临床表现分为三期：潜伏期、前驱期和发作期。

（1）潜伏期：破伤风的潜伏期平均为6～10日，亦有短于24小时或长达20～30日，甚至数月、数年之久，新生儿破伤风常在断脐后7日左右发病。一般潜伏期或前驱症状持续时间越短，症状越严重，死亡率越高。

（2）前驱期：全身乏力、头晕、头痛、咀嚼无力、局部肌肉发紧、扯痛、反射亢进等。

（3）发作期：典型症状是在肌紧张性收缩（肌强直、发硬）的基础上，阵发性强烈痉挛，通常最先受影响的肌群是咀嚼肌，随后为面部表情肌、颈、背、腹、四肢肌，最后为膈肌。相应出现的征象为：张口困难（牙关紧闭）、蹙眉、口角压缩、呲嘴"苦笑"、颈部强直、头后仰；当背、腹肌同时收缩，因背部肌群较为有力，躯干因而扭曲成弓。结合颈、四肢的屈膝、弯肘、半握拳等痉挛姿态，形成"角弓反张"或"侧弓反张"，膈肌受影响后，发作时面唇青紫，通气困难，甚至呼吸暂停。上述发作可因轻微的刺激，如光、声、接触、饮水等而诱发。间隙期长短不一，发作频繁者，常提示病情严重。发作时，病人神志清楚，表情痛苦，每次发作时间由数秒至数分钟不等。强烈的肌痉挛，可使肌断裂，甚至骨折。膀胱括约肌痉挛可引起尿潴留。持续的呼吸肌和膈肌痉挛，可造成呼吸骤停。病人死亡原因多为窒息、心力衰竭或肺部并发症。

病程一般为3～4周，如积极治疗，不发生特殊并发症者，发作的程度可逐步减轻，缓解期平均约1周。但肌紧张与反射亢进可继续一段时间；恢复期间还可出现一些精神症状，如幻觉、言语、行动错乱等，但多能自行恢复。

4. 治疗原则　破伤风是一种极为严重的疾病,死亡率高,尤其是新生儿和吸毒者,为此要采取积极的综合治疗措施,包括清除毒素来源、中和游离毒素、控制和解除痉挛,保持呼吸道通畅和防治并发症。

(1)清除毒素来源:凡有伤口者,在良好麻醉、控制痉挛下进行伤口处理、充分引流,局部可用3%过氧化氢溶液冲洗。

(2)抗毒素的应用:目的是中和游离的毒素。所以只在早期有效,毒素已与神经组织结合,则难收效。一般用量是1万U~6万U,分别由肌肉注射与静脉滴入。静脉滴入应稀释于5%葡萄糖溶液中.缓慢滴入。新生儿破伤风可用2万U由静脉滴注,此外也可作脐周注射。用药前应作皮内过敏试验。连续应用或加大剂量并无意义,且易致过敏反应和血清病。破伤风人体免疫球蛋白在早期应用有效,剂量为3000U~6000 U,一般只用一次。

(3)控制并解除肌痉挛:

1)病人应住隔离单间暗室,避免光、声刺激。防止褥疮的发生。避免骚扰病人。

2)据情可交替使用镇静、解痉药物,以减少病人的痉挛和痛苦。可供选用的药物有:10%水合氯醛20 ml～40 ml,保留灌肠,苯巴妥钠,每次0.1 g～0.2 g肌内注射;地西泮10 mg～20 mg肌内注射或静脉滴注,一般每日一次。病情较重者,可用冬眠1号合剂(由氯丙嗪、异丙嗪各50 mg,哌替啶100 mg及5%葡萄糖250 ml配成)静脉缓慢滴入,但低血容量时忌用。

3)痉挛发作频繁不易控制者,可用2.5%硫喷妥钠,每次0.25 g～0.5 g缓慢静注,但要警惕发生喉头痉挛和呼吸抑制。用于已作气管切开者比较安全。

4)新生儿破伤风要慎用镇静解痉药物,可酌情用洛贝林、可拉明等。

(4)防治并发症

1)主要并发症在呼吸道,如窒息、肺不张、肺部感染。要注意保持呼吸道通畅,对于抽搐频繁,药物不易控制的严重病人,尽早行气管切开术,必要时行人工辅助呼吸,改善通气和有效清除呼吸道分泌物。必要时,可用高压氧舱辅助治疗。

2)防治水、电解质代谢紊乱和营养不良。由于病人不断阵发痉挛,出大汗等,故每日消耗热量和水分丢失较多。因此要十分注意营养(高热量、高蛋白、高维生素)补充和水与电解质平衡的调整。必要时采用中心静脉肠外营养。

3)防止感染:青霉素80万U～100万U,肌内注射,每4～6小时1次,或大剂量静脉滴注,可抑制破伤风梭菌。也可给甲硝唑2.5g/d,分次口服或静脉滴注,连续7～10日。如伤口有混合感染,则相应选用抗菌药物。

5. 预防　由于破伤风痉挛毒素能迅速与神经组织发生不可逆性结合,故一旦发病治疗困难,所以预防尤为重要。如遇到可疑伤口应做到清创、扩创,同时使用大剂量青霉素抑制细菌繁殖。此外,还可通过人工免疫,产生较稳定的免疫力。人工免疫包括自动和被动免疫两种。自动免疫是指注射破伤风类毒素作为抗原,使机体产生抗体-抗毒素达到免疫的目的,是目前最有效、最可靠、最经济的预防方法。易感人群如儿童、军人和易受外伤人群应接种破伤风类毒素,儿童应采用白百破三联疫苗进行接种预防。被动免疫是对伤前未接受自动免疫的伤员尽早皮下注射破伤风抗毒素(TAT)1500 U～3000 U或人体破伤风免疫球蛋白。因为破伤风的发病有一潜伏期,尽早注射有预防作用,但其作用短暂,有效期为10日左右,因此,对深部创伤、有潜在厌氧菌感染可能的病人,可在1周后追加注射一次量。TAT易致过敏反应,注射前必须作皮内敏感试验。如过敏,应按脱敏法注射。破伤风免疫球蛋白由人体血浆中免疫球蛋白提纯而成,因无血清反应,故不需作为过敏试验,在早期应用有效。

破伤风是一种死亡率很高的疾病,但因为病因明确,有效的预防措施主要是正确处理伤口和免疫注射。平时加强自我保护意识,避免皮肤受伤。儿童应定期注射破伤风类毒素或百白破三联疫苗,以获得自动免疫。一旦受伤,应及时对伤口进行清创;如伤前已进行过自动免疫,受伤后直接注射破伤风类毒素0.5ml即可;否则应进行破伤风抗毒素被动免疫注射。

（二）护理

1. 护理评估

(1)健康史：病人有无开放性损伤感染史,或新生儿脐带消毒不严,产后感染,外科手术史等,病人破伤风预防接种史等。

(2)身体状况：评估病人的前驱症状、肌肉收缩和痉挛症状发作的持续时间、间隔时间、严重程度等。注意病人有无呼吸困难、窒息或肺部感染等并发症。若为新生儿,注意其脐带残端有无红肿等感染迹象。

(3)心理社会状况：破伤风发病突然、病情严重,病人极为痛苦,并可引起窒息、骨折等并发症,病人多有焦虑、恐惧甚至濒死感;隔离性治疗措施可使病人感到孤独和无助;痉挛发作使病人又不能及时表达其需求;故护士应注意观察病人的躯体语言,善于通过其眼神或形体动作等及时了解病人的各种需要。同时应了解亲属对疾病的认识和对病人的身心支持程度。

2. 护理诊断/问题

(1)有窒息的危险　与持续性呼吸肌痉挛、误吸、痰液堵塞气道有关。

(2)有受伤的危险　与强烈的肌痉挛有关。

(3)有体液不足的危险　与反复肌痉挛消耗、大量出汗有关。

(4)营养失调:低于机体需要量　与肌痉挛消耗、摄入障碍有关。

(5)尿潴留　与膀胱括约肌痉挛有关。

(6)恐惧　与痉挛发作引起窒息有关。

3. 护理目标　病人呼吸道通畅,呼吸平稳;未发生坠床、舌咬伤及骨折等意外伤害;病人体液维持平衡,生命体征及尿量正常;营养摄入能满足机体代谢需要;病人能正常排尿;病人恐惧感消失。

4. 护理措施

(1)一般护理：

1)环境要求:将病人安置于隔离病室,保持安静,减少一切刺激,遮光,防止噪声,温度15℃～20℃,湿度约60%。治疗、护理等各项操作尽量集中,可在使用镇静剂30分钟内进行,以免刺激打扰病人而引起抽搐。病室内的急救药品和物品准备齐全,以便及时处理一些严重的并发症,如呼吸困难、窒息等。

2)保持静脉输液通路通畅:在每次抽搐发作后检查静脉通路,防止因抽搐致静脉通路堵塞、脱落而影响治疗。

3)遵医嘱给予镇静、解痉药物并观察疗效。

4)严格隔离消毒:破伤风梭菌具有传染性,为防止播散,应执行接触隔离制度。所有器械、敷料均需专用,使用后器械用0.5%有效氯溶液浸泡30分钟,或用1%的过氧乙酸浸泡10分钟,清洗后高压蒸汽灭菌;敷料应焚烧;用过的大单布类等包好,送环氧乙烷室灭菌后再送洗衣房清洗、消毒,病人的用品和排泄物均应消毒。护理人员应穿隔离衣,防止交叉感染。

(2)呼吸道管理:保持呼吸道通畅,备好气管切开包,如发生呼吸道梗阻,应立即通知医生行紧急气管切开。在痉挛发作控制后的一段时间内,给予雾化吸入,协助病人翻身、叩背,以利排痰;必要时吸痰,防止痰液堵塞。病人进食时注意避免呛咳、误吸。

(3)加强营养:协助病人进食高热量、高蛋白、高维生素的饮食,进食应少量多次,以免引起呛咳、误吸;病情严重者,提供静脉完全胃肠外营养,以维持人体正常需要。

(4)保护病人,防止受伤:防止病人坠床使用带护栏的病床。采用保护措施必要时使用约束带,防止痉挛发作时病人坠床和自我伤害;关节部位放置软垫保护,防止肌肉断裂和骨折;应用合适的牙垫,防止舌咬伤。

(5)严密观察病情变化:设专人护理,每4小时测量体温、脉搏、呼吸1次,根据需要测血压。病人抽搐发作时,要及时观察,记录抽搐的次数、时间、症状,并报告医生。准确、及时应用抗痉挛药物。注意观察痉挛发作前的征兆,以便及时加大药量,控制痉挛的发作。

(6)人工冬眠护理:人工冬眠过程中,做好各项监测,随时调整冬眠药物的用量,使病人处于浅睡状态。

(7)留置导尿管的护理:持续导尿并给予会阴部护理,防止感染。

(8)健康教育:

1)加强自我保护意识,避免皮肤受伤。避免不洁接产,以防止发生新生儿及产妇破伤风等。

2)出现下列情况应及时到医院就诊,注射破伤风抗毒素:①任何较深的外伤切口,如木刺、锈钉刺伤;②伤口虽浅,但沾染人畜粪便;③医院外的急产或流产,未经消毒处理者;④陈旧性异物摘除术前。

3)儿童应定期注射破伤风类毒素或百白破三联疫苗,以获得自动免疫。

5.护理评价 病人呼吸道是否通畅,有无呼吸困难表现;是否发生舌咬伤、坠床及骨折等意外伤害;病人生命体征及尿量是否正常;营养摄入能否满足机体代谢需要;病人能否自行排尿,病人恐惧感是否消失。

案例中,病人目前最主要的护理诊断是"有窒息的危险",与持续性呼吸肌痉挛、痰液堵塞等有关。应安排专人护理,减少一切刺激,避免痉挛发作,重点是环境的管理;遵医嘱给予镇静、解痉药物控制抽搐发作;保持呼吸道通畅,备好气管切开包,严密观察病情变化等。

二、气性坏疽

气性坏疽(gas gangrene)是由梭状芽孢杆菌所引起的一种严重急性特异性感染,以肌坏死或肌炎为主要特征。主要发生在肌组织广泛损伤的病人,少数发生在腹部或会阴部手术后的伤口处。此类感染因其发展急剧,预后较差。

(一)病因

梭状芽孢杆菌为革兰阳性厌氧杆菌,以产气荚膜杆菌、水肿杆菌和腐败杆菌为主,其次为产芽孢杆菌和溶组织杆菌等,临床上见到的气性坏疽,常是两种以上致病菌的混合感染。梭状芽孢杆菌广泛存在于人畜粪便和泥土中,所以易进入伤口。此外人体抵抗力低下和缺氧的伤口环境是气性坏疽发生的另一个重要原因。

(二)病因病理

气性坏疽的病原菌主要在伤口内生长繁殖,很少侵入血液循环引起败血症。产气荚膜杆菌可产生多种有害于人体的外毒素和酶,红细胞被破坏引起溶血、血红蛋白尿、尿少、肾组织坏死、水肿、液化,肌肉大片坏死,使病变迅速扩散、恶化。糖类分解产生大量气体,使组织膨胀;蛋白质的分解和明胶的液化,产生硫化氢,使伤口发生恶臭。大量的组织坏死和外毒素的吸收,可引起严重的毒血症。

(三)临床表现

1. 潜伏期　可短至 8~10 小时,但一般为 1~4 天。
2. 局部表现　病人自觉患部沉重,有包扎过紧感。以后,突然出现患部"胀裂样"剧痛,用一般止痛剂不能缓解。患部肿胀明显,压痛剧烈。伤口周围皮肤水肿、紧张,苍白、发亮,很快变为紫红色,进而变为紫黑色,并出现大小不等的水泡。伤口内肌肉由于坏死,呈暗红色或土灰色,失去弹性,刀割时不收缩,也不出血。伤口周围常扪到捻发音,表示组织间有气体存在。轻轻挤压患部,常有气泡从伤口逸出,并有稀薄、恶臭的浆液样血性分泌物流出。
3. 全身症状　早期病人表情淡漠,有头晕、头痛、恶心、呕吐、出冷汗、烦躁不安、高热、脉搏快速,呼吸急促,并有进行性贫血。晚期有严重中毒症状,血压下降,最后出现黄疸、谵妄和昏迷。

(四)治疗原则

一经诊断,需立即开始积极治疗。越早越好,可以挽救病人的生命,减少组织的坏死或截肢率。

1. 急症清创　术前准备应包括静脉滴注大剂量青霉素、输血等。病变区应作广泛、多处切开,清创范围应达正常肌组织,切口敞开、不予缝合。若整个肢体已广泛感染,应果断进行截肢以挽救生命。
2. 应用抗生素　首选青霉素,常见产气荚膜梭菌中对青霉素大多敏感,此时剂量需大,每天应在 1000 万 U 以上。大环内酯类(如琥乙红霉素、麦迪霉素)和硝基咪唑(如甲硝唑、替硝唑)也有一定疗效。氨基糖苷类抗生素对此类细菌已证实无效。
3. 高压氧治疗　提高组织间的含氧量,造成不适合细菌生长繁殖的环境,可提高治愈率,减轻伤残率。
4. 全身支持疗法,包括输血、纠正水、电解质失衡、营养支持和对症处理等,以改善机体全身状况。

(五)护理措施

1.疼痛护理　及时应用止痛剂,必要时给予麻醉止痛剂。酌情采用非药物镇痛技巧,如谈话、娱乐活动及精神放松等方法以减轻疼痛。对截肢后出现幻觉疼痛者,应给予耐心解释,解除忧虑和恐惧。伤口愈合过程,对伤肢实施理疗、按摩及功能锻炼,以减轻疼痛,恢复患肢功能。

2.加强伤口护理,促进组织修复　观察伤口周围皮肤的色泽、局部肿胀程度和伤口分泌物性质;对切开或截肢后的敞开的伤口,应用3%过氧化氢溶液冲洗,湿敷,及时更换伤口敷料;对接受高压氧治疗的病人,注意观察氧疗后的伤口变化。

3.促进截肢病人对自我形体改变的认可　向病人及亲属解释手术的必要性和重要性,帮助其正确理解并接受截肢术,鼓励病人正确看待肢体残障。指导病人安装和使用假肢,进行截肢后的适应性训练,教会病人自我护理的技巧。

4.预防感染性休克　密切观察病情变化,若发现病人出现意识障碍、体温降低或升高、脉搏和心率加快、呼吸急促、面色苍白或发绀、尿量减少等感染性休克表现时,及时报告医生。

5.严格隔离消毒　立即执行接触隔离制度,病人住隔离病室。医护人员进入病室要穿隔离衣,戴帽子、口罩、手套等,身体有伤者不能进入室内工作;病人的一切物品和排泄物都要严格隔离消毒,病人的敷料应焚烧;室内的物品未经处理不得带出病室。

6.健康教育　加强预防性宣教,包括引起气性坏疽的原因和预防知识;加强劳动保护,避免损伤;伤后及时就诊。指导病人对患肢进行自我按摩及功能锻炼,以便尽快恢复患肢的功能。指导截肢者正确安装、使用假肢和适当训练。

本章小结

外科感染是指需要外科治疗的感染,常为多种细菌的混合感染,局部症状明显,多为器质性病变,常有组织化脓坏死。外科感染中非特异性感染占大多数,致病菌有金黄色葡萄球菌、溶血性链球菌等,其病变通常先有急性炎症反应,继而形成局部化脓;而特异性感染中的破伤风主要表现为由其外毒素中的痉挛毒素所引起的肌肉紧张性收缩与阵发性痉挛,如不及时治疗,将危及病人生命。

在外科感染病人的护理工作中,护士首先应积极评估病人的感染原因、临床表现、心理状态,主动配合医生做好急救准备,对局部感染者做好局部手术引流、用药、理疗等,对全身感染者应及时观察了解病情变化,严重者需安排专人护理;关心体贴病人。

本章关键词:外科感染;全身性感染;破伤风

课后思考

1. 什么是外科感染？外科感染有哪些特点？有哪些分类？
2. 哪些浅部软组织化脓性感染须及时切开引流？为什么？
3. 简述全身化脓性感染的临床表现、治疗原则。
4. 破伤风病人的病室环境有何要求？

（路红春）

第九章 损伤病人的护理

案例

女性,47岁,农民,因骑摩托车摔伤致右小腿部撕裂伤,伤后用旧衣服的布条包扎止血,5小时后由亲属陪同入院。检查:病人右小腿部伤口约5 cm,有皮肤和皮下组织裂开,创面有泥土污染,无出血。病人一般情况尚可,营养中等,生命体征平稳,无糖尿病、高血压及其他慢性疾病。无药物过敏史,由于需要伤口冲洗,病人神情紧张,担心疼痛和伤口感染。

问题:
1. 如何判断损伤病人的病情?现场如何救护?
2. 病人目前最主要的护理问题是什么?应采取哪些护理措施?

本章学习目标

1. 掌握创伤的护理措施,挤压综合征原因、表现和处理原则;烧伤的概念、临床表现,烧伤病人补液原则、护理措施。
2. 熟悉创伤分类、表现、急救,开放性与闭合性创伤处理原则;烧伤面积与深度计算方法,特殊烧伤病人特点,烧伤病人处理原则;清创术与更换敷料步骤及换药的注意事项。
3. 了解创伤的病理生理变化,创伤修复;烧伤病人的病理生理变化。
4. 护理时应具有爱伤观念,关心爱护病人。

损伤(injury)是指人体受各种致伤因子作用后发生组织结构破坏和功能障碍,及其所带来的局部和全身的反应。若由一种致伤因子同时引起多部位或脏器的损伤,称为多发性损伤。两种以上致伤因子对同一个体造成的损害,称为复合性损伤。损伤的原因有机械性、物理性、化学性以及生物性多种。机械性损伤亦称创伤,多见于工伤、交通事故、自然灾害和战伤。物理性损伤主要由高温、寒冷、电流、放射线等物理因素所致。化学性损伤由强酸、强碱、毒气等化学因素所致。生物性损伤可由毒蛇、虫、兽等生物因素所致。本章主要就机械性损伤、烧伤、冻伤及其有关治疗护理进行介绍。

第一节 创 伤

创伤(trauma)有广义和狭义之分,广义的创伤是指各种机械、物理、化学和生物等外源性致伤因素造成的机体损伤,狭义的创伤是指机械性致伤因素作用于机体,导致体表皮肤、黏膜和(或)体内组织器官结构完整性的损害,同时或相继出现的一系列功能障碍和/或精神障碍。本节主要介绍狭义的创伤,是临床最常见的一种损伤。

一、疾病概要

(一)病因和分类

创伤的分类是为了给创伤作出正确的诊断,以便使伤员得到及时而有效的救治。根据需要可从不同角度进行分类。

1. 致伤因素分类　可分为钝挫伤、挤压伤、冲击伤、爆震伤、切割伤、火气伤等。

2. 损伤部位分类　一般分为颅脑、颌面部、颈部、胸(背)部、腹(腰)部、骨盆、脊柱脊髓和肢体损伤等。

3. 伤后皮肤或黏膜的完整性分类

(1)闭合性损伤:损伤后皮肤黏膜保持完整,以下暴力因素常致闭合性创伤:1)挫伤:钝器或钝性暴力所致。2)扭伤:常发生于关节周围,关节部位的某一侧因过大牵拉力使关节异常扭转。3)挤压伤:指机体大范围的皮下组织或肌组织受巨大暴力辗挫或长时间挤压所造成的损伤。4)震荡伤:多由爆炸产生的冲击波形成的高压及高速气流引起。

(2)开放性损伤:损伤部位皮肤或黏膜有破损,以下暴力因素常致开放性创伤:1)擦伤:受伤部位表面与致伤物切线运动接触,发生摩擦。2)刺伤:尖锐而细长物体穿入导致。3)切割伤:多因锐器或边缘锐利的物体切割所致。4)砍伤:刃器较重、作用力较大,接近垂直方向运动。5)撕裂伤:多由运转的机器、车辆等动力牵拉导致。6)火器伤:主要由子弹、弹片、爆炸、高速致伤物导致。(案例中病人属于开放性损伤)

4. 损伤程度分类　根据损伤是否影响活动、有无残疾、是否危及生命。

(1)轻度:主要伤及局部软组织,只需局部处理或小手术治疗。

(2)中度:伤及广泛软组织、可伴腹腔脏器损伤、上下肢骨折等复合伤,需手术治疗,但一般无生命危险。

(3)重度:指危及生命或治愈后可能留有严重残疾的损伤。

(二)病理生理

机体在致伤因素的作用下,迅速产生局部炎性反应和全身性防御反应。针对不同的创伤,机体的反应不同。

1. 局部反应　创伤后,局部血管通透性增加、血浆成分外渗,造成局部肿胀、组织内压增高,加上缓激肽等释放引起疼痛。白细胞等趋化因子迅速集聚于伤处吞噬和清除致病菌或异物,促进炎症消散。创伤性炎症反应是一种保护性反应,一般在3~5日后趋于消退。

2. 全身反应 严重创伤时,大量释放的炎性介质和细胞因子,引起机体发热、基础代谢率增高,出现高血糖、高乳酸血症,从而导致负氮平衡;水、电解质代谢紊乱可致水钠潴留,钾排出增多;亦可出现钙磷代谢异常等。严重创伤可致机体免疫防御能力下降,使机体对感染的易感性增加。

3. 创伤的修复

(1)创伤修复方式:创伤愈合的基础是组织的修复,基本方式是由伤后增生的细胞和细胞间质充填、连接或代替缺损的组织。大多数组织伤后不能由原来性质的细胞修复而是由其他性质的细胞(多为成纤维细胞)增生替代而形成瘢痕愈合,达到结构和功能的稳定。

(2)创伤愈合类型 1)一期愈合或原发愈合:组织修复以本来细胞为主,修复处仅含少量纤维组织,修复迅速,伤口边缘整齐、严密、呈线状,组织结构和功能修复良好。多见于创伤程度轻、范围小、无感染的伤口或创面。2)二期愈合或瘢痕愈合:修复以纤维组织为主。需周围上皮逐渐覆盖或植皮后才能愈合,此类愈合对局部结构和功能有不同程度的影响,多见于伤口组织缺损较大、发生化脓性感染或有异物存留的伤口。

(3)影响创伤愈合的因素:创伤愈合取决于创伤的程度和组织本身的再生能力,影响创伤愈合的因素有局部和全身因素。

1)局部因素:如细菌感染、创口内异物存留、血运障碍、创口引流不畅、创口位于关节处、局部制动不够。

2)全身性因素:年龄、营养不良、低蛋白血症、糖尿病、结核、肿瘤等慢性疾病、大量使用抑制细胞增生类(如皮质类固醇)药物、免疫功能低下等。

(三)临床表现

因创伤的原因、部位、程度等不同,临床表现各异。本节仅述及常见创伤的共性表现和常见并发症。

1. 局部表现

(1)疼痛:疼痛的程度与创伤部位、性质、范围、炎症反应强弱有关。疼痛于活动时加剧,制动后减轻,常在受伤2～3日后逐渐缓解。严重创伤并发休克时,病人常不能主诉疼痛,内脏损伤所致的疼痛常定位不准确。创伤后疼痛若持续或加重,则可能并发感染。

(2)肿胀:因局部出血、炎症反应所致,伤后2～3日达到高峰。可伴有淤斑、血肿,严重肿胀可致局部或远端肢体血供障碍。

(3)伤口或创面:开放性创伤多有创口或创面,其类型随受伤原因而异。

按伤口清洁度分为清洁伤口、污染伤口和感染伤口。

1)清洁伤口:指无菌手术切口,也包括经过清创的无明显污染的创伤伤口。

2)污染伤口:指有细菌污染,但未发生感染的伤口,一般伤后8小时内的伤口属于污染伤口。

3)感染伤口:指伤口有脓液、渗出液及坏死组织等,周围皮肤常红肿。

(4)功能障碍:因解剖结构破坏、疼痛或炎症反应所致。神经或运动系统创伤所致的功能障碍有定位诊断价值。

2.全身表现

(1)生命体征变化:1)中、重度创伤病人常有发热,因创伤出血、组织坏死分解或创伤产生的致热因子导致,体温一般不超过38.5℃,但脑损伤致中枢性高热体温可达到40℃,并发感染时体温异常升高。发热时伴有脉搏和呼吸频率的增加。伤后儿茶酚胺分泌增加使心率和脉搏加快,周围血管收缩使舒张压上升导致脉压缩小。2)重度创伤或伤及大血管者可发生大出血或休克,导致血压降低,脉搏细弱。

(2)全身炎症反应综合征:创伤后由于交感神经-肾上腺髓质系统兴奋,大量儿茶酚胺及其他炎性介质的释放、疼痛、精神紧张和血容量减少等因素引起体温、心血管、呼吸和血细胞等方面的异常。体温>38℃或<36℃,心率>90次/分,呼吸>20次/分或过度通气,$PaCO_2$<32mmHg(4.3kPa),血 WBC>$12×10^9$/L 或 <$4×10^9$/L 或未成熟细胞>0.1%。

(3)其他:因失血、失液,病人可有口渴、尿少、纳差、疲倦、失眠甚至月经异常。

3.并发症

化脓性感染是最常见的并发症,局部可发生伤口感染、伤口出血、伤口裂开等并发症。伤口出血常发生在48小时内,伤口感染可以是非特异性感染或破伤风、气性坏疽等特异性感染,伤口裂开是由于伤口未愈合发生的皮肤以下各层或全层的完全分离。重度创伤并发感染和休克后,可发生急性肾衰竭、成人呼吸窘迫综合征等多系统器官功能衰竭。

(四)辅助检查

1.实验室检查 血常规可判断失血、血液浓缩和感染的情况,尿常规可检查有无泌尿系统损伤等。电解质检查可分析水、电解质、酸碱平衡紊乱的情况。还可做凝血功能、动脉血气分析、肝肾功能检查等了解损伤对机体的影响。

2.诊断性穿刺 常用于闭合性损伤的诊断,有助于判断内脏器官有无破裂、出血。如胸腔穿刺可明确血胸或气胸,腹腔穿刺或灌洗可证实内脏破裂、出血,心包穿刺可证实心包积液或积血。

3.影像学检查 X线透视或摄片可了解骨折类型和损伤程度,对怀疑有胸部、腹部损伤者可明确有无气胸、血气胸、腹腔积气等。B超可发现胸、腹腔的积血及肝、脾的包膜是否完整。CT可以诊断颅脑损伤和某些腹部实质器官及腹膜后的损伤。MRI对脊髓、颅底、骨盆底部等处损伤的诊断尤具优越性。

4.置管检查 放置导尿管或灌洗可诊断尿道或膀胱的损伤,留置导尿观察每小时尿量,作为补液、休克观察的指标。留置中心静脉导管可监测中心静脉压,辅助判断血容量和心功能。若诊断性穿刺不能明确诊断,可在穿刺后置入导管进行灌洗,再抽取灌洗液作检查,如腹腔置管灌洗等。

5.其他 严重创伤病人,还可根据需要采用多种功能监护仪器和其他实验室检查方法,监测心、肺、脑、肾等重要脏器功能。

案例分析1: 由受伤史、局部及全身情况及方面进行评估,以判断病人受伤原因、受伤部位、伤口完整性、伤口有无感染、出血量、有无神经、血管及内脏损伤等并发症、有无影响伤口愈合的因素等,并判断损伤程度,此病人是摔伤导致的开放性损伤,出血量不多,是污染性伤口,无骨折,无其他并发症,损伤程度为轻度,营养状况好,对伤口愈合无影响的其他局部和全身因素需要继续评估,并进一步完善辅助检查。

(五)治疗原则

处理原则是优先抢救生命,待生命体征稳定后再实施其他治疗措施,尽可能保存或修复损伤的组织与器官,并恢复其功能。

1.急救目的是挽救生命,优先抢救心跳、呼吸骤停、窒息、大出血、张力性气胸、休克等急症,如骨盆骨折合并尿道损伤和休克时,处理的顺序应是先抗休克,其次处理尿道损伤,然后行骨盆牵引固定。常用技术是复苏、通气、止血、包扎、固定、局部制动等。

2.闭合性创伤的处理 局部休息、抬高、制动、早期冷敷,1～2日后热敷、理疗等。重要脏器伤或血管伤需紧急手术处理。

3.开放性创伤的处理 擦伤、表浅的小刺伤和小切割伤给予非手术处理,若开放性创伤伴严重内脏器官损伤、出血者给予手术处理,进行清创。损伤的局部处理原则应根据伤口的类型和有无污染作相应的处理。清洁伤口可直接对合缝合,污染伤口可清创后缝合,感染伤口暂不缝合,清创后全身应用抗生素、局部进行引流。

(1)着重维持循环、呼吸,补充血容量,保持呼吸道通畅,维持体液及电解质平衡和能量代谢,保护肾功能等。较重创伤卧床休息,体位应利于呼吸运动和保持伤处静脉血回流,如半卧位利于呼吸、抬高受伤的下肢以减轻肿胀。

(2)受伤的局部应适当制动,可缓解疼痛,且利于组织修复。有骨折、血管损伤、神经损伤、肌腱损伤等,更应重视制动。

(3)预防和治疗感染。

(4)维持体液平衡和营养代谢。

案例分析1:此病人为开放性损伤,现场救护时首先检查有无骨折、脏器损伤等,有无危及生命问题,此病人主要是局部处理,进行伤口止血、固定、包扎,并迅速送入医院进一步处理。

二、护　理

(一)护理评估

1.健康史 包括病人的一般情况、受伤史、既往史等。

首先应了解病人的受伤史,通过简单迅速地询问病人、损伤目击者或现场救护人员初步判断是否有潜在的重大伤害。包括了解受伤时间、地点、部位;是刺伤、砍伤、挤压伤、高处坠落伤还是交通事故伤等;伤后出现的症状及演变过程,如有无心搏骤停、气道不畅或阻塞、大出血或活动性出血、有无尿闭、少尿、血尿;现场采取过何种急救措施,时间、效果如何。

2.身体状况

(1)局部:受伤处有无青紫、淤斑、肿胀、疼痛及功能障碍;有无伤口,大小和深度,污染程度,是否有血肿或留有异物;有无出血,出血量;有无合并伤及其他脏器损伤。常见致伤因素局部损伤特点:

①挫伤:伤口面积大,可造成皮下脂肪、小血管、肌肉损伤。②扭伤:可发生半脱位、韧

带、肌腱、肌肉损伤或撕裂。③挤压伤:压力解除后即可出现广泛出血、血栓形成、组织坏死和严重的炎症反应。④震荡伤:常导致内脏器官、耳鼓膜损伤。⑤擦伤:出现表皮细胞脱落,血液渗出。⑥刺伤:伤口较小而深,可能伤及多层组织或内脏,有时可造成异物存留,易并发厌氧菌感染。⑦切割伤:易造成血管、神经、肌腱组织损伤,伤口边缘较整齐。⑧砍伤:伤口较深,可伤及骨。若刀刃较钝,伤口边缘则比较粗糙,炎症反应较明显。⑨撕裂伤:出现浅表和深部组织的撕脱与断裂,伤口多不规则,呈瓣状、星状,或线形断裂,皮肤成片撕脱。⑩火器伤:伤口大小、形态、深浅不一。伤口虽然较小,但常造成体腔内脏器官的严重损害,并可致体腔开放、大出血、内脏器官破裂、穿孔或异物滞留。

(2)全身:伤后全身一般情况检查,见表9-1。

表9-1 创伤后全身状况一般检查

伤后变化	检查方法
血容量不足	脉搏、血压、末梢循环改变、尿量、CVP
急性贫血	面唇颜色、甲床、红细胞、血红蛋白、红细胞压积
电解质失衡	血清钠、钾、钙、氯化物
酸碱失衡	呼吸、意识、抽搐、pH、二氧化碳结合力
感染	体温、白细胞及分类、细菌培养
肾功能改变	尿量、尿常规、血清肌酐或尿素氮
肝功能改变	血清胆红素、谷丙转氨酶

(3)辅助检查:协助判断有无闭合性损伤或有无其他脏器的合并伤。

(4)创伤严重程度:创伤指数,按创伤的部位、性质、循环、呼吸和意识五部分,各分四等分别记1、3、5、6分表示严重程度,表中五项记分相加。总分在9以下为轻伤,总分10~16者为中度损伤,无生命危险。总分17~20者为危重,应考虑有多系统损伤。总分21以上者,死亡率增高(表9-2)。

表9-2 创伤指数评分标准

记分	受伤部位	受伤性质	循环状况	呼吸	意识
1	四肢	撕裂伤	基本正常	胸痛	嗜睡
3	躯干、背部	挫伤	收缩压60~100mmHg 脉搏100~140次/分	呼吸困难	呆滞
5	胸部	刺伤	收缩压<60mmHg 脉搏>140次/分	紫绀	半昏迷
6	头、颈、腹	钝器或火器伤	血压、脉搏测不到	无呼吸	昏迷

案例中病人下肢撕裂伤,其他无异常发现,根据创伤指数评分标准,评分为2分为轻伤。

3. 心理社会状况 病人及家属对突受损伤打击的心理承受程度以及心理变化,如有无紧张、恐惧或焦虑等。同时了解病人对损伤的认知程度及对治疗的信心。

（二）护理诊断/问题

1. 体液不足　与损伤或失血过多有关。
2. 急性疼痛　与损伤导致局部炎症反应或伤口感染有关。
3. 组织完整性受损　与致伤因子导致皮肤组织结构破坏有关。
4. 躯体活动障碍　与躯体或肢体受伤、组织结构破坏或剧烈疼痛有关。
5. 潜在并发症：伤口出血、感染、挤压综合征。

（三）护理目标

病人有效循环血量恢复,生命体征稳定;自述疼痛逐渐减轻,舒适感增加;病人伤口得以妥善处理,受损组织逐渐修复;受伤部位功能逐渐恢复,能自主活动;病人无并发症发生或并发症能被及时发现与处理。

（四）护理措施

对于各种类型的创伤,妥善的现场救护是挽救病人生命的重要保证,并为治疗奠定基础。急救措施包括伤口的止血、包扎、固定、循环和呼吸功能的支持等。优先解决危及生命的紧急问题,并将病人迅速安全运送至医院。

1. 维持有效循环血量

（1）止血：根据出血部位和性质的不同,选用指压、加压包扎、填塞、止血带或手术等方法迅速控制伤口的出血。抗休克裤有助控制下肢或骨盆大出血,兼顾固定下肢骨折。

（2）体位：血压不平稳者平卧或根据受伤部位选择合适的体位,下肢未受伤者可抬高下肢,以促进静脉血液回流。

（3）静脉输液：迅速建立2～3条静脉输液通道;根据医嘱,给予病人输液、输血或应用血管活性药物等;根据血压和CVP,安排输液种类和调整输液、输血等速度,以尽快恢复有效循环血量并维持循环的稳定。

（4）监测生命体征：对生命体征不稳定者,定期监测呼吸、血压、脉搏、CVP和尿量等并认真作好记录。经积极抗休克仍不能有效维持血压时,须在抗休克同时作好手术准备。

2. 体位和局部制动　较重创伤病人卧床休息,其体位应利于呼吸和促进伤处静脉回流,如半卧位时膈肌下降便于呼吸运动,患肢抬高可促进静脉回流减轻肿胀,可用绷带、夹板、石膏、支架等进行固定。

3. 缓解疼痛　根据疼痛强度,遵医嘱合理使用镇静、止痛药物,同时注意观察病情变化和药物的不良反应。软组织挫伤,伤后早期局部冷敷,以减少组织内出血,24小时后给予热敷以利于炎症消退。骨与关节损伤时加以固定和制动可减轻疼痛刺激。肢体受伤时应抬高患肢,有利于伤处静脉血回流和减轻肿胀,从而减轻局部疼痛。

4. 开放性损伤伤口清创术护理

（1）术前护理：告知病人清创术的相关知识,协助病人采取适当的体位,并用约束带适当固定肢体。准备所需物品。协助医师清理伤口,包括清创、缝合、包扎和固定。

(2)术后护理:

1)抬高患肢,以利伤口引流和减轻肿胀。骨、关节创伤或神经、肌腱、血管修补术后病人须制动,但非创伤部位需适当活动,指导病人将损伤肢体的关节置于功能位。

2)观察伤口,注意预防伤口感染和继发性出血。保持引流通畅,注意观察放置引流物的伤口引流是否通畅和有效。不同伤口处理方法见本章第四节。

3)预防感染,遵医嘱给予抗生素与TAT。加强营养。

4)协助病人功能锻炼,待病人的病情稳定后,鼓励、指导并协助病人早期活动和进行功能锻炼,以预防发生关节僵硬和肌萎缩等功能性并发症。

5.闭合性损伤病人的护理

(1)局部冷敷或热敷:闭合性损伤,24小时内予以局部冷敷,以减少局部组织的出血和肿胀;24小时后改用热敷,以促进血肿和炎症的吸收。指导病人进行理疗、按摩和功能锻炼。

(2)观察全身和局部情况的变化:观察生命体征是否平稳,血压有无波动。胸部损伤的病人有呼吸急促时,应警惕是否发生气胸等。腹部损伤的病人出现腹部胀痛时,应警惕是否发生腹内脏器破裂或出血。对肢体损伤严重者,应定时测量肢体周径、注意末梢循环、肤色和温度。

6.并发症的观察和护理

(1)伤处出血:指意外损伤后48小时内发生的继发性出血,也可发生在修复期任何时间。严密观察敷料是否被血液渗透,引流液的性质和量,病人有无面色苍白、肢端发凉、脉搏细速等表现。若发现异常应及时报告医师并立即建立静脉输液通道,以备快速输液、交叉配血试验等处理。

(2)伤口感染:多见于开放性创伤的病人。若伤口出现红、肿、热或已减轻的疼痛加重,体温升高、脉速,白细胞计数明显增高等,表明伤口已发生感染,应及时报告医师并协助处理。可根据医嘱予以局部理疗和应用有效抗菌药物等促进炎症吸收。若已形成脓肿,则应协助医师做好脓肿切开引流术的准备,协助留取脓液作细菌培养和药敏试验。

(3)挤压综合征:凡肢体受到重物长时间挤压致局部肌缺血、缺氧改变,继而引起肌红蛋白血症、肌红蛋白尿、高血钾和急性肾衰竭为特点的全身性改变,称为挤压综合征。当病人局部压力解除后,出现肢体肿胀、压痛、肢体主动活动及被动牵拉活动引起疼痛、皮温下降、感觉异常、弹性减退,在24小时内出现茶褐色尿或血尿等改变时,提示可能并发了挤压综合征,应及时报告医师并协助处理。

1)早期禁止抬高、按摩和热敷患肢。

2)协助医师切开减压,清除坏死组织。

3)遵医嘱应用碳酸氢钠及利尿剂,防止肌红蛋白阻塞肾小管,对行腹膜透析或血液透析治疗的肾衰竭病人作好相应护理。

7.健康教育

(1)宣传安全知识,加强安全防护意识。

(2)一旦受伤,无论是开放性或闭合性损伤,都要及时到医院就诊,开放性损伤时尽早接受清创术并注射破伤风抗毒素。

(3)强调功能锻炼的重要性,督促病人积极进行身体各部位的功能锻炼。防止肌萎缩和关节僵硬等并发症的发生。

(五)护理评价

病人生命体征是否稳定,有无体液失衡发生;病人疼痛是否得到有效控制,;伤口有无感染发生,是否愈合;病人功能锻炼是否达到预期效果,各部分功能是否恢复,有无并发症发生。

案例分析2:病人目前最主要的护理问题是焦虑、伤口有感染的可能和疼痛。在对伤口进行清创的同时进行心理护理,评估病人的疼痛程度,给予相应止痛护理。预防感染,遵医嘱给予抗菌素与TAT,注意观察伤口,指导功能锻炼。

第二节 烧伤

烧伤(burn)是指由热力所致组织损伤的统称,包括由火焰、热力、光源、化学腐蚀剂、电流、放射线等因素所致的损伤。一般烧伤多指单纯因热力,如火焰、热液、热蒸气、热金属物体等所致的组织损伤。本节主要介绍热力所致烧伤。

一、疾病概要

(一)评估和分类

1. 分类 烧伤的分类是为了给烧伤严重程度作出正确的诊断,以便伤员得到及时而有效的救治。

(1)按烧伤深度分类:目前普遍采用的是三度四分法,即Ⅰ度、浅Ⅱ度、深Ⅱ度及Ⅲ度烧伤,Ⅰ度、浅Ⅱ度为浅度烧伤,深Ⅱ度和Ⅲ度则为深度烧伤(图9-1)。

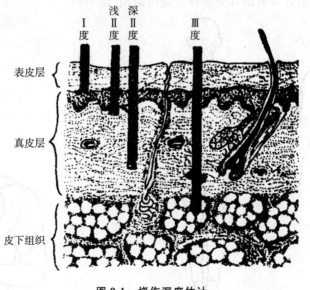

图9-1 烧伤深度估计

(2)按烧伤程度分类:国内对烧伤程度的分类依据烧伤的面积和烧伤的深度进行综合评估。

2.评估

(1)烧伤面积评估。

1)中国新九分法:是根据我国实测人体后获得(图9-2)。

表9-3 中国新九分法

部位		占成人体表(%)	占儿童体表(%)
头颈	发部 3	9	9+(12-年龄)
	面部 3		
	颈部 3		
双上肢	双手 5	9×2	9×2
	双前臂 6		
	双上臂 7		
躯干	躯干前 13	9×3	9×3
	躯干后 13		
	会阴 1		
双下肢	双臀 5(女为6)	9×5+1	9×5+1-(12-年龄)
	双足 7(女为6)		
	双小腿 13		
	双大腿 21		

2)手掌法:不论性别、年龄,病人自己一侧五指并拢的手掌面积约为体表总面积的1%,常用于小面积烧伤估计或辅助九分法评估烧伤面积(图9-3)。

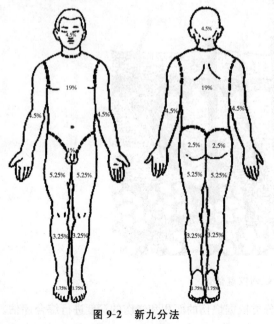

图9-2 新九分法

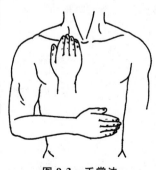

图9-3 手掌法

(2)烧伤程度评估。

1)轻度烧伤:Ⅱ度烧伤面积≤10%。

2)中度烧伤:Ⅱ度烧伤面积11%~30%;或Ⅲ度烧伤面积<10%。

3)重度烧伤:总面积31%~50%;或Ⅲ度面积11%~20%;或Ⅱ度、Ⅲ度烧伤面积虽不达上述百分比,但已发生休克等并发症、呼吸道烧伤或有较重的复合伤。

4)特重烧伤:总面积>50%;或Ⅲ度烧伤20%以上;或已有严重并发症。

(二)病理生理

根据烧伤后的病理生理反应及临床特点,一般将烧伤的临床过程分为三期,但并非所有烧伤病人都经过该三期。三期之间可互相重叠、互相影响。

1. 急性渗出期 毛细血管内皮的直接损伤和多种化学递质,导致微血管通透性增加,机体水分、钠盐和蛋白质丧失。小面积浅度烧伤,体液渗出量有限,主要表现为局部水肿,深度大面积烧伤,体液的渗出量大,机体不足以代偿而导致有效循环血量下降发生休克。烧伤后的体液渗出可自伤后数分钟开始,2~3小时最快,8小时达高峰,12~36小时减缓,48小时后趋于稳定并开始回吸收。因此,烧伤后48小时内,最大的危险是发生低血容量性休克,故又称此期为休克期。

2. 急性感染期 烧伤后皮肤完整性和生理屏障被损坏,加之严重烧伤后,机体防御能力降低,通常在休克的同时即可并发局部和全身性感染。受伤后2~10天,烧伤局部含大量细菌毒素渗液开始重吸收,引起全身中毒症状,但血培养可呈阴性,称创面脓毒症。另一高峰期是伤后2~3周,此时焦痂脱痂,或广泛切痂时创面暴露,若创面处理不当或在病人抗感染能力极低的情况下,大量毒素入血,导致败血症。此时血培养呈阳性。

3. 修复期 在创面出现炎症改变后不久就开始。Ⅰ度及浅Ⅱ度烧伤可以自行痊愈,而深Ⅱ度形成瘢痕,Ⅲ度烧伤要植皮修复。形成瘢痕后可导致肢体畸形和功能障碍。

(三)临床表现

以头、脸、颈、手、四肢等暴露部位和功能部位居多。烧伤的临床表现取决于烧伤的面积和程度,严重烧伤常可危及生命。

1. 局部反应

(1)烧伤后病人出现疼痛,尤其浅Ⅱ度烧伤疼痛剧烈。

(2)皮肤因蛋白质变性和酶失活而发生变质、坏死,而后脱落或因蛋白凝固或炭化,最后形成焦痂。

(3)烧伤区局部毛细血管扩张、充血、血栓形成、少量血浆渗入细胞间隙而红肿、疼痛,严重者,毛细血管壁通透性增高,血浆渗出增多,表皮与真皮之间形成水疱和组织水肿。

2. 全身反应

(1)严重烧伤后不久心输出量即有明显下降,表现为面色苍白、呼吸急促、脉搏细速、皮肤湿冷、尿量减少等低血容量性休克的症状。

(2)大面积烧伤病人可出现体温升高等反应。

(3)分解代谢增加,出现能量不足和负氮平衡。

(4)红细胞减少,出现血红蛋白尿和贫血。
(5)免疫功能降低。

表9-4 烧伤深度的鉴别及临床转归

烧伤深度	Ⅰ度(红斑)	Ⅱ度(水疱)		Ⅲ度(焦痂)
		浅Ⅱ度	深Ⅱ度	
烧伤深度	表皮层,生发层健在	伤及生发层,甚至真皮乳头层	真皮深层,但残留皮肤附件	皮肤全层,可伤及皮下组织、肌肉和骨骼
局部病理	毛细血管扩张、充血、渗出	血浆渗出,积于表皮与真皮之间	变质的皮肤增厚,皮下层渗出明显	组织细胞缺水、坏死、蛋白凝固形成焦痂
临床特征	表皮红肿,局部红斑,无水疱,干燥	水疱大而饱满,创面渗液多,湿润、潮红,水肿明显	水疱小而厚,创面渗液少,浅红或红白相间,基底肿胀明显,有出血点和网状栓塞血管	创面苍白或焦黄炭化,干燥呈皮革样,可见树枝状血管栓塞
感觉	微过敏,烧灼样刺痛	感觉过敏,剧痛	感觉迟钝,疼痛	感觉消失
拔毛痛	痛	痛	微痛	不痛,且易拔出
温度	微增(热)	增高	稍低	局部发凉
愈合过程	3~5天脱屑,痊愈,无瘢痕	因生发层部分被毁,无感染,2周内痊愈,不留瘢痕,短期色素沉着	无严重感染,3~4周愈合,因残留皮肤附件增生覆盖创面前已形成肉芽,故有轻度瘢痕和色素沉着	3~5周焦痂脱落呈现肉芽创面,因无上皮再生来源,小创面可由周围健康上皮长入而有瘢痕,大创面须植皮有畸形

3.吸入性损伤 吸入火焰、干热空气、蒸汽、有毒或刺激性烟雾或气体所致,吸入毒性气体还可出现全身性中毒表现。

(四)治疗原则

1.烧伤的急救 去除致伤原因后,迅速抢救危及病人生命的损伤。

(1)迅速脱离致热源,保护受伤部位:热液烫伤应立即脱下衣服;燃烧衣物可用水浇或卧倒慢慢打滚以灭火,不得奔跑或用手扑火。

(2)保护受伤部位:脱离热源后,为防止余热继续损伤组织,就地进行冷疗,用冷水冲淋或浸浴以降低局部温度。伤处的衣裤应剪开取下,不可剥脱,避免再损伤局部。创面一般不做特殊处理,不涂任何药物,可用消毒敷料或清洁被单包扎覆盖,防止创面的再损伤和污染。

(3)保持呼吸道通畅:火焰烧伤后呼吸道受火焰、烟雾等损害可致吸入性损伤,引起呼吸窘迫,须十分重视呼吸道通畅,可行气管切开,进行人工通气。

(4)其他救治:镇静和止痛,简单而有效地处理严重复合伤(止血、骨折固定、包扎,开放性气胸的闭合),纠正低血容量等。

(5)转送:烧伤病人可通过院前急救建立静脉通道,给予补液等治疗,先抗休克,待病情平稳后再转送,尽早在伤后 2~3 小时送往医院救治,以免延误早期治疗,失去关键救治时机。

2.液体疗法　液体疗法是防治休克的主要措施,应补充血容量,安排和调节补液速度和量。

(1)轻度烧伤:可口服烧伤饮料,配方是 100ml 水中加食盐 0.3g、碳酸氢钠 0.15g、苯巴比妥 0.005g。

(2)中度以上烧伤:

1)补液量估计:根据烧伤早期体液渗出的规律估计补液总量。国内通用按烧伤面积和体重计算补液量和补液方案。

①伤后第一个 24 小时:每 1% 烧伤面积(Ⅱ度、Ⅲ度)每公斤体重补充胶体液和电解质液共 1.5ml(儿童为 1.8ml,婴儿为 2ml),另加每日生理需水量 2000ml(儿童 60~80ml/kg,婴儿 100ml/kg)。即:

第一个 24 小时量 = 体重(kg)×烧伤面积×1.5ml(儿童为 1.8ml,婴儿为 2ml)+ 2000ml(儿童 60~80ml/kg,婴儿 100ml/kg)

②伤后第二个 24 小时:电解质液和胶体液为第一个 24 小时计算量的一半,再加每日生理需水量。

③伤后第三个 24 小时:视病人病情变化而定。

2)安排补液种类:轻中度烧伤胶体液和电解质液的比例为 0.5∶1,重度烧伤比例为 0.75∶0.75。胶体液首选血浆,以补充渗出丢失的血浆蛋白;大面积深度烧伤时因损害大量红细胞,可输部分全血。晶体液以平衡液为主,可避免高氯血症和纠正部分酸中毒,其次选用等渗盐水,而生理需要量为 5% 或 10% 葡萄糖溶液。重度烧伤或发生休克者,应增加输入 5% 碳酸氢钠,以纠正酸中毒、碱化尿液。

3)估算补液速度:输液速度先快后慢。补液总量的一半应在伤后 8 小时内输入,另一半于其后 16 小时输完。

3.处理创面　可预防和控制局部感染,减少败血症,促进创面早日愈合,并有利于全身情况和功能的恢复。

创面处理原则:Ⅰ度创面无需特殊处理,主要是保持清洁,减轻疼痛;面积小或肢体的浅Ⅱ度创面,一般采用包扎疗法,防止感染,减轻疼痛,促进愈合;深Ⅱ度创面,防止感染,保护残存的上皮组织,促进愈合,减少瘢痕形成;Ⅲ度创面,防止感染,保持焦痂完整、清洁和干燥;有计划地早期去除坏死组织,并且植皮覆盖,缩短愈合时间,减轻瘢痕挛缩。

(1)创面的初期处理(清创):病人入院后立即清创。并发休克者须先抗休克,待休克基本稳定后,及早清创。浅Ⅱ度完整的大水疱可用注射器抽去疱液或低位剪开引流,保留疱皮。水疱已破损且污染,或深Ⅱ度水疱及Ⅲ度创面的腐皮均宜剪除并吸干创面。四肢环形焦痂、颈胸环形焦痂应切开减压。清创后创面根据烧伤部位、深度,采用暴露或包扎法。

(2)包扎法:包扎疗法主要适用于四肢,特别是手、足创面,可起到保护创面、预防外源性污染、吸收部分渗液、防止水分过度蒸发及热量消耗的作用。但无法随时观察创面,细菌易在敷料下繁殖而引起感染。创面消毒后,涂以烧伤软膏,覆盖厚层纱布从远心端到近心端均匀包扎,包扎压力应均匀,包扎厚度为3~5cm,包扎范围应超过创面边缘5cm。

(3)暴露法:暴露法常适用于头、面、颈、臀、会阴及躯干部位的烧伤,也用于大面积深度烧伤、绿脓杆菌或真菌感染的创面。趋于愈合或小片植皮的创面可用半暴露疗法。将创面暴露于温暖、干燥的空气中,局部应用1%磺胺嘧啶银霜、碘伏等处理,能促使创面迅速结痂,造成一个不利于细菌生长的条件,减轻并控制感染。

(4)去痂:深度烧伤形成的焦痂,有一定保护创面的作用。但第3周开始,在其自然分离脱落时,可并发感染增加败血症机会,故对其处理的原则是在其自然分离前保持干燥、清洁,防止发生感染,应有计划地安排去痂,再以植皮的方法消灭创面。

(5)植皮:新鲜创面可作游离皮片移植、皮瓣移植等,以修复皮肤与组织的严重缺损或功能障碍。

4. **防治感染** 抗菌药物外用仍为烧伤创面、特别是深度烧伤创面防止感染的有效方法。磺胺嘧啶银已长期广泛应用,目前多处于耐药,而甲磺灭脓(磺胺米隆)对焦痂有较好的穿透性。创面污染或中、重度烧伤者,均予注射破伤风抗毒素和全身使用抗菌药物。

5. **支持治疗** 大面积烧伤后,由于严重的分解代谢和大量蛋白类物质从创面丢失,病人很快即出现营养不良。故需增加热能、氮量的摄入,给予肠内、外营养支持。

二、护 理

(一)护理评估

1. **健康史** 包括病人的一般情况、受伤史、既往史等。着重了解病人烧伤的原因和性质、受伤时间、现场情况,评估有无危及生命的损伤,现场采取过何种急救措施、时间、效果如何、途中运送情况。

2. **身体状况** 评估面、颈、口鼻周围是否有烧伤痕迹,口鼻有无黑色分泌物;烧伤的深度、程度、面积;创面有无污染、渗出液的量和色泽,创面焦痂的颜色及范围,烧伤周围组织有无红肿和压痛等。是否存在吸入性损伤的迹象;有无血容量不足的表现;有无全身感染的征象。血细胞和红细胞比容是否升高,尿比重升高还是降低,血浆蛋白质和电解质有无异常。

3. **心理社会状况** 病人及家属对突受打击的心理承受能力以及心理变化,如有无紧张、恐惧或焦虑等,尤其是头面部烧伤可能遗留疤痕、畸形、功能障碍者。同时了解病人对烧伤的认知程度及对治疗的信心。

(二)护理问题/诊断

1. **体液不足** 与创面体液渗出过多有关。
2. **有感染的危险** 与皮肤屏障功能丧失和组织坏死有关。
3. **急性疼痛** 与创面痛觉敏感、局部炎症反应有关。
4. **有窒息的危险** 与呼吸道烧伤有关。
5. **体象紊乱** 与烧伤后毁容、肢残及躯体活动障碍有关。

(三)护理目标

病人血容量恢复,平稳渡过休克期;没有出现感染症状;病人自述疼痛逐渐减轻,舒适感增加;呼吸平稳,无气急,发绀;病人认同自我,情绪稳定,敢于面对伤后的自我形象,能逐渐适应生活和现状;能配合治疗及护理。

(四)护理措施

1. 急救护理 准备气管切开包、静脉切开包、导尿包、吸引装置、氧气、急救药物、静脉输液用物等。合并有严重外伤、肝脾破裂、大出血、张力性气胸等需及时手术,如有全身中毒应同时急救。迅速建立静脉通道,呼吸道烧伤病人如有声音嘶哑、呼吸困难,应立即配合医师进行气管切开,给予吸氧,并作好气管切开后护理。

2. 静脉补液护理 建立有效的周围或中心静脉通路并快速输液,同时注意避免因快速输液引起的心衰或肺水肿等,在输液中应严密观察病人的各项指标(详见第二章第五节)。当神志转为清醒、安静、尿量 30~70ml/h、成人脉搏<120 次/分钟、儿童<140 次/分钟、收缩压≥90mmHg、CVP 为 6~12cmH$_2$O、四肢温暖,表示病情好转。

3. 维持有效呼吸

(1)保持呼吸道通畅,及时清除口鼻和呼吸道分泌物:鼓励病人深呼吸、用力咳嗽咳痰,定时帮助其翻身、叩背、改变体位,以利于分泌物排出。密切观察,若发现病人有刺激性咳嗽、呼吸困难、呼吸频率增快、血氧饱和度下降、血氧分压下降等表现时,应积极做好气管切开或气管插管的准备。

(2)中、重度呼吸道烧伤病人多有不同程度缺氧,一般用鼻导管或面罩给氧,氧浓度40%左右,氧流量 4~5L/min。

(3)做好呼吸机辅助呼吸病人的护理和管理。

4. 加强创面护理,促进伤口愈合

(1)包扎疗法护理。

1)包扎时保持关节功能位;抬高患肢,以减轻肿胀。

2)包扎不能过紧,按时监测包扎肢体的脉搏、颜色及温度,以评估其血液循环情况。为避免发生粘连或畸形,应在手指、脚趾间及腋下等皱襞间,以敷料将皮肤接触面隔开。

3)保持敷料干燥,敷料潮湿时,须立刻予以更换,每次换药前,先给予镇痛剂,减少换药所引起的疼痛。

4)密切观察是否出现感染征象,如发热、伤口异味、疼痛加剧、渗出液颜色改变等,及时检查创面,发现感染征象及时更换敷料。如脓液绿色,有腥味,可能发生铜绿假单胞菌感染,可改用暴露疗法,污染敷料应烧毁。

(2)暴露疗法护理。

1)病人应安置于烧伤病房,病房应设有空气过滤装置,保持室内空气洁净。室内温度维持于 28~32℃,湿度维持在 50%左右,使创面暴露在温暖、干燥、清洁的空气中。

2)注意隔离,所有接触病人的用物,如床单、治疗巾、便盆等皆需消毒。

3)保持创面干燥,渗出期应定时以消毒敷料吸去创面过多的分泌物,表面涂用抗菌药物,以减少细菌繁殖,避免形成厚痂。若发现痂下有感染,应立即去痂引流,清除坏死组织。注意保持床单的干燥和清洁。

4)创面尽可能不受压或减少受压,定时翻身,有条件可用翻身床。已结痂时防止过度活动,避免痂皮裂开出血或感染。

5)适当约束肢体,防止抓伤。

(3)植皮病人护理。具体见第十二章第二节。

(4)特殊部位烧伤护理。

1)呼吸道烧伤:准备好气管切开包、氧气、吸引装置,监测血气分析结果;保持呼吸道通畅。必要时气管插管或切开。及时抽吸分泌物,鼓励咳嗽,深呼吸及变换体位。配合进行超声雾化吸入;吸氧(CO中毒时吸纯氧);保持呼吸道湿润,气管内用生理盐水持续点滴;严格呼吸道管理,防止吸入性肺炎;保证足够营养摄入,可留置胃管进行鼻饲。

2)头面部烧伤:头面部血管、淋巴丰富,皮下组织疏松,烧伤后水肿渗出明显,并易合并眼、耳、鼻及上呼吸道等部位烧伤,因此一般采用暴露疗法,除有休克外应取半卧位。用棉签擦拭眼部分泌物,注意观察眼睑,经常用生理盐水冲洗并滴入抗生素。眼睑外翻时用眼药膏保护角膜和结膜。保持鼻腔清洁、通畅,拭去分泌物,去除痂皮。耳廓要保持干燥、清洁,避免长期受压。

3)会阴部烧伤:会阴部创面易被大小便污染而发生感染。一般采用暴露疗法,将两下肢外展,使创面充分暴露。所使用的便器应浸泡消毒,每次便后清洁肛周。

5.补充营养,纠正负氮平衡 烧伤病人存在不同程度的体液蒸发、体温升高、呼吸频率增加及营养摄入不足等原因,使烧伤病人的机体呈高代谢状态,极易造成负氮平衡。病人进食清淡易消化饮食,少量多餐,逐渐恢复正常饮食。大面积烧伤病人应作好完全胃肠外营养的护理。

6.防止感染

1)严密观察病情,有无持续高热、低温、体温骤升骤降、脉搏增快、呼吸浅快、烦躁或反应迟钝、不明原因的腹胀、腹泻等表现,并及时记录。

2)保持病室空气流通,定期进行病室空气消毒,每日用紫外线照射消毒2次;床单、被套均经高压蒸汽灭菌处理,其他室内物品每天擦拭消毒,便器用消毒液浸泡;接触新鲜创面时要戴无菌手套,接触另一烧伤病人创面时要更换手套或泡手,防止发生医院内交叉感染。

3)加强治疗性导管的护理,严格无菌操作。

4)保持创面干燥。定时翻身。

7.健康教育

1)制定长期康复训练计划,具体指导和协助病人实施计划。早期置肢体于功能位,并坚持做各种主动或被动运动,纠正挛缩,预防肢体畸形,逐渐恢复功能。配合使用超短波、音频、超声波、水疗、石蜡等物理疗法。

2)烧伤部位在一年内避免太阳暴晒,避免对皮肤的损害。

3)创面愈合过程中,可能出现皮肤干燥、痒痛等,教育病人避免使用刺激性肥皂或温度较高的水清洁初愈创面,不要搔抓。

4)给予病人心理支持,继续督促其锻炼自理能力。鼓励参与一定的家庭和社会活动,重新适应生活和不同的环境,树立重返工作岗位的信心。

5)提供防火、灭火和自救等安全教育知识。

(五)护理评价

病人生命体征是否稳定,有无体液失衡发生;有无感染发生;疼痛是否得到有效控制;病人呼吸是否正常;情绪是否稳定,是否能正确面对伤后自我形象的改变。

第三节 冻 伤

冻伤(cold injury)是机体受低温作用所引起的全身性或局部性损伤。冻伤包括冻结性和非冻结性两类。非冻结性冻伤是由10℃以下至冰点以上的低温加上潮湿条件造成的,如冻疮、战壕足、浸渍足等。冻结性冻伤是由冰点以下的低温所致,分局部冻结和全身冻结。

一、疾病概要

(一)病因

1. 自然因素　潮湿、风速大、持续时间长、散热快,易发生冻伤。
2. 全身因素　饥饿、劳累、营养不良、睡眠不足、年老、体弱等均能使体内热量来源减少。
3. 局部因素　局部血循环差,肢体长时间静止不动,衣服和鞋过紧,手、足、鼻尖、耳垂也易发生冻伤。

(二)病理生理

局部组织在低温作用下,血管表现极度收缩、血流量减少,局部温度如下降到冰点以下则组织液中的水分开始结冰而发生冻伤。如离开寒冷温度,会出现血管扩张、充血,血浆可渗出于组织间形成水泡。因血流缓慢、血液浓缩,发生血栓,以致组织缺氧而坏死。

如久在严寒条件下,防寒设备不佳,人体御寒的新陈代谢反应逐渐减低,循环缓慢,可发生昏迷、血压降低,组织冻结由局部而延及全身,形成冻僵。

(三)临床表现

可分为全身性冻伤和局部性冻伤两种:

1. 全身性冻伤　也称为冻僵,较少见。表现为周围血管收缩并有寒战。当体内热量仍继续丢失时,体温逐渐下降,病人感觉麻木,四肢无力,极度疲倦,昏昏欲睡。继之神志迟钝,常出现幻觉。最后,意识消失,脉搏变细弱,呼吸变促,如不及时抢救治疗,因呼吸循环衰竭而死亡。

2. 局部性冻伤

按病变严重程度,临床将冻伤分为四度:

第一度冻伤(红斑性):为皮肤浅层冻伤,局部皮肤有充血、红斑、水肿,自觉有灼痛或痒感,约一周后症状消退。表皮脱屑后不留疤痕。但再遇寒冻容易再发,此类冻伤俗称为冻疮。

第二度冻伤(水疱性):为真皮浅层冻伤。除充血红肿外,可见大小不等的水疱,疼痛剧烈,温、热、触觉消失,持续2~3周,水疱吸收结痂,治愈后不留疤痕。如有感染或处理不当,可形成慢性溃疡。

第三度冻伤(坏死性):为全层皮肤受冻坏死。常有红肿、水疱。皮肤呈黑褐色,感觉消失;2~3周后皮肤坏死,与健康组织界限清楚;最终坏死组织脱落,形成感染创面,愈合迟缓,治愈后留有疤痕。

第四度冻伤(深部坏死性):是最严重的冻伤,坏死深达肌肉和骨骼。复温后不发红,无水疱,伤部感觉和机能完全消失,呈暗灰色。此类冻伤往往留下伤残和功能障碍。

(四)治疗原则

1.急救 使伤员脱离寒冷环境,进行全身和局部保暖;将患肢置于40~42℃的温水中(水温保持恒定);如无复温条件,可用热手按摩患部,或将冻伤手、脚放在正常人的怀里或腋窝复温;冻僵者应迅速将其置于暖室复温,或用热水袋等围置于伤员周围复温;急救过程中要注意休克和急性肾功衰竭的出现。

2.治疗

(1)全身治疗:①冻伤较重者,应置于30~40℃的暖室中;②纠正脱水,给予高蛋白、高热量、高维生素(尤其是维生素C)饮食,必要时小量输血;③积极防治休克和急性肾功衰竭,包括用低分子右旋糖酐500ml静脉滴入,每天一次,亦可采用血管扩张剂如妥拉苏林50mg,每日3次口服;④给予广谱抗生素,预防继发感染,严重冻伤应使用破伤风抗毒素血清和气性坏疽抗毒血清。

(2)局部治疗: 一、二度未感染的冻伤创面,保持清洁干燥;三、四度冻伤创面,先予保护,待分界线清楚后切除坏死组织进行植皮。

二、护 理

(一)护理评估

1.健康史 包括病人的年龄,职业,全身营养情况,着装习惯,手足、鼻尖、耳垂是否发生过冻伤。

2.身体状况 是否有充血、红斑、水肿或水疱、感觉改变情况、皮肤色泽,是否有功能障碍。是否存在乏力、头晕甚至昏迷,呼吸心跳骤停。血生化检查是否见血浆蛋白质和电解质异常,血气分析、影像学检查有无异常。

3.心理社会状况 冻伤产生不适感和皮肤损害,创面经久不愈,冻伤严重者可能患肢受损致残甚至危及生命,会使病人产生忧虑、悲伤、恐惧等复杂心理。

(二)护理问题/诊断

1.体温过低 与低温、寒冷侵袭有关。
2.组织完整性受损 与低温所致血液循环障碍和细胞代谢紊乱有关。
3.潜在并发症 休克、急性肾功能衰竭、呼吸及循环衰竭。

(三)护理目标

病人体温逐渐恢复正常,避免进一步损伤;创面逐步愈合;并发症得到及时预防或及时处理。

(四)护理措施

1. 急救和复温护理

(1)使伤员脱离寒冷环境,将潮湿的衣服、鞋袜立即脱掉,进行全身和局部保暖,给热饮料或少量烧酒等。

(2)将患肢置于40~42℃的温水中(水温保持恒定),或浸泡在陈茄杆、川椒或红花等药煎汤的温水中。

(3)如无复温条件,可用热手按摩患部,或将冻伤手、脚放在正常人的怀里或腋窝复温。忌用火烤、冷水泡、雪擦或捶打。因火烤可增加组织分解代谢,冷水浴或雪擦可使局部散热,故不宜采用。

(4)冻僵者应迅速将其置于暖室复温,或用热水袋等围置于伤员周围复温;能进食者可给热饮料,不能进食者,可静脉输温溶液(不超过37℃),必要时给中枢兴奋药或强心药。急救过程中要注意休克和急性肾功衰竭的出现。

2. 全身治疗的护理

(1)继续保暖:复温后,冻伤较重者,应置于30~40℃的暖室中,轻度冻伤者置于一般室温下,加盖被服保暖即可。

(2)防治并发症:保持呼吸道通畅,吸氧,遵医嘱补液,避免血细胞凝聚和血栓形成,改善局部血液循环。

(3)加强支持疗法:给予高蛋白、高热量、高维生素(尤其是维生素C)饮食,必要时小量输血。

(4)预防继发感染:遵医嘱给予广谱抗生素,严重冻伤应使用破伤风抗毒素血清和气性坏疽抗毒血清。

3. 局部治疗的护理 一、二度未感染的冻伤创面,小水疱待其自然吸收,大水疱可用注射器低位抽吸;已破溃或已感染的坏死上皮应予剪除,并用樟脑软膏或桑寄生软膏油纱布包扎,亦可采用暴露疗法;三、四度冻伤创面,先予保护,待分界线清楚后切除坏死组织进行植皮。

(五)护理评价

病人体温是否恢复正常;创面是否逐步愈合,有无进一步损伤发生;并发症是否得到及时预防或及时处理。

第四节 清创术与更换敷料

一、伤口评估

（一）缝合伤口的评估

1. 缝合伤口的类型及愈合情况评估

(1)缝合伤口类型：清洁伤口，指缝合的无菌切口，如甲状腺大部切除术、疝修补术的切口；可能污染伤口，指手术时可能污染的缝合切口，如胃大部切除术、伤后6～8小时内经清创缝合的伤口；污染伤口，指邻近感染区或组织直接接触感染物的切口，如化脓性阑尾炎、急性腹膜炎手术的切口。

(2)愈合情况：甲级愈合，指愈合优良，无不良反应；乙级愈合，指愈合欠佳，伤口处有积血、积液、红肿、硬结等炎症反应，但无化脓；丙级愈合，指伤口化脓，经切开引流后逐渐愈合。

2. 缝合伤口愈合时间评估　愈合时间依据伤口的部位、病人的年龄和全身营养状况而定(具体见第七章第二节)。

（二）浅表肉芽伤口的评估

1. 肉芽生长质量的评估　生长良好的肉芽组织颜色呈鲜红色、基底呈致密细小的颗粒状，触之有紧张感、易出血，表面无脓苔；生长不良的肉芽组织，呈苍白或淡红色、深红色，基底无明显颗粒、肿胀明显，触之较松弛、不易出血，表面可有脓苔；慢性溃疡的肉芽组织颜色呈灰暗或淡红色，基底无明显颗粒，触之质硬、无明显出血，表面可有脓苔。

2. 肉芽伤口感染的表现　主要评估伤口分泌物的颜色、性状和量。

金黄色葡萄球菌感染，脓液稠厚色黄；化脓性链球菌感染，脓液稀薄量多呈淡红色；铜绿假单胞菌感染，脓液色绿，有霉腥味，且伤面有褐色坏死组织；无芽孢厌氧菌感染时，脓液恶臭有气泡。必要时可做脓液细菌培养加药物敏感试验。

（三）脓腔伤口的评估

1. 评估脓腔的引流是否通畅　伤口敷料沾有大量脓液，而脓腔内积脓甚少，脓腔逐渐变浅、变小，肉芽生长快，说明引流通畅。若揭除敷料时干燥脓少，引流物松动或拔除时有大量脓液流出，说明引流不畅。

2. 伤口经久不愈的原因　常为引流不当或伤口有异物存在，瘘管、瘘道形成，难以愈合。腹壁伤口长期不愈，引流出粪汁样物，应注意肠瘘的可能。另见于毒蛇咬伤伤口、烧伤后期、放射伤形成的溃疡、下肢静脉曲张合并小腿溃疡、皮肤压疮及慢性骨髓炎等伤口。

二、清创术

清创术，是一种用手术处理新鲜伤口的方法。清除伤口内的污物及异物，切除因损伤而失去活力的组织，彻底止血，并作一期缝合。

(一)清创原则

1. 伤后 6～8 小时以内的伤口,清创后行一期缝合。8～12 小时的伤口,污染不重,初期处理好,早期应用抗生素,仍可考虑清创缝合。

2. 伤口超过 12 小时,污染严重,清创后不做一期缝合,经 5～7 天,伤口无炎症,创面无脓液,全身状况稳定,可行延期缝合,一般 8～14 天拆线。若因感染等因素错过延期缝合机会时,可在伤后 8～24 天内行二期缝合。

3. 头、面、颈等血运丰富部位,伤后在 12～14 小时以内,清创后仍可考虑一期缝合。

4. 胸、腹腔及关节腔等部位,经彻底清创后,尽可能予以关闭缝合。

5. 感染伤口,一般不做清创处理,只做简单的切开引流或更换敷料。

(二)清创方法

清创术应依损伤部位、程度、创口大小选择适当的麻醉,遵循无菌技术原则进行,其主要步骤如下(图 9-4)。

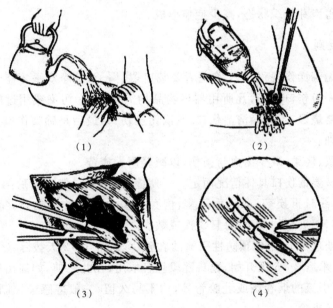

(1)清洗皮肤　(2)清洗伤口　(3)清理伤口　(4)修复伤口

图 9-4　清创术

1. 清洁与消毒伤口　先用无菌敷料遮盖伤口,剃除伤口周围的毛发,用汽油或乙醚擦去油污,并用软毛刷蘸肥皂水轻轻刷洗皮肤;揭去敷料,用无菌等渗盐水反复冲洗伤口,尽量将伤口的异物和坏死组织冲出,擦干后用碘酒、酒精消毒皮肤。

2. 检查创腔　术者洗手,戴手套、铺无菌巾,彻底检查伤口,决定处理方案。检查伤口时,清除创腔内的异物、血肿及一些离散的坏死组织,再用无菌等渗盐水冲洗伤口,创腔深污染重者,亦可用 3% 过氧化氢冲拭。

3. 切除坏死组织　清创切除时,由浅入深分层进行,注意隐蔽创袋的切开。

4. 修复与缝合　修复深部组织,修复前须重新消毒皮肤,铺无菌巾,更换手套及使用过的器械。经彻底清创后,新鲜伤口应立即缝合。必要时可放置乳胶条引流,24~48小时拔除。若损伤时间较长,挫伤或污染严重,清创不够满意者,可行延期缝合或二期缝合。术后创口用无菌敷料包扎。根据需要做夹板或石膏外固定。

(三)术后处理

对较重伤员,要注意观察血压、脉搏、呼吸等;继续使用抗生素;伤员患肢抬高,随时注意患肢血运情况;注意伤口是否感染,及时换药。

三、换药的原则和方法

更换敷料又称换药,是对创伤、手术切口、感染性伤口、体表溃疡及窦道做进一步的处理。

(一)换药目的

主要了解伤口情况,便于及时处理;清除伤口的分泌物、坏死组织和脓液,保持引流通畅,控制感染;改善肉芽组织状态,减少疤痕形成。

(二)换药原则

1. 严格遵守无菌操作规程　①换药者要戴口罩、帽子,洗净双手才能开始换药;②设专一的换药室进行一般伤口换药,凡所用器械物品均需灭菌;③污染或用过的敷料不得乱扔,特殊感染的敷料要烧毁;④先换清洁伤口,其次污染伤口,最后是感染伤口。特殊感染伤口,应由专人负责处理。

2. 操作要细致、轻柔,减少出血与损伤,以减轻病人痛苦。

3. 换药时间　要依伤口具体情况而定。一期缝合伤口,一般在术后第2~3天换敷料1次,如无感染至拆线时再换药;分泌物不多,肉芽组织生长良好的伤口,每日或隔日换药1次;脓性分泌物多,感染重的伤口,每日1次或数次。

4. 引流物的处理　①用作预防性引流的乳胶片,通常1~2天拔除;②作为止血填塞的凡士林纱条,应从术后3~5天开始,逐日逐段轻轻取出;在此之前,如渗出液较多,只换外层纱布;③用于深部引流的烟卷条或乳胶管等,均不易久留,一般待感染控制、脓腔明显缩小、基本无脓液分泌时拔除。

(三)换药步骤和方法

1. 换药前准备

(1)换药环境和时间:换药时要求室内空气清洁,光线明亮,温度适宜。以下情况一般不换药:①晨间护理时间。②病人进餐时间。③病人睡眠时间。④家属探视时间。⑤手术人员上手术台之前。

(2)病人的准备:做好解释工作,协助病人取舒适坐位或卧位。严重损伤或大面积烧伤的病人,必要时在换药前应用镇静剂或止痛剂。

(3)换药人员准备:换药者应按要求着装,戴好口罩、帽子,操作前清洁双手。

(4)换药前物品准备:①无菌物品:换药碗2个,弯盆1个,有齿或无齿镊子(或止血钳)各一把,探针1个,剪子1把,75%酒精棉球,等渗盐水棉球,纱布,引流物及各种药液。②一般用品:剪子、胶布、绷带等。

2.换药操作方法(见图9-5)

(1)揭除伤口敷料:外层绷带和敷料用手取下,内层敷料用镊子揭去。揭除敷料的方向与伤口纵轴方向平行,如分泌物干结使敷料与伤口黏着,可用生理盐水棉球,将黏着敷料湿润后再揭除,以减轻疼痛和伤口损伤。

(2)处理伤面:换药时左手持无菌镊子将换药碗内的乙醇棉球传递给右手镊子进行消毒,皮肤消毒范围应稍大于敷料范围,避免消毒液流入伤口;一般伤口由创缘向外消毒,化脓伤口由外向创缘消毒。换药过程中始终坚持两把镊子操作法。处理伤口时,用盐水棉球清洗伤口分泌物,禁止用干棉球干敷料擦拭伤口,以防损伤肉芽组织。去除过度生长的肉芽组织、腐败组织或异物等。如置引流时应将引流物放至接近创面底部。

(3)覆盖无菌敷料并固定:用乙醇棉球清除沾染于皮肤上的分泌物后,覆盖大小和厚度适当的纱布敷料,并以胶布固定,如创面广泛、渗液多,可加用棉垫及绷带包扎。

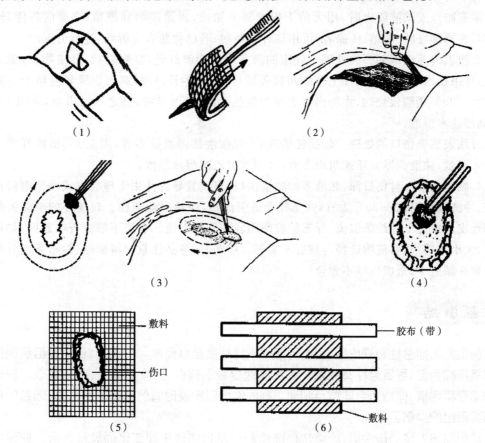

(1)用手揭除伤口敷料 (2)镊子揭除内层敷料 (3)消毒皮肤
(4)处理伤口 (5)覆盖无菌敷料 (6)敷料包扎

图9-5 换药术

3. 换药后用物整理　换药碗、镊子等先浸泡消毒再洗涤干净打包，准备高压灭菌，弯盘内敷料集中倒入污物桶内。注意特殊感染伤口换药后器械、敷料应特殊处理。

4. 临床换药药液的选用：

(1) 基本上无脓的创面：用等渗盐水、0.1%的洗必泰或0.1%的新洁尔灭棉球洗敷。

(2) 脓液少的创面：用0.2%呋喃西林，0.2%雷佛努尔清洗和湿敷。

(3) 脓液多或有恶臭的伤口：先取干棉球去除脓液，继以过氧化氢或0.1%的高锰酸钾溶液除臭后，再用尤苏尔清洗或湿敷。

(4) 绿脓杆菌感染的伤口：可用1%醋酸，10%水合氯醛或2%苯氧乙醇洗敷。

(四) 不同伤口的处理

1. 缝合伤口的处理　缝合伤口一般在术后2～3天更换伤口敷料，观察伤口情况，如无异常，可用酒精棉球消毒伤口周围皮肤，然后覆盖乙醇纱布，包扎妥当。如无异常到规定时间拆线。

有下列异常情况应正确处理：①缝线未拆除时，针眼处发红、肿胀者应用70%酒精湿敷。②针眼有脓点或脓液渗出时，用无菌干棉球蘸去脓液，再涂碘酒和酒精；必要时拆除缝线。③切口有局部红肿、硬结、压痛者，可用红外线照射；若已化脓者应拆线，进行引流。

2. 浅表肉芽组织创面的处理　健康的肉芽组织为鲜红色，呈颗粒状，分泌物少，触之易出血，可用盐水纱布覆盖或凡士林纱布覆盖即可；肉芽生长过度，高出创缘者应给予剪除或用10%～20%硝酸银烧灼；水肿肉芽表现为颜色淡红，表面光滑，触之不易出血，应用3%～5%高渗盐水湿敷。

3. 浅表感染伤口的处理　创面经清洗后，对脓液稀薄而量多者，用0.1%依沙吖啶等药液纱布湿敷；脓液稠厚而坏死组织多者，可用苯氧乙醇溶液湿敷。

4. 脓腔伤口　对伤口深、脓液多的感染伤口，可放置导管并用生理盐水或碘伏溶液冲洗脓腔，冲洗温度以38～39℃为宜，并选择合适引流物，保持引流通畅。较浅部的小脓腔酌情选用橡皮片或凡士林纱条引流；深部脓腔使用乳胶管等引流。引流不畅应查明原因，如切口位置、大小不适当，引流物选择与放置不妥等。换药时，务必注意勿将棉球、纱布条或其他物品遗留在脓腔中，造成伤口不愈合。

本章小结

创伤分为闭合性和开放性，引起局部和不同程度全身反应。大面积、长时间组织创伤可引起挤压综合征，导致急性肾衰竭。因此处理复杂伤情时，应救命第一、救伤第二。护理中应密切观察病情，保持适当体位及制动。开放性伤口应及时清创缝合预防感染；闭合创伤应注意深部组织损伤。

烧伤以热力烧伤最常见，严重烧伤能引起一系列病理生理变化而危及生命。护理中加强对病人输液管理、营养支持、及时发现和处理并发症。恢复期做好功能锻炼。

冻伤常见于肢体的末梢部位，包括冻结性和非冻结性两类。治疗上，根据冻伤的程度处理创面，同时做好全身支持治疗。

本章关键词：损伤，创伤，烧伤，冻伤

课后思考

1. 如何判断损伤病人的病情？
2. 临床哪些疾病会影响创伤愈合？
3. 简述烧伤后创面处理原则。
4. 冻结性冻伤的临床表现有哪些？
5. 清创的最佳时机？
6. 换药的注意事项有哪些？

（周雪妃）

第十章 营养支持病人的护理

案例

病人,男性,22岁;车祸致肝损伤、十二指肠部分断裂,急诊行单纯修补术。术后并发胆漏、胆汁性腹膜炎,再手术行肝门处引流并放置空肠营养管。术后给予肠内营养和肠外营养,另外补充水和电解质。

问题:
1. 肠外营养如何才能更好地过渡到肠内营养?
2. 肠内营养与肠外营养如何护理?

本章学习目标

1. 掌握肠内、外营养支持的途径、输注方式、护理及并发症的预防。
2. 熟悉营养支持的基本指征;肠内、外营养支持的适应证和禁忌证;营养状况的评价指标和营养不良的分类。
3. 了解手术创伤后三大营养素的代谢特点;肠内、外营养制剂的分类和应用。
4. 认知营养支持对疾病治疗与护理的重要性,在护理病人时表现出细心和关爱。

机体的正常代谢及营养状态,是维护生命活动的重要保证。任何代谢紊乱或营养不良,都可影响组织、器官功能,进一步恶化可使器官功能衰竭。外科领域不少危重病症都会存在不同程度的营养不良,如果不采取措施积极纠正,很难救治成功。营养支持治疗是指在饮食摄入不足或不能进食的情况下,通过肠内或肠外途径补充或提供维持人体必需的营养素,已成为病人治疗中不可缺少的内容。

第一节 概 述

人体内的能量来源包括糖、蛋白质及脂肪。手术、创伤应激后的神经内分泌变化使体内三大营养素处于分解代谢增强而合成降低的状态。多数中小型手术病人都能耐受术后轻至中度的分解代谢,但较大的手术和多发性创伤病人往往难以经受明显增强的分解代谢;大量消耗和补充不足将进一步削弱机体的防御能力,并诱发多器官功能障碍,增加并发症的发生率和死亡率。故对较大的手术、创伤、有营养不良风险的病人,提供及时、合理的营养支持将有助其康复。

一、外科病人营养不良原因

1. **手术前缺乏** 摄入或吸收不足;丧失过多。如消化道梗阻、出血、严重腹泻或因腹部手术等而不能经胃肠道摄食的病症,肝胆系统或其他代谢性疾病。

2. **手术时丢失** 除组织损伤外,失血是引起蛋白质丢失的常见原因;手术室温度高,弧光灯照射,手术单覆盖较厚,都导致热量的消耗增加;手术中大量丢失蛋白质。见表10-1。

3. **手术后丢失** 不同手术,术后营养丢失不同,具体见表10-2。

表10-1 常见几种手术中失氮量

手术名称	平均失氮量(蛋白质)单位:g
甲状腺大部切除术	12(75)
乳腺癌根治术	24(150)
复杂性胃部分切除术	18(113)
腹、会阴或结肠切除术	22(137.5)

表10-2 常见手术后失氮量

手术名称	平均失氮量(蛋白质)单位:g	持续时间 单位:天
腹股沟疝修补术	13(113)	10
阑尾腹腔感染	49(306)	10
胃十二指穿孔修补术	130(850)	10
胃次全切除术	54(338)	5
胆囊切除术	114(712)	10
乳房癌手术	115(718.8)	10

二、营养不良的类型

当蛋白质和能量的供给不足以满足或维持人体正常生理功能的需要时,即可发生蛋白质-能量营养不良(PEM)。临床根据蛋白质或能量缺乏种类分为三种类型,且各有不同表现特点。

1. **消瘦型营养不良** 为能量缺乏型,以人体测量指标值下降为主,临床表现为消瘦。

2. **低蛋白型营养不良** 为蛋白质缺乏型,主要表现为血浆蛋白质水平降低和(或)组织水肿,故又称水肿型;体重下降不明显。

3. **混合型营养不良** 又称蛋白质-能量缺乏型,同时兼有上述两种类型的临床特征。

三、营养不良的诊断

病人营养不良诊断涉及病史、人体测量和实验室检测指标等多方面的综合评价。

(一)病史

处于慢性消耗性疾病、手术创伤、感染等应激状态的病人常较长时间不能正常饮食或消耗、丢失明显。

(二)人体测量指标

1. **体重** 是评价营养状况的一项重要指标。短期内出现的体重变化,可受水钠潴留或缺水因素的影响,故应根据病前3~6个月的体重变化加以判断。当实际体重仅为理想体重的90%以下时,即可视为体重显著下降。成年人体重减少20%~25%时,术后死亡率与并发症显著增加。

2. **体质指数(BMI)** BMI=体重(kg)/身高(m)^2。理想值介于18.5~23.9,<18.5为消瘦。

3. **三头肌皮褶厚度(TSF)** 可间接判断体内脂肪量。正常参考值:男性11.3~13.7mm;女性14.9~18.1mm。

4. **臂肌围(AMC)** 用于判断骨骼肌或体内瘦体组织群量。计算公式为:AMC(cm)=上臂中点周长(cm)-3.14×TSF(cm)。正常值:男性为22.8~27.8cm;女性为20.9~25.5cm。

5. **生物电阻抗** 系利用生物组织(瘦组织群和脂肪组织)导电性的差异测得相应组织的含量。

(三)实验室检测指标

1. **肌酐身高指数(%)** 肌酐是肌蛋白质的代谢产物,尿中肌酐排泄量与体内骨骼肌量基本成比例,故可用于判断体内骨骼肌含量。

$$肌酐身高指数(\%) = \frac{尿肌酐排泄量(mg/24\,h)}{[身高(cm)-100] \times 23(女性为18)} \times 100\%$$

2. **血浆蛋白质** 临床用作营养评价的主要有血浆清蛋白、转铁蛋白和前清蛋白等,但因各自半衰期(分别约为20天、8天和2天)不同而致其血清水平的改变呈现先后及程度差异。

3. **氮平衡** 用于初步评判体内蛋白质合成与分解代谢状况。当氮的摄入量大于排出量时为正氮平衡,反之则为负氮平衡。氮平衡(g/d)=24 h摄入氮量(g/d)-24 h排出氮量(g/d)。在没有消化道及其他额外的体液丢失的情况下,机体蛋白质分解后基本是以尿素形式从尿中排出。因此,测定尿中尿素氮含量,加常数,即为出氮量。24 h排出氮量(g/d)=24 h尿中尿素氮(g/d)+4(g),其中2g为从粪和汗液中排泌的氮,另2g为尿中的其他含氮物质。较为精确的氮排出量可经凯氏微量定氮法测定24 h尿、粪便及其他排泄物中的氮量。

4. **免疫指标** 包括细胞和体液免疫两方面,营养不良时多以细胞免疫系统受损为主。

(1)淋巴细胞总数:是反映细胞免疫状态的一项简易参数,但在严重感染时,该指标的参考价值受影响。

$$淋巴细胞总数 = 周围血白细胞计数 \times 淋巴细胞\%$$

(2)迟发性皮肤超敏试验(DH):能基本反映人体细胞免疫功能。通常用5种抗原于双前臂不同部位作皮内注射,24~48小时后观察反应,皮丘直径≥5mm者为阳性,否则为阴性。人体细胞免疫能力与阳性反应程度呈正比。

(3)T细胞亚群和自然杀伤细胞活力:营养不良时,T细胞和自然杀伤细胞量和活力均下降。

根据上述各项指标的检测结果并结合病情基本可判断病人是否存在营养不量及其程度(表10-3)。

表10-3 营养不良的评价

评价指标	正常范围	营养不良		
		轻度	中度	重度
体重	>理想体重的90%	81~90	60~80	<60
三头肌皮褶厚度(mm)	>正常值的90%	81~90	60~80	<60
上臂肌围(cm)	>正常值的90%	81~90	60~80	<60
肌酐身高指数(%)	>正常值的90%	81~90	60~80	<60
清蛋白(g/L)	≥35	31~34	26~30	≤25
转铁蛋白(g/L)	2.0~2.5	>1.5~2.0	1.0~1.5	<1.0
前清蛋白(mg/L)	≥180	>160~180	120~160	<120
总淋巴细胞计数($\times 10^9$/L)	≥1.5	1.2~1.5	0.8~1.2	<0.8
迟发性皮肤超敏试验	≥++	+~++	−~+	−
氮平衡(g)	±1	−5~−10	−10~−15	>−15

四、营养支持的基本指征

1. 围手术期已存在中重度的营养不良 ①近期体重下降大于正常体重的10%。②血浆清蛋白<30g/L。③已明确为营养不良。
2. 不能正常进食或营养摄入不足,估计时间在1周以上的胃肠疾病。
3. 高分解、高代谢状态 如大面积烧伤、严重创伤、严重感染和大手术后。
4. 肿瘤病人接受化疗和大面积放疗。
5. 针对创伤感染和MODS病人的特殊营养支持。

本案例病人采用营养支持的主要指征是存在上述第2、3种情况。

第二节 肠内营养

肠内营养(EN)指经胃肠道,包括经口或喂养管,提供维持人体代谢所需营养素的一种方法。本章主要讲述经管饲提供的肠内营养。如果病人所需的合理配制的全部营养素完全由胃肠道途径供给,就称为全肠内营养(TEN)。肠内营养对营养素的吸收、利用更符合生理,还有助维持肠黏膜结构和屏障功能的完整性。

一、适应证和禁忌证

1. 适应证　凡有营养支持指征、胃肠道有功能并可利用的病人都应接受肠内营养支持;吞咽和咀嚼困难;意识障碍或昏迷致无进食能力;消化道疾病稳定期,如消化道瘘、短肠综合征、炎症性肠病和胰腺炎等;高分解代谢状态,如严重感染、手术、创伤及大面积烧伤病人;慢性消耗性疾病,如结核,肿瘤等。

2. 禁忌证　肠梗阻;消化道活动性出血;腹腔或肠道感染;严重腹泻或吸收不良;休克。

二、供给方法

1. 给予途径　有经口和管饲两种途径,依据营养剂的类型、病人耐受程度加以选择。多数病人因经口摄入受限或不足而采用管饲。

(1) 口服法:开始浓度可由10%~25%开始,每次50~100ml,每隔1~2小时一次,间隔1~2天调整一次用量。为减少病人对氨基酸的乏味感,饮食中可酌量加入橘子汁、果汁、肉汤等调味品。

(2) 经鼻胃管或胃造瘘:适用于胃肠功能良好的病人。鼻胃管多用于仅需短期肠内营养支持者;胃造瘘可在术时或经内镜胃造瘘(PEG),适用于需较长时期肠内营养支持的病人。温度以38~40℃为宜,视病情由5%~10%浓度600~1000ml开始,滴速为40 ml/h~100ml/h,每间隔1~2天调整一次用量,可增至25%浓度3000ml。

(3) 经鼻肠管或空肠造瘘:适用于胃功能不良、误吸危险性较大或消化道手术后必须胃肠减压、又需长期肠内营养支持者。

1) 鼻肠管有单腔和双腔之分。双腔鼻肠管中的一个管腔开口于鼻肠管的中下段,用作胃肠减压;另一管腔开口于鼻肠管的尖端,用作营养治疗。

2) 空肠造瘘,常在伴随腹部手术时实施,如本案例病人,如经针刺置管空肠造瘘(NCT)。近年来,经皮内镜空肠造瘘(PEJ),因能在门诊病人中实施而使需长期肠内营养的非手术病人得益。空肠滴入温度以40℃为宜,由5%浓度600~800ml开始,间隔1~2天调整一次用量,增至20%浓度2400ml为宜,滴速40~120ml/h。

2. 输注方式　根据喂养管尖端所在位置和胃肠道承受能力,选择分次或连续输注方式。

(1) 分次给予:适用于喂养管尖端位于胃内及胃肠功能良好者。分次给予又分为分次推注和分次输注,每次量为100~300ml。分次推注时,每次入量在10~20分钟完成;分次输注时,每次入量在2~3小时完成,每次间隔2~3小时;可视病人耐受程度加以调整。

(2) 连续输注:适用于胃肠道功能和耐受性较差、导管尖端位于十二指肠或空肠内的病人。

三、肠内营养的并发症

1. 机械性并发症　鼻咽部和食管黏膜损伤、喂养管阻塞。

2. 胃肠道反应　最多见,肠内营养因其渗透压过高以及营养制剂均有特殊气味,如果输注速度快、浓度过高、温度过低等,均可引起恶心、呕吐,腹痛,腹胀,腹泻。

3. 感染性并发症　误吸致吸入性肺炎、造口易致腹膜炎。

4.代谢性并发症 补水不足或肾功能不全可能发生高钠、高氯及氮质血症;老年病人或胰腺疾病病人可能发生高血糖症,偶尔有高渗性非酮症昏迷;长期应用要素饮食突然停用时,易发生低血糖。

四、护理措施

(一)观察和预防并发症

1.误吸

(1)妥善固定喂养管:若经鼻胃管喂养时,应将喂养管妥善固定于面颊部,以避免鼻胃管移位至食管而导致误吸。

(2)取合适的体位:根据喂养管位置及病情,置病人于合适的体位。伴有意识障碍、胃排空迟缓、经鼻胃管或胃造瘘管输注营养液的病人应取半卧位,以防营养液反流和误吸。经鼻肠管或空肠造瘘管滴注者可取随意卧位。

(3)及时估计胃内残留量:在每次输注肠内营养液前及期间(每间隔4小时)抽吸并估计胃内残留量,若残留量每次大于100~150ml,应延迟或暂停输注,必要时加用胃动力药物,以防胃潴留引起反流而致误吸。

(4)加强观察:若病人突然出现呛咳、呼吸急促或咳出类似营养液的痰液,应疑有喂养管移位并致误吸的可能,应鼓励和刺激病人咳嗽,以排出吸入物和分泌物。必要时经鼻导管或气管镜清除误吸物。

2.观察胃肠道并发症,维持正常的排便形态:5%~30%的肠内营养治疗病人可发生腹泻。导致腹泻的相关原因:①肠内营养剂的类型,其中乳糖、脂肪、膳食纤维的种类和含量都可能影响肠道对营养液的耐受性;②营养液的渗透压,当病人伴有营养不良或吸收不良时,高渗透压更易引起类似倾倒综合征的症状和腹泻;③营养液的输注速度过快和温度过低;④伴同用药,如抗生素可改变肠道正常菌群的制衡作用而导致某些菌群过度生长;H_2受体阻滞剂可通过改变胃液的pH而易致细菌繁殖;某些药物、电解质和含镁的抗酸剂等未经完全稀释即经导管注入,可致肠痉挛和渗透性腹泻;⑤营养液污染;⑥低蛋白血症,因血浆胶体渗透压降低,组织黏膜水肿。影响营养底物通过黏粘膜上皮细胞;同时,大量液体因渗透压差进入肠腔而引起腹泻。

(1)控制营养液的浓度:第1天先给予5%葡萄糖盐水500 ml,若无不适,第2天即可从低浓度12%开始滴注营养液,再根据病人胃肠道适应程度逐步递增至25%;能量密度从2.09kJ/ml起,渐增至4.18kJ/ml或更高,应避免营养液浓度和渗透压过高引起的胃肠道不适、肠痉挛、腹胀和腹泻。

(2)控制输注量和速度:营养液宜从少量开始,250~500ml/d,在5~7天内逐渐达到全量。交错递增量和浓度将更有利于病人对肠内营养的耐受。输注速度以20ml/h起,视适应程度逐步加速并维持滴速为100~120ml/h。以输液泵控制滴速为佳。

(3)保持营养液适宜的滴注温度:营养液的滴注温度以接近正常体温为宜(38~40℃),过烫可能灼伤胃肠道黏膜,过冷则刺激胃肠道,引起肠痉挛、腹痛或腹泻。可在输注管近端自管外加热营养液,但需防止烫伤病人。

(4)用药护理:某些药物,如含镁的抗酸剂、电解质等可致肠痉挛和渗透性腹泻,需经稀释后再经喂养管注入。对严重低蛋白血症者,遵医嘱先输注入人体清蛋白或血浆,以提高血浆胶体渗透压。

(5)避免营养液污染、变质:营养液应现配现用;保持调配容器的清洁、无菌;营养液在室温下放置时间小于6~8小时,若营养液含有牛奶及易腐败成分时,放置时间应更短;每天更换输注管道、袋或瓶。

3.观察和预防感染性并发症　与肠内营养相关的感染性并发症主要是误吸导致的吸入性肺炎和因空肠造瘘管滑入游离腹腔及营养液流入而导致的急性腹膜炎;其次为肠道感染。

(1)吸入性肺炎:误吸导致的吸入性肺炎多见于经鼻胃管喂养者。原因:①胃排空迟缓;②喂养管移位;③体位不当,营养液反流;④咳嗽和呕吐反射受损;⑤精神障碍;⑥应用镇静剂及神经肌肉阻滞剂。

预防:①妥善固定喂养管:作胃或空肠造瘘时,应用缝线将之固定于腹壁;在喂养管进入鼻腔或腹壁处做好标记,每4小时检查1次,以识别喂养管有无移位。②告知病人卧床、翻身时应避免折叠、压迫或拉脱喂养管。

(2)急性腹膜炎:多见于经空肠造瘘输注营养液者。

1)加强观察:注意观察病人有无腹部症状。若病人突然出现腹痛、胃或空肠造瘘管周围有类似营养液渗出、或腹腔引流管引流出类似营养液的液体,应怀疑喂养管移位、营养液进入游离腹腔。应立即停输营养液并报告医师,尽可能协助清除或引流出渗漏的营养液。

2)按医嘱应用抗生素以避免继发性感染或腹腔脓肿。

(3)肠道感染:避免营养液污染、变质。在配置营养液时,注意无菌操作;配置的营养液暂时不用时应放冰箱保存,以免变质而引起肠道感染。

(二)避免黏膜和皮肤的损伤

长期留置鼻胃管或鼻肠管者,可因鼻咽部黏膜长时间受压而产生溃疡。应每天用油膏涂拭鼻腔黏膜,起润滑作用;对胃、空肠造瘘者,应保持造瘘口周围皮肤干燥、清洁。

(三)定时冲洗喂养管,保持通畅

1.喂养管阻塞的常见原因　①营养液未调匀;②药丸未经研碎即注入喂养管;③添加药物与营养液不相容,形成凝结块;④营养液较黏稠、流速缓慢,黏附于管壁;⑤管径太细。

2.处理方法　为避免喂养管阻塞,于输注营养液前、后及连续管饲过程中每间隔4小时及特殊用药前后,都应用30ml温开水或生理盐水冲洗喂养管。药丸经研碎、溶解后直接注入喂养管,避免因加入营养液后与之不相容而凝结成块黏附于管壁或堵塞管腔。

(四)健康教育

1.重视营养知识的宣传及教育,提醒饮食摄入不足和营养不良对机体可能造成危害。

2.宣传经口饮食和肠内营养有助于维护肠道功能。

3.术后病人恢复经口饮食是一逐步递增的过程;在康复过程中,应保持均衡饮食,保证足够的能量、蛋白质和维生素等摄入。

4.指导携带胃或空肠喂养管出院的病人和其家属进行居家喂养和自我护理。于输注营养液前后,应用温开水冲洗喂养管,以避免喂养管阻塞。

第三节 肠外营养

肠外营养(PN)系指通过静脉途径提供人体代谢所需的营养素的一种方法。当病人被禁食,所需营养素均经静脉途径提供时,称为全胃肠外营养(TPN)。

一、适应证和禁忌证

1.适应证 有营养支持指征且胃肠道不能充分利用时,可行肠外营养。胃肠道功能障碍;因疾病或治疗限制不能经胃肠道摄食;高分解代谢状态,如严重感染、烧伤、创伤或大手术前后;抗肿瘤治疗期间不能正常饮食者。

2.禁忌证 严重水电解质、酸碱平衡失调;出凝血功能障碍;休克。

二、供给方法

1.输注途径 包括周围静脉和中心静脉途径,其选择需视病情、营养支持时间、营养液组成、输液量及护理条件等而定。当短期(<2周)、部分补充营养或中心静脉置管和护理有困难时,可经周围静脉输注;但当长期、全量补充时则以选择中心静脉途径为宜。一般根据营养液的组成分为两种途径。

(1)氨基酸-高浓度(20%以上)葡萄糖-脂肪系统,采用高浓度葡萄糖为能源的TPN治疗,必须经中心静脉导管输入。

(2)氨基酸-中浓度(10%)葡萄糖-脂肪系统,可由中心静脉输入,也可由周围静脉输入。亦可仅输入葡萄糖+氨基酸,但所提供的热量有限。

2.输注方式

(1)全营养混合液(total nutrient admixture TNA):即将每天所需的营养物质,在无菌环境(层流室和层流台)中按次序混合入由聚合材料制成的输液袋或玻璃容器后再输注。TNA又称全合一营养液,强调同时提供完全的营养物质和有效利用,即:①以较佳的热氮比和多种营养素同时进入体内,增加节氮效果。②简化输液过程,节省护理时间。③降低代谢性并发症的发生率。④减少污染机会。

(2)单瓶:在不具备以TNA方式输注条件时,采用单瓶输注方式。但由于各营养素非同步输入,不利于所供营养素的有效利用。此外,若单瓶输注高渗性葡萄糖或脂肪乳剂,可因单位时间内进入体内的葡萄糖或脂肪酸量较多而增加代谢负荷甚至并发与之相关的代谢性并发症,如高糖或高脂血症。单瓶输注时氨基酸宜与非蛋白质能量溶液合理间隔输注。

三、肠外营养的并发症

1.损伤性并发症 与中心静脉(锁骨下静脉穿刺)导管放置操作及留置不当有关。在置管时病人体位不恰当、针头穿刺方向不正确,以致刺破肺组织而发生气胸;如果导管穿破静脉及胸膜,血液可流入胸腔或营养液输注胸腔引起血胸或液胸;穿刺操作不当,液体输空或导管接头脱开。空气逸入静脉即发生空气栓塞。

2. 感染性并发症　置管时操作污染、导管长期留置、营养液污染、病人本身存在感染灶等,都易导致导管性脓毒症。病人出现寒战、高热,重者可发生感染性休克。

3. 代谢性并发症　补充不足可致血清电解质紊乱、微量元素缺乏、必需脂肪酸缺乏;营养液输注速度、浓度不当,或突然停输等因素,可致糖代谢紊乱,易发生低血糖或高血糖,甚至导致高渗性非酮症昏迷;肝负担加重等原因可致肝功能损害;长期肠外营养使消化道缺乏食物刺激、肝胆功能紊乱、肠黏膜萎缩、肠屏障功能减退等,可能引发胆汁淤积及肝酶谱升高,胆囊内胆泥和结石形成,肠内细菌移位致肠源性感染。

四、肠外营养与肠内营养的配合

肠外营养与肠内营养虽然是两种不同的临床营养支持方法,但是二者并不是相互对立的。在临床实际应用时,应相互配合,取长补短,决不能拘泥于某一方式,应以病人的需要为基点。另外,还要以动态的观点来决定采取何种营养方法。

(一)肠外营养辅助肠内营养

此种情况一般应用在肠内营养的开始阶段。因为在开始行肠内营养时,肠道要对膳食有一段时间的适应过程,这一过程一般在 3～5 天,个别病例可长达 7～10 天。期间病人的营养素常得不到足够的供给,对病人营养状况的改善不利。因此,对预计肠内营养适应期较长的病人,可在开始行肠内营养的同时加用肠外营养,以补充肠内营养所不能提供的营养素量。一般利用周围静脉肠外营养即可,待肠内营养能提供足够营养素时,停用肠外营养。

(二)肠内营养辅助肠外营养

肠内营养在辅助肠外营养时,一般多应用在以下两种情况:

1. 从肠外营养过渡至普通进食时　长期肠外营养,病人胃肠道功能衰退,所以从肠外营养过渡到正常进食时应逐渐进行,不能骤然停用,最好用肠内营养进行过渡,否则势必加重肠道的负担而不利于病人恢复。一般可分四个阶段逐渐进行:①肠外营养与管饲营养结合;②单纯管饲营养;③管饲营养与经口摄食结合;④正常膳食。各阶段的时间安排、膳食选择应根据病人的临床情况个别制定。当病人拟停用肠外营养时,可先逐渐开始肠内营养,选择要素膳或多聚体膳,从低浓度、低速率输注开始,逐渐增加肠内营养的用量而降低肠外营养用量,直到肠内营养能完全满足病人的需求,才完全停用肠外营养,然后再将肠内营养与经口摄入普通食物相结合,最后至病人能完全靠正常膳食维持代谢及营养需要。

2. 经胃肠道补充少量膳食以预防肠外营养的某些并发症　肠外营养,尤其是较长时间的肠外营养时,可导致肠黏膜屏障功能破坏、细菌易位及胆汁淤积、肝脏损害等并发症。最近一些研究显示,肠外营养的同时,如病情允许,经肠内给予少量膳食行肠内营养,亦有利于以上并发症防治,对病人十分有益。

案例分析 1:针对该病人在肠内营养的开始适应阶段(一般在 3～5 天),加用肠外营养(一般利用周围静脉肠外营养即可),以补充肠内营养所不能提供的营养素量。从术后第三天开始逐日减量,一周后改为每2~4天补充一次肠外营养,半个月后完全肠内营养。术后第二天行肠内营养,有瑞高、瑞素等,从开始每天100ml逐渐增加到目前每天2000ml。肠内营养先采用低浓度,缓速输注营养液,监测水、电解质平衡及营养素摄入量(包括肠外与肠内的),以后逐渐增加肠内量而降低肠外量,直至肠内营养能满足代谢需要时,才完全撤消去肠外营养。

五、护理措施

(一)观察和预防并发症

1. 静脉穿刺置管时的并发症

(1)气胸:当病人于静脉穿刺或置管时出现胸闷、胸痛、呼吸困难、同侧呼吸音减弱时,应怀疑有气胸的发生,应立即通知医师并协助作胸部X线检查,必要时胸腔抽气减压或胸腔闭式引流及护理。

(2)血管损伤:在同一部位反复穿刺易损伤血管,表现为局部出血或血肿形成等,应立即退针并压迫局部。

(3)胸导管损伤:多发生于左侧锁骨下静脉穿刺。穿刺时若见清亮的淋巴液渗出,应立即退针或拔除导管。

(4)空气栓塞:可发生于静脉穿刺置管过程中或因导管塞脱落或连接处脱离所致。大量空气进入可立即致死。故锁骨下静脉穿刺时,应置病人于平卧位、屏气;置管成功后及时牢固连接输液管道;输液结束应旋紧导管塞。一旦疑有空气进入,立即置病人于左侧卧位,以防空气栓塞。

2. 静脉置管后输液期间的并发症

(1)导管移位:锁骨下或其他深静脉穿刺置管后可因导管固定不妥而移位。临床表现为输液不畅或病人感觉颈、胸部酸胀不适,X线透视可明确导管位置。导管移位所致液体渗漏可使局部组织肿胀;若位于颈部,可压迫气管,导致呼吸困难,甚至并发感染等。一旦发生导管移位,应立即停止输液、拔管和作局部处理。

(2)感染:长期深静脉置管和禁食、TPN,易引起导管性和肠源性感染,须加强观察和预防。

1)导管护理:每天清洁、消毒静脉穿刺部位、更换敷料,加强局部护理。若用3M透明胶布贴封导管穿刺处者,胶布表面应标明更换日期并按时予以更换。观察穿刺部位有无红、肿、痛、热等感染征象。若病人发生不明原因的发热、寒战、反应淡漠或烦躁不安,应疑为导管性感染。一旦发生上述现象,应及时通知医师,协助拔除导管并作微生物培养和药物敏感试验。避免经导管抽血或输血;输液结束时,可用0.01%肝素盐水20ml封管,以防导管内血栓形成和保持导管通畅。

2)营养液的配置和管理:营养液应在层流环境、按无菌操作技术配置;保证配置的营养液在24小时内输完;TNA液输注系统和输注过程应保持连续性,期间不宜中断,以防污染;避免因营养液长时间暴露于阳光和高温下而变质。

尽早经口饮食或肠内营养:TPN病人可因长期禁食,胃肠道黏膜缺乏食物刺激和代谢的能量而致肠黏膜结构和屏障功能受损、通透性增加,导致肠内细菌和内毒素易位,并发肠源性的全身性感染。故当病人胃肠功能恢复或允许进食的情况下,鼓励病人经口饮食。

(3)代谢紊乱:

1)糖代谢紊乱:当单位时间内输入的葡萄糖量超过人体代谢能力和胰岛素相对不足时,病人可出现高血糖,甚至非酮性高渗性高血糖性昏迷;但亦可因突然停输高渗葡萄糖溶液而出现反应性低血糖。前者主要表现为血糖异常升高,严重者可出现渗透性利尿、缺水、电解质紊乱、神志改变,甚至昏迷。对此,护士应立即报告医师并协助处理:停输葡萄糖溶液或含有大量糖的营养液;输入低渗或等渗氯化钠溶液,内加胰岛素,使血糖逐渐下降;但应注意避免因血浆渗透压下降过快所致的急性脑水肿。后者则主要表现为脉搏加速、面色苍白、四肢湿冷和低血糖性休克;应立即协助医师积极处理,推注或输注葡萄糖溶液。故肠外营养支持时,应加强临床观察和输液护理,葡萄糖的输入速度应小于 $5mg/(kg \cdot min)$,当发现病人出现糖代谢紊乱征象时,先抽血送检血糖值再根据结果予以相应处理。

2)脂肪代谢紊乱:脂肪乳剂输入速度过快或总量过多并超过人体代谢能力时,病人可发生高脂血症或脂肪超载综合征;后者表现为发热、急性消化道溃疡、血小板减少、溶血、肝脾肿大、骨骼肌肉疼痛等。一旦发现类似症状,应立即停输脂肪乳剂。对长期应用脂肪乳剂的病人,应定期作脂肪廓清试验以了解病人对脂肪的代谢、利用能力。通常20%的脂肪乳剂250ml需输注4~5小时。

(4)血栓性浅静脉炎:多发生于经外周静脉输注营养液时。

主要原因:①输液的静脉管径细小,高渗营养液不能得到有效稀释,血管内皮受到化学性损伤;②置有导管的静脉跨越关节时导管与静脉壁的碰触致静脉受到机械性损伤。

可见输注部位的静脉呈条索状变硬、红肿、触痛,少有发热现象。一般经局部湿热敷、更换输液部位或外涂可经皮吸收的具有抗凝、消炎作用的软膏后可逐步消退。

(二)促进病人舒适感

肠外营养液输注速度过快并超过机体代谢营养物质的速度时,病人可因发热和恶心等而不能耐受,但若慢速输注时,病人又可因长时间卧床而感不适。须采取有效措施促进其舒适感。

1.体位 在妥善固定静脉穿刺针或深静脉导管的前提下,协助病人选择舒适体位。

2.控制输液速度 根据提供的葡萄糖、脂肪和氨基酸量,合理控制输液速度,以免快速输注时导致病人因脸部潮红、出汗、高热和心率加快等而感觉不舒适。

3.高热病人的护理 营养液输注过程中出现的发热,多因输液过快引起;在输液结束后数小时,不经特殊处理可自行消退。对部分高热病人可根据医嘱予以物理降温或服用退热药。

4.注意TNA液的输注温度和保存时间

(1)TNA液配制后若暂时不输注,应以4℃保存于冰箱内;但为避免输注液体过冷而致病人不舒适,须在输注前0.5~1小时取出,置室温下复温后再输。

(2)由于TNA液中所含成分达几十种,在常温下长时间搁置后可使其内某些成分降解、失稳定或产生颗粒沉淀,输入体内后可致病人不舒适。因此,TNA液在配置后24小时内输完。

（三）合理输液，维持病人体液平衡

1. 合理安排输液种类和顺序　为适应人体代谢能力和使所输入的营养物质被充分利用，应慢速输注。但对已有缺水者，为避免慢速输注营养液导致的体液不足，应先补充部分平衡盐溶液后再输注 TNA 液；已有电解质紊乱者，先予以纠正，再输注 TNA 液。

2. 加强观察和记录　观察病人有无发生水肿或皮肤弹性消失，尿量是否过多或过少，并予以记录。根据病人的出入水量，合理补液和控制输液速度。

（四）健康教育

1. 长期摄入不足或因慢性消耗性疾病致营养不良的病人应及时到医院检查和治疗，以防严重营养不良和免疫防御能力下降。

2. 病人出院时，若营养不良尚未完全纠正。应继续增加饮食摄入，并定期到医院复诊。

案例分析 2：案例中的病人既有肠内营养又有肠外营养，实施肠内营养时重点是观察和预防并发症；避免黏膜和皮肤的损伤；定时冲洗喂养管，保持通畅；健康教育。实施肠外营养时重点观察和预防并发症；促进病人舒适感；合理输液，维持病人体液平衡；健康教育。

本章小结

手术、创伤和感染应激后，机体能量需求明显增加，营养支持治疗是外科病人治疗中不可缺少的内容。

营养支持可经肠内和肠外两种途径给予。肠内营养以导管输入为主，护理重点是防治并发症，例如胃肠道反应、误吸、代谢性并发症。

肠外营养所输注营养物和液体量均较少，可经周围静脉输入，需长期 PN 支持者，以中心静脉导管为宜。护理重点是防治损伤性并发症、感染性并发症、代谢性并发症等。

本章关键词：肠内营养　肠外营养

课后思考

1. 简述对病人营养评定有哪些方面。
2. 简述肠外营养的输入途径及选择指数。
3. 试述肠外营养可能发生的并发症。

（周雪妃）

第十一章 肿瘤病人的护理

案例

女性,55岁,半月前发现左侧乳房外上方有一肿块。检查时病人生命体征正常,左侧乳房外上象限见橘皮样外观,触及 3cm×3cm×3.5cm 肿块,质地硬,边界欠清,表面不光滑,活动度小,颈部、锁骨上及同侧腋窝淋巴结无肿大。胸部 X 线显示正常,腹腔 B 超未见异常。初步诊断:乳腺癌。拟行乳腺癌改良根治术。

问题:
1. 护理评估时还需要评估哪些方面的情况?
2. 病人主要的护理诊断有哪些?
3. 应采取哪些护理措施?

本章学习目标

1. 掌握肿瘤病人的护理措施,包括心理护理,手术前、后护理,放疗、化疗的不良反应及护理。
2. 熟悉肿瘤的分类、临床表现、治疗原则,三级预防措施及肿瘤病人的心理特点。
3. 了解肿瘤的致病因素、病理及辅助检查。
4. 运用专业知识给予肿瘤病人信息支持,尊重、理解、同情关爱病人。

目前,肿瘤已成为多发病、常见病,其中恶性肿瘤更是死亡的常见原因之一,为男性第二位、女性第三位死因。全世界每年有 1010 余万人患恶性肿瘤;我国每年新发病例约 200 万人,死亡达 150 余万人。

第一节 概述

肿瘤(tumor)是机体中正常细胞在不同的始动与促进因素的长期作用下,引起细胞遗传物质基因表达异常,产生过度增生与异常分化所形成的新生物。不受机体生理调控,持续性生长,且不因致病因素的消除而停止。肿瘤细胞会消耗人体的大量营养,不断破坏正常器官的组织结构和功能,所以肿瘤已成为当前严重危害人类健康、威胁人类生命的主要疾病之一。

一、分 类

根据肿瘤的生长特性和对身体的危害程度,即肿瘤的形态学和生物学行为,可将肿瘤分为良性肿瘤、恶性肿瘤和介于二者之间的交界性肿瘤三大类。将肿瘤分类可以明确肿瘤性质、组织来源,有助于选择治疗方案以及提示预后。

1. 良性肿瘤(benign tumor)　一般将良性肿瘤称为"瘤",如脂肪瘤。

2. 恶性肿瘤(malignant tumor)　恶性肿瘤中来源于上皮组织者称为"癌",如肺癌;来源于间叶非上皮性组织者称为"肉瘤",如骨肉瘤;胚胎性肿瘤常称为母细胞瘤,如肾母细胞瘤;但某些恶性肿瘤仍沿用传统名称"瘤"或"病",如白血病、恶性淋巴瘤、精原细胞瘤等。

3. 交界性肿瘤(borderline tumor)　有少数肿瘤形态学上属于良性,生物学行为界于良性与恶性之间,称为交界性肿瘤,如腮腺混合瘤。

二、病因病理

(一)病因

肿瘤的病因非常复杂,尚未完全明了,常常是一种致病因素可诱发多种肿瘤,而一种肿瘤又可能有多种病因。目前认为肿瘤是多种因素共同作用的结果。

1. 环境因素

(1)物理因素:临床中由于X线防护不当等所造成的电离辐射可引起皮肤癌、白血病等;紫外线可致皮肤癌;矿物纤维如石棉与肺癌有关;滑石粉与胃癌有关。慢性刺激与炎症也可导致肿瘤的发生,如烧伤深瘢痕的长期存在易发生癌变;皮肤慢性溃疡恶变可致皮肤鳞癌;慢性胃溃疡恶变率约为5%;慢性溃疡性结肠炎也有可能发展为结肠癌。

(2)化学因素:经研究表明化学致癌物达300多种,人类在工作生活中接触的多种化学因素-各类烷化剂、多环芳香烃类化合物、亚硝胺类、真菌毒素和植物毒素等均能诱发不同部位的恶性肿瘤,如有机农药、煤焦油可引起肺癌,黄曲霉素易致肝癌、胃癌等。

(3)生物因素:主要为病毒因素,如 EB 病毒(Epstein-Barr virus)与鼻咽癌有关;单纯疱疹病毒反复感染与宫颈癌相关;乙型肝炎病毒与肝癌有关;幽门螺杆菌感染者患胃癌的几率会大大增加;此外,某些寄生虫与肿瘤有一定关系,如埃及血吸虫可致膀胱癌。

(4)不良生活方式:不健康的生活方式易诱发肿瘤。如消化系统肿瘤与进食霉变、腌制、烟熏、煎炸食物或高脂肪、低纤维、低维生素饮食及大量饮酒等有关;吸烟不仅与肺癌的发生有密切关系,还与其他部位的肿瘤(如膀胱癌)有关。

2. 机体因素

(1)遗传因素:越来越多的证据显示遗传与人类肿瘤发生有一定的关系,肿瘤有遗传倾向性,即遗传易感性(hereditary susceptibility),临床发现患有食管癌、肝癌、胃癌、乳腺癌、鼻咽癌等恶性肿瘤的病人中,相当一部分有家族史或家族性倾向。

(2)内分泌因素:一些激素与肿瘤的发生有关,其中已经较为明确的是雌激素和催乳素与乳腺癌的发生有关；长期服用雌激素可引起子宫内膜癌；生长激素可刺激肿瘤的发展。

(3)免疫因素：先天或后天免疫缺陷者易发生恶性肿瘤。获得性免疫缺陷综合征(AIDS,艾滋病)病人易пат患恶性肿瘤。器官移植后长期使用免疫抑制剂的病人发生肿瘤的几率比正常人群高50～100倍。

(4)心理、社会因素：人的性格、情绪改变、工作压力及环境变化等，可引起人体内分泌和免疫功能的变化而易诱发肿瘤。

案例中病人诊断为乳腺癌病人，可能与内分泌因素、遗传因素、不良生活方式、心理因素等有关。

(二)病理

1. 生长方式　良性肿瘤多为外生性或膨胀性生长，挤压周围组织，形成包膜样纤维包绕，彻底切除后少有复发；恶性肿瘤除上述生长方式外，主要呈浸润性生长，肿瘤沿组织间隙、神经纤维间隙或毛细血管、毛细淋巴管扩展，边界不清，甚至实际扩展范围远超过肉眼所见，局部切除后极易复发。

2. 生长速度　良性肿瘤多生长缓慢，病程较长；恶性肿瘤生长迅速、病程较短。良性肿瘤发生恶变时亦可逐渐增大，若合并出血或感染，可于短期内明显增大。

3. 转移　良性肿瘤一般不转移；恶性肿瘤的转移方式有直接蔓延、淋巴转移、血行转移及种植性转移四种方式。

(1)直接蔓延：肿瘤细胞随着体积的增大，向与原发灶相连续的组织扩散生长，破坏邻近组织器官，如子宫颈癌浸润至子宫体、阴道、尿道、直肠等。

(2)淋巴转移：多数为邻近区域淋巴结转移，如甲状腺癌的颈部淋巴结转移；也可出现"跳跃式"越级转移，还可发生皮肤淋巴管转移，如乳腺癌发生皮肤淋巴管转移可出现"橘皮样"改变(如案例中乳腺癌病人)；中晚期可发生远处淋巴结转移，如锁骨上淋巴结和腹股沟淋巴结转移。

(3)血行转移：肿瘤细胞侵入血管，随血液循环转移至远处组织器官，如胃肠道肿瘤可经门脉系统转移到肝脏；四肢肉瘤可经体循环转移至肺脏。

(4)种植性转移：肿瘤细胞自行脱落或手术操作不当，使肿瘤细胞种植在体腔或空腔脏器内发生的转移，如胃癌细胞脱落种植转移至腹、盆腔腹膜和器官。此外经椎旁静脉系统的转移也较为常见。

4. 分期　国际抗癌联盟(UICC)提出 TNM 分期法。T 指原发肿瘤(tumor)、N 为淋巴结(node)、M 为远处转移(metastasis)，再根据肿块大小、浸润程度在字母后标以数字0～4。0代表无，1代表小，4代表大，如有远处转移为 M_1，无为 M_0。临床无法判断肿瘤体积时则以 T_X 表示。根据 TNM 的不同组合，临床将肿瘤分为Ⅰ、Ⅱ、Ⅲ、Ⅳ期。

三、临床表现

肿瘤的临床表现取决于肿瘤的性质、发生组织、所在部位以及发展程度。一般早期多无明显症状。不同类型的肿瘤其临床表现各不相同，但都有一些共同的特点。

（一）局部表现

1. **肿块** 肿块是实体肿瘤的主要表现，常为体表或浅在肿瘤的首发症状。良性肿瘤肿块生长缓慢，多无伴随症状，且形状规则，界限清楚，表面光滑，质地软、韧或囊性，无压痛，易于推动，多有包膜；恶性肿瘤肿块生长较快，多有伴随症状，且恶性病变肿块形状不规则，界限不清，表面不光滑或有结节感，质地坚硬，可有压痛，活动度小甚至固定不动。深部或内脏肿块不易触及，但可出现周围组织受压或空腔脏器梗阻等症状。（如案例中乳腺癌病人最早表现为乳房有一肿块）

2. **疼痛** 无论是良性、恶性肿瘤，早期均无疼痛。疼痛是中、晚期肿瘤的常见症状。由于肿瘤的生长、破溃、感染等侵犯或刺激神经组织，可出现局部的刺痛、跳痛、灼热痛或放射痛等；空腔脏器肿瘤引起梗阻致平滑肌痉挛时，可引起阵发性绞痛；实质脏器肿瘤生长可引起脏器被膜张力增加而出现持续性隐痛；体表肿瘤破溃后神经末梢受刺激出现刀割样疼痛。晚期肿瘤的疼痛常难以忍受。

3. **溃疡** 体表或空腔脏器的恶性肿瘤生长迅速，可因血供不足出现继发性坏死，或因继发感染而形成溃疡，有恶臭味及血性分泌物。

4. **出血** 恶性肿瘤自身破溃或侵蚀血管可引起出血。上消化道肿瘤出血可表现为呕血、便血；下消化道肿瘤表现为血便或黏液血便；泌尿系统肿瘤可出现血尿；肺癌可发生咯血或血痰；肝癌结节破裂可导致腹腔内出血。内脏的癌肿侵犯浆膜后可出现血性渗出，如肝癌可引起血性腹水。

5. **梗阻** 空腔脏器或其邻近器官的肿瘤生长达到一定体积时可引起空腔脏器梗阻，并随部位不同而出现不同的症状。食管癌病人可出现吞咽困难；胃癌伴幽门梗阻病人可表现出呕吐；直肠癌病人有低位肠梗阻症状；胰头癌或壶腹部肿瘤可压迫胆总管而出现黄疸。

6. **浸润与转移** 主要为恶性肿瘤。肿瘤转移淋巴道者可有区域淋巴结肿大，相应部分静脉回流受阻致肢体水肿或静脉曲张；若发生骨转移可有疼痛、硬结及病理性骨折等表现；肺转移者可出现咳嗽、咯血等；肝转移可表现为肝大、黄疸、腹水、肝性脑病等。

（二）全身表现

良性肿瘤及恶性肿瘤早期，全身症状不明显或仅有非特异性全身症状，如贫血、低热、消瘦、乏力等。恶性肿瘤中、晚期，可有慢性消耗症状，表现为消瘦乏力、体重下降、发热、贫血等，甚至全身衰竭，呈现恶性肿瘤晚期全身衰竭的表现——恶病质（cachexia）。恶病质出现的时间随肿瘤性质不同而不同，消化道肿瘤病人出现较早。某些肿瘤还可出现相应器官的功能亢进或低下，进而继发全身性改变，如肾上腺嗜铬细胞瘤引起高血压、颅内肿瘤引起颅内压增高和定位症状等。

四、辅助检查

（一）实验室检查

1. **血、尿及粪便常规** 恶性肿瘤均可有贫血和血沉增快，这些常规检查结果可以为肿瘤诊断提供一定的线索。泌尿系统肿瘤可见血尿;消化道肿瘤可伴贫血,大便隐血试验呈阳性;白血病血象有明显改变。

2. **血清学检查** 主要是肿瘤标志物的检测。肿瘤标志物是指表达或表达水平与肿瘤相关的分子,对该类物质的检测结果对于原发肿瘤的发现、肿瘤高危人群的筛查、肿瘤的鉴别诊断、疗效观察、复发与转移监测以及判断预后等多个方面均有重要作用。如甲胎蛋白(AFP)对原发性肝癌的定性诊断有重要意义;前列腺特异抗原(PSA)对前列腺癌的诊断有重要意义;癌胚抗原(CEA)对胃癌、大肠癌的诊断及判断术后复发、预后有重要意义;胰胚抗原(POA)对胰腺癌的追踪有一定意义。

(二)影像学检查

应用X线、超声波、各种造影、放射性核素、X线计算机断层扫描(CT)、磁共振成像(MRI)等多种检查方法可帮助明确有无肿块和肿块的部位、形态、大小及与邻近器官的关系等,有助于诊断肿瘤及判断其性质。

(三)内镜检查

应用金属(硬管)或纤维光导(软管)的内镜直接观察空腔脏器、胸腔、腹腔及纵隔等部位的肿瘤,并可取细胞或活体组织进行病理学检查,摘除息肉等小的病变,还可向输尿管、胆总管等作X线造影检查。常用的有食管镜、胃镜、结肠镜、直肠镜、气管镜、腹腔镜、胸腔镜、纵膈镜、膀胱镜、关节镜、子宫镜等。内镜检查对于肿瘤的诊断具有重要价值。

(四)病理学检查

包括临床细胞学与病理组织学检查,是目前确诊肿瘤直接而可靠的依据。

1. **临床细胞学检查** 对体液内自然脱落细胞、黏膜细胞、细针穿刺涂片或超声导向穿刺涂片等进行检查。这种检查方法取材方便,被广泛应用于临床,但自然脱落的细胞易蜕变,有时给诊断带来困难,诊断标准不一。

2. **病理组织学检查** 根据肿瘤所在部位、大小及性质,采取不同的取材方法。对于小手术能完整切除者切除送检;否则,可在超声或CT导引下行穿刺活检,或于手术中切取组织行快速冷冻切片诊断。对色素性结节或痣,特别是疑有黑色素瘤者,应完整切除检查,而不作切取或穿刺取材。

五、治疗原则

肿瘤种类繁多,现已知的类型已超过300种,应根据肿瘤的性质、发展和全身状态采取不同的治疗方法,早诊早治,采取局部与整体相结合的综合疗法,提高生存率,改善生活质量。

(一)手术治疗

手术治疗是目前治疗实体肿瘤最常用和最有效的方法。

1. **根治手术** 指切除包括原发肿瘤所在的部分或全部器官,连同周围正常组织及区域淋巴结在内的整块组织,尽量杀灭术野残留的肿瘤细胞。这种手术适用于肿瘤范围较局限、没有远处转移、体质好的病人。

2. 扩大根治术　在根治手术的基础上进一步扩大手术范围,适当切除附近的器官及区域淋巴结。

3. 对症或姑息手术　为解除或减轻症状而行的非根治性手术,适用于晚期病人或全身情况差不能耐受大手术的病人,以手术解除或减轻症状,为其减轻痛苦、维持营养,并为其他疗法创造条件。

4. 其他　激光手术切割或激光气化治疗、超声手术切割、冷冻手术等,可用于不同部位肿瘤的治疗,快速简便,出血少,损伤小。目前多用于头面部肿瘤、颅内肿瘤、血管瘤及肝叶切除等。

(二)抗癌药物疗法

抗癌药物疗法简称化疗(chemotherapy),是中晚期肿瘤病人综合治疗的重要手段之一,用特殊化学药物抑制或杀灭肿瘤细胞或组织而达到治疗目的,主要用于微小残余肿瘤或微转移瘤的全身辅助性治疗。目前单独应用化疗可治愈绒毛膜上皮癌、精原细胞瘤、急性淋巴细胞白血病等。一种化疗药物只能杀灭肿瘤细胞的一部分,仍会出现复发现象,所以应根据肿瘤的性质合理选择敏感药物并制定联合化疗方案。这样可以避免使用单一药物出现耐药现象,同时可以提高药物疗效,减少毒副反应。

1. 化疗药物　根据药物的化学结构、作用原理分为以下几类:
(1)细胞毒素类:烷化剂类,如氮芥、环磷酰胺、白消安(马利兰)等;
(2)抗代谢类:如甲氨蝶呤、氟尿嘧啶、阿糖胞苷、双氟胞苷等;
(3)抗生素类:如阿霉素、丝裂霉素、放线菌素 D(更生霉素)等;
(4)生物碱类:如长春新碱、长春碱、羟喜树碱、替尼泊苷等;
(5)激素类:如他莫昔芬、黄体酮、丙酸睾丸酮、甲状腺激素、托瑞米芬等;
(6)其他:如紫杉醇、奥沙利铂、伊立替康、羟基脲、顺铂等。

2. 给药方法　化疗给药方式有全身给药和局部给药。全身给药的方法有口服、静脉注射、肌肉注射等。局部给药的方法有瘤内注射、腔内注射、鞘内注射、动脉内灌注或化疗栓塞等。抗癌药物在抑制和杀灭肿瘤细胞的同时,对机体的正常组织和细胞也有不同程度的损害,所以在疗效出现的同时常伴有不同程度的毒性反应,可采用同时给药或序贯给药的方式,提高疗效,减少毒性反应。

(三)放射治疗

放射治疗(radiotherapy)简称放疗,是利用各种放射线的电离辐射作用,如光子类的 X 线、γ 射线以及粒子类的电子束、中子束等,破坏或杀灭肿瘤细胞而达到治疗目的的一种方法。放疗方法有外照射与内照射。

放射治疗在肿瘤治疗中应用很广,60%～70%的肿瘤病人在治疗过程中要应用放射治疗。分化程度低、代谢旺盛的肿瘤细胞对放射线具有较高的敏感性,如淋巴造血系统肿瘤、性腺肿瘤、肾母细胞瘤等,宜选用放疗;而基底细胞癌、宫颈鳞癌、鼻咽癌、乳腺癌、食管癌、肺癌等这类对放射线中度敏感的,放疗可作为综合治疗的一部分;低度敏感的肿瘤如胃肠道腺癌、软组织及骨肉瘤等,不宜采用放疗。

(四)生物治疗

生物治疗(biological therapy)是利用生物学技术改善个体对肿瘤的应答反应和直接效应的一种方法,包括免疫治疗与基因治疗。

1. 免疫治疗　能调动人体的防御系统,提高免疫功能,达到抗肿瘤的目的,有非特异性和特异性免疫之分。非特异性免疫如接种卡介苗、麻疹疫苗,注射白介素-2、干扰素等;特异性免疫如接种自身或异体瘤苗、肿瘤免疫核糖核酸等。

2. 基因治疗　是应用基因工程技术,干预存在于靶细胞的相关基因的表达水平以达到治疗目的的一种方法,目前尚处于临床及实验研究阶段。

(五)中医中药治疗

中医采取驱邪扶正、化淤散结、化痰祛湿、清热解毒、通经活络、以毒攻毒等措施,以中药补气血、调脏腑,对肿瘤治疗有一定效果,可改善病人体质,提高免疫功能,配合手术及放、化疗,促进肿瘤病人的康复。治疗方法有外治的膏药、贴敷、针灸等,内治的中药、食疗等。

第二节　护　理

一、肿瘤病人心理护理

心理护理贯穿于肿瘤病人的整个治疗过程,可以帮助病人稳定情绪,增强战胜疾病的信心。肿瘤病人的心理活动比较复杂,且随着病情的变化而发生改变。因此,在为肿瘤病人治疗躯体疾病的同时,必须要针对病人不同时期的心理状态采取适当的心理护理措施,一方面能帮助肿瘤病人正确认识疾病,保持乐观情绪,积极配合治疗;另一方面能提高病人的生存质量,对其疾病的康复和预后具有重要意义。

(一)患病心理分期及护理

1. 震惊否认期(shock and denial stage)　疾病初期,病人在突然获知自己病情后,未确诊时往往怀疑自己是否患病;确诊后会感到震惊,出现眼神呆滞,不言不语,知觉淡漠,甚至暂时性休克。此时病人大多不认为所患的疾病是肿瘤,不愿正视现实,极力否认。这是病人在面对疾病时所产生的保护性心理反应,可以在一定程度上缓解病人的恐惧和焦虑,但容易延误治疗时机。这个时期医护人员应帮助病人对接受诊断结果做好充分的思想准备,使病人敢于面对现实,因人而异地适时使病人了解病情真相。同时应鼓励病人亲属多给予其情感上的支持和生活上的照顾,使之有安全感。

2. 愤怒期(anger stage)　当病人发现疾病是必须接受的现实后,随之产生恐慌的心理,不停哭泣,继而表现出极大的愤怒、不满,常迁怒于亲属和医护人员,百般挑剔、无理取闹,直至出现冲动性行为。这也是病人的一种适应性心理反应,但若长期存在会导致心理异常。

这个时期应根据病人不同年龄、不同层次的个性特征与其交谈和沟通,尽量使病人表达出自身的感受和想法,纠正其认知错误,使其懂得肿瘤是可以治疗的,也可请其他病友介绍成功的治疗经验,使他们看到治愈的希望,教育和引导病人正视现实,使病人首先从精神上战胜疾病。即使个别病人将怒气转移到医护人员身上,也应宽容、忍让,耐心劝说,让其纾解心中的烦恼,得到心理上的满足。

3. 磋商期(bargaining stage) 病人经过震惊否认、愤怒发泄,发现对病情毫无帮助后,开始步入"讨价还价"阶段,往往心存幻想,祈求能延长生命,好完成未尽的工作,寻访名医、寻求偏方,可以治愈疾病。这个时期的病人比较易于接受他人的劝慰,有良好的遵医行为。在这个时期医护人员可以对病人进行劝导,取得病人的充分信任,利用其求生的欲望,鼓励病人及时治疗。同时应注意维护病人的自尊,尊重病人的要求,提供精心的心理护理。

4. 抑郁期(depression stage) 经过一段时间治疗后,病人发现效果不理想,或是病情恶化、肿瘤复发、疼痛难忍时,往往会感到绝望无助,对治疗失去信心,常表现出悲伤抑郁、沉默哭泣,不遵医嘱进行治疗活动,甚至有自杀倾向。对于这一时期的病人,医护人员应给予更多的关心和抚慰,鼓励亲属多陪伴病人,避免病人独自承受痛苦,满足其各种需求,防止意外事件的发生。与病人交谈时,要注意倾听病人的主诉,鼓励病人表达消极情绪,允许其发泄不满,用诚恳热情、积极乐观的情绪去感染病人,满足其对疾病相关知识及心理方面的需要,使病人重新获得安全感。医护人员可以向病人讲解治疗的相关情况,指出经过治疗可能获得的效果,帮助病人树立战胜疾病的信心,进而能积极配合治疗。

5. 接受期(acceptance stage) 这是病人心境较为平和的时期。病人经过激烈的内心挣扎后,逐渐接受事实,不再自暴自弃,并能理性地配合治疗和护理。晚期肿瘤病人常处于消极被动的应付状态,不再关注自我的角色,专注于自身症状与体征,心态平静。对于处于这一时期的病人,应加强与他们的交流,尊重其意愿,尽量满足病人各方面的需求,与病人讨论其感兴趣的话题,帮助其最大限度地提高生活质量,树立正确的生死观。

以上心理分期可同时或反复出现,不同病人存在较大差异,护理时应因人而异。

(二)手术治疗病人的心理护理

肿瘤病人在手术前,心理反应非常复杂,既渴望手术,又惧怕手术,病人对手术不了解或期望过高、对手术的不信任、医护人员对病人的不恰当言行都会使病人产生一系列情绪反应,如焦虑、恐惧、抑郁等。另外,手术治疗肿瘤切除范围较广,往往会影响机体或肿瘤所在器官的正常功能,导致生活不便、功能障碍等,如失语、截肢、乳房切除、人工肛门等,都会给病人及亲属带来极大的精神压力。

肿瘤病人在手术治疗阶段,遭受着诊断和治疗的双重精神压力,护士需要深切了解病人心理的变化,有针对性地对病人进行心理护理。术前详细讲解手术的重要性、必要性以及手术方式、手术环境、手术效果等,介绍同类手术成功范例,使病人对手术有心理准备,树立信心和面对手术的勇气;对一些破坏性大、可能导致生活不便、功能障碍的手术,在充分解释的同时帮助病人进行必要的功能训练,以减轻术后造成的生理影响;术后对病人的疼痛不适及正常生理功能的改变采取适当的护理。护士要始终具有高度的同情心和责任感,给予病人良好的护理和精神上的支持,创造温馨舒适的治疗环境,以精湛的技术精心护理病人,增加病人对医护人员的信任感和安全感。

（三）放射治疗病人的心理护理

多数病人是第一次接触放射治疗这种治疗方式，易产生恐惧、焦虑心理，应充分发挥社会、家庭支持系统的作用，使病人树立信心。治疗前根据病人及亲属心理承受及理解能力，向其介绍有关放疗的知识，使其了解治疗目的、治疗过程中可能出现的不良反应、注意事项及处理方法，介绍成功的案例。同时告知病人放射量少，对机体损害不大，解除病人顾虑，尽可能帮助病人减轻身体不适，树立战胜疾病的信心，使其轻松愉快地接受并配合治疗。二次放疗时要告诫亲属给予病人支持及鼓励，切忌嫌弃，使病人顺利接受放疗。

（四）化学治疗病人的心理护理

病人化疗前易出现恐惧焦虑、角色紊乱、抑郁等心理，化疗过程中会感觉信心不足、孤独寂寞等，要针对肿瘤病人不同的心理特点做好心理护理。化疗前向病人介绍化疗的必要性、化疗方案及其优越性，治疗效果，化疗药物可引起的不良反应，化疗期间如何配合，化疗期间的饮食及日常生活注意事项等。护士应加强与病人的沟通，向病人强调化疗期间可能出现的恶心、呕吐、脱发等不良反应是因人而异的，鼓励并安慰病人，建立良好的护患关系，及时消除化疗副反应带来的焦虑、恐惧心理，使其保持身心愉快，为病人接受化疗创造良好条件。同时要取得亲属配合，共同帮助病人顺利渡过化疗期。

案例分析1： 从病例资料中已确定病人年龄、疾病诊断、淋巴结、肺部及腹腔转移情况、手术方式等，还要评估病人有哪些危险因素，家族史，心理情况，社会支持状态等，并进一步完善术前检查，确定能否手术。肿瘤、手术对病人都是一个严重打击，护士应多与病人交流沟通，给予充分的理解和支持，解除心理压力，提高战胜疾病的信心。

二、肿瘤手术治疗病人的护理

（一）手术前护理

1. 饮食护理　肿瘤病人常因情绪波动、病情进展或慢性失血等产生许多不良反应，如食欲不振、恶心呕吐、贫血、水电解质紊乱等，使营养摄入不足，同时肿瘤细胞生长消耗大量脂肪和蛋白质，故应在术前增加营养，提高病人抵抗力和对手术的耐受力，保证手术的顺利进行。鼓励病人进食高碳水化合物、高蛋白质、高维生素易消化饮食，避免粗糙辛辣食物，忌油腻；有疼痛或恶心者可在餐前适当用药物控制症状；对不能经口进食或严重呕吐、腹泻者可通过肠内、肠外营养支持改善营养状况。一般病人在术前12小时禁食，术前4~6小时禁水，以防止麻醉或手术过程呕吐或并发吸入性肺炎。

2. 疼痛护理　疼痛是肿瘤的常见症状之一，术前疼痛多为肿瘤压迫邻近器官或浸润神经所致。护士要注意观察疼痛的部位、性质、持续时间，创造安静舒适的环境，同病人及亲属一同探索控制疼痛的方法，如放松疗法、音乐疗法等，鼓励病人参与娱乐活动以转移注意力。

3. 其他　根据手术类别及术中潜在的护理问题，对病人进行相应的适应行为训练，以减轻术中疼痛和牵拉反应，减少术后并发症，如训练深呼吸、有效咳嗽、肢体功能锻炼、床上大小便等。

(二)手术后护理

1. 饮食护理　术后初期一般采用特殊途径供给营养,如静脉高营养,也可用管饲方法提供肠内营养;胃肠功能恢复后鼓励病人尽早经口进食,给予清淡、富于营养、易消化饮食,给病人补充大量的蛋白质和维生素,促进病人康复;咀嚼、吞咽困难者进流质饮食;消化功能差者以少量多餐为宜。

2. 疼痛护理　术后麻醉药作用消失后,切口疼痛会影响病人康复,应遵医嘱及时给予镇痛治疗。WHO提出三级止痛阶梯治疗方案:一级止痛是对轻度疼痛的病人,可用阿司匹林等非阿片类解热消炎止痛药;二级止痛适用于中度持续性疼痛,用可待因等弱阿片类药物;三级止痛是在疼痛进一步加剧,上述药物无效时,用吗啡、哌替啶(杜冷丁)等强阿片类药物。镇痛药的最佳给药时间是在疼痛发生前,给药原则:口服、按时(非按需)、按阶梯、个体化给药。给药剂量从小到大逐渐增加。也可使用病人自控镇痛泵(PCA泵)。此外,采取放松疗法、音乐疗法等,鼓励亲属对病人多关心、支持,可以帮助病人缓解疼痛,减轻病人痛苦。

3. 并发症护理

(1)控制感染:感染是术后最常见的并发症。肿瘤手术范围、切口大,病人术后易并发呼吸、泌尿系统、切口或腹腔内感染等,为促进病人康复,术后应密切观察生命体征;注意切口部位的颜色、温度及渗血渗液情况,保持敷料干燥;加强皮肤、口腔和引流管护理;鼓励病人多翻身,早期下床活动,进行深呼吸、有效咳嗽等;保持病室环境清洁卫生。早期下床活动可以促进肠蠕动、减轻腹胀、预防肠粘连,并可增进食欲、促进血液循环及切口愈合。

(2)出血的观察和护理:凝血功能差、切口或吻合口缝合不良或术中损伤都会造成病人术后出血,因此要定期检查病人血常规,注意有无血尿、血便等现象,一旦发现及时处理。

4. 康复护理　术后帮助病人重建机体功能,进行功能锻炼,训练自理能力,如语言训练、造瘘口护理和身体缺失部分的代偿等,学会新的自我照顾方法,以尽早适应社会及身体功能改变。

(三)健康教育

1. 肿瘤预防　肿瘤的预防分为三级:一级预防为病因预防,目的是降低发病率,即控制或消除肿瘤的发病因素,消除或减少环境中致癌因素,改善不良生活方式、饮食习惯,保持心情舒畅,培养良好的适应能力;二级预防是早发现、早诊断、早治疗,目的是提高生存率,降低死亡率,监测高发地区和高危人群,提高早期诊断能力,及时正确处理癌前期病变;三级预防是康复预防,即对症处理,加强锻炼,合理饮食,目的是提高生存质量,减轻痛苦,延长生命。

2. 出院指导　帮助病人树立正确的自我价值观,正确对待和逐步适应治疗后身体、生活方式的改变,增进营养,注意休息,适量运动,保持良好心态,进行功能锻炼如肢体功能锻炼、重建器官(如人工喉)功能训练,从接受护理到自我护理,积极走向社会,参加社会活动,尽早恢复或部分恢复工作。督促病人按时用药和接受后续治疗,告知随访的重要性和方式,术后最初3年内至少每3个月复查一次,之后每半年复查一次,5年后每年复查一次。

案例分析2: 本例是恶性肿瘤病人,因此术前有焦虑/恐惧、营养失调-低于机体需要量、疼痛等常见护理问题,可能存在知识缺乏,另外由于手术种类造成乳房缺失,病人术前可能有自我形象改变的护理问题。主要护理措施包括手术前的心理护理、术前充分准备、术后伤口及引流管的护理,并发症的预防和观察,指导功能锻炼,训练自理能力,定期随访等。

三、肿瘤放射治疗病人的护理

凡对放射线能起适宜效应的恶性疾患,即能达到根治目的或姑息治疗目的者均可行放射治疗(简称放疗)。放疗是一种无选择性的损伤性治疗,治疗过程中对肿瘤和正常组织都产生作用,因此要注意放疗副作用的防护和处理。

(一)放疗前评估

放疗是由专门人员通过专门设备来实施的,当病人存在下列情况时,应禁忌放疗:①晚期肿瘤,伴严重贫血、恶病质;②出现严重并发症;③外周血白细胞数低于 $3\times10^9/L$,血小板低于 $80\times10^9/L$;④伴有严重心、肺、肾疾病或其他使病人随时发生危险的疾病,会因放疗而加重病情甚至致命;⑤接受过放疗的组织器官已有放射性损伤。

(二)护理措施

1. **放疗前准备** 给病人讲解放疗的基本知识,使其能配合治疗。告知病人放疗定位前后的注意事项,戒烟酒,控制感染,详细检查血常规、肝肾功能,了解病人身体状况,以保证放疗的顺利进行。做好病人心理护理,向病人及其亲属讲解如情绪对健康的影响、饮食对放疗的影响和相关疾病的一般知识,保持个人卫生的方法和目的,以及入院后各项检查的必要性等等。保持病房的环境安静和适宜的温湿度,定时开窗通风,防止呼吸道感染。

2. **饮食护理** 放疗在杀伤肿瘤细胞的同时对正常组织细胞也有不同程度的损害,加强营养可以增强病人体质、促进组织修复、提高治疗效果、减轻毒副反应,以保证治疗顺利进行。在治疗期间鼓励病人进食高热量、高蛋白、低脂肪、高维生素、易消化的清淡饮食。少量多餐,多饮水,戒烟酒,忌辛辣、油腻等刺激性食物。必要时遵医嘱给予肠内、肠外营养。

3. **照射野护理** 为保证放疗效果,减少对正常组织器官的伤害及并发症的发生,放疗前照射野要定位及标记,需保持照射野皮肤清洁、干燥、防破损。可用温水、软毛巾轻轻沾洗,禁用肥皂、热水,避免阳光直射。对照射野内的组织器官进行必要辅助治疗及护理。如鼻咽癌病人在放疗前做鼻咽部冲洗;头颈部放疗者要做口腔护理、洁齿、治疗龋齿;食道癌病人放疗时避免进食硬及刺激性食物;对身体上有手术切口的病人待切口愈合后再行放疗。

4. **放疗反应的护理**

(1)全身反应及护理:放射线破坏肿瘤细胞后,细胞分解产物在血中积聚,毒素被吸收后使病人产生一系列反应,一般表现为全身不适、头晕、乏力、食欲减退、恶心、呕吐、血压下降、白细胞减少及脱发等。反应程度与照射野的大小和照射剂量有关,且有个体差异。病人在照射前后半小时内不宜进食以避免形成反射性厌食;照射后静卧半小时可以帮助预防全身反应;鼓励病人多饮水,每日 2000~4000ml,以促进毒素的排泄;适当增加营养,补充大量B族维生素;注意观察血象的变化,每周检查1~2次。

(2)局部反应及护理

1)皮肤:表现为放射性皮肤炎症反应,是由放射线侵袭表皮细胞所致,当放疗达到一定剂量时,会出现不同程度的皮肤反应,常发生于腹股沟、腋窝、会阴等皮肤皱褶处,表现出干反应(红斑、烧灼或刺痒感、皮肤脱屑),湿反应(充血、水肿、水泡形成、有渗出液、糜烂),溃疡、坏死。

在放疗期间及放疗后,指导病人穿着宽松、柔软、吸湿性强的棉质内衣;保持照射野皮肤的清洁干燥,避免冷热刺激及风吹日晒,忌用肥皂清洁或涂擦刺激性或含重金属的药物(乙醇、碘酊、红汞)消毒;避免日光直射,禁贴胶布,勿剃毛;若有脱屑和瘙痒,应遵医嘱使用止痒剂,忌搔抓和手撕剥脱层的干皮,防止损伤皮肤造成感染。若护理中皮肤出现干反应可用冰片或薄荷淀粉止痒;湿反应可涂 2% 龙胆紫、冰片蛋清等,水疱可涂硼酸软膏,重者湿敷或暴露疗法;若形成溃疡,应定时换药。

2)黏膜:黏膜组织受放射线照射后,表现为充血,水肿,黏膜表面出现白点或白斑、出血点等反应。治疗期间应加强局部清洁,如保持口腔清洁、阴道冲洗、用润滑剂或抗生素滴鼻。

3)照射器官反应:肿瘤所在器官或照射野内的正常器官受放射线影响发生一系列反应,如口腔、胃肠道黏膜充血、水肿、坏死、形成溃疡;膀胱照射后出现血尿;胸部照射后发生放射性肺纤维变而出现呼吸困难;脊髓受大剂量照射后出现放射性脊髓炎等。放疗期间应加强照射器官反应的病情观察,给予相应护理,反应严重时暂停放疗。

5.放疗后护理 放疗结束后应做一次全面体检及肝肾功能检查,继续保护照射野皮肤,随时观察病人局部及全身反应消退情况。

6.健康教育

(1)根据病人具体情况指导饮食,合理搭配,补充足够的营养,以增加机体抵抗力,促进康复。

(2)指导病人做好自我防护措施,戒烟酒,多饮水,衣着柔软、宽松,学会保护放射野皮肤的方法,指导鼻咽癌病人正确刷牙漱口,进行鼻咽冲洗、张口锻炼等。

(3)增强免疫,预防感染。可根据体质及恢复情况适当参加一些活动,但要避免剧烈运动及过度疲劳。

(4)按时复诊,一般 3 个月 1 次。根据不同病情告知病人出现哪些症状和体征时需及时复诊,以免耽误病情。

四、肿瘤化学治疗病人的护理

化疗在抑制肿瘤细胞生长的同时,对机体正常组织,特别是代谢旺盛的组织也有不同程度的伤害,应掌握化疗药物的作用机制、治疗方案及毒副作用,熟练掌握给药方法,预防毒副作用的发生。

(一)化疗前评估

当病人存在下列情况时,禁忌化疗:①年老、体衰、营养状况差、恶病质;②白细胞低于 $3\times10^9/L$,血小板低于 $80\times10^9/L$ 或有出血倾向;③肝功能障碍或严重心血管疾病;④骨髓转移;⑤贫血及低蛋白血症。

(二)护理措施

1. 化疗前准备　护士要熟练掌握化疗的基础知识,了解化疗药物的作用机制、常见的不良反应及护理方式,并向病人讲解,使其能配合治疗。做好病人化疗前心理护理,向病人解释化疗的必要性,可能出现的身体不适,了解病人的承受能力,让病人消除恐惧心理,以良好的心态进行治疗。向病人介绍化疗的效果,增强其对治疗的信心,使病人对化疗有初步了解。完善各项检查如血象、心肺功能及肾功能的监测,确认病人在近期内未作化疗。

2. 饮食护理　化疗期间注意合理搭配饮食,保证营养,摄取油腻少、易消化、刺激小、维生素含量丰富的食物;大量饮水,可以减轻药物对消化道黏膜的刺激,并利于毒素排泄。

3. 化疗反应的护理　目前临床使用的抗肿瘤化疗药物均有不同程度的毒副作用,它们在杀伤和抑制肿瘤细胞的同时,对正常的组织细胞也有不同程度的损害。

(1) 全身反应及护理。

1) 骨髓抑制:是最严重的化疗反应。化疗药物杀伤肿瘤细胞的剂量与损害骨髓的剂量差异很小,应观察有无贫血、出血及感染征象,每周查血象1~2次。白细胞低于$3.5\times10^9/L$时,减量或停止化疗;白细胞低于$1\times10^9/L$,血小板低于$80\times10^9/L$时,采取保护性隔离或将病人置于层流室,严格无菌操作,予以支持疗法,如中药、成分输血等;血小板低于$30\times10^9/L$时,应注意观察病人有无出血倾向,如皮肤淤斑、牙龈、鼻出血、血尿及便血等,避免肌内注射,要求病人绝对卧床休息,限制活动,以预防出血。

2) 消化道反应:观察有无口腔黏膜损害及胃肠道不适症状。对口腔黏膜损害者,于睡前和三餐后给予漱口液漱口,若严重影响进食可提供吸管吸食流质;有呕吐者遵医嘱选用止吐剂,不能进食或严重呕吐、腹泻者可予以静脉输液,必要时给予肠内、肠外营养支持;对惧怕进食者,做好心理护理,使病人能很好地配合进食,以保证治疗顺利进行。恶心、呕吐的病人,在接受化疗前2小时内避免进食,化疗后少食多餐,尽量选取温和无刺激的食物,以免刺激胃黏膜加剧呕吐。

3) 肝肾毒性反应:护士应了解所用药物的作用、用药剂量、方法、时间及有关注意事项,现配现用,化疗过程密切观察病情变化,监测肝肾功能。肝损害表现为黄疸、肝肿大、转氨酶增高;肾损害表现为无症状性血清肌酐升高或轻度蛋白尿、甚至无尿和急性肾功能衰竭。鼓励病人多饮水,水化和碱化尿液,以减少或减轻化疗所致的毒副作用。

4) 皮肤反应:化疗会引起不同程度的皮肤反应,如皮肤干燥、色素沉着、全身瘙痒、剥脱性皮炎等,可用炉甘石洗剂等药物止痒,防止破损感染,全身剥脱性皮炎用无菌布单保护性隔离。

5) 脱发:应用化疗药物会导致病人脱发,通常在用药后2个月内发生。应告知病人脱发是可逆的,化疗停止3~6个月后头发会重新生长。化疗前可在头皮周围束带或戴冰帽以减轻化疗药物对毛囊的抑制和损害。使用温和的洗发液洗头、用软梳梳头可帮助减少脱发;对严重脱发者可指导其佩戴假发,以消除病人不良心理刺激。

(2) 局部反应及护理。

1) 组织坏死:一些刺激性强的药物如氮芥、长春新碱等不慎注入皮下可造成组织坏死。护士应严格按操作规程给药,熟练穿刺技术,妥善固定穿刺针头,以防针头滑脱导致药液外渗,引起皮下组织坏死。化疗过程中应加强巡视,密切观察局部反映,严防液体外漏。一旦发现应立即停止给药,局部注射解毒药物。氮芥、丝裂霉素、放线菌素 D 溢出可用等渗硫代硫酸钠;长春新碱外渗可用透明质酸钠;其他药物可用等渗盐水封闭。疼痛者局部冷敷 24 小时,也可外用糖皮质激素软膏。局部组织坏死者,应定时进行换药。

2)静脉炎:表现为皮肤颜色变黑,静脉变硬成条索状。静脉给药前应将化疗药物稀释至规定浓度,先用生理盐水进行穿刺,成功后再注药液;药物输完后再注入生理盐水 5~10ml,可减轻药物对血管的刺激。有计划地选择前臂、手背、腕部及肘前静脉,两臂交替、由远及近穿刺,不能连续用同一条静脉。可采用深静脉置管(PICC),以减少血管损伤。若出现静脉炎应立即停药,局部热敷、硫酸镁湿敷或理疗。

4. 健康教育　指导病人及其亲属观察病人的局部及全身反应,保持心情舒畅,加强营养,忌食辛辣、刺激、油腻食物,注意休息,适量运动,定期复查,若有感冒、发热或其他异常及时就诊。利用专题讲座、宣传栏、宣传手册等提高病人对肿瘤、化疗、化疗不良反应及应对措施的认识,促进病人早日康复。

(三)化疗的防护

护士在配制化疗药物应加强防护措施。配药时穿长袖防护衣,戴一次性口罩、帽子、双层聚氯乙烯手套;若药液溅入眼内或皮肤上,立即用大量清水或生理盐水彻底冲洗。有条件应使用垂直层流柜以保证安全。配药所用注射器、输液器等用后高温焚化。定期体格检查。

本章小结

肿瘤是机体中正常细胞在不同因素的长期作用下,引起细胞遗传物质基因表达异常,产生过度增生与异常分化所形成的新生物,分为良性肿瘤、恶性肿瘤、交界性肿瘤三类,其中恶性肿瘤的危害性最大。恶性肿瘤的转移方式有直接蔓延、淋巴转移、血行转移、种植性转移四种方式。不同类型的肿瘤临床表现常有一些共性特点,如肿块、疼痛、溃疡、出血、梗阻、浸润与转移等。临床细胞学与病理组织学检查,是确诊肿瘤直接而可靠的依据。目前治疗肿瘤以手术、放疗、化疗等综合治疗为主,疾病、手术创伤、放化疗的副作用都会给病人带来极大身心创伤,故应加强对病人的心理护理、手术前后护理、放化疗护理,增强营养,合理用药,指导自我护理,促进病人康复。

本章关键词:肿瘤;放疗;化疗

课后思考

1. 肿瘤病人的心理反应分为哪几期?
2. 肿瘤手术治疗病人有哪些主要护理诊断,护理要点是什么?
3. 试述化疗、放疗病人不良反应的护理。
4. 何为肿瘤的三级预防?

(余爽)

第十二章 器官移植病人的护理

案 例

男性,49岁。因多囊肾进展到慢性肾衰竭尿毒症期而行肾移植手术。手术过程顺利,术后安全返回病房。病人清醒,烦躁,禁食状态,唇舌干燥。体温36.5°C,脉搏105次/分,血压90/60mmHg,呼吸18次/分。颈内静脉留置导管通畅。切口敷料干燥,保留导尿引出淡黄色尿液100ml。中心静脉压3.5cmH_2O。

问题:
1. 该病人存在的主要护理问题是什么?
2. 应采取哪些针对性护理措施?
3. 你希望通过护理达到何种预期目标?

本章学习目标

1. 掌握掌握断肢(指)再植、肾移植病人术后护理措施。
2. 熟悉断肢(指)再植、肾移植术病人的护理评估及健康教育;皮肤移植病人的护理措施。
3. 了解移植术的分类、供者与受者的选择及移植器官保存的原则与方法;了解排斥反应与免疫抑制剂治疗相关知识。
4. 护理器官移植病人时理解其面临的困境和所需的协助,表现出对病人的同情、友善与关爱。

第一节 概 述

移植术(transplatation)就是将某一个体有活力的细胞、组织或器官用手术或其他方法,移植到自身或异体的某一部位,使之发挥相应功能。移植的细胞、组织或器官称为移植物,供给移植物的个体称为供体(者),接受移植物的个体称为受体(者)。

人类移植特别是器官移植学科的发展是现代医学最杰出的成就之一。输全血是较早开展的细胞移植。20世纪初,血管吻合技术的创立,奠定了移植外科的基础。1954年以

Murray 等在同卵双生姐妹间进行的肾移植成功为标志,器官移植进入临床应用阶段。上世纪 60 年代,第一代免疫抑制药物和放射疗法的问世,使器官移植获得稳步发展。1963 年 Starzl 首例肝移植获得成功;1966 年 Kelly 和 Lillehei 完成了首例胰腺移植;1967 年 Barnard 施行了首例心脏移植。其后,随着新的免疫抑制剂如环孢素 A、莫罗莫那-CD_3 和他克莫司等问世,移植疗效成倍提高。现在,多数实质器官如肾、肝、心脏移植及骨髓移植等已被公认为一种有效的治疗选择。小肠、肺和多器官联合移植,如肝肾、胰肾、心肺等移植也日益广泛开展。

目前器官移植的供体短缺成为移植的很大难题,我国有不少病人就是在等待移植器官中死亡。欧美一些国家已成立了供体器官分配、共享协调机构,使有限的供体资源能得到有效的利用。近年来,随着基因技术在器官移植方面的深入研究,有望为解决器官短缺问题寻找到一个突破口。

一、移植术的分类

(一)按受体和供体的遗传学关系分类

1. 自体移植(autograft) 指供、受者为同一个体。移植后不引起排斥反应。
2. 同质移植(isograft) 指相同基因不同个体之间的移植,如同卵双生间的异体移植。移植后不引起排斥反应。
3. 同种异体移植(allogeneic graft) 即供、受体属同一种属但遗传基因不同的个体间的移植,如人与人、狗与狗之间的移植。人与人间的器官移植是目前应用最广泛的移植方法。移植后将发生排斥反应。如案例中病人胃移植即属此类。
4. 异种移植(xenograft) 指不同种属之间的移植,如猪与人之间的移植。移植后将发生强烈排斥反应。异种移植目前多用于实验研究。

(二)按移植物的活力分类

1. 活体移植(viable transplantation) 移植物是具有生命力的活体组织,移植后期待其恢复原有功能。临床上大部分移植多属此类。
2. 结构移植或支架移植(structural transplantation) 移植物已失去活力,如经过人工灭活除处理的冻干血管、骨库存骨等的移植,移植后提供机械支撑结构。

(三)按移植物植入的部位分类

1. 原位移植(orthotopic transplantation) 移植物植入到该器官原来相应解剖位置,如心脏移植、断肢再植。
2. 异位移植或辅助移植(auxiliary transplantation) 移植物植入到该器官相应解剖位置以外的部位,如肾移植、胰腺移植。

随着移植技术的发展,近年开展了联合脏器移植和多器官移植。前者指两个器官同时移植到一个个体的体内;后者指同时移植 3 个或以上的器官到一个个体的体内。

二、排斥反应与免疫抑制剂

(一)排斥反应

排斥反应(rejection)是受者对移植器官抗原的特异性免疫应答反应。根据其发生机制、临床及组织特点等的不同,分为以下四种。

1. **超急性排斥反应(hyperacute rejection)** 是由于受者的血液循环中存在抗供者组织抗原的抗体,引起以抗体介导为主的体液免疫反应。受者由于妊娠、输血、再次移植等而致敏。移植器官在血管吻合接通后数分钟或数小时内,受者血液中的抗体迅速与移植物抗原结合,激活补体介导的溶解反应,导致移植物血管广泛微血栓形成,继之弥漫性出血,移植器官被破坏,功能丧失,如移植肾立即终止排尿。

目前对超急性排斥反应尚无有效的治疗方法,但多数是可以预防的。关键在于供者和受者血型必须相同,且禁忌在抗淋巴细胞抗体强阳性、交叉配型阳性者作器官移植。

2. **加速血管排斥反应(accelerated vascular rejection)** 由体液介导,且依赖新的、发展迅速的抗供者抗体而发生的免疫反应。该型较少见,通常发生于移植术后一周以内,其特点是:小动脉纤维蛋白样坏死,并伴有明显的血管内血栓形成。加速血管排斥反应发展快,最终导致移植物功能衰竭,但经积极治疗,有可能逆转病变。

3. **急性排斥反应(acute rejection)** 是临床器官移植反应中最常见的类型,细胞免疫反应起主要作用。多发生在移植术后一个月内,并往往在几周乃至术后一年内反复出现。该型排斥反应主要表现为病人突发寒战、高热、移植物肿大引起局部胀痛,移植器官功能减退,如肾移植病人少尿或无尿,肝移植病人黄疸加深、血清转氨酶及胆红素升高等。若能及时治疗,急性排斥反应可得到逆转。

4. **慢性排斥反应(chronic rejection)** 由体液免疫和细胞免疫共同介导和参与的慢性进行性免疫损伤过程,表现为移植术后数月至数年逐渐出现的同种移植物功能减退直至衰竭,唯一有效的治疗是再次移植。

(二)免疫抑制剂

正确选择和应用免疫抑制药物是器官移植成功的重要保证。理想的免疫抑制治疗应既能保证移植物不被排斥,又尽可能使其毒副作用及对受者免疫系统的影响降至最低。轻度排斥反应多采用大剂量甲基泼尼松龙,对于肝移植常加用他克莫司联合用药。中重度排斥反应,可采用抗胸腺细胞球蛋白或莫罗莫那-CD_3等治疗。

临床常用的免疫抑制剂有:

(1)皮质类固醇类:主要对 T 细胞和巨噬细胞起作用,是预防和治疗同种异体移植排斥反应的一线药物,通常与其他免疫抑制剂联合应用。

(2)增殖抑制剂:常用的有硫唑嘌呤(azathioprine)和霉酚酸酯(mycophenolate mofetil),其药理作用主要是抑制嘌呤、DNA 和 RNA 合成,抑制 T 细胞增殖和抗体生成。主要副作用为骨髓抑制、肝炎、腹泻、胆汁淤积、关节痛和促进感染等。

(3)钙调神经素抑制剂:常用的有环孢素 A(cyclosporine A)和他克莫司(tacrolimus,

FK506),前者可阻止数种早期 T 细胞激活基因的转录,抑制巨噬细胞产生白介素 1;后者类似于环孢素 A,但作用强 10~100 倍,阻止受异常刺激的 T 细胞白介素 2 受体表达。两者的副作用相似,FK506 对肝肾的毒性较小,但对震颤发生和糖代谢的影响较环孢素 A 严重。

其他临床常用的还有:抗淋巴细胞球蛋白或抗胸腺细胞球蛋白、莫罗莫那-CD_3、雷帕霉素(rapamycin)等。一些新型的免疫抑制剂如 anti-CD52、FYT720 和 lefinomide 等也将陆续应用于临床。

三、供者与受者的选择

(一)供者选择

1. 免疫学检测　供、受者之间组织相容性抗原的差异越小,排斥反应发生的概率就越小,移植物生存率就越高;反之则排斥反应发生率高,不利于移植物存活。ABO 血型抗原和白细胞抗原,都是组织相容性抗原,在器官移植后的排斥反应中起一定作用。因此,为预防超急性排斥反应,移植前必须进行相关的免疫学检测,临床常用的检测有:

(1)血型:同种异体移植时,要求供、受者血型相同,至少要符合输血的原则。

(2)人类白细胞抗原(HLA)配型:国际标准是测定供、受者 I 类抗原 HLA-A、B 和 C,II 类抗原 HLA-DR、DP 和 DQ 6 个位点的相容程度。HLA 配型与亲属肾移植、骨髓移植的存活率有较密切关系。

(3)淋巴细胞毒交叉配合试验:指受者血清和供者淋巴细胞之间的配合。一般来说,如肾移植,淋巴细胞毒交叉配合试验必须<10%或阴性,才能施行。

2. 非免疫学要求　移植器官功能正常,供者无血液病、结核病、恶性肿瘤、严重全身性感染和人类免疫缺陷病毒(HIV)感染。供者 50 岁以下为最佳。随着移植技术的提高和经验的积累,近年年龄界限有所放宽。

(二)受者选择

除严格掌握手术指征外,年龄一般在 60 岁以下。除需移植器官外,其他各器官无严重器质性疾患,无恶性肿瘤,一般情况可耐受器官移植手术。

四、移植器官保存的原则与方法

器官移植要求移植有活力的器官。常温下离体缺血器官在短时间内可发生不可逆的损害,失去活力。为延长离体器官的存活时间,必须改变热缺血(常温下缺血)为冷缺血(低温下器官无血液供应)来减缓新陈代谢和储备能量的消耗,预防细胞肿胀和生化损伤。

目前,供体器官用特制的 0~4℃器官灌洗液快速灌洗,使被灌洗器官的温度迅速而均匀地下降到 10℃以下,并尽可能地洗去其内血液。然后保存于 2~4℃灌洗液的容器中,直至移植。目前国际上广泛应用的器官保存液是 1988 年威斯康星大学 Belzer 研制的 UW 液。临床多数外科医生用 UW 液将供体器官保存时限定为:心 5 小时,肾 40~50 小时,胰腺 10~20 小时和肝 6~12 小时。

第二节 组织、器官移植手术病人的护理

一、皮肤移植

皮肤移植又称植皮术,是将自体或异体皮片移植到皮肤缺损区域,使创面愈合,以及利用皮片矫正畸形、再造体表器官等的方法。

(一)植皮术的种类

1. 按皮片的来源,植皮术可分为自体皮移植和同种异体皮移植
2. 若按移植的方法,植皮术可分为:
(1)游离植皮:移植皮片脱离原解剖部位而移植他处;
(2)带蒂植皮:皮片的一部分与原部位相连,在保持皮片的血液供应情况下将该皮片移植他处;
(3)带血管蒂的游离植皮:应用显微外科技术,将皮片上血管与受皮区血管吻合的植皮方法。

(二)游离皮片的类型及应用

游离植皮根据切取皮片的厚度不同,分为下列四种:

1. 刃厚皮片 是最薄的皮片,含表皮和部分真皮乳头层,移植易成活,但易收缩,耐磨性差,用于消灭肉芽创面较好,不宜植入面部、手掌和足底等处。
2. 中厚皮片 包括表皮和真皮的 1/2～1/3,弹性和耐磨性较刃厚皮片好,存活率高,不易收缩。中厚皮片适用于关节、手臂等功能部位的植皮。
3. 全厚皮片 包括全层皮肤。存活后色泽、弹性、耐磨性和功能接近正常皮肤,适用于手掌、足底与面颈部的创面修复。

(三)游离植皮病人的护理措施

1. 手术前准备 受皮区如为肉芽创面,手术前应加强换药,保证创底无坏死组织、无积血、无化脓菌存在,创面分泌液少。对肉芽水肿者可用高渗盐水湿敷。供皮区常规备皮。
2. 手术治疗手术配合
(1)取皮:供皮区用 70% 乙醇消毒,不可用碘酊,否则皮片易坏死。低温下皮片代谢率低,耗氧量低,故取下的皮片应浸泡在冷的等渗盐水中保存。供皮区创面覆盖一层凡士林纱布,外加多层干纱布加压包扎。全厚皮片取下后,需去除皮片下脂肪组织,并缝合供皮区伤口。
(2)植皮:游离皮片的成活有赖于皮片血液循环的建立,所以移植皮片需紧贴创面。新鲜创面植皮常用中厚大张皮片覆盖,四周以丝线缝合固定,皮片上加敷料,加压包扎。肉芽创面植皮或皮源不足时,可将皮片剪裁成小方块,如邮票状种植在创面上,各皮片间相隔 1cm 左右,外加一层凡士林纱布及多层吸水性强的敷料,绷带包扎。

3.手术后护理　植皮的肢体需制动、抬高。保持包扎敷料的干燥、清洁,并避免敷料移动。48小时后皮片血液循环逐步形成,1周左右多能建立较好的循环。故术后启视刃厚皮片需2~3天。而中厚及全厚皮片则需延长至7~10天。揭开敷料观察伤口,若发现皮片下积血,可用尖头剪刀剪开小口引流或用注射针吸出,切忌挤压。皮片血运欠佳,根据情况可予改善微循环的药物或抗凝剂治疗。坏死皮片及时去除。供皮区无感染,可在手术后2周更换敷料,创面一般可愈合。

二、断肢(指、趾)再植

利用外科技术将完全性断肢(指、趾)或不完全性断肢(指、趾)重新缝合、修复,使其存活并恢复其结构和主要功能,称为断肢(指、趾)再植。自1963年陈中伟等首次断肢再植成功以来,我国的断肢(指、趾)再植技术一直处于国际领先地位。

(一)断肢(指、趾)的急救

1.现场急救　对于完全离断伤,迅速用无菌敷料包扎肢体残段进行止血,必要时于肢体近端短时间用充气止血带,以减少伤口出血。同时注意病人全身情况及生命体征的变化,了解有无其他合并伤,对于合并休克或有危及生命的情况如窒息,应立即予以抢救,遵循"救命第一,保肢第二"的原则。不完全性断肢(指、趾),应注意适当固定,防止继发性损伤。

2.断肢(指、趾)的保存和运送　离体组织在室温下缺血6小时,即可坏死。故离断肢体的保存视运送距离而定:如伤后很快能到医院,可将离断肢体用无菌敷料或清洁布类包好,勿需作任何处理,连同病人迅速送医院即可。估计送达医院耗时较长的,则宜采用干燥冷藏法保存,即将断肢(指、趾)用无菌或清洁敷料包好,放入塑料袋内,该塑料袋再放入加盖的容器内,外周加冰块保存。切忌将离断肢体浸泡于任何液体中。记录受伤和到达医院的时间,迅速将断肢(指、趾)用无菌布包好,置入4℃冰箱内保存。

(二)断肢(指、趾)再植手术前准备

病人肢体离断伤如出血较多,送到医院后应迅速建立静脉通道,补足和维持血容量,纠正休克,必要时立即或准备输血。在抢救过程中,除做好断肢(指、趾)的处理外,进行全身与受伤局部检查,确定有无多发伤,必要时请相关专科会诊处理。对离断肢体残端仔细清创,尽早去除止血带。

在病人入院的检查、早期处理过程中,应迅速有效地完成手术及麻醉前的一切准备工作,包括病人及亲属的思想工作、签订各种医学文书、备皮、麻醉前用药、吸氧和留置导尿等,同时严密观察病人的血压、脉搏、呼吸及尿量变化。

(三)手术后护理

1.全身状况监测　定时监测、记录血压、脉搏、体温和呼吸情况;记录24小时液体出入量,注意观察有无血容量不足表现。根据需要监测血肌酐、尿素氮、尿比重、尿钠及血电解质,及时了解有无急性肾衰竭或电解质失调。

2.加强隔离,预防感染　伤口感染可致血管吻合口爆裂、出血,为肢体再植失败的重要

因素之一,严重者可危及病人的生命。预防感染主要是严格无菌操作、彻底清创,合理使用抗生素。术后应加强对病人的隔离。病人最好住单人病房,室温控制在20～25℃,湿度50%～60%。有专人看护,限制探视人员,防止交叉感染。

3.再植肢体的护理

术后患肢用敷料或石膏托妥善固定,并抬高至心脏平面。包扎不宜过紧,露出指(趾)端,便于观察血液循环,并注意防止病人入睡后肢体移动,使血管受压。护理中应重视下面几方面工作。

(1)观察再植肢体血液循环情况:定时观察皮肤色泽、温度,指甲毛细血管充盈情况。动脉供血不足时,再植的肢体末端苍白,指腹瘪陷,动脉搏动减弱或消失,皮温降低,指甲毛细血管充盈时间在2秒以上。静脉回流受阻时,末端肢体青紫、肿胀、有水疱,皮温下降,毛细血管充盈时间小于1秒。血液循环障碍出现后,及时报告医生,分析查找原因,检查肢体有无包扎过紧,皮肤缝合张力是否过大,皮下有无血肿形成等,及时给予对症处理。必要时再次手术探查处理。

(2)再植肢体皮温测定,辅助判断血管危象:断肢(指、趾)再植后的血管危象主要表现为动脉危象(动脉痉挛与栓塞)和静脉危象(主要为静脉栓塞,静脉壁肌层薄,不易痉挛)。术后用半导体皮温计测量皮肤温度,一般手术后10日内,每1～4小时测皮温1次。再植肢体皮温应高于健侧1～2℃。若皮温突然下降,患侧与健侧相差3℃以上,提示动脉危象;若缓慢下降,在1～2日之内相差3℃以上,提示静脉危象。应及时报告,采取措施。

(3)消除血管痉挛因素:手术后病人应戒烟。术后1周内,再植肢体可用60～100W的照明灯照射,灯距30～50 cm,以促进血管扩张,防止血管痉挛;同时静脉滴注低分子右旋糖酐、丹参或妥拉苏林等药物,改善局部血液循环。

(4)功能锻炼:通过健康教育,让病人了解早期活动的重要性,协助制定锻炼计划。再植肢体存活后,患肢保持功能位;神经功能恢复前,帮助病人进行伤肢关节被动活动和按摩;伤肢神经功能恢复后,鼓励病人主动活动,结合使用超声波、微波照射等理疗,促进伤肢功能的恢复。当骨折愈合,去除外固定后,进行系统的康复训练。

三、肾移植

肾移植是治疗终末期肾病最主要的手段。在临床各类器官移植中,肾移植疗效最显著。1954年第一例肾移植至今,世界上肾移植已50多万例,我国每年肾移植已超过5000例。有记载的肾移植病人存活最长已超过40年。我国移植肾5年存活率达90%。

肾移植的适应证主要有:慢性肾小球肾炎、慢性肾盂肾炎、多囊肾、糖尿病性肾病、间质性肾炎和自身免疫性肾病等进展到慢性肾衰竭终末期。肾移植是异位移植,移植肾放在腹膜后的髂窝,供肾动脉与髂内动脉或髂外动脉吻合,供肾静脉与髂外静脉吻合,供肾输尿管与膀胱吻合。除非肾肿瘤、肾结核、巨大多囊肾、多发性肾结石合并感染等情况外,一般不切除病肾。本案例病人因多囊肾进展到慢性肾衰竭尿毒症期。

(一)护理评估

1.健康史 了解病人肾疾病的病因、病程、诊疗情况,肾衰竭的病程及透析情况。病人既往一般状况任何,能否耐受手术,心、肺、肝等重要脏器有否功能受损,有无手术史及心血管、糖尿病史。

2. 身体状况　病人一般状况,包括精神、进食、睡眠、活动耐力等情况;是否有排尿及尿量多少;有无水肿、贫血或皮肤溃疡等。生命体征是否平稳,肾区有无包块、压痛或叩击痛。供、受者血型是否相符、HLA(人类白细胞抗原)配型相容程度,淋巴细胞毒交叉配合试验及群体反应性抗体检测(检测受者体内同种异体抗体对随机细胞群体反应的细胞筛查试验)结果。了解神经系统功能检查结果及咽拭子细菌培养结果。

3. 心理社会状况　病人长期患病,对治疗缺乏信心,多数病人对手术期望值过高。部分病人担心手术失败,对移植存在很大的恐惧心理。因担心手术的安全性及效果、术后治疗等问题,病人常表现得犹豫不决、烦躁。护理人员及时了解上述情况,并熟悉病人及其亲属对肾移植相关知识的了解及接受程度,了解病人及社会支持系统对肾移植高额医疗费用的承受能力。

(二) 护理诊断/问题

1. 焦虑　与担心手术效果、安全性有关。
2. 有体液不足的危险　与术前过度透析或术尿液排出过多有关。
3. 营养失调:低于机体需要量　与食欲减退、限制蛋白质摄入、胃肠道吸收不良有关。
4. 潜在并发症:排斥反应、移植肾衰竭、出血。

(三) 护理目标

病人情绪稳定,焦虑减轻或缓解;病人营养状况得到明显改善;病人未发生体液平衡失调及其他并发症,或并发症能得到早期发现、及时处理。

(四) 护理措施

1. 心理护理　根据护理评估情况,有针对性地给予相应的心理护理,如向病人介绍肾移植围手术期相关知识、移植的必要性和安全性,减少病人对手术的恐惧,增强其对治疗的信心,使其以积极的心态接受和配合各项医疗、护理工作。

2. 饮食与营养支持　为增强病人的抵抗力,术前鼓励病人低蛋白、高碳水化合物和高维生素饮食;为减轻水钠潴留,应低盐饮食;水的摄入为每天尿量加600～800ml。术后第2天,病人胃肠功能恢复后,可给予少量饮食,以后根据情况逐渐增加,饮食宜高热量、低钠优质蛋白、高维生素,易于消化,并多饮水。必要时给予肠内或肠外营养支持,以改善病人的营养状况。

3. 术后卧位与活动　术后平卧24小时,移植肾侧下肢膝、髋关节应水平屈曲15°～20°,以减轻切口疼痛和减小吻合口处张力,防止血管吻合口破裂出血。术后第2天指导病人床上活动,第3天可根据病情协助下床活动,但应循序渐进,防止突然改变体位或活动过度,血管吻合口破裂出血。

4. 病情观察　肾移植术后应每小时观察、记录病人体温、脉搏、血压及呼吸的改变,监测中心静脉压及尿量变化。平稳后第2天,可根据情况逐步延长观察时间。术后血压不能过低,以保证移植肾的有效血流灌注。中心静脉压和尿量是评估体液状况的重要指标,是调整补液量和输液速度的重要依据。术后第1天尿量宜维持在每小时300ml(不少于100ml)以上。多数病人术后早期出现多尿,尿量可达每小时1000ml以上,常发生在术后24小时内;部分病人术后则出现少尿或无尿。应仔细分析和查找原因,对症处理。

5.合理静脉输液,维持内环境平衡　选择输液静脉穿刺点时,避开手术侧的下肢及作血液透析用的动静脉造瘘肢体,以保证静脉输液通畅。手术后输液的量根据出入液体量,尤其是尿量给予评估,保持出入液体量平衡和内环境的稳定,总的原则是"量出为入"。每小时尿量不足500ml时,输液量为尿量的全量;每小时尿量500～1000ml时,输液量为尿量的80%;大于1000ml时,输液量为尿量的70%。根据病情确定输液的种类、顺序和速度。

6.感染的预防和护理　肾移植前病人应住单人隔离病房,专人护理,避免交叉感染。肾移植后常见的感染部位是手术切口、肺部、尿道和口腔等。为此术后应定期更换病人切口敷料,观察切口有无红肿、压痛等情况;每2小时翻身拍背1次,协助有效排痰,必要时雾化吸入,防止肺部感染;每日进行口腔护理,预防口腔感染;严格无菌导尿及更换尿管接管和接尿袋,保持尿管通畅。病人居住的环境和接触的物品也应定期消毒。一旦发现感染的征象,如体温升高、切口红肿或疼痛等,及时给予相应的处理,并遵医嘱使用对肾损害小、敏感的抗生素。

7.急性排斥反应的预防和护理　肾移植术后遵医嘱使用免疫抑制药物,并定期监测病人的血药浓度,调整药物至合适剂量。

肾移植后,若病人体温突然升高且持续不退,伴血压增高、尿量减少、心率增快、移植肾区闷胀感、移植肾增大或伴压痛、血肌酐升高,应考虑急性排斥反应的可能,根据反应的轻重程度,调整应用抗排斥药物。抗淋巴细胞球蛋白、抗胸腺细胞球蛋白应用前应进行过敏试验,阴性时方可使用。对于过敏试验阳性而又必须应用者,采取脱敏疗法。大量激素治疗时,病人易患皮疹、脓疱疮等,应保持皮肤清洁、干燥,并注意观察有无便血、黑便,防止应激性溃疡的发生。

8.监测肾功能　术后3天内每日检测肾功能1次,待肾功能恢复后,改为每周检测2次,以后逐渐延长检测的间隔时间,以便及时发现肾功能异常。

9.健康教育　指导病人合理安排生活和活动,做力所能及的事,半年后恢复正常工作。指导自我保护、自我监测和自我护理;预防日常生活中可能引起的感染。教会病人正确服用免疫抑制药物,并督促其定期来院检查:出院后第1月,每周1次;第2个月,每2周1次;半年后,每月1次。但若病情变化,及时就诊。

案例分析:病人肾移植前可能有过度透析,移植手术后禁食、尿少、唇舌干燥、脉快,血压、中心静脉压低,这些情况反映目前最主要的护理问题是体液不足。应采取的针对性护理措施是纠正体液不足,维持内环境稳定。包括监测生命体征、尿量、中心静脉压及肾功能的变化,合理补液等。期望通过护理,病人的体液平衡失调得以纠正,内环境保持稳定。

(五)护理评价

病人焦虑情绪是否缓解,能否以良好的心态配合手术;病人是否发生感染,若发生是否能及时发现并给予相应处理;肾移植前,病人的营养状况是否改善,能耐受手术;病人术后并发症是否得到有效预防或及时发现与处理。

第十二章 器官移植病人的护理

本章小结

移植术就是将某一个体有活力的细胞、组织或器官用手术或其他方法,移植到自身或异体的某一部位,使之发挥相应功能。自体皮肤移植和断肢(指、趾)再植属自体移植,移植后不引起排斥反应;同种异体移植移植后将发生排斥反应。肾移植是治疗终末期肾病最主要的手段。在临床各类器官移植中,肾移植疗效最显著。肾移植术后护理的重点是监测生命体征、尿量与肾功能的变化,防治水电解质失衡、血管吻合口破裂出血、感染、急性排斥反应等;出院后指导病人合理安排生活和活动,自我保护、监测和护理,正确服用免疫抑制药物,定期随访。

本章关键词:移植术;植皮;断肢再植;肾移植;护理

课后思考

1. 简述急性排斥反应的分类及临床特点。
2. 列举断肢再植和肾移植术后护理要点。

(周理好)

第十三章
颈部疾病病人的护理

案例

女性,38岁,因"甲状腺肿大一年,怕热多汗,食欲亢进,烦躁不安,消瘦乏力3个月余"入院。睡眠较差,常需服安眠药。既往体健,家族无精神病或高血压病史。检查:体温37.1℃,呼吸20次/分,心率110次/分,血压130/80mmHg。甲状腺轻度肿大,质软,眼球略突出,眼裂增宽,神情激动,心肺无异常,肝脾肋下未触及。

问题:
1. 该病人的基础代谢率是多少?
2. 列出主要的护理诊断及护理措施。
3. 该病人拟行手术治疗,手术前应做哪些特殊准备?

本章学习目标

1. 掌握甲状腺功能亢进的临床表现;甲状腺疾病病人的护理措施,包括术前药物准备、术后并发症表现及护理。
2. 熟悉甲状腺疾病的相关辅助检查、预防措施。
3. 了解甲状腺的生理功能,甲状腺功能亢进、单纯甲状腺肿、甲状腺肿瘤的病因、临床表现及处理原则。
4. 运用颈部解剖学知识,细心观察和护理颈部手术后病人的症状,预防术后并发症。

甲状腺分左、右两叶,位于甲状软骨下方、气管两旁,中间以峡部相连,由内外两层被膜包裹,随吞咽动作而上下移动,颈部检查不易看到或触及,临床上常用来鉴别颈部肿块是否与甲状腺有关。甲状腺主要功能是合成、贮存和分泌甲状腺激素,其主要作用是增加全身组织细胞的氧消耗及热量产生;促进蛋白质、碳水化合物和脂肪分解;促进人体的生长发育和组织分化。通过下丘脑-垂体-甲状腺轴控制系统和腺体内的自身调节系统来维持正常的生长、发育和代谢。

第一节 甲状腺功能亢进症

一、疾病概要

甲状腺功能亢进症(hyperthyroidism)简称甲亢,是由各种原因导致循环中甲状腺激素异常增多而出现以全身代谢亢进为主要特征的疾病总称。临床以原发性甲亢最常见。病人年龄多在20~40岁,男女比例为1:4~7。腺体呈弥漫性肿大,两侧对称,约1/3病人伴眼球突出,故又称"突眼性甲状腺肿"(exophthalmic goiter)。本节重点介绍原发性甲亢。

(一)病因病理

1. 病因　原发性甲亢的病因尚未完全明确,目前认为原发性甲亢是一种自身免疫性疾病。在病人血中发现了两类刺激甲状腺的自身抗体——"长效甲状腺激素"(LATS)和"甲状腺刺激免疫球蛋白"(TSI),来源于淋巴细胞,能抑制TSH,与TSH受体相结合,促进甲状腺分泌大量的T_3、T_4。

2. 病理　表现为甲状腺呈弥漫性、对称性增大,腺体内血管增多、扩张、充血,淋巴组织增生,滤泡上皮细胞多呈高柱状并增生,形成深入滤泡腔内的乳头状突起,腔内胶质减少。

(二)临床表现

甲亢的典型症状表现为:甲状腺激素分泌过多症候群、甲状腺肿大、突眼征。

1. 甲状腺激素分泌过多症候群　病人出现甲状腺肿大、多语、性情急躁、容易激动、失眠、双手细速颤动、怕热、多汗、皮肤潮湿、食欲亢进却消瘦、肠蠕动亢进和腹泻;心悸、脉快有力(脉率常在每分钟100次以上,休息及睡眠时仍快)、脉压增大(主要由于收缩压升高)、内分泌紊乱(如月经失调)以及无力、易疲劳、出现肢体近端肌萎缩等。脉率增快及脉压增大常作为判断病情程度和治疗效果的重要标志。极个别病人会伴有局限性胫前黏液性水肿。

2. 甲状腺肿大　双侧呈弥漫性对称性肿大,质软,触诊有震颤感,听诊可闻及血管杂音。肿大程度与甲亢病情轻重无明显关系,多无局部压迫症状。

3. 突眼征　多见于原发性甲亢,典型者双侧眼球突出,眼裂增宽,重者上下眼睑不能闭合,盖不住角膜,凝视时瞬目减少,易致眼炎甚至失明。突眼的严重程度与甲亢严重程度无关。

(三)辅助检查

1. 基础代谢率测定　可根据脉压和脉率计算,简便易行;或用基础代谢率测定器测定,结果较可靠。

测定基础代谢率前需停服可影响甲状腺功能的药物,如甲状腺激素制剂、抗甲状腺药物和镇静剂等,测前一日晚充分睡眠,不服安眠药,检查日早晨禁食,静卧,少谈话,测定前排空大小便。常用计算公式为:基础代谢率%=(脉率+脉压)-111。若用基础代谢率测定器测定,则让病人卧床休息1小时后测定。正常值为±10%;+20%~30%为轻度甲亢,+30%~60%为中度甲亢,+60%以上为重度甲亢。

假设案例中病人检查时符合测定基础代谢率所需条件,根据公式计算出其基础代谢率,若结果高于正常值,甲亢程度如何?

2. 甲状腺摄^{131}碘率测定 给受试者一定剂量的放射性^{131}碘,再探测甲状腺摄取^{131}碘的程度判断甲状腺的功能状态。正常甲状腺24小时内摄取的^{131}碘量为人体总入量的30%～40%。若在2小时内甲状腺摄取^{131}碘量超过人体总量的25%,或在24小时内超过50%,且吸^{131}碘高峰提前出现,均可诊断为甲亢,但不反映甲亢的严重程度。病人检查前2个月应停服用含碘药物或食物,如海带、紫菜、甲状腺激素片等,以免影响检查结果。

3. 血清中T_3和T_4含量测定 甲亢时,血清T_3可高于正常值4倍左右,而T_4上升较慢,仅为正常的2倍半,因此T_3的测定对甲亢的诊断具有较高的敏感性。

(四)治疗原则

甲亢的治疗包括药物治疗、放射性碘治疗及手术治疗。目前甲状腺大部切除术对中度以上的甲亢仍是最常用而有效的疗法,能使90%～95%的病人获得痊愈,手术死亡率低于1%。手术治疗的缺点是有并发症和4%～5%的病人术后甲亢复发,也有少数病人术后发生甲状腺功能减退。

二、护　理

(一)护理评估

1. 健康史 了解病人的发病情况,包括患病的起始时间、主要症状及其特点,是否患有结节性甲状腺肿及其他自身免疫性疾病,有无家族史,有无甲状腺疾病的用药或手术史,既往及目前的检查治疗经过,发病前有无感染、劳累、精神刺激或创伤等强烈应激情况发生。女性病人询问月经有无异常及生育史。

2. 身体状况 病人甲状腺大小、质地、有无压痛、震颤或血管杂音;有无眼球突出、眼裂增宽;有无基础代谢率增高、怕热多汗等;有无心率增快、脉压增大、心动过速等;有无食欲亢进、消瘦及腹泻等。了解基础代谢率,甲状腺摄^{131}碘率,血清T_3、T_4含量,核素扫描、B超等检查的结果。

3. 心理社会状况 病人情绪会因内分泌紊乱而受到不同程度的影响,不良的情绪状态会使病人出现人际关系紧张和社交心理障碍,更加重情绪障碍;另外突眼和颈部肿大等外形上的改变会给病人带来极大心理压力。所以应评估病人患病后对日常生活的影响,有无情绪不稳定、难以控制情绪或对疾病顾虑重重等,以及病人及其亲属对疾病的认识、对手术治疗的了解和接受程度、病人及家庭的经济状况等,以针对性地为病人进行心理护理。

(二)护理诊断/问题

1. 营养失调:低于机体需要量 与基础代谢率增高导致代谢需求大有关。
2. 焦虑 与神经系统功能改变、缺乏相关知识、环境改变、担心手术治疗及预后等有关。
3. 清理呼吸道无效 与术后咽部及气管受刺激、分泌增多、切口疼痛出血、喉头水肿有关。

4.潜在并发症:甲状腺危象,呼吸困难和窒息,喉返神经、喉上神经损伤,手足抽搐。

案例分析2:通过分析,该病人可能为"甲状腺功能亢进"。由于高代谢病人出现消瘦:营养失调:低于机体需要量;神经兴奋性增高致病人失眠:睡眠型态紊乱;若行手术治疗,术后可能出现前述潜在并发症。

(三)护理目标

病人能摄取足够的营养,体重增加或无明显下降,耐受力增强;病人对疾病有正确认识,情绪稳定,焦虑程度减轻;术后病人呼吸道保持通畅;未发生甲状腺危象等术后并发症,或发生后能及时发现和处理。

(四)护理措施

1.手术前护理 甲亢病人在基础代谢率高亢的情况下,手术危险性很大,故术前应采取充分而完善的准备以保证手术顺利进行,同时预防术后并发症的发生。

(1)心理护理:甲亢病人由于甲状腺激素激素水平增高致神经兴奋性增高,其心理应激反应较普通人群高,情绪易激动,易受环境因素的影响,紧张、焦虑的情况较为严重。护理人员应重视心理因素对疾病的影响,对病人和蔼可亲,加强心理辅导,帮助病人加强自我锻炼,训练自我调控能力,提高心理免疫与应激能力。耐心向病人介绍手术的必要性和方法,以及手术前后应配合的事项,指导病人放松的方法,请预后良好的病人讲述经历,消除病人的顾虑和恐惧心理。同时鼓励亲属多理解和关心病人,让其感受到家庭与社会的关心,增强战胜疾病的信心,积极配合治疗。

(2)环境:保持病室通风、安静,避免和病情重的病人同住一室,以免病人情绪不安。帮助病人合理安排作息时间,限制探视次数,减少环境中不良因素对病人的刺激,使病人保持愉快的生活氛围,减少情绪波动。白天可适当活动,以不感到疲劳为度,避免精神紧张和注意力过度集中,保证夜间充足睡眠。对精神过度紧张或失眠者可适当给予镇静剂或安眠药。对大量出汗的病人应随时更换湿衣服及床单,避免受凉。

(3)饮食:甲亢病人由于代谢率高,机体消耗大,为满足机体代谢亢进的需要,应给予高蛋白、高热量、高维生素的均衡饮食,增加餐次,每日5~6餐。主食应足量,适当增加奶类、蛋类、瘦肉类等优质蛋白以纠正负氮平衡,两餐之间增加点心,以补充足够的热量和营养,补偿机体的过度消耗。鼓励病人多饮水,每日2000~3000ml,以补充出汗、腹泻、呼吸加快等丢失的水分。但心脏病病人应避免大量饮水,以防发生水肿和心力衰竭。禁用对中枢神经有兴奋作用的咖啡、浓茶,烟酒、辛辣刺激性食物及饮料,减少食物中粗纤维的摄入,以免增加肠蠕动以及导致腹泻。

(4)体位:睡眠时应抬高枕头取侧卧位,颈部略微屈,以减轻肿大的甲状腺对气管的压迫。术前指导病人进行体位练习,主要训练手术中的头颈过伸位:病人取平卧位,将软枕垫于肩部,伸颈,头向后仰。

(5)眼睛护理:对于眼球突出、眼睑不能闭合的病人应注意保护角膜和结膜,经常用眼药水湿润眼睛,避免过度干燥及感染。卧床时保持半卧位或头部抬高位,避免眼部充血;闭目不全者睡前可涂抗生素眼膏,并用无菌生理盐水纱布或眼罩覆盖双眼。外出时配戴有色眼镜,以防光线、灰尘和异物的刺激。每日做眼球运动以锻炼眼肌,改善眼肌功能。结膜发生充血水肿时,可用0.5%醋酸可的松滴眼剂并冷敷。严重突眼者加强心理护理的同时完善术前准备,择期行眶内减压术。

(6)药物准备:用药物降低基础代谢率是甲亢病人手术前准备的重要环节,护理人员应正确指导病人进行药物准备,通常有两种方法:①先用硫脲类药物,待甲亢症状得到基本控制后,改口服碘剂,再行手术。由于硫脲类药物能使甲状腺肿大和动脉性充血,手术时极易发生出血,增加手术的困难和危险,因此服用硫脲类药物后必须加用碘剂2周,待甲状腺缩小变硬,血管数减少后手术。②开始即用碘剂,2~3周待甲亢症状得到基本控制后便可进行手术。但有少数病人服用碘剂2周后,症状减轻不明显,此时可在继续服用碘剂的同时,加用硫氧嘧啶类药物,直至症状基本控制,停用硫氧嘧啶类药物后,继续单独服用碘剂1~2周后,再进行手术。

碘剂作用是抑制甲状腺激素的释放;减少甲状腺血流量,使腺体充血减少继而缩小变硬,有利于手术进行。常用的碘剂是复方碘化钾溶液,口服,第一日每次3滴,日服3次,逐日每次增加1滴,至每日每次16滴止,维持此剂量至手术日。教会病人正确的服用方法,由于碘剂可刺激空腔和胃黏膜,引起恶心、呕吐、畏食等不良反应,因此要在饭后服用,服用时,将碘剂在冷开水中稀释,或滴在馒头、饼干上服用。服碘剂期间应严密观察病情,如病人情绪稳定,睡眠好转,体重增加,脉搏稳定在90次/分以下,基础代谢率在+20%以下时,即可施行手术。由于碘剂只抑制甲状腺激素释放而不抑制其合成,因此一旦停服碘剂后,贮存于甲状腺滤泡内的甲状腺球蛋白大量分解,甲亢症状会重新出现,甚至比原来更为严重。因此,不准备施行手术者不要服用碘剂。

对于不能耐受常规应用碘剂或合并应用硫氧嘧啶类药物,或二者无效者,主张单用普萘洛尔或与碘剂合用做术前准备。剂量为每6小时口服给药1次,每次20~60mg,一般4~7日后脉率降至正常水平时便可实施手术。普萘洛尔在体内的有效半衰期不到8小时,故末次口服应在术前1~2小时;术后继续口服4~7日。此外,术前不用阿托品以免引起心动过速。

(7)其他:术前除全面体格检查和必要的实验室检查外,还包括颈部透视或摄片,了解有无气管受压或移位;详细检查心脏有无扩大、杂音或心律不齐等,并做心电图检查;喉镜检查,确定声带功能;测定基础代谢率,了解甲亢程度,选择手术时机。教会病人有效咳嗽的方法,有助于术后保持呼吸道通畅。术前做好手术区域的皮肤准备和手术后紧急抢救的准备,如气管切开包、吸引器、无菌手套等。

案例分析3: 病人若行甲状腺大部切除手术,术前通常需做好心理护理、环境准备、饮食护理,各项检查,重点做好药物准备,以降低基础代谢率,控制甲亢症状,防止术后发生并发症。

2. 手术后护理

(1)病情观察:术后当日密切观察病人生命体征变化,定时测体温、脉搏、呼吸、血压,保持呼吸道通畅,鼓励或帮助病人咳嗽、咳痰,以免痰液阻塞气管;预防甲状腺危象的发生;麻醉清醒后,鼓励病人讲话,检查病人发音情况;注意病人饮水后有无呛咳,了解有无喉返、喉上神经损伤。手术野放置橡皮片或引流管引流24~48小时以便观察切口出血情况,及时引流积血,预防术后气管受压;切口局部可用砂袋压迫,若敷料浸湿应立即更换;为使局部血管收缩、减少出血也可用冰袋代替砂袋。若病人脉率过快,可肌注利血平。

(2)饮食:术后清醒病人可给予少量温水或凉水,若无呛咳、误咽等不适可逐步进食微温流质饮食。若食物过热会引起颈部血管扩张,加重切口渗血。随后逐渐由半流质过渡到高热量、高蛋白质、高维生素软食。病人饮水时取坐位,头稍低,主动吞咽,这样可减少因液体流入咽部时被动吞咽造成的呛咳。需要时给予静脉补液。甲状腺手术对胃肠道功能的影响较小,仅在吞咽时感到疼痛,所以应鼓励病人进食,少量多餐,以增进营养,但要避免食用含碘丰富和刺激性食物。

(3)体位:术后病人未清醒时取平卧位,头偏向一侧,待清醒和血压平稳后取低半斜坡卧位,头部抬高30°~45°,以改善静脉回流,减少血肿形成,并有利于呼吸和渗出液的引流,保持呼吸道通畅。

(4)药物:甲亢病人术后应继续服用复方碘化钾溶液,每日3次,每次10滴,持续1周;或从每日3次,每次16滴开始,逐日每次减少1滴,至病情平稳。不可自行减量或停药。

(5)术后并发症的护理

1)呼吸困难和窒息:多发生在术后48小时内,是最危急的并发症。常见原因为:①切口内出血压迫气管,主要由于手术时止血不彻底或血管结扎线滑脱引起;②喉头水肿,主要是手术创伤或气管插管引起;③气管塌陷,气管壁长期受肿大的甲状腺压迫,发生软化,切除甲状腺体的大部分后,软化的气管壁失去周围组织支撑的结果;④双侧喉返神经损伤。

临床表现为进行性呼吸困难、烦躁、发绀甚至窒息。如因出血所引起者,有颈部肿胀、切口出血等情况。若发生上述情况,须立即进行床边抢救,拆除缝线,敞开切口,去除血肿,结扎出血的血管;如去除血肿后病人呼吸困难情况仍无改善,应立即行气管切开,同时吸氧。待病人情况好转后,再送手术室做进一步检查、止血等处理。对喉头水肿者立即应用大剂量激素,如地塞米松30mg静脉滴入,呼吸困难若无好转则行环甲膜穿刺或气管切开。术后48小时内病人要避免过多活动和谈话,以减少切口内出血。痰多不易咳出者,应鼓励并协助病人咳嗽排痰,必要时雾化吸入以保持呼吸道通畅。

2)喉返神经损伤:喉返神经贴近甲状腺下极,在术中操作时易受到损伤,可因切断、缝扎、钳夹或牵拉过度造成永久性或暂时性损伤,在术中立即出现症状;少数也可由于血肿压迫或瘢痕组织牵拉引起,在术后数天才出现症状。一侧喉返神经损伤可引起声嘶,双侧损伤可引起失音或严重的呼吸困难,甚至窒息,术中应注意保护。对喉返神经已经损伤的病人应及时处理并认真做好解释工作;暂时性损伤经理疗等处理后3~6个月可逐渐恢复;一侧永久性损伤可由健侧声带向患侧过度内收代偿;双侧损伤可导致两侧声带麻痹,引起失音、呼吸困难甚至窒息,需作气管切开。

3)喉上神经损伤:多为术中结扎、切断甲状腺上动、静脉时,离开腺体上极较远,未加仔细分离,连同周围组织大束结扎所造成损伤。喉上神经分内(感觉)、外(运动)两支,若损伤外支会导致环甲肌瘫痪,引起声带松弛,音调降低;若损伤内支会使喉部黏膜感觉丧失,病人丧失喉部的反射性咳嗽,在进食时,特别是饮水时,容易发生误咽、呛咳。一般经针灸、理疗数日后可自行恢复。术后进食有呛咳者,应取坐位或半坐位进食,给半流质或固体类食物,缓慢吞咽,尤其注意避免饮水时误咽。

4) 手足抽搐：术中挫伤或误伤甲状旁腺或血液供给受累所致，都可引起甲状旁腺功能低下，继而血钙下降，引起手足抽搐，多在术后 1～3 天出现。多数病人症状较轻且短暂，仅有面部、唇部和手足部出现针刺麻木感或强直感，2～3 周后经未损伤的甲状旁腺增生代偿，症状可消失；严重者可出现面部肌肉和手足伴疼痛的持续性痉挛，甚至发生喉或膈肌的痉挛，引起呼吸困难甚至窒息死亡。预防的关键在于切除甲状腺时注意保留甲状旁腺。在护理中应限制病人进食肉类、乳品和蛋类等含磷较高的食物，以免影响钙的吸收；症状轻者可口服葡萄糖酸钙 2～4g，每日 3 次；症状较重或长期不能恢复者可加服维生素 D_3，每日 5 万～10 万 U，以促进钙的吸收；抽搐发作时立即用压舌板或牙垫垫于病人上下磨牙之间，以防咬伤，并静脉注射 10％葡萄糖酸钙或氯化钙 10～20ml。口服双氢速甾醇（DT_{10}）油剂能明显提高血中钙含量，还可用异体带血管的甲状腺-甲状旁腺移植。

5) 甲状腺危象：是甲亢最为严重的并发症，多与手术前准备不够、甲亢症状未能很好地控制、肾上腺皮质功能减退及手术应激有关。表现为术后 12～36 小时内病人出现高热（＞39℃）、脉快而弱（＞120 次/分）、大汗、烦躁、谵妄、呕吐、腹泻，若未及时处理会迅速发展为昏迷、虚脱、休克甚至死亡，死亡率 20％～30％。若术前准备不充分，症状没有得到很好的控制，术中大量甲状腺激素入血会诱发甲状腺危象。预防甲状腺危象的关键是术前稳定病人情绪，做好药物准备，使各项指标达到手术要求，术后应继续服用碘剂。

护理人员对术后病人要加强巡视，严密观察病情变化，一旦出现甲状腺危象的症状应立即报告医生并及时处理，包括：①肾上腺素能阻滞剂，可肌注利血平 1～2mg，口服胍乙啶 10～20mg 或普萘洛尔 5mg 加葡萄糖溶液 100ml 静脉滴注，以降低周围组织对肾上腺素的反应；②口服复方碘化钾溶液 3～5ml，紧急时用 10％碘化钠 5～10ml 加入葡萄糖溶液 500ml 中静脉滴注，以降低血液中甲状腺激素水平；③氢化可的松每日 200～400mg 分次静脉滴注，以拮抗过多甲状腺激素的反应；④镇静剂，常用苯巴比妥钠 100mg，或冬眠合剂Ⅱ号半量，肌肉注射 6～8 小时 1 次；⑤降温，用物理降温、药物降温等综合措施，保持病人体温在 37℃左右；⑥静脉输入大量葡萄糖溶液补充能量；⑦吸氧，减轻组织缺氧状况；⑧有心力衰竭者加用洋地黄制剂。

3. 健康教育

(1) 指导病人自我控制情绪，保持心境平和，合理安排工作和休息，避免过度劳累和精神刺激。

(2) 术后注意保暖，避免感冒，保持呼吸道通畅，预防肺部并发症。

(3) 鼓励病人早期下床活动，但要避免剧烈活动。病人术后早期下床活动时注意保护头颈部，起身、咳嗽时可用手固定颈部以减少震动；拆线后进行颈部活动练习，教会病人做点头、抬头、左右旋转颈部，促进功能恢复，防止发生切口粘连和瘢痕收缩所致的功能异常。

(4) 指导病人遵医嘱坚持长期服药，并按时按量服用。甲亢的药物治疗疗程长，需用药数年，应向病人说明坚持服药的重要性，不得随意减量或停服，否则会使疾病反复发作，经久不愈。教会病人服用碘剂的方法，多进食高碘食物，预防甲状腺功能低下。

(5) 教会病人自我检查和护理的方法：每日起床前自测脉搏，定期测量体重，脉搏减慢、体重增加是治疗的有效标志；经常用示指、中指、环指的指尖平摸颈部。上衣领口宜宽松，避免压迫颈部。严禁用手挤压甲状腺，以免甲状腺激素分泌过多而加重病情。

(6)出院病人应定期复查,以了解甲状腺功能。若发现有凹凸不平、肿块,或一旦出现心悸、手足发麻、抽搐等情况及时就诊。

案例分析4:与术前强调病人的准备不同,甲状腺功能亢进术后护理主要是并发症的观察和护理,针对每个人的具体情况,采用针对性的护理措施。

(五)护理评价

病人营养状况是否得到改善,体重是否增加,是否了解甲亢的相关知识,紧张焦虑的情绪是否得到控制。病人术后能否进行有效咳嗽,呼吸道分泌物是否得到有效清理。病人有无发生呼吸困难、甲状腺危象等术后并发症,或发生后能否及时处理。

第二节 单纯甲状腺肿

单纯甲状腺肿(simple goiter)主要由于缺碘所引起。根据其病因可分为三类:①合成甲状腺激素原料(碘)的缺乏:高原、山区土壤中的碘盐被冲洗流失以致饮水和食物中含碘量不足,机体长期处于缺碘状态,导致甲状腺增生和代偿性肿大,这是引起单纯甲状腺肿的主要原因,我国多山各省(如云贵高原)的居民患此病的几率较高,故又称为"地方性甲状腺肿"(endemic goiter);②甲状腺激素的需要量增加:处于青春发育期、妊娠期、哺乳期或绝经期的妇女因代谢旺盛,甲状腺激素需要量暂时性增加,发生轻度甲状腺弥漫性肿大,称为生理性甲状腺肿,常在成年或分娩后自行缩小;③甲状腺激素生物合成和分泌的障碍:部分病人因为缺乏合成甲状腺激素的酶,造成甲状腺激素合成和分泌障碍,血中甲状腺激素减少也可致甲状腺肿大。

(一)临床表现

单纯甲状腺肿以女性多见。甲状腺不同程度的肿大和肿大结节对周围器官引起的压迫症状是主要的临床表现。

1. 甲状腺肿大 病程早期,甲状腺呈对称、弥漫性肿大,腺体表面光滑,质地柔软,随吞咽动作上下移动。若进一步肿大,可出现颈部增粗和颈前肿块,且在肿大腺体的一侧或两侧可触及单个或多个结节。当发生囊肿样变的结节内并发囊内出血时,可引起结节迅速增大。

2. 压迫症状 甲状腺肿体积较大时可造成周围组织的压迫症状。压迫气管可引起咳嗽、呼吸困难;压迫喉返神经会出现声音嘶哑;压迫食管造成吞咽困难等。

3. 继发甲亢、癌变 结节性甲状腺肿可继发甲亢,还可向胸骨后延伸生长形成胸骨后甲状腺肿,压迫气管和食管,还可压迫颈深部大静脉,引起头颈部静脉回流障碍,出现面部青紫、肿胀及颈胸部表浅静脉扩张。

4. 基础代谢率 除了结节性甲状腺肿可继发甲状腺功能亢进外,大多正常。

(二)治疗原则

1. 非手术治疗

(1)对青春期、妊娠期的轻度生理性甲状腺肿可不行药物治疗,多食含碘丰富的食物(海带、紫菜等)。

(2)20岁以前的弥漫性单纯甲状腺肿病人可给予小量甲状腺激素,以抑制垂体前叶TSH分泌,缓解甲状腺的增生和肿大。常用剂量为30~60 mg,口服,每日2次,3~6月为一疗程。

2.手术治疗 因甲状腺部分切除将进一步限制甲状腺对激素需要量增多的适应能力,故一般不宜行外科手术治疗,但有下列情况应及时施行甲状腺大部切除术:①因气管、食管或喉返神经受压引起临床症状者;②胸骨后甲状腺肿;③巨大甲状腺肿影响生活和工作者;④结节性甲状腺肿继发功能亢进者;⑤结节性甲状腺肿疑有恶变者。

(三)护理措施

1.病情观察 观察病人是否出现呼吸、吞咽困难、声音嘶哑等压迫症状;补充碘剂及甲状腺激素后甲状腺是否缩小或出现结节;用药后是否有心悸、怕热等甲状腺功能亢进的表现。一旦出现立即报告医生及时处理。

2.心理护理 向病人解释经补碘等治疗后可使甲状腺肿块逐渐缩小或消失,消除病人因形体改变而引起的自卑感,减少顾虑,配合治疗。为病人营造安静、舒适的治疗环境,指导病人利用服饰进行外表修饰,完善自我形象。

3.健康教育 碘是甲状腺激素合成的必需成分,食用富含碘的食物有助于增加甲状腺激素合成,改善甲状腺肿大症状,故应指导病人多摄入海带、紫菜等海产品及含碘丰富的食物;流行地区居民应食用碘化食盐或在10~20kg食盐中加入碘化钾或碘化钠1g,可满足机体每日碘的生理需要量,是预防疾病的有效方法。还可肌肉注射碘油以预防甲状腺肿的发生。育龄期妇女在妊娠前或妊娠初期应补充足够的碘,以预防其子女发生地方性呆小病。指导病人在甲状腺显著肿大甚至出现压迫症状、颈部肿块由软变硬疑有恶变时应及时手术治疗。

4.其他护理 参见甲状腺功能亢进护理。

第三节 甲状腺肿瘤

甲状腺肿瘤(thyroid tumors)为外科常见的肿瘤之一,分良性和恶性两类。

一、甲状腺腺瘤

甲状腺腺瘤(thyroid adenoma)是最常见的甲状腺良性肿瘤。按形态学可分为滤泡状和乳头状囊性腺瘤两种。滤泡状腺瘤多见,周围有完整的包膜;乳头状囊性腺瘤少见,常不易与乳头状腺癌区分。多见于40岁以下的女性。

(一)临床表现

病人颈部出现圆形或椭圆形结节,多为单发,质地稍硬,表面光滑,界限清楚,无压痛,有完整包膜,可随吞咽上下移动。大部分病人早期无任何症状。甲状腺腺瘤生长缓慢;若乳头状囊性腺瘤因囊壁血管破裂发生囊内出血,肿瘤可在短期内迅速增大,局部出现胀痛。

(二)治疗原则

甲状腺腺瘤虽属良性肿瘤,但有引起甲亢(发生率约为20%)和恶变(发生率约为10%)的可能,故应早期手术切除。切除范围为包括腺瘤的患侧甲状腺大部分切除,腺瘤小可行单纯腺瘤切除。切除标本必须立即行冰冻切片检查,以判定有无恶变;如为恶性按甲状腺癌治疗。

(三)护理措施

1. 术前护理 监测生命体征和基础代谢率,做好各项辅助检查,如心电图、B超、血常规等。加强心理护理,向病人讲解甲状腺瘤的发生发展、手术治疗等相关知识以及并发症的预防,帮助其消除对手术的恐惧、焦虑心理,对手术成功树立信心。

2. 术后护理 保持环境安静整洁,利于病人休息。严密观察病情,保持呼吸道通畅,观察引流情况,有切口渗血的病人可在颈部放置冰袋或砂袋压迫切口,保持敷料干燥。一旦发现病人有出血、呼吸困难等术后并发症表现立即处理。

3. 健康教育 教会病人自我检查颈部的方法,注意观察肿块情况,尽早手术。保持情绪稳定,术后指导病人早期下床活动及功能锻炼的方法,合理饮食。定期复查,发现异常及时就诊。

二、甲状腺癌

甲状腺癌(thyroid carcinoma)在甲状腺恶性肿瘤中最常见,约占全身恶性肿瘤的1%,女性发病率高于男性。按其病理类型可分为:①乳头状癌:约占成人甲状腺癌的60%和儿童甲状腺癌的全部,多见于30~45岁女性,低度恶性,生长较缓慢,预后较好;②滤泡状癌:约占甲状腺癌的20%,常见于50岁左右中年人,中度恶性,发展较迅速,预后较乳头状癌差;③未分化癌:约占甲状腺癌的15%,多见于60~70岁,男性多发,高度恶性,发展迅速,预后很差;④髓样癌:较少见,仅占7%,恶性程度中等,预后不如乳头状癌但较未分化癌好。

(一)临床表现

各型甲状腺癌共同的临床表现是发病初期无明显症状,仅在甲状腺内发生肿块,固定、质硬、表面不平。肿块生长速度较快,增大后吞咽时上下移动小。晚期会因肿瘤压迫食管、气管和喉返神经而出现吞咽困难、呼吸困难、声音嘶哑,压迫颈交感神经时出现Horner综合征(即同侧瞳孔缩小、上睑下垂、眼球内陷、同侧头面部无汗等),颈丛神经受侵犯时可出现耳、枕、肩等部位疼痛和局部淋巴结和远处器官转移等表现。

(二)治疗原则

以手术为主。手术治疗是除未分化癌以外的各型甲状腺癌的基本治疗方法,一旦确诊应立即手术。手术范围与肿瘤病理类型相关,包括最小的甲状腺腺叶及峡部切除至最大的甲状腺全切除,并根据病变情况决定是否行颈淋巴结清扫。此外辅助应用核素、甲状腺激素及放射外照射等。甲状腺癌次全或全切者术后终身服用甲状腺激素制剂,以预防甲状腺功能减退及抑制TSH。

（三）护理措施

1．术前护理

（1）心理护理：了解病人对甲状腺癌的认识，对拟行治疗方案的想法。病人可能对术后出现的颈部瘢痕、声音嘶哑等顾虑重重，护理人员应充分了解病人的心理状况，向病人说明手术的必要性，介绍手术的方法、术后恢复过程及预后情况，树立战胜疾病的信心。

（2）术前准备：指导病人为适应手术而进行头颈过伸体位训练，掌握深呼吸和有效咳嗽的方法。若行颈部淋巴结清扫术则应剃除病人耳后毛发。术前晚可给予镇静安眠类药物（地西泮等），使病人处于接受手术的最佳状态。床边备心电监护仪、气管切开包等急救物品。

2．术后护理

（1）体位：病人回病室后，取平卧位，若有颈部引流管，予以正确连接引流装置。待病人清醒、血压平稳后改半卧位，以利于保持呼吸道通畅和颈部渗出液引流。术后24小时后病人如无不良症状应鼓励适当下床活动。

（2）病情观察：监测生命体征，尤其注意呼吸、脉搏变化；有呕吐物及分泌物时及时清除；了解病人的发音和吞咽情况，判断有无出现声音嘶哑、音调降低、误咽呛咳。观察病人切口情况，有无肿胀压迫气管或渗血等；注意引流液的量及颜色的变化。若血肿形成并压迫气管，立即配合床旁抢救，拆除切口缝线、清除血肿。

（3）饮食：麻醉清醒病情平稳后，可少量饮水，观察有无误咽、呛咳。若无不适鼓励进食，可经吸管吸入便于吞咽的流质饮食，逐步过渡为半流质饮食及软食。指导病人选择高热量、高蛋白、高维生素、易消化的饮食，避免摄入花生、大豆、蛋黄等高磷食物以免影响钙的吸收，并特别强调忌食含碘食物的重要性。

（4）并发症护理：参见甲状腺功能亢进护理。

（5）对症护理：疼痛剧烈时可给予镇静止痛药物，以帮助病人休息；注意补充水、电解质；若肿块较大、长期压迫气管，可造成气管软化，术后密切注意病人的呼吸情况，床边备气管切开包。一旦发现有窒息危险，立即配合医生行气管切开及床旁抢救。

3．健康教育

（1）引导病人正确对待所患疾病，树立战胜疾病的信心。保持心情舒畅，避免劳累。不同类型的甲状腺癌的预后有明显差异，指导病人调整心态，配合后续治疗。幼年甲状腺癌的发生与放射线照射有关，婴幼儿应避免和减少进行放射性检查和治疗。

（2）坚持颈部功能锻炼，促进颈部的功能恢复；注意保持患侧高于健侧，以纠正肩下垂的趋势。功能锻炼至少持续至出院后3个月。

（3）定期复查，甲状腺癌术后复发时间多在5年内，术后第1、3、6、12个月各复查一次，以后每年复查一次。教会病人检查颈部的方法，若发现结节、肿块应及时就诊。有甲状腺癌家族史的病人应提高警惕，加强自我检查，早发现早治疗。

本章小结

甲状腺功能亢进是由于甲状腺激素分泌过多,引起甲状腺肿大、甲状腺激素分泌过多症候群、突眼征等临床表现,分为原发性甲亢、继发性甲亢和高功能腺瘤。单纯甲状腺肿主要由于碘摄入量不足导致甲状腺呈弥漫性或结节肿大。甲状腺腺瘤是常见的甲状腺良性肿瘤,恶性肿瘤中最常见的是甲状腺癌。手术治疗可能出现呼吸困难和窒息、喉返神经损伤、喉上神经损伤、手足抽搐、甲状腺危象等并发症,应充分做好心理护理、术前准备和术后护理工作,确保手术顺利进行。指导病人注意饮食,进行功能锻炼和定期复查,出现问题及时就诊。

本章关键词:甲状腺功能亢进;单纯甲状腺肿;甲状腺腺瘤;甲状腺癌;甲状腺危象。

课后思考

1. 甲状腺功能亢进病人术前碘剂准备的方法?病人还需做哪些辅助检查?
2. 甲亢术后的常见并发症有哪些?如何预防?
3. 单纯甲状腺肿的病因?
4. 简述甲状腺肿瘤的分类。

(余爽)

第十四章
乳房疾病病人的护理

案例

女性,55岁。洗澡时无意中发现左乳外上方一核桃大小包块,较硬,不活动。到医院经检查诊断为乳腺癌。该病人非常恐惧,要求即刻手术切除癌肿,拒绝切除乳房。

问题:
1. 乳腺癌有何临床特点?该病人术前的主要护理诊断/问题有哪些?
2. 如果该病人行乳腺癌根治术,简述该病人术后的主要护理措施。

本章学习目标

1. 掌握急性乳腺炎和乳腺癌的病因、临床表现、治疗原则及护理措施。
2. 熟悉乳腺癌的相关检查、护理评估、常见护理诊断/合作性问题。
3. 了解急性乳腺炎及乳腺癌的护理评价、乳房囊性增生病及乳腺良性肿瘤的临床特点。
4. 护理乳房疾病病人时尊重病人的隐私,表现出对病人的同情、尊重与关爱。

乳房由皮肤、脂肪组织、纤维组织和乳腺构成。约在第2至第6肋骨水平浅筋膜的浅、深层之间。乳腺被纤维组织隔成15~20个腺叶。腺叶和输乳管均以乳头为中心呈放射状排列,乳房手术时作乳头为中心的放射状切口,可减少腺叶和乳腺管的损伤。腺叶间有许多与皮肤垂直的纤维束,上连皮肤及浅筋膜浅层,下连筋膜深层,称Cooper韧带,起支持、固定乳房的作用。Cooper韧带被癌细胞侵及时皮肤会出现凹陷。

乳房是女性的第二性征器官,患病时给病人带来的不仅是躯体上的痛苦,对病人的心理也会产生广泛而深刻的影响。护理中应充分注意并重视这个特点,有针对性地做好工作。

第一节 急性乳腺炎

急性乳腺炎(acute mastitis)系指乳房的急性化脓性感染,致病菌多为金黄色葡萄球菌,少数为链球菌。本病多见于产后哺乳期妇女,以初产妇多见,好发于产后3~4周。

一、疾病概要

(一)病因

急性乳腺炎的发病主要与下列因素有关。

1. 乳汁淤积　乳头发育不良(乳头过小或凹陷)、输乳管不通畅、乳汁过多或新生儿吸乳过少都可导致乳汁淤积。乳汁是良好的培养基,淤积的乳汁有利于入侵细菌的生长繁殖。

2. 细菌入侵　乳头破损或皲裂时,来源于乳头及婴儿口腔的细菌主要经淋巴管感染,也可经乳管上行至腺小叶而感染。

(二)病理生理

感染早期呈蜂窝织炎,局部可出现炎性肿块。一般数天后可形成脓肿。脓肿可呈单房或多房性。表浅的脓肿可向外溃破,也可穿破乳管自乳头排出脓液。深部脓肿也可有上述表现,还可形成乳房后脓肿(图14-1)。感染严重者,可并发脓毒症。

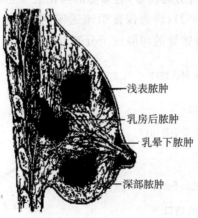

图14-1　乳房脓肿位置

(三)临床表现

初期病人感患侧乳房胀痛,局部红肿,发热,可触及压痛性包块。脓肿破溃时有脓液自皮肤或乳头排出。患侧腋窝淋巴结可肿大、疼痛。

病人可有寒战、发热、食欲不振、脉搏加快等感染中毒症状。严重者有脓毒症表现。

(四)辅助检查

1. 血常规　白细胞计数及中性粒细胞比例升高。

2. B超　脓肿形成时协助确诊、定位。

3. 诊断性穿刺　在压痛最明显的炎症区穿刺,抽出脓液表示脓肿形成。脓液应作细菌培养和药物敏感试验。

(五)治疗原则

原则是消除感染、排空乳汁。脓肿形成前主要是抗感染、促进炎症消退,脓肿形成后以手术治疗为主。

1. 非手术治疗

(1)抗感染:原则为早期、足量使用抗生素。首选青霉素类药物,或根据细菌培养和药敏试验结果选用合适的抗生素,但避免使用对新生儿或婴儿有不良影响的药物,如甲硝唑、氨基糖苷类、磺胺类药物等。清热消毒类中药也可应用。

(2)局部处理:患乳停止哺乳,排空乳汁。热敷、理疗或用金黄散、鱼石脂软膏外敷,促进炎症消退。乳房局部水肿明显者,可用25%硫酸镁溶液湿热敷。

(3)终止乳汁分泌:若感染严重,或脓肿引流后并发乳瘘应停止哺乳。可口服乙烯雌酚1~2 mg,每日3次,共2~3日;或中药炒麦芽水煎,每日60 mg,分2次服用,约2~3日乳汁停止分泌为止。

2. 手术治疗 乳房脓肿形成后应及时切开引流。脓肿引流时应注意:1)切口以乳头为中心呈放射状,避免损伤乳管,引起乳瘘;乳晕脓肿可沿乳晕边缘作弧形切口;乳房后脓肿可沿乳房下缘作弧形切口(图14-2);2)为保证引流通畅,引流条应放在脓腔的最低位,必要时作对口引流(图14-3);3)多房脓肿的间隔应予分开。

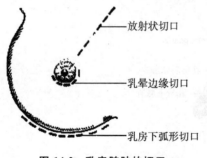

图14-2 乳房脓肿的切口

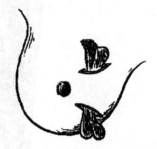

图14-3 乳房脓肿对口引流

二、护 理

(一)护理诊断/问题

1. 急性疼痛 与乳汁淤积、乳房炎症、脓肿切口引流有关。
2. 体温过高 与乳房炎症反应有关。
3. 知识缺乏 缺乏哺乳期乳房保健知识。

(二)护理措施

1. 观察病情 监测体温、脉搏,定时查血常规,了解白细胞计数及分类变化,必要时作血培养及药物敏感试验。

2. 缓解疼痛　定时用吸乳器吸尽患乳,防止乳汁淤积。用宽松的胸罩托起乳房,以减轻疼痛和肿胀。局部热敷、理疗等改善局部血液循环,促使炎症消退。

3. 控制感染　遵医嘱早期使用抗生素,脓肿形成后及时引流,保持引流通畅,注意观察引流脓液的量、颜色及气味的变化,及时更换切口敷料。鼓励病人高热量、高蛋白、高维生素饮食,以提高病人抗感染和修复能力。

4. 对症处理　高热者给予物理降温,必要时使用解热镇痛药物。

5. 健康教育　关键在于避免乳汁淤积,防止乳头损伤,并保持其清洁。

(1) 纠正乳头内陷:有乳头内陷者,孕期经常挤捏、提拉矫正。

(2) 保持乳头和乳晕清洁:孕产妇经常经常用温水、肥皂水清洗两侧乳头、乳晕区,保持局部清洁和干燥。

(3) 及时处理乳头破损:乳头破损应暂停哺乳,用吸乳器吸出乳汁,温水清洗后涂以抗生素软膏,待愈合后再行哺乳。症状严重时及时诊治。

(4) 养成良好的哺乳习惯:定时哺乳,每次哺乳让婴儿吸尽乳汁,或其他方法排尽乳汁;纠正婴儿含乳头睡眠的习惯。

(5) 注意婴儿口腔卫生,及时治疗婴儿口腔炎。

第二节　乳腺癌

乳腺癌(breast cancer)是女性最常见的恶性肿瘤之一。在我国占全身各种恶性肿瘤的7%~10%,仅次于子宫颈癌,但近年来乳腺癌的发病率有上升趋势,部分大城市乳腺癌占女性恶性肿瘤的首位。男性乳腺癌的发病率约为女性的1%。

一、疾病概要

(一) 病因

尚不清楚,目前认为与下列因素有关。

1. 雌酮和雌二醇　与乳腺癌的发病直接相关。乳腺癌20岁以前少见,45~50岁发病率较高,绝经后发病率继续上升,可能与卵巢功能减退及年老者雌酮含量升高有关。

2. 月经、生育史　月经初潮年龄小、绝经晚、不孕、未哺乳及初次足月产大于35岁都是乳腺癌发生的高危因素。

3. 乳腺癌家族史　一级亲属中有乳腺癌病史者,发病危险性是普通人群的2~3倍。

4. 高脂饮食与肥胖　过多的脂肪摄入与肥胖,可加强或延长雌激素对乳腺上皮细胞的刺激,从而增加发病机会。

5. 环境因素和生活方式　北美、北欧地区乳腺癌发病率约为亚洲的4倍,提示环境和生活方式与乳腺癌的发病有一定关系。

6. 其他　乳腺良性疾病和乳腺癌关系尚有争论,但多数认为乳腺小叶上皮高度增生或不典型增生可能与乳腺癌的发生有关。

(二)病理

1. 病理类型 乳腺癌有多种分型方法,国内多采用以下病理分型。

(1)非浸润性癌:包括导管内癌、小叶原位癌及乳头湿疹样乳腺癌(伴发浸润性癌者不在此列)。此型属早期,预后较好。

(2)早期浸润性癌:包括早期浸润性导管癌、早期浸润性小叶癌。此型仍属早期,预后较好。

(3)浸润性特殊癌:该型一般分化高,预后尚好。

(4)浸润性非特殊癌:占乳腺癌的70%~80%,分化低,预后差。

(5)其他罕见癌。

2. 转移途径 乳腺癌的转移主要有以下几种。

(1)局部浸润:癌细胞沿导管或筋膜间隙蔓延,继而侵及皮肤、胸肌等周围组织。

(2)淋巴转移:沿乳房淋巴输出的途径扩散,最常见的是经胸大肌外侧淋巴管转移到患侧腋窝淋巴结,然后到锁骨下淋巴结再到锁骨上淋巴结,进而可经胸导管(左)或右淋巴导管进入静脉向远处转移;其次癌细胞沿内侧淋巴管,经胸骨旁淋巴结,到锁骨上淋巴结,再侵入血流;癌细胞还可通过乳房深部淋巴网侵入腹直肌鞘和肝镰状韧带入肝,或通过两侧乳房皮下交通淋巴网,侵入对侧乳房。

(3)血性转移:癌细胞经淋巴或直接侵入血循环而致远处转移。早期乳腺癌就可发生血性转移。最常见的远处转移部位依次为肺、骨和肝。

(三)临床表现

1. 乳房肿块 为乳腺癌最重要的早期表现。病人多在无意中(洗澡、更衣)发现。肿块多见于乳房外上象限(45%~50%),其次是乳头、乳晕区(15%~20%)及内上象限(12%~15%)。常表现为患侧乳房无痛性、单发小肿块,质硬、表面不光滑,与周围组织分界不清,早期可推动,随着病变发展,肿块固定。

2. 乳房外形改变 随着肿块增大,可见乳房局部隆起。若肿瘤侵及Cooper韧带,可使其缩短而致肿瘤表面皮肤凹陷(图14-4),出现"酒窝征"。癌块增大,堵塞皮下淋巴管,引起乳房淋巴回流受阻,出现真皮水肿,皮肤呈"橘皮样"改变(图14-5)。临近乳头或乳晕的癌肿因侵及乳管使之缩短,将乳头牵向癌肿一侧,可使乳头扁平、回缩、凹陷。乳腺癌发展到晚期,癌细胞侵犯大片皮肤,可出现多数小结节。结节彼此融合,弥漫成片,致胸壁紧缩呈铠甲状时,可限制呼吸。部分病人,局部可破溃形成溃疡,外形似弹坑或外翻菜花状。

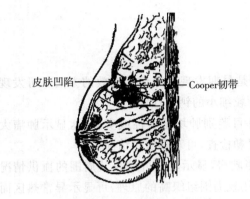
图 14-4　乳房肿块处皮肤凹陷

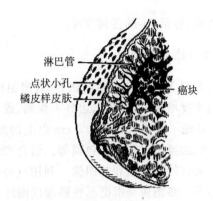
图 14-5　乳房皮肤呈"橘皮样改变"
(引自吴孟超,吴在德主编,黄家驷外科学,第 7 版,P1156 图 45-5)

3.腋窝淋巴结肿大　乳腺癌转移到腋窝,最初可触及少数散在的淋巴结,质硬、无痛、可推动;继之数目增多,融合成团,甚至与皮肤或深部组织粘连。

4.压迫及转移症状　癌细胞阻塞腋窝淋巴管时可出现上肢蜡白色水肿,压迫腋静脉时可出现手臂青紫色水肿,压迫神经干时可引起手臂、肩部剧烈疼痛。乳腺癌转移至肺、骨、肝时,可出现相应器官的受累症状,如胸痛、骨痛、肝肿大或黄疸等。

5.特殊类型乳腺癌

(1)炎性乳腺癌(inflammatory breast carcinoma):少见。常见于年轻女性。患乳局部皮肤红、肿、热且硬,似急性炎症,病变迅速扩展到乳房大部分皮肤,常累及对侧乳房。病人多于病后数月内死亡。

(2)乳头湿疹样乳腺癌(Paget's carcinoma of the breast):少见。恶性程度低,发展慢。乳头有瘙痒、烧灼感,继之出现乳头、乳晕区皮肤粗糙、糜烂如湿疹样,进而形成溃疡,有时覆盖黄褐色鳞屑样痂皮。部分病例乳晕区可扪及肿块。

根据乳腺癌的临床表现,2003 年国际抗癌联盟制定了乳腺癌 TNM 分期,简要内容如下:

原发肿瘤(T):T_0:原发肿瘤未查出;Tis:原位癌(非浸润性癌及未查到肿块的乳头湿疹样乳腺癌);T_1:肿瘤直径≤2 cm;T_2:肿瘤直径>2 cm,≤5 cm;T_3:肿瘤直径>5 cm;T_4:肿瘤直接侵犯皮肤或胸壁,不计肿瘤大小。

区域淋巴结(N):N_0:同侧腋窝无肿大淋巴结;N_1:同侧腋窝有可推动的淋巴结;N_2:同侧腋窝淋巴结彼此融合,或与其他组织粘连固定;N_3:有同侧胸骨旁、或锁骨下、或锁骨上淋巴结转移。

远处转移(M):M_0:无远处转移;M_1:有远处转移。

根据 TNM 的不同组合情况,把乳腺癌分为 0~Ⅳ期:

0 期:$TisN_0M_0$;

Ⅰ期:$T_1N_0M_0$;

Ⅱ期:$T_{0\sim1}N_1M_0$,$T_2N_{0\sim1}M_0$,$T_3N_0M_0$;

Ⅲ期:$T_{0\sim2}N_2M_0$,$T_3N_{1\sim2}M_0$,T_4任何NM_0,任何TN_3M_0;

Ⅳ期：包括 M_1 的任何 TN。

(四)辅助检查

1. 钼靶 X 线摄片　目前认为，乳房钼靶摄片是早期发现乳腺癌最有效的方法。可发现乳房内密度增高的肿块影、边界不规则，或发现颗粒细小的钙化灶等。

2. B 超　能显示直径 0.5 cm 以上的肿块，并可鉴别肿块是囊性或实质性，显示肿瘤大小、位置、边缘情况和有无包膜等。结合彩色多普勒检查，可观察血供情况。

3. 近红外线扫描和热图像　利用红外线透照乳房，显示乳房肿块及其周围的血供情况进行诊断。热图像是根据恶性肿瘤代谢旺盛、产热较周围组织高的原理，可显示异常热区而进行诊断。

4. 细胞学和活组织病理学检查　包括细针穿刺细胞学检查、完整切下肿块作快速病理检查、乳头溢液图片细胞学检查等，阳性者可获得较肯定的诊断。

案例分析 1：乳腺癌早期主要表现为乳房肿块，肿块多在外上象限、单发、无痛、质硬、不易活动，晚期则有乳房外形改变；癌肿常向同侧腋窝转移。乳房钼靶摄片是乳腺癌最有效的检出方法。完整切除肿块作快速病理检查，阳性者可获得较肯定的诊断。

(五)治疗原则

手术是治疗乳腺癌的最主要方法，辅以化学药物、放射、内分泌以及生物等综合治疗措施。

1. 手术治疗　1894 年 Halsted 提出的乳腺癌根治术，一直是乳腺癌的标准术式。20 世纪 50 年代开展了扩大根治术，但手术范围的扩大对术后生存率并无明显改善。近来认为，乳腺癌是一全身性疾病，因而主张适当缩小手术范围，同时加强术后综合辅助治疗。目前临床应用的治疗性手术，有以下 5 种方式。

(1)乳腺癌根治术：手术包括整个乳房、胸大肌、胸小肌、腋窝及锁骨下淋巴结的整块切除。

(2)乳腺癌扩大根治术：即在上述清除腋下、腋中、腋上三组淋巴结的基础上，同时切除胸廓内动、静脉及其周围的淋巴结。

(3)乳腺癌改良根治术：有两种术式：一种是保留胸大肌，切除胸小肌，另一种是保留胸大、小肌。后者不能清除腋上组淋巴结，但两种术式术后外观效果较好。适用于Ⅰ、Ⅱ期乳腺癌。

(4)全乳房切除术：切除包括腋尾部及胸大肌筋膜的整个乳腺。适用于原位癌、微小癌及年迈体弱不能耐受根治手术者。

(5)保留乳房的乳腺癌切除术：手术包括完整切除肿块及腋窝淋巴结清扫。手术后必须辅以放疗、化疗等。

2. 化学药物治疗　乳腺癌是实体瘤应用化疗最有效的肿瘤之一，浸润性乳腺癌伴腋窝淋巴结转移者是应用辅助化疗的指征。一般认为，辅助化疗应予术后早期应用，联合化疗优于单药化疗，疗程 6 个月左右，能达到杀灭亚临床转移灶的目的。常用的有 CMF(C-环磷酰胺、M-甲氨蝶呤、F-氟尿嘧啶)方案、CAF(C-环磷酰胺、A-阿霉素、F-氟尿嘧啶)方案、AT(A-

阿霉素、T-紫杉醇)等。

术前化疗多用于Ⅲ期病例,可探测肿瘤对化疗敏感性,并使肿瘤缩小。可采用CMF、CAF方案。

3. 内分泌治疗　癌肿细胞中雌激素受体(ER)含量高者,称激素依赖性肿瘤;而ER含量低者,称激素非依赖性肿瘤。内分泌治疗对激素依赖性肿瘤有效。

内分泌治疗最常使用的药物是他莫昔芬,其结构式与雌激素相似,可在靶器官内与雌二醇争夺ER,影响DNA基因转录,从而降低乳腺癌术后复发及转移。该药一般服用5年,副作用主要有潮热、恶心、静脉血栓形成、阴道干涩等,极少数可发生子宫内膜癌,但预后尚好。新近发展的芳香化酶抑制剂如来曲唑等,主要适用于ER阳性的绝经后妇女。对于ER阳性的绝经前妇女,还可使用药物、手术或放射等手段,行卵巢去势治疗。

4. 放射治疗　是乳腺癌局部治疗的手段之一。对Ⅱ期以后病例可降低局部复发率。保留乳房的乳腺癌术后,放疗是综合治疗的重要组成部分。

5. 生物治疗　近年临床上推广应用的曲妥珠单抗、拉帕替尼等药物用于HER2阳性乳腺癌的新辅助、辅助治疗显示了一定效果。

二、护　理

(一)护理评估

1. 健康史　病人的月经史、孕育史、哺乳情况、饮食习惯、生活环境等,既往有无患乳房良性肿瘤,有无乳腺癌家族史。

2. 身体状况　包括乳房肿块有无、大小、活动度、表面情况、与周围组织的关系;两侧乳房是否对称,乳头是否在同一平面,乳头乳晕有无糜烂,有无"橘皮样"改变和"酒窝征"等;腋窝、锁骨上下淋巴结有无肿大,有无肺、骨、肝转移征象;全身营养状况及心肺肝肾等重要器官的功能状态及辅助检查情况:包括特殊检查及手术耐受性有关的检查结果。

3. 心理社会状况　病人对乳腺癌对生命的威胁、不确定的疾病预后、乳房缺失带来的外形受损、各种复杂而痛苦的治疗特别是卵巢去势治疗等问题所产生的心理反应,如焦虑、恐惧,能否很好地应对;家庭经济与社会支持情况;病人对疾病及拟采取的治疗方式及术后康复锻炼知识的了解和掌握程度;亲属尤其是配偶对本病及其治疗、疾病预后的认知程度及心理承受能力。

(二)护理诊断/问题

1. 体象紊乱　与乳腺癌根治术切除乳房、术后瘢痕形成有关。
2. 躯体活动障碍　与术后早期患肢制动有关。
3. 知识缺乏　缺乏有关术后患肢功能锻炼的知识。
4. 潜在并发症:皮下积液,皮瓣坏死,患侧上肢水肿。

案例分析2: 通过护理评估分析,该病人术前的主要护理诊断/问题是:1.恐惧　与对癌症预后的担心、面临死亡的威胁有关;2.体象紊乱　与手术切除乳房导致形体改变有关;3.知识缺乏　缺乏乳癌治疗相关知识。

（三）护理目标

病人能够主动应对自我形象改变；不因上肢活动受限影响日常生活；能复述上肢功能锻炼知识并能正确进行功能锻炼；无并发症发生或发生能及时发现和处理。

（四）护理措施

1. 手术前护理

（1）心理护理：护理人员要关心、尊重病人，向病人及亲属耐心解释手术的必要性和安全性，消除病人对手术的恐惧。通过成功者的现身说法，及时开导病人，树立战胜疾病的信心，帮助病人渡过心理调适期。通过宣教和多种活动，如听音乐、看书报、病友交流等形式，帮助病人分散对疾病的注意力，保持乐观向上的精神状态。对已婚病人，应同时对其丈夫进行心理疏导，让丈夫从生理、生活上多给病人以安慰、鼓励和帮助，使其安心接受治疗，正确应对手术引起的自我形象改变，树立重归生活和社会活动的信心。

（2）皮肤准备：按照手术要求范围准备皮肤，尤其要注意乳头、乳晕区和腋窝的清洁。备皮范围上至锁骨，下至脐水平，对侧至锁骨中线，同侧至腋后线，包括同侧上臂上 1/3 和腋窝部。对切除范围大，有植皮可能的，做好供皮区的皮肤准备。

（3）特殊病人准备：哺乳期或妊娠期病人，应立即停止哺乳或妊娠，以抑制乳腺癌的发展。

2. 手术后护理

（1）安置卧位：麻醉清醒、血压平稳后取半卧位，以利呼吸和引流。手术侧前臂包扎固定于躯干，肘关节屈曲，上臂后垫枕使其与躯干同高，并保持肩关节舒适。

（2）观察病情：术后严密观察病人生命体征的变化，并观察伤口敷料渗血、渗液情况。了解病人有无胸闷、呼吸困难，以便及早发现术中意外损伤胸膜导致的气胸。

（3）饮食：麻醉解除后，可给予正常饮食，注意提供充足的热量、蛋白质，丰富的维生素，促进机体康复。

（4）伤口护理：

1）保持皮瓣血供良好：手术部位弹性绷带加压包扎，使皮瓣紧贴胸壁。包扎松紧度以能容纳一手指、维持正常血运、不影响病人呼吸为宜。若皮瓣颜色暗红，则提示血循环欠佳，有可能坏死。若患侧手指发麻、皮肤发紫、不能扪及动脉搏动，提示腋血管受压，应放松包扎的绷带。绷带加压包扎一般维持 7~10 日，包扎期间病人不能自行松解。

2）维持有效引流：乳腺癌根治术后，皮瓣下放置的负压引流管，要妥善固定，保持有效的负压吸引，防止引流管受压、扭曲和堵塞。术后 4~5 日引流液转为淡黄色，每日量少于 10~15 ml，无皮下积液，皮瓣与胸壁紧贴即可拔管。若拔管后仍有皮下积液，可在严格消毒后抽液并局部加压包扎。

（5）预防患侧上肢肿胀：患侧上肢肿胀系手术中腋窝淋巴结清扫、头静脉被结扎、腋静脉损伤或术后栓塞、局部积液或感染等导致上肢淋巴、静脉回流障碍所致。为减轻和预防患侧上肢肿胀，手术后患侧上肢可适当抬高，局部进行按摩、握拳、腕肘屈伸活动，以促进静脉和淋巴的回流。严禁在患侧上肢进行测血压、抽血、注射等护理操作，并嘱病人平卧时患侧上肢抬高10°~15°,肘关节轻度屈曲;半卧位时屈肘90°;下床活动时用吊带托或用健侧手将患侧上肢抬高于胸前。需他人扶持时只能扶健侧,防止腋窝皮瓣滑动。

(6)综合治疗副反应的护理:放疗期间要注意保护皮肤,出现放射性皮炎时,要防止因摩擦或外伤导致的糜烂或溃疡,保持局部干燥。若渗液较多,需用抗生素溶液换药。化疗期间病人宜进食清淡、易消化饮食,注意防治胃肠道反应,定期检查血白细胞计数、肝肾功能,若白细胞计数$<3×10^9/L$,需暂停用药。

(7)指导病人功能锻炼:乳腺癌手术后应鼓励并协助病人早期开始功能锻炼,以减少或避免手术后残疾。术后24小时内,主要活动手指及腕部;术后1~3日,进行上肢肌肉的等长收缩,可用健侧上肢或他人协助患侧上肢进行屈肘、伸臂等锻炼,逐渐过渡到肩关节的小范围前屈、后伸运动。术后4~7日病人可坐起,鼓励病人用患侧手洗脸、刷牙、进食等。术后1周皮瓣基本愈合,开始做肩关节活动,以肩部为中心,前后摇臂。术后10日,循序渐进地抬高患侧上肢,如进行手指爬墙(每天标记高度,逐渐递增幅度,直至患侧手指可高举过头)、梳头及患侧手经头顶摸对侧耳朵等锻炼,但术后7~10日内不外展肩关节,不以患侧肢体支撑身体,防止皮瓣移动。锻炼的内容和强度应逐渐增加,一般每次锻炼20~30分钟,每日3~4次为宜。

(8)提供病人改善自我形象的方法:向病人介绍义乳或假体可弥补身体外观的缺陷,告知病人义乳或假体的作用和应用指征、方法,及病人今后乳房重建的可能,纠正其术后乳房缺失所产生的心理问题,使其能以良好的心态面对疾病和接受治疗。病人出院时可佩带重量轻的义乳,乳房肥大者,为保持体态对称,在伤口愈合后,可佩带适度重量的义乳。一般根治术后3个月,可行乳房再造术。但有肿瘤转移或局部有炎症者,严禁假体植入。

3.健康教育

(1)术后近期避免患侧上肢搬重物,继续功能锻炼。对于根治术后3个月无肿瘤转移及乳腺炎者,可行乳房再造术。

(2)术后5年内病人应避免妊娠,以免促使乳腺癌复发。

(3)20岁以上的女性,每月在月经干净后5~7日自查乳房一次,绝经后妇女应在自查的基础上,定期到医院检查。40岁以上的妇女或乳腺癌术后病人每年行钼靶X线摄片检查,以便早期发现乳腺癌或乳腺癌复发征象。

乳房自我检查方法:

1)视诊:直立镜前脱去上衣,在明亮的光线下,以各种姿势(如两臂放松垂于体侧、向前弯腰或双手上举置于头后),观察比较双侧乳房是否对称,注意有无乳头溢液、酒窝征、皮肤橘皮样改变及乳头抬高或回缩等异常变化。

2)触诊:站立或仰卧位检查,仰卧位时肩下垫薄枕,被查者的一手枕于头后,对侧手指并拢平放于同侧乳房上,从乳房外上象限开始,依次为外上、外下、内上象限,直至乳头、乳晕区,最后检查腋窝有无肿块。发现或怀疑异常应及时就医(图14-6)。

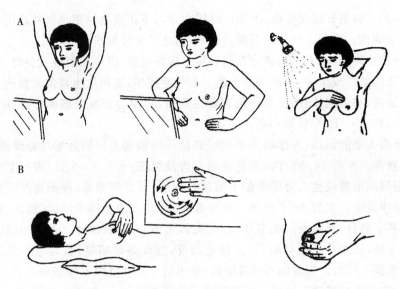

图 14-6　乳房自查方法(A 乳房视诊,B 乳房触诊)
(引自党世民主编,外科护理学,第 1 版,P203 图 15-2-2)

案例分析 3:乳腺癌术后强调伤口的观察与护理、防止并发症、合理的功能锻炼、提供病人改善自我形象的方法等,化、放疗病人给予针对性地护理措施。适时健康教育,并教会病人乳房自查的方法。

(五)护理评价

病人焦虑、恐惧有否缓解,情绪是否稳定,能否接受手术所致的乳房外形改变;创面愈合是否良好,患侧肢体有无肿胀,有无功能障碍;病人是否掌握患肢功能锻炼的方法。

第三节　乳腺囊性增生病和乳腺良性肿瘤

一、乳房囊性增生病

乳房囊性增生病(mastopathy)是妇女多发病,常见于中年妇女。本病主要是雌、孕激素比例失调,使乳腺实质增生过度和复旧不全,伴大小不等的囊肿形成或乳管囊性扩张。

1. 临床表现　病变常为双侧性,病程长,突出表现是周期性乳房胀痛和乳房肿块。疼痛常发生或加重于月经前期,月经来潮后疼痛减轻或缓解。体检发现一侧或双侧乳房肿块,呈颗粒状、结节状或片状,质韧,与周围组织界限不清。部分病人表现为局限性或弥漫性乳腺增厚。少数病人乳头溢液。本病能否恶变,尚存争议。但应注意与乳腺癌鉴别。细胞学及活组织等检查可能提供有价值的参考资料。

2. 治疗原则　本病主要是观察、随访和对症治疗。

(1)非手术治疗:可用胸罩托起乳房,口服逍遥散等中药调理。抗雌激素治疗仅在症状严重时采用,可口服他莫昔芬。对局限性乳腺囊性增生病,应在月经后 1 周到 10 日内复查,若肿块变软、缩小或消退,则可观察,继续非手术治疗。

(2)手术治疗:若观察中肿块无明显消退,或有恶变可疑,应予切除做病理检查。如有对侧乳腺癌或有乳腺癌家族史等高危因素者,应密切随访。

3. 护理要点　解释疼痛发生的原因,说明本病的特点,解除病人的思想顾虑,使其保持心情舒畅;遵医嘱对症治疗;指导病人乳房自我检查并定期复查,防止与并存的乳腺癌混淆。

二、乳腺良性肿瘤

乳房良性肿瘤中纤维腺瘤(fibroadenoma)最多,约占 3/4,其次是乳管内乳头状瘤(intraductal papilloma),约占 1/5。

(一)乳房纤维腺瘤

1. 临床表现　常见于 20~25 岁女性,其发生与雌激素刺激有关。

本病主要表现为乳房肿块,单发多见,少数为多发。肿块呈圆形或椭圆形,质韧,表面光滑,边界清楚,活动度大,易推动。月经周期对肿块大小一般无影响。

2. 治疗原则　本病有肉瘤变可能,手术切除是治疗本病的唯一有效方法。应将肿瘤连同其包膜整块切除,以周围包裹少量正常乳腺组织为宜。切下肿块常规送病理检查。

3. 护理要点　向病人解释乳房纤维瘤的病因及治疗方法,若暂不手术者应密切随访。术后病人注意观察有否乳房血肿形成。

(二)乳管内乳头状瘤

乳管内乳头状瘤多见于 40~50 岁妇女。75%发生在大乳管近乳头部分的壶腹部,瘤体很小,有很多壁薄的血管,易出血。本病属良性,少数可恶变。

1. 临床表现　临床上一般无自觉症状,常因乳头溢液污染内衣而引起注意,溢液可为血性、暗棕色或黄色液体,肿块多不易触及。大乳管乳头状瘤,可在乳晕区扪及直径数毫米的结节,质软,可推动,轻压肿块时常可自乳头溢出血性液体。X线乳腺管造影、溢液细胞学检查有助于肿瘤的定位、定性。

2. 治疗原则　治疗以手术为主。对单发的乳管内乳头状瘤应切除病变的乳管系统,常规进行病理检查,如有恶变应施行乳腺癌根治术。对年龄较大、乳管上皮增生活跃或间变者,可行单纯乳房切除术。

3. 护理要点　提供疾病的相关知识,告知病人乳头溢液的原因、手术治疗的必要性和安全性,解除病人的顾虑。门诊手术病人,按时返院切口换药,并注意术后乳房血肿形成的可能。

本章小结

急性乳腺炎多见于初产妇,发病与乳汁淤积、细菌入侵有关。患乳红肿热痛,脓肿形成后穿刺可抽出脓液。治疗主要应用抗生素,脓肿形成应切开引流。本病重在预防,防止乳头破裂和乳汁淤积是重要的措施。

乳腺癌发病的相关因素有雌酮和雌二醇、月经婚育史、家族史、高脂饮食与肥胖、环境因素与生活方式等。临床主要表现为乳房肿块、乳房外形改变、腋窝淋巴结肿大等。钼靶摄片是重要的普查手段。治疗以手术为主，辅以化疗、放疗、内分泌治疗等。术前应关注病人的心理反应，术后应注意观察伤口及引流情况，防止并发症，加强功能锻炼指导。

本章关键词：乳腺炎；乳腺癌；乳腺肿块

课后思考

1. 列举急性乳腺炎的预防措施。
2. 如何指导乳腺癌根治术后病人的功能锻炼？

（周理好）

第十五章
急性腹膜炎与腹部损伤病人的护理

案例

男性,33岁。有胃溃疡史4年。突发上腹部剧烈疼痛并迅速扩散至全腹12小时入院。腹痛呈持续性,伴腹胀、恶心、发热。体格检查:T:38.8℃,P:106次/分,R:22次/分,BP 90/60mmHg,表情痛苦,全腹肌紧张、压痛、反跳痛,肠鸣音消失。血常规:WBC 16×10^9/L,N 0.86,腹部立位X线检查见膈下游离气体。初步诊断:急性继发性腹膜炎(胃溃疡穿孔)。

问题:
1. 如何对该病人作护理评估并提出护理问题?
2. 针对上述护理问题,提出你的护理措施。

本章学习目标

1. 掌握急性腹膜炎和腹部损伤的临床表现和护理措施。
2. 熟悉急性腹膜炎和腹部损伤的病因、分类和治疗原则。
3. 了解急性腹膜炎和腹部损伤的护理目标、护理评价。
4. 运用专业知识,密切注意病人病情,尊重关爱病人。

急性腹膜炎根据其病因不同,可分为细菌性和非细菌性两种。本章主要指急性化脓性腹膜炎。腹部损伤是常见的创伤性疾病,腹内脏器损伤也常导致急性腹膜炎。急性腹膜炎和腹部损伤都是临床较常见的急症,病情变化快,需及时、正确地诊断和处理,护理时要同情、关心病人,并密切注意病情变化。

第一节 急性腹膜炎

一、疾病概要

急性腹膜炎(acute peritonitis)是指由细菌感染、腹部损伤、化学刺激等引起的腹膜急性炎症性疾病。按病因可分为细菌性和非细菌性两种；按发病机制可分为原发性和继发性两类。本节所述急性腹膜炎主要指急性化脓性腹膜炎。

（一）病因

1.继发性腹膜炎（secondary peritonitis） 指在腹腔内某些疾病或损伤的基础上发生的腹膜炎，是急性腹膜炎中最常见的一种。其中，腹腔内空腔脏器穿孔、外伤引起的腹壁或内脏破裂是急性继发性腹膜炎的最常见原因；腹腔内炎症的扩散也是原因，如患有女性生殖器官的化脓性感染、急性阑尾炎、急性胰腺炎等疾病时，含有细菌的渗出液在腹腔内扩散也常引起急性腹膜炎；其他如胃肠吻合口漏、肠瘘、胆瘘、腹前、后壁的严重感染等也可引起继发性腹膜炎（图15-1）。引起继发性腹膜炎的细菌主要是胃肠道内的常驻菌群；其中大肠杆菌最多见，其次为厌氧拟杆菌、粪链球菌和变形杆菌等，常为混合性感染，毒性较强。

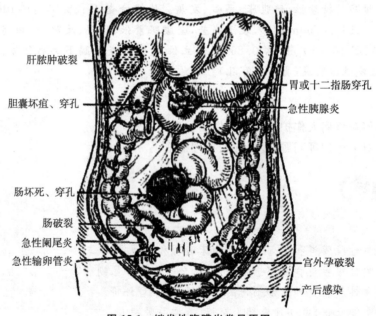

图 15-1 继发性腹膜炎常见原因

2.原发性腹膜炎（primary peritonitis） 腹腔内无原发性病灶，临床较少见。腹膜感染的途径可为：(1)血行播散：主要见于婴儿和儿童，细菌由呼吸道或泌尿系的感染灶经血行播散至腹膜；(2)上行性感染：源于女性生殖道的细菌，通过输卵管直接向上扩散至腹腔；(3)透壁性感染：肝硬化腹水、肾功能不全或营养不良等导致机体抵抗力下降，肠腔内细菌可透过肠壁进入腹膜腔引起腹膜炎；(4)直接扩散：泌尿系感染，细菌可透过腹膜直接扩散至腹膜腔。引起原发性腹膜炎的病原菌多为溶血性链球菌、肺炎双球菌。

（二）病理生理

腹膜受细菌、胃肠内容物、血液或尿液刺激后，立即出现充血、水肿等炎症反应，接着产生大量浆液性渗出液，以稀释腹腔内的毒素。渗液中出现大量的巨噬细胞、中性粒细胞，加以坏死组织、细菌和凝固的纤维蛋白等，使渗出液逐渐转变为混浊的脓液。细菌及内毒素刺激病人的细胞防御机制，激活许多炎性介质，如肿瘤坏死因子 α（TNFα）、白介素-1（IL-I）和白介素-6(IL-6)等,可引起全身炎症反应,造成多器官衰竭和死亡。此外,腹腔大量液体渗出及肠腔积液、呕吐、高热等因素,可引起脱水和电解质失衡;腹腔内脏器官浸泡在脓液中可形成麻痹性肠梗阻,肠管扩张,加之大量腹腔积液,可使膈肌抬高影响心肺功能,加重病情。

腹膜炎病情轻的,病变可被包裹、局限,渗出物逐渐被吸收、消散而痊愈。如脓液积聚在腹腔内某部位,并与游离腹腔隔开,可形成腹腔脓肿(abdominal abscess)。腹膜炎痊愈后,腹腔内多有不同程度的粘连,部分形成索带或使肠管成角,可致粘连性肠梗阻。

(三)临床表现

根据发病机制不同,腹膜炎的最初症状常有不同:继发性腹膜炎开始时多以腹部症状为主;原发性腹膜炎则常先有发热等全身症状。

1.腹痛 是最主要的症状。腹痛的程度与病因、炎症的轻重、身体素质等有关。疼痛一般较剧烈,难以忍受,呈持续性,深呼吸、咳嗽、变动体位时疼痛加剧。疼痛先从原发病变处开始,随炎症扩散而波及全腹。

2.恶心、呕吐 腹膜受刺激,可引起反射性恶心、呕吐,吐出物多为胃内容物;发生麻痹性肠梗阻时可吐出棕褐色液体,甚至粪水样内容物。

3.体温、脉搏变化 多有发热、脉搏增快表现,其变化与病情轻重有关,轻者可不发热或低热,重者常有高热。年老体弱者体温可不升高,但若脉搏快、体温反而下降,是病情恶化的征象之一。

4.感染中毒症状 病人可出现高热、脉速、呼吸浅快、大汗等。随着病情进展,可出现面色苍白或发绀、呼吸急促、四肢发凉、脉搏微弱、体温骤升或下降、血压降低或神志不清等休克征象。

5.腹部体征 腹胀,腹式呼吸减弱或消失。腹肌紧张、腹部压痛和反跳痛,三者合称"腹膜刺激征",是腹膜炎的最重要体征,尤以原发病灶所在部位最明显。腹肌紧张程度随病因和病人的全身情况不同而不同,如胃十二指肠或胆囊穿孔,腹壁可呈"木板样"强直,幼儿、老年人或极度衰弱的病人腹肌紧张可不明显。腹胀加重是病情恶化的重要标志。消化道穿孔时,肝浊音界缩小或消失。腹腔内积液较多时,可叩出移动性浊音。肠麻痹时肠鸣音减弱或消失。

腹膜刺激征只限于腹部的某一区域或不超过腹部的两个象限,称局限性腹膜炎;腹膜刺激征遍及腹腔大部分或整个腹腔,称弥漫性腹膜炎。

6.腹腔脓肿 脓液在腹腔内积聚,由肠管、内脏、网膜及肠系膜等粘连包围,形成与游离腹腔隔离的脓肿称腹腔脓肿,可分为膈下脓肿、盆腔脓肿和肠间脓肿。

(1)膈下脓肿:脓液积聚于膈肌之下、横结肠及其系膜以上的间隙内的脓肿。病人可出现明显的高热、脉快、消瘦、乏力等全身症状;患侧上腹部持续性钝痛,深呼吸时加重;患侧胸部下方叩痛,呼吸音减低。

(2)盆腔脓肿:盆腔处于腹腔最低位置,腹腔内炎性渗出物及脓液易积聚于此,故盆腔脓肿在腹腔脓肿中最多见。盆腔腹膜面积小,吸收毒素能力低,因而全身中毒症状轻,主要表现为直肠或膀胱刺激症状,如排便次数增多而量少、黏液便、里急后重或尿频、排尿困难等。直肠指检:直肠前壁饱满、有触痛和波动感。

(3) 肠间脓肿：指脓液被包围在肠管、肠系膜与网膜之间的脓肿。病人多有化脓性感染的症状，伴有腹痛、腹胀、腹部压痛或扪及压痛性包块。部分病人有不完全性肠梗阻表现。

（四）辅助检查

1. 实验室检查　血常规检查示白细胞计数及中性粒细胞比例升高，可出现中毒颗粒。感染严重或机体反应低下者，白细胞计数可不升高。

2. 腹部X线检查　立、卧位平片见小肠胀气并有多个气液平面是肠麻痹征象。消化道穿孔时多可见膈下游离气体。

3. B型超声检查　显示腹腔内积液情况，帮助明确脓肿的位置及大小。

4. CT检查　对腹腔内实质性脏器病变（如急性胰腺炎）的诊断帮助较大，对评估腹腔内液体量也有一定帮助。

5. 诊断性腹腔穿刺或腹腔灌洗　腹腔穿刺的位置一般选择在脐与髂前上棘连线的中、外1/3交界处或经脐水平线与腋前线相交处。根据抽出液的性质来判明病因。胃十二指肠急性穿孔时，抽出液为黄绿色混浊液，可带食物残渣，无臭味；急性重症胰腺炎抽出液为血性，胰淀粉酶含量高；急性阑尾炎穿孔时，抽出液为稀薄脓性略有臭味。绞窄性肠梗阻时，抽出液为气味腥臭的血性液体。如抽出液为不凝血，则为腹腔内出血可能。

腹腔穿刺阴性，疑有内脏损伤，可选择腹腔灌洗。当灌洗液有下列情况之一时为灌洗阳性：灌洗液含有肉眼可见的血液、胆汁、胃肠液或证明是尿液；镜检发现细菌；红细胞计数超过 $100×10^9/L$ 或白细胞超过 $0.5×10^9/L$；淀粉酶超过100Somogyi单位。

（五）治疗原则

积极处理原发病灶，消除病因，清理、引流腹腔，控制感染。可分为非手术治疗和手术治疗。

1. 非手术治疗　对病情轻或发病已超过24小时，腹部体征已减轻，腹膜炎已经局限或有局限趋势者以及原发性腹膜炎，可采用非手术治疗。非手术治疗也可作为手术治疗的术前准备。具体措施包括禁食，胃肠减压，补液，纠正水电解质紊乱，合理应用抗生素，补充热量和营养支持，输血、吸氧及其他对症处理等。盆腔脓肿较小或尚未形成时，可辅以热水坐浴、温盐水灌肠等疗法，促使炎症消退。

2. 手术治疗　绝大多数的继发性腹膜炎需要手术治疗。

手术指征：经6～8小时（一般不超过12小时）积极非手术治疗后，腹膜炎症状及体征不见缓解反而加重者；腹腔内原发病严重，如胃肠道穿孔或胆囊坏疽、绞窄性肠梗阻、术后短期吻合口漏、实质脏器破裂等；腹腔内炎症重，出现严重的肠麻痹或中毒症状或合并休克；腹膜炎病因不明，无局限趋势者。

手术探查腹腔，明确病因，处理原发病灶；彻底清洁腹腔，充分引流。

二、护　理

（一）护理评估

1. 健康史　了解病人既往有无胃十二指肠溃疡、慢性阑尾炎、其他腹内器官疾病和手术史,近期有无上呼吸感染、泌尿道感染及腹部外伤史。女性有无盆腔炎或白带增多史。

2. 身体状况　了解腹痛发生的时间、部位、性质、程度、范围及其伴随症状,注意有无腹膜刺激征及其部位、范围,有无移动性浊音,肠鸣音是否减弱或消失。了解病人的精神状态、饮食和活动情况,监测病人体温、脉搏、呼吸和血压的变化情况,有无全身中毒反应及休克表现,了解病人有无直肠和膀胱刺激症状。了解病人实验室及X线、B超、CT检查及腹腔穿刺或灌洗结果。

3. 心理社会状况　本病常由于起病急、病情重,病人和亲属感到焦虑、恐惧,甚至烦躁不安。病因未明确前,不允许用止痛剂,或需剖腹探查手术以明确病因,病人及亲属可能有不理解的情绪和言行,护士应耐心解释。此外,护士还应询问病人对本病的认知程度和心理承受能力,了解病人的经济承受能力和付费方式等。

案例分析1:护理评估:(1)健康史:胃溃疡病史4年。(2)身体状况:腹痛起始于上腹部,继之扩散至全腹;出现腹膜炎体征:全腹肌紧张、压痛、反跳痛,肠鸣音消失;感染中毒症状:体温增高,血压低,脉搏快,白细胞计数及中性粒细胞比例增加;腹部X线检查:膈下游离气体。(3)可能存在的心理问题及社会支持状况。据此,可提出护理问题(见下述)。

(二)护理诊断/问题

1. 急性疼痛　与腹膜炎症刺激、手术有关。
2. 体温过高　与腹膜炎毒素吸收有关。
3. 有体液不足的危险　与腹腔内大量渗出、高热、体液丧失过多有关。
4. 潜在并发症:腹腔脓肿、感染性休克。

(三)护理目标

病人腹痛减轻或消失,体温降至正常范围,水、电解质维持平衡,并发症得到预防或及时处理。

(四)护理措施

1. 非手术治疗的护理

(1)心理护理:注意观察病人的心理及情绪变化,对病人及其亲属做好有针对性的解释工作,消除或减轻病人的焦虑反应、恐惧心理。及时向病人及其亲属说明病情及相应治疗、护理措施的意义,指出留置胃管的必要性以及诊断未明确前滥用止痛药的危害,使病人积极配合医疗和护理工作。

(2)一般护理:

1)体位:无休克病人宜半卧位,以促使腹腔渗出液积聚于盆腔,减少吸收和减轻中毒症状,且有利于腹腔渗出局限和引流;半卧位也使腹内脏器下移,减轻腹胀对膈肌的挤压,从而有利于改善病人的呼吸和循环功能。发生休克者,平卧位或头和躯干抬高20°～30°,下肢抬高15°～20°,以增加回心血量。

2)禁食、胃肠减压:一般病人入院后暂禁饮食,对于继发性腹膜炎或病因不明者需严格禁食,同时行胃肠减压,吸出胃肠道内容物及气体,改善胃肠道血供,促进肠蠕动。对于消化道穿孔病人,胃肠减压还可减少消化道内容物自穿孔处流入腹腔。

3)输液或输血:迅速建立通畅的静脉输液通道,遵医嘱补液或输血,纠正水、电解质、酸碱平衡失调,维持有效循环血量。根据病人临床表现和补液的监测指标,及时调整输液的种类和速度。合并休克者,积极抗休克治疗。

(3)配合治疗

1)合理使用抗生素:选择抗生素时,应考虑致病菌的种类,最好根据细菌培养及药敏试验结果选用有效抗生素。现在认为单一广谱抗生素治疗大肠杆菌的效果较过去抗生素联用效果更好。但抗生素治疗不能替代手术治疗。

2)补充热量和营养支持:急性腹膜炎病人的代谢率约为正常人的140%,若热量和营养素补充不足,病人的抵抗力和愈合能力就会下降。故在输入葡萄糖供给一部分热量的同时应补充白蛋白、氨基酸、脂肪乳,长期禁食病人,尽早考虑肠外营养支持。

3)对症处理:对已明确诊断的病人,可用哌替啶类止痛药,以减轻病人的痛苦。对诊断不明仍需观察的病人,禁用吗啡哌替啶类镇痛药,以免掩盖病情。高热病人给予药物或物理降温。

(4)观察病情:定时测量、记录病人的生命体征变化;记录液体出入量,注意有无水、电解质及酸碱平衡失调的表现,特别注意有无休克发生;注意腹部体征尤其是腹膜刺激征的动态变化;了解腹胀有无加剧和腹腔脓肿形成的表现。若发现异常,及时通知医师,配合治疗和护理。

2.手术治疗的护理

(1)手术前护理:按非手术治疗的护理进行,同时做好急诊手术前备皮、用药等准备工作。一般禁止灌肠、禁服泻药,以免造成感染扩散或病情加重。

(2)手术后护理:

1)安置卧位:术后麻醉解除、血压平稳仍宜取半卧位。病情允许时及早下床活动,预防肠粘连,促进胃肠功能恢复。

2)观察病情:手术后密切注意生命体征变化。对于危重病人,尤应注意呼吸、循环和肾功能的监测。注意术后有无腹腔内出血、腹腔脓肿(盆腔脓肿、膈下脓肿及肠间脓肿)、切口感染和粘连性肠梗阻等并发症的发生。

3)胃肠减压与饮食:术后继续禁食、胃肠减压,待肠蠕动恢复,拔除胃管后进流质饮食,并注意少食多餐,渐过渡到半流质、普食。

4)控制感染、补液、营养支持:遵医嘱合理使用抗生素,控制感染。抗生素使用时要注意给药的浓度、时间和药物的毒副反应;补充水、电解质,维持术后水、电解质平衡;补充热量和维生素,并注意热量的均衡,维持机体高代谢与修复的需要,必要时根据需要补充血浆或全血,以纠正贫血或低蛋白血症。

5)切口护理:观察手术切口敷料是否干燥,有渗血、渗液时及时更换,观察切口愈合情况,发现切口红肿及时处理,防止切口感染。

6)腹腔引流护理:正确连接、妥善固定各引流管,有多根引流管时贴上标签,避免混淆。经常捏挤引流管,以防引流管被血凝块和脓痂等堵塞,并防止引流管扭曲、受压,保持引流通畅。观察和记录引流液的量、色和性状。当引流液量少、颜色澄清,病人体温正常,B超检查腹腔无脓肿或明显积液时,可拔除引流管。

3. 健康教育　有胃十二指肠溃疡病、泌尿和女性生殖道感染及肝硬化腹水者,应积极治疗。向病人强调术后早期活动的重要性,鼓励并协助病人卧床期间进行床上活动,病情允许后尽早下床活动。

案例分析2:该病人需手术治疗。术前应禁食、胃肠减压、补液、使用抗生素、急诊术前检查、备皮、留置导尿等,并做好心理护理;术后注意生命体征的监测,血压平稳后半卧位,禁食、胃肠减压直至肛门恢复排气,继续抗感染、补液、营养支持,注意切口及引流管护理,鼓励病人早期下床活动,做好心理护理及健康教育。

(五)护理评价

病人腹痛是否减轻或消失;体温是否降至正常;术后生命体征是否平稳,水、电解质、酸碱失衡及休克是否得到纠正;病人是否发生腹腔脓肿、粘连性肠梗阻等并发症,若发生,是否被及时发现和积极处理。

第二节　腹部损伤

一、疾病概要

腹部损伤(abdominal injury)是指腹壁和(或)腹腔内脏器损伤,是常见的创伤性疾病。腹部损伤按腹壁有无伤口可分为开放性和闭合性两类。单纯腹壁损伤的病情一般较轻,较稳定,但腹腔内脏器损伤的病情常较复杂、严重,病死率较高,是临床治疗与护理工作的重点。

(一)病因

开放性损伤常由刀刺、枪弹等引起;闭合性损伤常系挤压、碰撞、坠落、拳打脚踢等钝性暴力所致。两者都可导致腹部内脏损伤。据统计,肝脏在开放性损伤中是最易受损的内脏器官,脾是闭合性损伤中最易受损的器官。胰、十二指肠、直肠等由于解剖位置较深,损伤发生率较低。

腹部损伤的严重程度,取决于暴力的强度、速度、作用部位和持续时间等。它们还受到解剖特点、内脏原有病理情况和功能状态的影响。如脾质地脆弱、血供丰富,受到暴力作用易破裂;充盈的膀胱比排空者更易破裂。

(二)病理生理

腹部损伤的病理生理变化多取决于类型、部位和程度。

1. 实质性脏器损伤　肝、脾、肾等实质性脏器结构脆弱,血供丰富,位置固定,在外伤中容易受损,胰腺位置较深在,受损机会较肝、脾少。

(1)脾破裂(splenic rupture):脾是腹部内脏最易受损器官,合并有慢性病理改变的脾更易破裂。按病理解剖的部位和程度不同,脾破裂可分为中央型破裂(脾实质深部破裂)、被膜下破裂(脾实质被膜下破裂)和真性破裂(脾实质和被膜均破裂)。临床所见脾破裂,85%为真性破裂,出血量大者,病人可迅速发生休克,甚至未及抢救已致死亡。

(2)肝破裂(liver rupture):占各种腹部损伤的15%～20%,肝右叶多于肝左叶。肝破裂在致伤因素、病理类型和临床表现等方面都和脾破裂相似,但肝破裂后可有胆汁溢入腹腔,故腹痛和腹膜刺激征常较脾破裂明显。中央型肝破裂易发展成继发性肝脓肿。

2.空腔脏器损伤 空腔脏器如胃、小肠、结肠、直肠、膀胱、胆囊等破裂时,其内容物进入腹腔,刺激腹膜,出现急性腹膜炎;腹腔内有大量炎性渗出液,加之病人恶心、呕吐等造成机体脱水和电解质、酸碱平衡紊乱;同时,细菌和毒素经腹膜吸收,可引起脓毒症,甚至发展成感染性休克。

(三)临床表现

腹部损伤根据致伤原因及伤情的不同,临床表现差异较大。单纯闭合性腹壁损伤的症状和体征较轻,主要表现为受损部位疼痛、肿胀、压痛,少数可见淤斑。腹部开放性伤或合并腹内脏器损伤,伤情常较重,甚至呈濒死状态。

1.腹痛 为腹部损伤的主要症状,伤后立即发生,一般以受伤处最明显。胃、十二指肠及肝胆胰损伤,具有强烈刺激作用的胃肠液、胆汁、胰液溢入腹腔,腹痛剧烈;脾或腹腔血管破裂以血液刺激为主,腹痛稍轻,早期多表现隐痛、钝痛或胀痛。

2.急性腹膜炎 胃肠、胆道、膀胱等空腔脏器破裂时,主要表现为腹痛、压痛、肌紧张、反跳痛等急性腹膜炎症状和体征,但以受伤部位最明显。胃肠破裂,肝浊音界缩小或消失。实质器官如肝脾损伤,如无胆汁外溢,腹膜刺激症状较轻。随着病情发展,腹腔感染形成和加剧,逐渐出现发热、腹胀,腹部移动性浊音阳性,肠鸣音减弱或消失。

3.腹腔内出血 肝、脾等实质性器官破裂时,主要表现为腹腔内出血或休克征象:病人面色苍白,脉搏快而弱、出汗、尿少、血压下降;腹腔积血较多时可有腹部饱满或隆起,移动性浊音阳性。出血量大,病人可迅速发生休克。有时出血量不大,但合并有其他部位创伤,也可出现休克。腹部空腔脏器损伤时,一般腹腔内出血量较少。

4.其他表现 恶心、呕吐为腹部损伤常见的早期表现之一,消化道损伤可伴有呕血或便血;肝破裂者,血液可通过胆管进入十二指肠而出现黑便或呕血;肾、输尿管及膀胱损伤可伴有血尿、排尿困难;肝、脾损伤可伴有肩部放射痛。

严重的创伤、休克、腹腔感染等因素,使病人多器官功能障碍,危及生命。

(四)辅助检查

1.实验室检查 血常规检查白细胞计数及中性粒细胞比例升高,提示腹腔感染;红细胞计数、血红蛋白、血细胞比容进行性下降,提示有活动性出血。尿常规检查发现血尿,提示泌尿系统器官损伤。血、尿和腹腔淀粉酶升高,提示胰、十二指肠损伤。

2.B超 为无创性检查。对于理解肝、脾、肾、胰等实质性器官损伤情况和腹腔积液情况有重要帮助。

3.CT检查 对实质脏器损伤及其范围、程度有重要的诊断价值。CT影像比B超更加精确,假阳性率低。

4. X线检查 如伤情允许,选择性X线检查对诊断是有帮助的。常用的是腹部平片和胸片,骨折的存在可能提示有关脏器的损伤。立位腹部平片见膈下新月状阴影,提示胃肠道破裂。

5. 腹腔穿刺或腹腔灌洗 为简便、经济、安全的检查方法,阳性率达90%左右,对于判断腹腔内脏有无损伤和哪一类脏器损伤具有很大帮助。但严重腹胀、中晚期妊娠,既往有腹部手术史或炎症史及躁动不能合作者,不宜做此检查。

6. 其他检查 CT血管造影、MRI检查、无气腹腔镜检查等,病情允许的病人,在诊断困难时可提供有益的帮助。

(五)治疗原则

腹壁闭合性损伤和非穿透伤与其他软组织损伤的处理原则是一致的。腹腔内器官损伤伤情复杂,早期及时、正确的处理,对于其转归和预后意义重大。

对于不能确定有无腹腔内脏器损伤或已明确腹内脏器损伤轻微,且生命体征平稳,无腹膜刺激征者,可暂予非手术治疗,如禁食、补液、抗感染、对症支持治疗等。非手术治疗期间,严密观察病情变化,必要时及时改为手术治疗。

手术方法主要为剖腹探查术,明确损伤部位及损伤情况后作相应处理,如破裂器官或血管的止血;损伤器官的修补、切除或部分切除;腹腔清理与引流等。

内脏损伤的病人易发生休克,故防治休克是治疗中的重要环节。已发生休克的伤者要积极抢救,力争使收缩压升至90mmHg以上再手术。若积极抗休克治疗,休克不能纠正,应当机立断,在抗休克治疗的同时,积极手术处理。

二、护　理

(一)护理评估

1. 健康史 主要了解受伤史。包括受伤的时间、部位、原因,受伤时的姿势和体位;暴力的性质、强度、方向;伤前有否饮酒、进食;受伤到就诊时的病情变化及采取的救治措施,效果如何等。如果病人有意识障碍或为儿童,可向护送人员、监护人或目击者询问有关情况。

2. 身体状况 注意病人有无昏迷或呼吸困难,有无面色苍白、血压下降、脉搏快弱等休克早期征象;伤后有无体温升高,有无头、胸、躯干和四肢损伤。腹式呼吸是否存在;有无腹部压痛、肌紧张和反跳痛,其出现时间、程度和范围;肝浊音界是否缩小或消失;腹部有无移动性浊音;肠鸣音是否减弱或消失;直肠指检有无阳性发现。了解血常规、尿常规、腹腔穿刺或灌洗、B超、X线、CT或其他影像学检查结果。

3. 心理社会状况 腹部损伤大多在意外情况下突然发生,加之腹壁伤口、出血或内脏脱出等不良视觉刺激,病人多表现对预后的担忧和急诊手术的恐惧。应评估病人和亲属对遭受突发伤害的心理承受能力和对疾病治疗的知晓程度。

(二)护理诊断/问题

1. 体液不足 与损伤致腹腔内出血、严重腹膜炎症、呕吐和禁食有关。

2. 急性疼痛 与腹部损伤、尤其是腹腔内脏器破裂及腹膜炎有关。

3. 焦虑/恐惧　与意外损伤的打击和担心预后有关。
4. 潜在并发症　腹腔出血、感染或脓肿形成。

(三) 护理目标

病人体液平衡得到维持,生命体征平稳,同时腹痛减轻或得到控制。病人的焦虑、恐惧程度减轻或缓解,情绪稳定,未发生并发症,或并发症能被及时发现与处理。

(四) 护理措施

1. 急救护理

腹部损伤常为全身多发伤或复合伤的一部分,急救时应分清主次和轻重缓急,即首先处理危及生命的情况,如心跳呼吸骤停、窒息、开放性或张力性气胸、活动性大出血等。休克病人应迅速建立通畅的静脉通道,快速补液,必要时输血;对开放性腹部损伤,确定是否为穿透伤后,消毒、包扎伤口,如有胃或肠管脱出,勿予强行回纳,以免加重腹腔污染,可用清洁或消毒碗(盆)覆盖保护后包扎,送手术室处理。

2. 非手术治疗的护理

原则上执行急性腹膜炎非手术疗法的护理,但应注意以下几方面:

(1) 心理护理:注意观察病人的心理及情绪变化,关心、体贴和同情病人。对病人及亲属适当解释手术的必要性及术中、术后可能出现的不适,消除或减轻病人的焦虑反应、恐惧心理。注意与病人亲属、单位等的沟通,取得各方面的配合,保证治疗的顺利进行。

(2) 一般护理。

1) 体位:卧床休息,不随意搬动病人。在病情许可的情况下宜取半卧位。如病人腹痛剧烈,应让其平卧屈膝,使腹部肌肉放松,减轻疼痛。休克病人头和躯干抬高20°～30°,下肢抬高15°～20°,以增加回心血量。

2) 禁食、胃肠减压:腹腔内脏器损伤未排除前应禁食、禁水和禁灌肠,防止消化道穿孔胃肠内容物漏出加重病情,或手术麻醉时病人呕吐、误吸。腹胀明显或胃肠破裂者应尽早进行胃肠减压,以减轻腹胀和减少胃肠内容物的漏出。禁食和胃肠减压期间及时补液,必要时输血。合并休克者,积极抗休克治疗。

(3) 配合治疗:

1) 合理使用抗生素:不论实质性或空腔脏器损伤,都需积极的抗感染治疗。同时遵医嘱给开放性损伤病人及时注射破伤风抗毒素或破伤风人体免疫球蛋白。

2) 对症处理:明确诊断的病人,可用哌替啶类止痛药,以减轻病人的痛苦。对诊断不明仍需观察的病人,禁用吗啡哌替啶类镇痛药,以免掩盖病情。高热病人给予药物或物理降温。

3) 一旦决定手术,及时完成腹部急症手术的术前准备。

(4) 观察病情:非手术治疗期间,应严密观察病情变化。①注意生命体征的变化,每15～30分钟测量并记录呼吸、脉搏和血压;②观察腹部症状、体征的变化,每30分钟巡视一次,尤其是腹部压痛、肌紧张和反跳痛的程度、范围,以及肝浊音界、腹部移动性浊音和肠鸣音的变化;③动态监测红细胞计数,红细胞比容和血红蛋白值;④有选择地进行B超、CT或腹腔穿刺等重复检查,动态了解伤情的发展。

观察期间,不能排除腹内脏器损伤或出现下列情况时,应及时手术治疗:早期出现休克,血压不稳或下降,红细胞计数进行性下降;全身情况有恶化趋势,体温升高、脉搏增快、白细胞计数上升;腹痛及腹膜刺激征进行性加重或范围扩大;出现明显腹胀,肠鸣音逐渐减弱、消失;已明确或高度怀疑腹腔内器官破裂,如膈下有游离气体、腹腔穿刺抽出不凝固血液、胆汁或胃肠内容物等;呕血、便血、尿血或胃肠减压为血性液体;直肠指检、腹腔穿刺或灌洗等有明显阳性发现。

3.手术治疗的护理

(1)手术前护理:参照非手术治疗的护理进行。同时做好急诊手术前备皮、导尿、胃肠减压等工作。腹腔内大出血者,备血;有自体输血可能的,做好相关准备工作。

(2)手术后护理

1)安置卧位:术后麻醉解除、血压平稳仍宜取半卧位。病情许可时及早下床活动,预防肠粘连,促进胃肠功能恢复。但对并发内出血病人,多取平卧位,禁止随便搬动病人,以免诱发或加重出血。

2)观察病情:手术后密切注意生命体征及腹部体征的变化;注意切口有无渗血、红肿,发现异常及时处理;观察和记录腹腔引流液的量和性状,如引流量较多或消化道瘘形成,应延长引流时间;监测血常规、血细胞比容及电解质的变化,必要时定时测量中心静脉压,结合血压的变化,指导输液。对于危重病人,尤应注意呼吸、循环和肾功能的监测。

3)禁食、输液:手术后常规禁食、胃肠减压,静脉输液,维持体液平衡,同时注意补充热量及营养支持。对伤势较重、手术较大者,常需输血浆、红细胞等。肠蠕动恢复后,拔除胃管进流质饮食。

4)对症处理:高热者给予物理降温或药物降温。术后疼痛可使用镇静、镇痛药物或镇痛泵,也可嘱病人深呼吸、听音乐等以分散注意力,或采用暗示或安慰剂治疗。

5)并发症的预防和护理:腹腔内器官损伤后的主要并发症是损伤部位的再出血和腹腔感染或脓肿形成。腹腔内出血主要表现为病人面色苍白、血压下降、脉搏增快、四肢湿冷、尿少等症状;血常规检查红细胞进行性下降;腹腔引流管引出较多的新鲜血液。应立即通知医生并协助处理,在吸氧、输液、输血抗休克的同时做好急症手术止血准备。术后数日病人体温复升,同时有腹痛、腹胀、呃逆或直肠、膀胱刺激症状;或腹腔引流管引出较多的浑浊液体,提示腹腔脓肿形成。此时,病人血白细胞及中性粒细胞计数常明显升高。应及时调整抗生素的使用、加强支持治疗,给予病人高蛋白、高热量、高维生素饮食,必要时肠内外营养支持。脓肿较大需穿刺抽脓或切开引流,盆腔脓肿较小或未形成时也可用温盐水保留灌肠或物理透热等治疗,促使炎症消退。

3.健康教育 宣传安全生产、安全行车、遵守交通规则知识,避免意外损伤的发生;了解和掌握各种急救知识,在发生意外事故时,能进行简单的急救或自救;腹部损伤后,应及时到医院就诊;出院后适当注意休息,加强锻炼。若有腹痛、腹胀等症状,应及时到医院复诊。

(五)护理评价

病人体液平衡是否得以维持,生命体征是否稳定,腹痛是否缓解或消失;病人的焦虑恐惧程度是否得到缓解,情绪是否稳定,能否配合各项治疗和护理;病人有无发生腹腔出血或腹腔脓肿等并发症,若发生,是否得以及时发现和处理。

第三节 胃肠减压及护理

胃肠减压是指通过置入胃腔或肠腔内的引流胶管的负压吸引及虹吸作用,吸出胃肠道内容物,以减少胃肠道内容物,减轻胃肠道压力来治疗、预防疾病的一种方法。临床应用广泛。

(一)适应证及作用

1.肠梗阻病人,能减轻胃肠道内压力和肠膨胀程度,改善肠壁的血液供应,促进胃肠功能的恢复。

2.胃肠道穿孔或破裂病人,可减少胃肠道内容物漏入、污染腹腔,减缓病情发展,促进非手术治疗穿孔的愈合。

3.胃肠手术后病人,有利于吻合口的愈合,降低消化道瘘形成的危险性。

4.肝、脾、胰等上腹部手术,可减轻手术中胃膨胀,使手术野显露更清晰,有利于手术操作。

5.腹腔手术后,减轻腹胀,促进胃肠蠕动的恢复。

(二)胃肠减压装置

胃肠减压基本结构由引流导管(通常是胃管或米-阿氏管)、负压吸引器和引流液收集瓶(袋)构成。

1.引流导管 胃管或十二指肠管:长 125 cm,有 F12、14、16 号橡胶管或硅胶管,头端有侧孔。使用时,将其头端通过鼻腔插入胃或十二指肠、或吻合口处的腔内以吸出胃肠道内液体和气体。米-阿氏管:长 300 cm,为 F14、16、18 号双腔胶管。可置入小肠直接吸出肠内积气积液,操作复杂,临床较少应用。

2.负压吸引器 目前多用一次性的产品,可产生－50mmHg 的负压,小巧实用,病人携带方便,也便于清洗(图 15-2)。电动胃肠吸引器是需要电源的多用途负压吸引装置,负压大小在－150～－20mmHg 之间可以调节(图 15-3)。设备较好的医院,有中心吸引室,接上导管开启开关就可吸引。

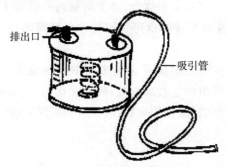

图 15-2 一次性负压吸引器

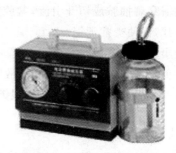

图 15-3 电动胃肠吸引器

（三）护理要点

1. 应用前应了解病人有无上消化道出血、食管胃底静脉曲张、鼻腔出血等病史，防止意外损伤，并向病人解释胃肠减压的目的及配合方法，以取得合作。

2. 检查胃肠减压装置安装是否正确、引流管是否通畅、有无漏气等。

3. 胃肠减压期间禁食、禁饮，停用口服药物。如需从胃管内注药时，应夹管并暂停减压1～2小时，注意加强营养，适当输液，维持水、电解质和酸碱平衡。

4. 妥善固定胃肠减压管，避免扭曲、受压或脱出。胃管脱出后应严密观察病情，不应再盲目插入。引流瓶（袋）及引流接管应每日更换1次。

5. 保持胃管的通畅和维持有效的负压，经常挤压胃管，防止内容物阻塞，每天1次用生理盐水冲洗胃管，每次30～40 ml，如有阻塞应随时冲洗并及时吸出。

6. 观察并记录引流液的量和性状　一般胃肠手术后24小时内，引流液多呈暗红色，量较多，2～3日后逐渐减少。如有鲜红色液体吸出，说明有出血，应停止胃肠减压，及时报告医师。

7. 加强口腔护理，预防口腔感染和呼吸道感染，必要时给予雾化吸入以保护口咽部黏膜。每日向插有胃管的鼻孔内滴入数滴液状石蜡，以减轻胃管对鼻黏膜的刺激。

8. 拔管　一般术后2～3日，肠蠕动恢复，肛门排气，可拔除胃管。拔管方法：先将胃管与吸引装置分离，捏紧胃管，嘱病人在吸气末屏气，先缓慢往外拉出，当胃管头端接近咽喉部时，迅速拔出胃管，以防止病人误吸。最后，用棉棒将病人鼻孔及周围擦净，整理用物，妥善处理胃肠减压装置。

本章小结

急性腹膜炎以持续性剧烈腹痛为最主要症状，腹膜刺激征是其主要腹部体征，大部分病人需手术探查和治疗，部分病情轻者或有局限趋势的腹膜炎，可采用非手术治疗。护理重点是防治脱水、电解质失衡，加强抗感染和营养支持，注意病情观察及引流管护理，术后并发症的预防与护理。

腹部实质性脏器损伤，主要是腹腔内出血；空腔脏器损伤主要表现为腹膜炎症状。处理包括现场急救、手术与非手术治疗。护理重点是严密观察病情、积极抗休克、防治腹腔感染，预防和护理术后并发症。

胃肠减压应保持引流通畅，妥善固定引流管；同时注意观察和记录引流的量和性状，发现异常及时处理。肛门排气，无腹胀，可拔除引流管。

本章关键词：腹膜炎；腹部损伤；休克；胃肠减压；护理

课后思考

1. 简述腹膜炎的临床表现。
2. 简述腹膜炎病人的术后护理要点。

3. 腹部损伤非手术治疗期间病情观察的要求是什么?
4. 简述腹部损伤病人术后护理要点。
5. 列举胃肠减压的适应证及作用,指出其护理要点。

(周理好)

第十六章
腹外疝病人的护理

案例

患儿,男,14个月。经常于活动后右侧腹股沟区出现一鸡蛋大小包块,哭闹时该包块坠入阴囊,安静或平卧时,该包块消失。经检查诊断为右侧腹股沟斜疝。拟行手术治疗。

问题:
1. 腹外疝有哪些类型及临床表现,如何治疗?
2. 腹外疝手术治疗前后护理要点有哪些?

本章学习目标

1. 掌握腹股沟疝、股疝的临床表现、治疗要点及手术前后护理措施。
2. 熟悉腹外疝的病因、病理解剖、临床分类。
3. 在腹外疝病人护理中体现尊重、关爱,保护病人的隐私。

腹外疝是外科常见的疾病,发病率估计占人群的1.5%,本章重点介绍各种常见腹外疝病人的护理。

第一节 概 述

疝(hernia)是指体内某个器官或组织离开其正常解剖部位,通过先天或后天形成的薄弱点、缺损或裂隙进入另一部位。疝以腹部多见,根据突出途径不同腹部疝分为腹外疝和腹内疝。腹内器官或组织连同腹膜壁层经腹壁的薄弱处、缺损或裂隙向体表突出形成的疝称腹外疝,腹外疝常在体表形成包块,临床最常见。

一、病 因

腹外疝形成的因素有两个方面。
1. **腹壁强度降低** 腹壁强度降低是腹外疝形成的解剖学基础。主要包括下列因素:

(1)先天性因素:见于胚胎发育及个体生长过程中形成的薄弱或缺损,如精索或子宫圆韧带通过的腹股沟管、股动静脉通过的股管、脐血管通过的脐环、腹股沟三角区等。

(2)后天性因素:腹部手术切口愈合不良,腹部外伤、感染等因素导致的腹壁肌萎缩等均可致腹壁强度下降。

2.腹内压力增高　慢性咳嗽、长期便秘、腹水、妊娠、婴儿经常啼哭等因素致腹内压增高,促使疝形成并产生临床症状。

二、病理解剖

典型的腹外疝由疝环、疝囊、疝内容物和疝外被盖组成(见图16-1)。

1. 疝环　又称疝门,是疝突向体表的门户,亦即腹壁薄弱或缺损所在。腹部疝常以疝环为命名依据,如腹股沟疝、股疝、切口疝等。

2. 疝囊　是壁层腹膜向体表突出的囊袋状部分,主要由疝囊颈和疝囊体组成。

3. 疝内容物　是进入疝囊的腹腔内脏器或组织,最常见为小肠,其次为大网膜,其他如盲肠、阑尾等均较少见。

4. 疝外被盖　系覆盖在疝囊外的各层组织。

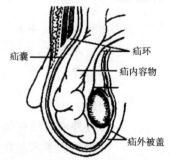

图 16-1　腹外疝的病理解剖

三、临床分类

1. 易复性疝(reducible hernia)　疝内容物突出后很容易还纳腹腔,称易复性疝。如案例中即为易复性疝,腹外疝常见临床类型尚有下面几种。

2. 难复性疝(irreducible hernia)　因疝内容物反复突出致使疝囊颈受摩擦,形成粘连,疝内容物不能完全或完全不能还纳腹腔,且不伴明显腹痛等临床症状的称难复性疝。疝内容物进入疝囊并成为疝囊的一部分,称滑动性疝,多在盲肠、膀胱等腹膜间位器官成为疝内容物时发生,滑动性疝系难复性疝的特殊类型。

3. 嵌顿性疝(incarcerated hernia)　因腹内压骤然升高,疝内容物强行通过疝囊颈而进入疝囊,随之疝囊颈弹性收缩卡住疝内容物,使其不能回纳,称为嵌顿性疝。若嵌顿的为肠管的几个肠袢,而肠袢中间部分位于腹腔内,这种情况称为逆行性嵌顿疝(见图16-2)。嵌顿性疝内容物若不能及时解除嵌顿,因组织内静脉回流障碍,出现淤血、水肿,使嵌顿的内容物更难回纳。

4. 绞窄性疝(strangulated hernia)　嵌顿性疝进一步发展,疝内容物动脉供血受阻,疝内容物缺血坏死,即发展为绞窄性疝。绞窄性疝实际是嵌顿性疝病理过程的延伸,部分病人可发生化脓性腹膜炎或肠瘘。

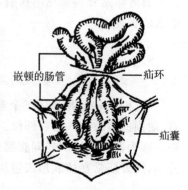

图 16-2　逆行性嵌顿疝

第二节 常见腹外疝

一、腹股沟疝

发生于腹股沟区的腹外疝称为腹股沟疝,分为腹股沟斜疝(Oblique inguinal hernia)和腹股沟直疝(direct inguinal hernia)。腹股沟斜疝是最常见的腹外疝,疝内容物从腹壁下动脉外侧的腹股沟管内环处突出体表。腹股沟斜疝发病占腹外疝总数的90%,或占腹股沟疝的95%,多见于男性青壮年,右侧多于左侧。直疝系从腹壁下动脉内侧的直疝三角直接突出体表而形成,多发于老年人。

(一)病因

1. 解剖因素

(1)腹股沟区解剖层次由浅至深可分为:①皮肤、皮下组织和浅筋膜;②腹外斜肌;③腹内斜肌和腹横肌;④腹横筋膜;⑤腹膜外脂肪和壁腹膜。腹壁肌层在腹股沟区发育不完善、滞后或老年性萎缩,成为腹股沟疝发生的原因之一。

(2)腹股沟管解剖 成人腹股沟管长4~5cm,起自腹壁深层的内环(深环),向下、内、浅部走行,止于外环(浅环)。腹股沟管有2个口和4个壁:内口即深环,外口为浅环,大小可容一指尖。腹股沟管的前壁由皮肤、皮下组织、腹外斜肌腱膜及其外侧1/3的腹内斜肌覆盖;后壁为腹横筋膜和腹膜,其内侧1/3有腹股沟镰;上壁为腹内斜肌和腹横肌的弓状下缘;下壁为腹股沟韧带和腔隙韧带。男性有精索、女性有子宫圆韧带通过腹股沟管。腹股沟斜疝经腹股沟管突出。

(3)直疝三角(Hesselbach triangle) 此三角由腹壁下动脉、腹直肌外缘和腹股沟韧带组成,其外缺乏完整的肌肉覆盖,而该处腹横筋膜相对薄弱,故易形成直疝。

2. 胚胎发育因素 胚胎期,睾丸下降过程推挤腹膜形成鞘突,婴儿出生后不久,部分鞘突成为睾丸固有鞘膜,余鞘突萎缩闭锁。若鞘突未闭锁或闭锁不全,则成为先天性疝的疝囊。

3. 生理因素 年老体衰、肥胖、腹肌缺乏锻炼等可导致腹壁强度下降,在腹内压增高等因素作用下,促使疝的发生。

(二)临床表现

1. 易复性疝 体表肿块及偶有的坠胀不适为其主要症状。肿块多在腹内压增高,如行走、站立、咳嗽等情况下出现。腹股沟斜疝的肿块呈带蒂的梨形,平卧、休息或用手还纳包块后,该肿块消失,此时可用手指压住内环,嘱病人咳嗽,指尖有冲击感,松开手指,肿块可再突出。腹股沟斜疝的肿块可降至阴囊或大阴唇。当疝内容物是肠管时,回纳时有时可听到肠蠕动咕噜声。直疝的疝块呈半球形,基底部较宽,不进入阴囊,疝块回纳后压住深环,疝块仍然突出;股疝的疝块多较小,位于腹股沟韧带以下,易发生嵌顿而不易回纳。

2. 难复性疝 疝块长期不能回纳或仅能部分回纳时,病人常感觉局部坠胀不适,部分病人、尤其是滑动性疝可有消化不良等症状。

3.嵌顿性疝　腹股沟斜疝较直疝易嵌顿。常表现为一侧腹股沟区或阴囊内突然出现包块，包块发硬，触痛和疼痛明显，难以还纳。发病往往系腹内压骤然升高，如剧烈咳嗽等使疝内容物通过狭小的疝环所致。此外，若嵌顿的疝内容物为肠管，常伴有腹部绞痛、恶心、呕吐、腹胀等急性肠梗阻的表现。疝一旦嵌顿，很难自行回纳，若不能及时解除，终发展为绞窄性疝。

4.绞窄性疝　先有嵌顿性疝的表现，且症状逐渐加重。若嵌顿的内容物为小肠，肠绞窄则可伴有明显的腹膜炎体征。疝内容物缺血坏死后局部可出现红、肿、热、痛等急性炎性表现，严重者可出现脓毒症、感染性休克。有时，因疝块穿孔，压力减小而疼痛缓解，此时疝块仍在，不能认为病情好转。

（三）治疗原则

腹股沟疝一旦发生，很难自愈，常影响劳动和生活；嵌顿或绞窄的疝可威胁生命。故如无特殊，应积极采取手术治疗。

1.非手术治疗　6个月以下的婴幼儿，在生长发育的过程中，疝可自愈，可暂不手术。可采用棉线束带或绷带压住腹股沟深环，阻止疝块突出。年老体弱或伴有严重的基础疾病者，白天可在回纳疝块后，以医用疝带压迫内环口，阻止疝块突出。但长期使用疝带易致疝囊颈摩擦而增厚，促使疝囊与疝内容物粘连，增加嵌顿性疝发生机会。

2.手术治疗　腹股沟疝最有效的方法是手术修补。还纳疝内容物后，行疝囊高位结扎术和疝修补术。手术前应尽量消除腹内压增高的因素，如慢性咳嗽、排尿困难、便秘等，减少和避免术后复发。

(1)传统的疝修补术：手术基本原则为疝囊高位结扎、加强或修补腹股沟管管壁（图16-3）。小儿可采用单纯疝囊高位结扎术。成年人常在疝囊高位结扎的基础上，加强或修补腹股沟管的前壁或后壁，修补腹股沟前壁以Ferguson法最常用；加强或修补后壁的方法有：Bassini法、Halsted法、McVay法和Shouldice法。

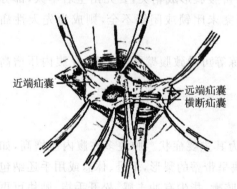

图16-3　传统疝修补术

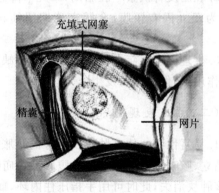

图16-4　无张力疝修补术

(2)无张力疝修补术(tension-free hernioplasty)：无张力疝修补术是利用人工合成网片材料，在无张力情况下进行疝修补术（图16-4），近年已在临床广泛应用，效果良好。目前常用的方法是采取人工高分子修补材料修补缝合，优点是恢复快、疼痛轻、复发率低。但修补所用的人工材料属异物,有潜在的排异和感染的危险,合并糖尿病、嵌顿性疝、绞窄性疝病人应慎用。无张力性疝修补常用的方法有:平片无张力疝修补术、疝环充填式无张力疝修补术和巨大补片加强内脏囊手术。

(3)经腹腔镜疝修补术:该类手术属微创外科,具有创伤小、痛苦少、恢复快和美观等优点,但因其对手术设备、技术要求高,手术费用高,目前临床开展较少。

3. 嵌顿性疝和绞窄性疝的治疗　嵌顿性疝具备以下情况可试行手法复位:嵌顿时间在3~4小时以内,局部压痛不明显,也无腹部压痛、腹肌紧张等腹膜刺激征者;年老体弱或伴有严重基础疾病而估计肠管尚未绞窄坏死者。复位时,采取头低足高卧位,注射吗啡或哌替啶以镇静和止痛,然后托起阴囊,用手持续缓慢地将疝块推向腹腔,同时另一手轻抚浅环和深环,协助疝内容物回纳。复位后24小时内,严密观察腹部体征变化,一旦有腹膜炎表现,则须及早手术探查。除上述情况外,嵌顿性疝原则上需要紧急手术。绞窄性疝内容物已经坏死,应紧急手术治疗。

二、股　疝

股疝是疝囊通过股环并经股管向卵圆窝突出的疝,股疝的发病率约占腹外疝的5%,以40岁以上女性多发。

(一)病因

股疝的发病主要与其解剖结构有关。在股静脉内侧有一长约1.5cm、上宽下窄而呈漏斗形的管状空隙,即为股管,其内含脂肪、疏松结缔组织和淋巴结。股管上口为股环,其内界为陷窝韧带外缘,外界为股静脉内侧壁,前缘为腹股沟韧带,后缘为耻骨梳韧带。下口为卵圆窝,大隐静脉穿过覆有筛板的卵圆窝而汇入股静脉。女性骨盆宽而平坦,加之妊娠因素,使得股管增粗,周围韧带松弛。因此,女性股疝发病高于男性。由于股管狭小,股疝是所有腹外疝中发生嵌顿机会最高的,据统计高达60%。

(二)临床表现

疝块往往不大,位于腹股沟韧带下方卵圆窝处,呈半球形突起。疝块有时不能自行消失,因疝囊外有很多脂肪的缘故。易复性股疝症状不明显,尤其在肥胖者易被忽视。部分病人可在久站或咳嗽后出现患处胀痛,并有可复性肿块。股疝嵌顿后,除局部明显的胀痛外,可有急性机械性肠梗阻的表现,严重时可掩盖股疝的局部表现。

(三)治疗原则

股疝容易嵌顿,一经发现,无论肿块大小、有无症状,均需及早手术。手术方式多选择McVay法。

三、脐　疝

疝囊通过脐环突出的疝称为脐疝,可分为小儿脐疝和成人脐疝,病因不同。

小儿脐疝发病多因脐环闭锁不全或脐部瘢痕组织导致腹壁强度降低,在腹内压增高的情况下如患儿啼哭时即发生。临床表现为啼哭时疝块突出,安静时消失,极少发生嵌顿。未闭锁的脐环延迟至2岁时多能自行闭锁,因此,小儿2岁前若脐疝无嵌顿发生,选择非手术治疗,常采取绷带压迫法治疗。2岁以上,若脐环直径仍大于1.5cm或者5岁以上儿童选择手术治疗。

成人脐疝为后天性,少见,发生于经产妇。易嵌顿,应选择手术治疗。

四、切口疝

切口疝是发生于手术切口处的疝,以经腹直肌切口高发,尤其是下腹部纵形切口。

多种因素可致切口疝的发生。在解剖上,腹部除腹直肌外,其他各层肌、筋膜及鞘膜的纤维都是横行的,纵形切口一方面切断其纤维,另一方面还可以损伤神经而降低腹肌强度。手术操作不当也是引起切口疝的一个重要原因,尤其是切口感染,将会导致腹壁组织破坏,从而出现切口疝。此外,缝合技术欠缺、麻醉效果不佳、术后并发症、切口愈合不良等亦可导致切口疝的发生。

临床上主要表现为腹部手术切口处逐渐隆起,有肿块出现。通常在站立或用力时明显,平卧休息可缩小或消失。疝块较大者,可有腹胀、消化不良、牵拉感等症状。

治疗原则是手术修补。对于较大的切口疝,可采用人工高分子修补材料或自体筋膜组织进行修补。

第三节 腹外疝病人护理

一、护理评估

(一)健康史

包括病人的一般情况,腹外疝的病因和诱因,伴随疾病情况等。重点询问有无腹内压增高的因素,如慢性咳嗽、习惯性便秘、严重的排尿困难、大量腹水、多次妊娠、婴幼儿啼哭等;病人有无糖尿病,是否有恶心、呕吐和肛门停止排便排气情况。

(二)身体状况

重点了解腹股沟区或外阴部有无包块,包块的大小、质地、形状、有无触痛以及能否回纳等。注意有无腹部压痛、肌紧张和反跳痛。疝因嵌顿或绞窄引起肠梗阻,可出现脱水、电解质紊乱。注意病人有无脱水体征,如唇舌干燥、尿少、脉搏增快等表现。

对于阴囊内肿块,应了解其为实质性抑或囊性。阴囊透光试验阳性,说明系阴囊内积液,而疝块透光试验阴性。B超对鉴别阴囊肿块的性质也有很大帮助。腹部X线透视或摄片可了解有无肠梗阻存在。

(三)心理社会状况

病人因疝块反复突出影响生活而出现焦虑;对疝的发生及治疗方面知识缺乏,例如对术后生育、复发或再发的担忧,也会出现紧张、焦虑的心理反应。急性发生的嵌顿性疝或绞窄性疝,会使病人恐惧、紧张不安,产生不良的心理反应。

二、护理诊断/问题

1. 焦虑　与对疝的认知及治疗知识缺乏有关。
2. 急性疼痛　与疝块突出、嵌顿性、绞窄及疝的手术治疗有关。
3. 有感染的危险　与疝绞窄等因素相关。
4. 潜在并发症:阴囊血肿,切口感染,术后疝复发。

三、护理目标

病人术前焦虑得到有效缓解;疼痛减轻或消失;感染得以预防而未发生,或发生后获得及时治疗;并发症发生危险性减小或并发症发生后得以恰当处理。

四、护理措施

(一)心理护理

向病人及其家属介绍腹外疝的相关知识,使其了解腹外疝的发生、发展及治疗的注意事项。告知手术治疗的必要性及安全性,使病人及其家属能够积极配合治疗工作,完善术前准备。

(二)非手术治疗的护理

1. 婴幼儿疝的护理　6个月以内的婴幼儿腹股沟疝主要采取棉束带或绷带束压迫治疗,应注意观察其松紧度、包扎的位置,包扎过松、包扎移位均不能达到治疗效果,包扎过紧则会引起患儿不适。另外,在采取非手术治疗期间注意观察局部皮肤有无损伤以及有无嵌顿性疝的发生。

2. 疝带治疗的护理　对于年老体弱、不能耐受手术治疗的病人,采取疝带治疗。教会病人正确使用疝带,并详细说明注意事项。因疝带长期佩戴,会产生不适感,应劝慰病人,使其配合治疗和护理。

3. 嵌顿性疝手法复位后护理　对采取手法复位的病人,应留院观察,尤其关注腹部症状及体征的变化。如果观察期间,出现腹痛、腹膜炎体征,考虑发生肠坏死的可能,积极联系医生,并做好相关术前准备,必要时手术探查。

(三)手术治疗的护理

1. 手术前护理

(1)生活护理:择期手术病人,可采取自由体位。巨大疝的病人,应卧床休息2~3日,回纳疝内容物,减轻局部组织水肿,利于术后切口愈合。

(2)消除腹内压增高因素,减少术后不适及并发症发生:除紧急手术外,术前应积极消除导致腹内压增高的相关因素,如咳嗽、便秘、排尿困难等,以减少或预防术后疝复发。病人术前应戒烟2周。

(3)备皮：严格备皮是预防切口感染及疝复发的重要措施。做好手术区皮肤准备，剔除会阴部毛发，并防止皮肤破损。手术日晨需再检查一遍皮肤准备情况，如有皮肤破损或感染迹象，应暂停手术。

(4)排空膀胱：为防止术中损伤膀胱，术前应排尽尿液。

(5)急诊手术前护理：对于腹外疝嵌顿、绞窄，尤其是合并肠梗阻的病人，往往会发生脱水、酸中毒等症状，严重者可发生感染性休克，积极控制感染、补液等对症处理的同时，采取手术治疗。

2.术后护理

(1)卧位与活动：麻醉未清醒前，按麻醉卧位。麻醉消退后，取平卧位，膝下垫一软枕，使膝、髋关节微曲，减小切口张力，利于切口愈合。为预防疝复发，术后不主张早期下床活动。一般术后次日可在床上适量活动，术后1周开始下床活动，对于年老体弱、巨大疝、复发性疝等下床时间可延长至术后10日。无张力性疝修补术后早期可下床活动。

(2)饮食：非全麻病人，术后6～8小时后可进流质，全麻病人，宜在术后次日进流质饮食。鼓励病人多饮水，进食易消化、高纤维饮食。

(3)预防阴囊血肿：因阴囊比较松弛、位置较低，渗血、渗液易积聚于阴囊。术后应密切观察阴囊有无肿胀。术中创面可靠止血、术后抬高阴囊、切口局部用砂袋加压等为预防阴囊血肿的有效措施。

(4)预防感染：注意保持敷料清洁干燥，避免大小便污染，尤其是婴幼儿，更易引起切口污染，应加强护理，及时更换敷料，保持局部清洁。嵌顿性疝、绞窄性疝术后，使用抗生素，预防感染。

(5)预防腹内压升高：术后应注意保暖，防止受凉而引起咳嗽。如发生咳嗽，指导病人用手按住、保护切口，以免缝线撕裂组织，造成手术失败。便秘者术后给予通便药物，鼓励病人多食蔬菜、水果，避免用力排便。及时处理手术后尿潴留。

(6)维持体液平衡：绞窄性疝行肠切除者，术后禁食，必要时胃肠减压，待肠蠕动恢复，肛门排气后，拔出胃管，开始进食。禁食期间，给予补液和支持治疗，维持体液平衡状态。

(四)健康教育

向病人及其家属宣教腹外疝的成因，避免日常生活和工作中的腹内压增高因素，一旦出现症状，及时就诊，尤其是发生疝嵌顿时。非手术治疗的病人，嘱其定期复诊。手术治疗的病人，术后适当休息，可先做轻体力活动，3个月内避免重体力活动。积极防治腹内压增高的各种疾病，防止腹外疝复发。

案例分析：腹外疝手术前应尽量消除导致腹内压增高的因素，手术后取合理体位，避免腹内压增高，防止阴囊血肿。该病例为小儿，手术前应严格禁食、禁饮，手术后避免患儿咳嗽、哭闹，保持大便通畅，并注意保持切口敷料清洁，避免大小便污染等。

五、护理评价

病人是否了解腹外疝的发病与治疗知识，焦虑、恐惧情绪减轻。术后并发症是否发生，发生后能否得以有效控制。

本章小结

腹外疝系腹内器官或组织连同腹膜壁层经腹壁的缺损或裂隙向体表突出所形成的肿物（疝块），其成因包括腹壁强度降低和腹内压增高。疝的组成包括疝囊、疝环、疝内容物和疝外被盖物四个部分。常见的腹外疝有腹股沟斜疝和直疝、股疝、脐疝、切口疝等。疝的治疗方法主要是手术。

腹外疝手术前应尽量消除腹内压增高因素、严格备皮、排空膀胱，为手术创造良好条件，减少术后并发症发生率。术后病人宜卧位休息，不强调早期下床活动，托起阴囊，预防阴囊血肿。术后 3 个月内避免重体力活动，预防复发。

本章关键词：疝　腹外疝

课后思考

1. 腹股沟斜疝、直疝与股疝的鉴别。
2. 简述腹外疝围手术期护理的要点。

（孟立俊）

第十七章
胃十二指肠疾病病人的护理

案例

男性,46岁。十二指肠溃疡并发瘢痕性幽门梗阻,反复呕吐宿食,消瘦,皮肤干燥、弹性下降。入院后经术前准备,在硬膜外麻醉下行胃大部切除术。

问题:
1. 该病人术前需做哪些准备?
2. 术后护理措施有哪些?

本章学习目标

1. 掌握胃十二指肠溃疡、胃癌病人手术前后护理措施。
2. 熟悉胃十二指肠溃疡的外科治疗适应证、并发症;熟悉胃癌的病因、分类、临床表现及治疗原则。
3. 了解胃、十二指肠溃疡、胃癌病人的护理评估与护理评价。
4. 认知胃十二指肠疾病与生活方式的相关性,指导病人形成健康生活方式。

胃十二指肠溃疡(gastroduodenal ulcer)是指发生于胃、十二指肠的局限性圆形或椭圆形的全层黏膜缺损。包括胃溃疡(gastric ulcer,GU)、十二指肠溃疡(duodenal ulcer,DU)及复合性溃疡。因溃疡发病与胃酸和胃蛋白酶的消化作用有关,故又称消化性溃疡(peptic ulcer)。胃十二指肠溃疡是很常见的疾病,一般约为人群中的10%。多见男性青壮年,胃溃疡与十二指肠溃疡的比例约为1:(3~4),约5%胃溃疡发生癌变。

第一节 胃十二指肠溃疡外科治疗

由于溃疡的慢性和易于复发,常引起一系列并发症,严重影响病人的生活和工作。虽然大多数溃疡病可在休息、饮食、和药物治疗下控制症状或获得治愈,但仍有约1/6或更多的病人由于疼痛顽固、并发出血、溃疡穿孔和幽门梗阻等需要手术治疗。因此,外科治疗慢性胃十二指肠溃疡有其重要的地位。适应证有:①内科治疗无效的顽固性溃疡;②胃十二指肠溃疡急性穿孔;③胃十二指肠溃疡大出血;④胃十二指肠溃疡瘢痕性幽门梗阻;⑤胃溃疡恶变。

一、疾病概要

(一)常见并发症

1.胃十二指肠溃疡急性穿孔　胃十二指肠溃疡急性穿孔是胃十二指肠溃疡的严重并发症,起病急、病情重、变化快,需紧急处理。

(1)病因:溃疡活动逐渐向深部侵蚀,穿破浆膜所致。90%的十二指肠溃疡穿孔见于十二指肠球部前壁,60%的胃溃疡穿孔见于胃小弯。近期多有溃疡活动症状,穿孔前症状常加剧。情绪波动、过度疲劳、刺激性饮食等为诱发因素。

(2)临床特点:

1)腹痛:穿孔多在夜间空腹或饱食后突然发生,为骤起上腹部刀割样剧痛,迅速波及全腹,但仍以上腹部最重。病人疼痛难忍,并伴有面色苍白、恶心、呕吐、出冷汗,甚至脉搏细速、血压下降及四肢发凉等表现。部分病人胃内容物沿右结肠旁沟向下流动时,右下腹痛较剧,类似于阑尾炎,需与之鉴别。

2)急性腹膜炎体征:腹式呼吸减弱或消失。全腹压痛、反跳痛,腹肌紧张呈"板状腹",尤以右上腹明显。肝浊音界缩小或消失,可有移动性浊音,肠鸣音减弱或消失。

当腹腔内大量渗出液稀释漏出的消化液时,腹痛和腹膜炎症状可短时间略有减轻,继发细菌感染后再次加重。

(3)辅助检查:腹部X线检查80%见膈下游离气体,是协助明确诊断的重要检查。血常规检查可发现白细胞计数及中性粒细胞比例增加。诊断性腹腔穿刺可抽出草绿色混浊液体,或含食物残渣。

(4)治疗原则:

1)非手术治疗:一般情况良好,穿孔已超过24小时,腹膜炎已局限者;空腹、症状体征轻的或者无法耐受手术者,采取非手术治疗。包括:禁食、胃肠减压,积极补液支持治疗,抗生素应用,制酸等。若非手术治疗6~8小时后病情不见好转,症状加重的,应立即改为手术治疗。

2)手术治疗:穿孔修补术适用于穿孔时间超过8小时,局部条件差或全身情况差无法耐受手术者。穿孔时间在8小时内或虽超出8小时但腹腔污染不严重者,病人能耐受较大手术者,手术方式为胃大部切除术或迷走神经切断术。

2.胃十二指肠溃疡大出血

胃十二指肠溃疡病人有大量呕血、柏油样黑便,引起脉搏增快、血压下降以及红细胞、血红蛋白和血细胞比容明显下降,称为溃疡大出血。通常每分钟出血量大于1ml。胃十二指肠溃疡大出血是上消化道出血最常见的原因。

(1)病因:溃疡基底部血管被侵蚀破裂,大多数为动脉出血。十二指肠溃疡大出血,通常位于十二指肠的球部后壁;胃溃疡出血多位于胃小弯。病人过去多有典型溃疡病史,近期可有服用阿司匹林等非甾体类抗炎药等情况。

(2)临床特点:

1)呕血、黑便:是消化性溃疡出血的主要症状,具体表现取决于出血的量和速度,多数病人主要表现为黑便,迅猛的出血则出现大量呕血。呕血前常有恶心,便血前后可有心悸、眼前发黑、乏力、全身疲软,严重者出现晕厥。

2)循环系统改变:病人可呈贫血貌、面色苍白、脉搏增快,短期内失血量超过 800ml,可出现休克症状。病人焦虑不安、四肢湿冷、脉搏细速、血压下降。

3)腹部体征:不明显。腹部稍胀,上腹部可有轻度深压痛,肠鸣音亢进。腹痛严重者,应注意伴发穿孔。

(3)辅助检查:急诊胃镜可以明确出血部位和原因,出血 24 小时内,胃镜检查阳性率可达 80%。血常规检查可出现红细胞计数、血红蛋白值、血细胞比值进行性下降。

(4)治疗:建立通畅的静脉通道,补充血容量,给予止血、抑酸药物及急诊内镜等措施止血。下列情况需及时手术治疗:①出血速度快,短期内发生休克;或 6~8 小时内需要输入较多血液(>800 ml)才能维持血压和红细胞比容者;②近期发生过类似的大出血,或合并穿孔、幽门梗阻、疑有癌变者;③正在进行药物治疗的胃十二指肠溃疡大出血;④纤维胃镜检查发现动脉搏动性出血;⑤伴有动脉硬化的老年病人。

手术方式包括:胃大部切除术,溃疡底部贯穿缝合止血术,迷走神经切断术等。一般手术应争取在出血 48 小时内进行。

3. 胃十二指肠溃疡瘢痕性幽门梗阻

(1)病因:多见于十二指肠球部溃疡,通常溃疡病史较长。幽门梗阻的机制有痉挛、炎症水肿和瘢痕三种。前两种情况是暂时的、可逆的,随着炎症消退、痉挛缓解,可自行消失。瘢痕性幽门梗阻是由于溃疡愈合过程中瘢痕收缩所致,是永久性的,是手术治疗的绝对适应症。

(2)临床表现:

1)呕吐宿食与腹痛:是瘢痕性幽门梗阻的典型表现。开始为上腹饱胀不适并出现阵发性胃收缩痛,伴嗳气、恶心、呕吐。呕吐多发生于下午或晚间,呕吐量大,呕吐物为不含胆汁的大量宿食,有腐败酸臭味,呕吐后腹痛、腹胀缓解。

2)水、电解质及酸碱平衡紊乱及营养不良:病人可有皮肤干燥、弹性消失,少尿,消瘦,贫血等缺水、代谢性碱中毒及慢性消耗表现。

3)腹部体征:上腹隆起可见胃型及胃蠕动波,可以闻及振水音。

(3)辅助检查:怀疑幽门梗阻者,可先行盐水负荷试验:空腹情况下置胃管,注入 0.9%氯化钠溶液 700 ml,30 分钟后经胃管回吸,若回吸液体超过 350 ml,提示幽门梗阻。经过 1 周非手术治疗,重复上述盐水负荷试验,如无改善则应手术治疗。

X 线钡餐检查,如 6 小时胃内尚有 1/4 钡剂存留者,提示胃潴留,24 小时仍有钡剂存留者可诊断瘢痕性幽门梗阻,纤维胃镜检查可确定梗阻及梗阻原因。

(4)治疗原则:首选胃大部切除术。术前应纠正水、电解质及酸碱平衡紊乱,改善营养状况。老年病人或全身情况差也可行胃空肠吻合术加迷走神经切断术等。

(二)外科治疗胃十二指肠溃疡手术方式及手术并发症

1. 胃大部切除术　是治疗胃十二指肠溃疡的首选式式。

原理:1)切除胃窦部,减少 G 细胞分泌胃泌素引起的体液性胃酸分泌;2)切除了大部分胃体,使得分泌胃酸和胃蛋白酶的壁细胞和主细胞数量大为减少,减少了胃酸分泌;3)切除了溃疡本身及溃疡的好发部位。

切除范围:胃远侧 2/3～3/4,包括胃体大部、整个胃窦部、幽门和部分十二指肠球部。

(1)毕Ⅰ式(BillrothⅠ)胃大部切除术:胃大部切除后将残胃与十二指肠吻合(图 17-1),多用于胃溃疡。优点是重建后的胃肠道接近正常解剖生理状态,胆汁、胰液反流入残胃较少,术后因胃肠功能紊乱而引起的并发症亦较少;缺点是有时为避免残胃与十二指肠吻合的张力过大致使切除胃的范围不够,增加了术后溃疡复发机会。此手术多用于胃溃疡。

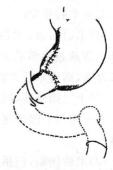

图 17-1
毕Ⅰ式胃大部切除术

(2)毕Ⅱ式胃大部切除术:胃大部切除后残胃与空肠吻合,十二指肠残端关闭(图 17-2)。适用于各种胃、十二指肠溃疡,尤其是十二指肠溃疡。十二指肠溃疡切除困难时可行溃疡旷置。该术式的优点是即使胃切除较多,胃空肠吻合口也不致张力过大,术后溃疡复发率低;十二指肠溃疡切除困难时允许溃疡旷置。缺点是吻合方式改变了正常的解剖生理关系,术后发生胃肠道功能紊乱的可能性较多,并发症和后遗症较毕Ⅰ式多。

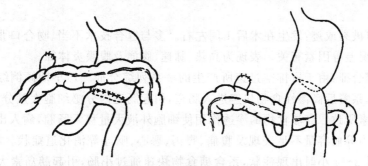

图 17-2　毕Ⅱ式胃大部切除术

(3)胃空肠 Roux-en-Y 吻合术:胃大部切除后缝合关闭十二指肠残端,在距十二指肠悬韧带 10～15 cm 处切断空肠,将残胃与远端空肠吻合,距此吻合口以下 45～60 cm 处将空肠与空肠近侧断端吻合(图 17-3)。此法有防止术后胆汁、胰液进入胃的优点。

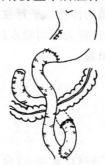

图 17-3　胃空肠 Roux-en-Y 式吻合术

2.胃迷走神经切断术　用于治疗十二指肠溃疡理论依据是切断了迷走神经,既消除了神经性胃酸分泌,又减少了迷走神经所致胃泌素分泌引起的胃酸分泌。此手术方法目前临床已较少应用。胃迷走神经切断术按照阻断水平不同可分为三种类型:1)迷走神经干切断术;2)选择性迷走神经切断术;3)高选择性迷走神经切断术。高选择性迷走神经切断术是治疗十二指肠溃疡较理想的术式。

3.手术后并发症

(1)术后出血:术后可以从胃管内流出少量暗红或咖啡色胃液,24小时内一般不超300ml,胃液量逐渐减少而颜色变清,出血自行停止。若术后不断吸出新鲜血液,24小时后仍未停止,则为术后出血。

(2)十二指肠残端破裂:发生在毕Ⅱ式术后3～6天,是毕Ⅱ式手术后早期的严重并发症。表现为右上腹突然发生剧烈疼痛、腹膜刺激征及白细胞计数增加,腹腔穿刺可有胆汁样液体。

(3)术后梗阻:包括输入襻梗阻、输出襻梗阻和吻合口梗阻。1)输入襻梗阻:急性完全性输入襻梗阻,突发剧烈腹痛,呕吐频繁,呕吐物量少,不含胆汁,上腹偏右有压痛及包块,随后可能出现烦躁、脉速和血压下降,应及早手术治疗;慢性不全性输入襻梗阻,餐后半小时左右发生上腹胀痛和绞痛,伴呕吐,呕吐物主要为胆汁,几乎不含食物,呕吐后症状即消失。2)输出襻梗阻,表现为上腹饱胀、呕吐含胆汁的胃内容物。3)吻合口梗阻,表现为进食后呕吐,呕吐物不含胆汁。

(4)吻合口破裂或瘘:发生在术后1周左右。多与缝合技术不当、吻合口张力过大、血供不良及营养状况差等因素有关。表现为高热、脉速、腹痛及腹膜炎体征。

(5)倾倒综合征:由于胃排空过速所产生的一系列综合征。1)早期倾倒综合征:发生在进食半小时内,系餐后高渗性食物快速进入肠道,引起肠道内分泌细胞大量分泌肠源性血管活性物质等因素所致。高渗食物的渗透作用使细胞外液大量移入肠腔,病人出现心悸、心动过速、出汗、无力等血容量不足表现及腹痛、腹泻、恶心、呕吐等消化道症状。2)晚期倾倒综合征:多于餐后2～4小时出现症状,系含糖食物快速通过小肠,引起胰岛素大量分泌,出现反应性低血糖,表现为头昏、面色苍白、出冷汗甚至晕厥等。

(6)营养性并发症:体重减轻、营养不良,与进食减少有关;贫血,与铁和维生素B_{12}吸收不足有关。另外,因钙磷代谢失调,出现骨质疏松、骨软化。

(7)迷走神经切断术后腹泻:是迷走神经切断术后常见并发症,与肠转运时间缩短、肠吸收减少、胆汁酸分泌增加及刺激肠蠕动的体液因子释放有关。

(8)残胃癌:胃十二指肠溃疡病人行胃大部切除术后5年以上于残余胃发生的原发癌称为残胃癌。大多数在术后20～25年出现。

二、护 理

(一)护理评估

1.健康史 询问病人有无长期生活过度紧张、饮食不规律及溃疡反复发作等病史,并发症发生前有无症状加重。了解有无暴食、饮酒、情绪激动或过度疲劳等诱发因素。询问病人腹痛情况,了解腹痛的时间、性质、诱发与缓解因素以及有无恶心、呕吐、呕血、黑便,并掌握呕吐物的量及性状,黑便发生及持续时间。

2.身体状况　有无体温升高、贫血貌,血压、脉搏是否正常。腹式呼吸是否存在,有无舟状腹。了解腹部压痛的部位、程度及范围,有无腹肌紧张、反跳痛,有无腹部移动性浊音,肝浊音界是否正常。是否可听到振水音。

3.心理社会状况　溃疡好发于青壮年,病程长,经久不愈,对突发的腹部疼痛、呕血及便血等病变,病人无足够的心理准备,表现出极度紧张、焦虑不安;由于病情易反复,对疾病的治疗缺乏信心,对手术有恐惧心理;因影响病人日常生活及工作,易产生急躁情绪;胃溃疡病人因惧怕恶变而产生担忧心理。

(二)护理诊断/问题

1.急性疼痛　与胃十二指肠黏膜受侵蚀及酸性胃液的刺激、并发穿孔及手术等因素有关。

2.营养失调:低于机体需要量　与溃疡病所致摄入不足、消化吸收障碍及并发症致营养损失过多有关。

3.体液不足　与急性穿孔、大出血、幽门梗阻等引起的失血、失液有关。

4.潜在并发症　出血、十二指肠残端破裂、吻合口瘘、胃肠道梗阻、倾倒综合征、营养障碍、吻合口溃疡、残胃癌等。

(三)护理目标

病人疼痛减轻或消失,营养状况改善,经过积极治疗,体液平衡得以保持,血容量充足。溃疡病本身并发症及手术后并发症发生能够及时发现和有效处理。

(四)护理措施

1.手术前护理

(1)心理护理:医护人员态度要和蔼,对病人表示同情和理解,讲解疾病相关知识,如手术的方式、安全性和注意事项。告诉病人如何应对恐惧和不良反应,使之树立战胜疾病的信心,配合临床治疗和护理。

(2)择期手术病人的护理:

1)加强营养,提高手术耐受力:饮食宜少量多餐,给高蛋白、高热量、富含维生素、易消化及无刺激性的食物。必要时给予静脉补充营养。

2)消化道准备:术前1~2日给予流质饮食,手术前晚进行肠道准备,手术日晨或术中放置胃管、营养管。

3)其他相关治疗的护理:术前给予必要的药物治疗,如继续使用H_2受体拮抗剂或质子泵抑制剂,缓解疼痛,稳定病人情绪。

(3)并发症护理:

1)急性穿孔:基本原则和方法同急性腹膜炎的术前护理。

2)溃疡大出血:病人取平卧位,可给镇静剂,急性出血期应暂禁食,出血稳定后可进温凉流质饮食。可经胃管滴入冷生理盐水200ml,或可加入8mg去甲肾上腺素,每6小时1次,以控制出血。静脉点滴甲氰咪胍或奥美拉唑,也有止血效果。输血输液开始时滴速宜快,休克纠正后减慢速度。配合医生行胃镜止血治疗。加强病情监测,血压宜维持在稍低于正常水平,有利于减轻局部出血。记录呕血量及便血量,注意大便颜色的改变以及病人的神志变化,注意病人有无头晕、心悸、冷汗、口渴、晕厥等,并记录每小时尿量。需急诊手术的做好手术前相关准备。

3)瘢痕性幽门梗阻:积极纠正水、电解质和酸碱平衡紊乱,同时由静脉补给营养以改善营养状况,提高手术耐受力。根据病情给予无渣饮食或暂禁食。术前持续胃肠减压,排空胃内潴留物。术前3日每晚用温生理盐水洗胃,以减轻长期梗阻所致的胃黏膜水肿,避免术后愈合不良。

案例分析1:病人系十二指肠溃疡并发瘢痕性幽门梗阻,术前要做心理护理,加强营养,消化道准备如禁食、胃肠减压、洗胃等,重点是纠正体液紊乱等。

2.手术后护理

(1)一般护理:

1)病情观察:监测病人生命体征变化,注意切口敷料、胃管引流液的变化,记录24小时出入量。若胃管引流量增加明显,且为鲜血,及早通知医生。

2)饮食护理:术后胃肠减压管一般放置3～4日,肠蠕动恢复、肛门排气后拔除,胃肠减压期间禁饮食,可由营养管中缓慢滴注营养液,通过静脉输液维持水、电解质平衡。胃管拔出后当日可少量饮水或进米汤。无呕吐、腹胀不适后,次日进流质饮食,每次50～80ml,每日5～6餐。如无不适,术后第4日可进半流饮食,第10～14日可进软食。逐渐增加进食量,减少次数。避免产气食物如甜食、牛奶等。饮食上以易消化食物为主,避免生冷、硬、油炸及刺激性食物。饮食恢复后,宜少食多餐。

3)活动:麻醉清醒后取半卧位,适量床上活动,术后第二日协助病人下床活动,以促进胃肠蠕动恢复。

4)对症护理:疼痛明显者予止痛剂,烦躁不安酌情予镇静剂。胃肠减压者,给予口腔护理。

(2)术后并发症护理:

1)术后出血:采取非手术治疗如禁食、使用止血剂、输液、输鲜血等措施,多可停止。如非手术处理效果不佳,甚至血压逐渐下降,或发生出血休克者,应再次手术止血,尽快做好术前准备。

2)十二指肠残端破裂:多需要紧急手术,经十二指肠残端破裂处置管作持续引流,残端周围另置烟卷引流。术后积极纠正水、电解质紊乱,可予全胃肠外营养或做空肠造口行管饲,以加强营养支持。此外,还需多次少量输血,应用抗生素预防感染,用氧化锌软膏等保护造口周围皮肤等措施。

3)术后梗阻:吻合口梗阻经禁食、胃肠减压、补液等措施,多可使梗阻缓解,经2周非手术治疗未愈者,考虑手术治疗。输入襻急性完全性梗阻,应及早手术治疗;慢性不完全性梗阻和输出襻梗阻多数可用非手术疗法使症状缓解或消失,少数症状严重持续不缓解者需再次手术。

4)吻合口破裂或瘘:发生吻合口破裂或瘘,出现腹膜炎症状者,需立即手术治疗,症状轻微、腹膜炎局限的可行禁食、胃肠减压、充分引流,营养支持及抗感染等综合措施,必要时手术治疗。

5）倾倒综合征：以饮食调整为主。术后早期指导病人少食多餐，使胃肠逐渐适应，饮食以低糖而脂肪、蛋白质含量高的食物为宜，食物中添加果胶延缓碳水化合物吸收，饭后平卧，避免过甜、过热的流质，1年内多能自愈。严重病人可用奥曲肽 0.1 mg 皮下注射，每日 3 次，以改善症状。

6）营养性并发症：调节饮食，合理补充营养素。给予胃蛋白酶、胰酶或多酶制剂。对于贫血者，补充适量铁剂或维生素 B_{12}。

7）迷走神经切断术后腹泻：维持水、电解质、酸碱平衡，合理膳食，配合治疗，指导使用考来烯胺等药物，以缓解症状。

8）残胃癌：参照胃癌病人护理。

3. 健康教育　病人宜少量多餐，饮食有规律。食物富含维生素、易消化，忌食生、冷、硬、油炸、酸辣等食物，戒除浓茶、烈酒及吸烟等不良嗜好。生活中调整心态，避免心理压力过大，避免负性情绪，保持良好的心理状态。

除上述措施外，应指导病人合理服用抗溃疡病的相关药物，说明其不良反应，并避免服用对胃黏膜有损害的药物，如阿司匹林、吲哚美辛、布洛芬、地塞米松等。同时告知病人发现症状复发或出现切口部位红肿、疼痛以及腹胀、肛门停止排气排便等症状时，应及时就医。

案例分析 2：瘢痕性幽门梗阻病人手术后除腹部手术一般护理常规外，重点要注意手术后并发症的观察和护理，加强支持治疗与饮食指导。

（五）护理评价

病人腹痛是否减轻，营养状况是否得到维持或改善，体液失衡是否得以纠正。病人是否有并发症发生，若发生并发症是否得到及时的发现和处理。

第二节　胃癌病人的护理

一、疾病概要

胃癌（gastric cancinoma）在我国各种恶性肿瘤中居首位。本病的高发年龄为 50 岁以上，男性居多，男女之比约为 2∶1。

（一）病因

1. 地域环境与饮食　胃癌的发病有明显的地域性差别，流行病学研究表明，我国的西北及东部沿海地区胃癌的发病比南方地区明显为高。此外，长期食用烟熏、腌制食物，食品中的亚硝酸盐、真菌毒素、多环芳烃化合物含量高与胃癌的发生有关。食物中缺乏新鲜蔬菜和水果及吸烟与胃癌的发病也有关系。

2. 幽门螺杆菌感染　是引起胃癌的主要因素之一，我国胃癌高发区成人 HP 感染率为 60%，明显高于低发区的 13%～30%。HP 感染产生的氨中和胃酸，利于细菌生长，并促进硝酸盐降解为亚硝胺而致癌，同时 HP 的代谢产物，包括一些酶和毒素也可能直接损害胃黏膜细胞的 DNA 而诱发基因突变。

3.癌前病变　指一些使胃癌发病危险性增高的良性胃疾病和病理改变。胃溃疡、慢性萎缩性胃炎、胃部分切除后的残胃、胃息肉、胃黏膜的肠上皮化生和异型性增生被视为胃癌的癌前病变。

4.遗传与基因　遗传与分子生物学研究表明，胃癌病人有血缘关系的亲属，其胃癌发生率较对照组高 4 倍。许多证据表明，胃癌的发生与抑癌基因突变和癌基因的过度表达和扩增有关。

（二）病理和分型

胃癌好发于胃窦部，其次是胃底贲门，胃体较少。组织学分型有乳头状腺癌、管状腺癌、低（未）分化腺癌、黏液腺癌和印戒细胞癌等。大体类型可分为早期胃癌和进展期胃癌。

早期胃癌指病变仅限于黏膜或黏膜下层者，不论病灶大小或有无淋巴转移。

进展期胃癌，又称中晚期胃癌。中期胃癌指癌组织超过黏膜下层侵入胃壁肌层；晚期胃癌指癌组织达浆膜下或是超出浆膜层。按国际传统的 Borrmann 分型法分为：Ⅰ型结节型：凸入胃腔的块状癌灶，边界清；Ⅱ型溃疡局限型：边缘清楚、略隆起的溃疡性病灶；Ⅲ型溃疡浸润型：边缘不清的向四周浸润的溃疡状病灶；Ⅳ型弥漫浸润型：癌组织沿胃壁向四周浸润生长，边界不清。若全胃受累，边界不清，胃腔缩小，如革袋状，称皮革胃，预后极差。

胃癌的转移途径有直接浸润、淋巴转移、血行转移和腹膜种植转移。直接浸润是胃癌向上可侵及食管下端、向下可侵及十二指肠，穿破浆膜后可侵犯临近组织和器官；淋巴转移是胃癌的主要转移途径，早期胃癌也可由淋巴转移；血行转移多发生于晚期，最常见的是肝转移，其他如肺、胰、骨等；腹膜种植是癌细胞穿透浆膜层，脱落种植于腹膜和脏器浆膜上，形成转移结节。胃癌种植于卵巢，形成 Krukenberg 瘤。

（三）临床表现

1.症状与体征

早期胃癌多数病人无明显变化，部分病人可有上腹不适、隐痛、嗳气、返酸、食欲减退等，类似慢性胃炎或十二指肠溃疡的表现。疼痛和体重减轻是进展期胃癌最常见的临床症状，有时伴上腹饱胀不适、腹泻、食欲下降等症状。逐渐出现贫血、消瘦。晚期病人呈恶病质。

胃窦部癌导致幽门部分或全部梗阻时，可表现为恶心、呕吐、餐后饱胀等。贲门癌肿累及食管下端时可出现进食哽噎感。癌肿破溃或侵犯血管时，可有呕血或黑便。少数可发生急性胃穿孔。

进展期胃癌多有上腹部压痛，部分病人可触及上腹部肿块。癌肿转移可出现相应症状；如转移到骨骼时，可有骨骼疼痛，如胰腺转移出现持续性上腹痛并放射至背部；远处淋巴结转移常见于左锁骨上淋巴结。

2.辅助检查

（1）实验室检查：血常规可有贫血表现，大便隐血试验可呈持续性阳性，胃液分析进展期胃癌病人表现为无酸或低胃酸分泌。

（2）X 线钡餐检查：气钡双重造影检查，早期胃癌主要为黏膜相异常。进展期胃癌与大体分型基本一致。

(3)纤维胃镜检查:直接观察胃黏膜病变的部位和范围,并可获取病变组织做病理学检查,为目前最可靠的诊断手段。早期胃癌可呈现一片色泽灰暗的黏膜,或局部黏膜粗糙不平呈颗粒状;进展期胃癌可表现为凹凸不平、表面污秽的肿块,或不规则的较大溃疡,常见渗血及溃烂。

(四)治疗原则

早期发现、早期诊断、早期治疗是提高胃癌治愈率的关键。

1. 手术治疗　早期胃癌病灶局限,较少淋巴结转移,可实施腹腔镜或开腹胃部分切除术。进展期胃癌行根治性胃切除术,即整块切除受累胃部及相应的大、小网膜和区域淋巴结,并重建消化道。原发灶无法切除者,为了减轻症状可采取胃空肠吻合术、空肠造口等姑息性手术。

2. 化学药物治疗　主要用于辅助手术治疗和晚期癌肿不能实施手术者。辅助手术治疗,可在术前、术中及术后应用,可抑制癌细胞的扩散和杀死残存的癌细胞,提高治疗效果。对不能手术治疗的晚期癌肿病人,联合药物治疗,可延缓病情进展。

3. 其他治疗　包括生物治疗、免疫治疗、中医中药治疗等。

二、护　理

(一)手术前护理

1. 心理护理　根据病人个体情况提供信息,消除病人焦虑、悲观的态度,解释胃癌的相关知识,帮助病人接受事实并增强其对治疗和预后的信心。

2. 饮食与营养　少量多餐,进食高蛋白、高热量、富维生素、易消化、无刺激饮食。必要时,给予静脉补充营养物质,提高手术耐受力。

3. 胃癌并发症的护理　参照胃十二指肠溃疡病人的护理。

(二)手术后护理

1. 术后常规护理及术后并发症护理　参照胃大部切除术后护理。

2. 饮食与营养　饮食的恢复过程与胃大部切除术相似。因胃癌是消耗性疾病,术后加强营养支持,改善营养状况,促进机体恢复。尤其对经胸手术病人,同时做好胸腔闭式引流管的护理。

3. 其他治疗的护理　配合手术治疗,做好化疗、中医中药、免疫治疗等护理,尤其注意观察化疗的副作用,及时给予处理。

(三)健康教育

合理饮食,少量多餐,避免高盐、熏制食物,多食新鲜蔬菜、水果。戒烟戒酒,劳逸结合,养成良好生活习惯。遵医嘱,术后坚持放化疗,注意放化疗的不良反应。术后定期复查,至少5年。

本章小结

胃十二指肠溃疡外科治疗主要是针对顽固性溃疡和溃疡发生急性穿孔、大出血、幽门梗阻及恶变的病人。主要手术方式有胃大部切除术、迷走神经切断术。护理要点主要针对其并发症及术后并发症的护理。

胃癌是消化道常见的恶性肿瘤,主要与环境或饮食、幽门螺旋杆菌感染、癌前病变、遗传因素等相关。早期症状多不典型,发现时多属中晚期。根治性手术切除是胃癌主要的治疗手段。护理上与胃十二指肠溃疡的胃大部切除术相同。

本章关键词:胃溃疡;十二指肠溃疡;胃癌;手术;护理

课后思考

1. 胃大部切除术后有哪些并发症,如何处理?
2. 胃癌的病因及病理类型有哪些?

(孟立俊)

第十八章

肠疾病病人的护理

案例 18-1

女性,26岁,已婚。腹痛、腹泻、发热、呕吐20小时入院。病人入院前24小时,在路边餐馆吃饭,3～4小时后出现脐周疼痛,呈阵发性,并伴有恶心,自服山莨菪碱等药物治疗,未见好转,并呕吐胃内容物,发热,来院急诊,按"急性胃肠炎"予颠茄、黄连素等治疗。晚间,腹痛加重,移至右下腹部。查体:体温38.5℃,腹平,肝脾未及,无包块,全腹压痛以右下腹麦氏点为著,无明显肌紧张,肠鸣音10－15次/分。血常规:Hb 120g/L,WBC 24.6×10⁹/L,N 0.86,尿常规(－),肝功能正常。

问题:
1. 该病人可能罹患何种疾病?
2. 在诊断未明确之前应采取哪些护理措施?

本章学习目标

1. 掌握常见肠疾病的临床表现及护理措施。
2. 熟悉常见肠疾病的护理评估、辅助检查及治疗原则。
3. 了解常见肠疾病的护理诊断及护理目标。
4. 指导病人科学认知肠疾病,尊重理解、同情关爱病人。

小肠是食物消化和吸收的主要部位,结肠的主要生理功能是吸收水分,储存和转运粪便,还能吸收部分电解质和葡萄糖。任何原因造成肠管病变或功能改变,都会造成病人腹部不适、体液紊乱,重者可休克,甚至危及生命。本章重点讲述急性阑尾炎、肠梗阻、大肠癌及直肠肛管疾病的临床特点及护理。

第一节 急性阑尾炎病人的护理

一、疾病概要

急性阑尾炎(acute appendicitis)是外科常见病,也是外科最常见的急腹症之一,以青壮年发病率最高,男性发病率高于女性。急性阑尾炎的临床表现多样,特别是婴幼儿及老人,如延误诊断治疗,可引起严重并发症,甚至造成死亡。

(一)病因及病理

1.解剖生理 阑尾位于盲肠后内侧壁三条结肠带的汇合处,为一管状盲管。其体表投影点约在脐与右髂前上棘连线中外 1/3 交界处,称为麦氏点,是手术时选择切口的标记点。阑尾动脉系回结肠动脉分支,为无侧支的终末动脉,当出现血运障碍时易导致阑尾坏死穿孔。阑尾静脉最终汇入门静脉,所以阑尾炎症菌栓脱落可引起门静脉炎和细菌性肝脓肿。阑尾神经由交感神经纤维经腹腔丛和内脏小神经传入,其传入的脊髓神经节段在第10、11胸节,故阑尾炎发病初期表现为脐周牵涉痛。

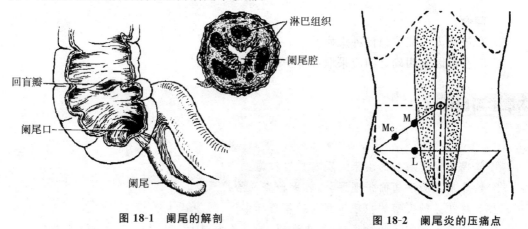

图 18-1 阑尾的解剖　　图 18-2 阑尾炎的压痛点

2.病因

(1)阑尾管腔阻塞:是急性阑尾炎最常见的病因。阑尾管腔细长、开口狭窄,并有不同程度的屈曲,很容易阻塞。引起阻塞的原因有淋巴滤泡的增生、炎性狭窄、粪石阻塞、蛔虫、肿瘤等。阑尾管腔阻塞后阑尾黏膜仍继续分泌黏液,导致腔内压力上升,血运发生障碍,使阑尾炎症加剧,极易引起腔壁坏死,穿孔。

(2)细菌入侵:由于阑尾管腔内存在大量细菌,当发生阻塞时,细菌很容易繁殖,损伤黏膜并形成溃疡,细菌穿透溃疡进入阑尾肌层。阑尾管腔积脓,压力升高,动脉血流受阻,造成阑尾缺血,最终引起梗死和坏疽。

3.病理

(1)急性单纯性阑尾炎:属早期病变,病变多只限于黏膜和黏膜下层,渐向肌层和浆膜扩散。阑尾外观轻度肿胀,黏膜和黏膜下层充血、水肿。可有少量纤维渗出物。

(2)急性化脓性阑尾炎:又称蜂窝织炎性阑尾炎,炎症已侵及肌层和浆膜层。浆膜高度充血,表面覆以脓性渗出物,并可产生局限性腹膜炎。

(3)急性坏疽性阑尾炎:炎症继续发展,阑尾出现血供障碍,阑尾管壁坏死或部分坏死,病变处呈暗紫色或黑色,易发生穿孔,脓液流入腹腔,可引起急性腹膜炎。若细菌沿阑尾静脉上行至门静脉,可引起门静脉炎、肝脓肿等,严重时引起感染性休克,甚至死亡。

(4)阑尾周围脓肿:急性阑尾炎化脓坏疽时,大网膜将坏疽阑尾包裹、粘连,形成炎症肿块或阑尾周围脓肿。

4. 转归 炎症的转归因机体防御机制的强弱、治疗护理是否及时妥当而有所不同。急性阑尾炎的转归可有:

(1)炎症消退:炎症完全消退,不遗留病理改变或迁延成慢性阑尾炎。

(2)炎症局限化:化脓性、坏疽性阑尾炎被大网膜包裹形成炎症包块,炎症被局限化。

(3)炎症扩散:阑尾坏疽穿孔或治疗不及时形成急性腹膜炎或细菌扩散引起门静脉炎,病情恶化可导致感染性休克。

(二)临床表现

1. 症状

(1) 转移性右下腹痛:多开始于上腹和脐周,呈持续性疼痛。疼痛位置不固定。数小时(6~8小时)后疼痛转移并固定于右下腹。80%左右的病人具有这种典型的腹痛特点,也有部分病人在发病开始即出现右下腹痛。腹痛的性质和程度因阑尾炎的类型不同而有差异。单纯性阑尾炎仅有轻度隐痛;化脓性阑尾炎呈阵发性胀痛和剧痛;坏疽性阑尾炎则表现为持续性剧烈腹痛,穿孔后则因阑尾管腔内压力骤减,腹痛可暂时减轻,但出现腹膜炎后,腹痛又持续加剧。

(2)胃肠道反应:发病早期由于神经反射造成幽门痉挛,可出现不同程度的恶心和呕吐,但程度较轻。病情发展至弥漫性腹膜炎时可引起麻痹性肠梗阻。

(3)全身症状:早期病人常感乏力、头痛,炎症重时出现中毒症状,心率加快,发热,一般不超过38℃。阑尾穿孔时体温可高达39℃。如出现寒战、高热和黄疸,应警惕发生门静脉炎的可能。

2. 体征

(1)右下腹固定性压痛:是急性阑尾炎最常见的重要体征。压痛点常位于麦氏点,也可能随阑尾解剖位置的变异而改变,但压痛点始终在一个固定位置上。

(2)腹膜刺激征:除了压痛,还可出现反跳痛,腹肌紧张,这是壁层腹膜受炎症刺激出现的防御性反应,提示阑尾炎症加重,出现化脓、坏疽或穿孔等病理改变。

(3)右下腹包块:有时右下腹可扪及固定的压痛性包块,边界不清,提示阑尾周围脓肿形成。

3. 特殊体检

(1)结肠充气实验:又称 Rovsing 征,病人取仰卧位,检查者用右手压迫病人左下腹,再用左手挤压近侧结肠,结肠内气体可传至盲肠和阑尾,引起右下腹疼痛者为阳性。

(2) 腰大肌试验:病人取左侧卧位,使右大腿尽量后伸,引起右下腹疼痛者为阳性,说明阑尾位置靠后,位于腰大肌前方。

(3) 闭孔内肌实验:病人取仰卧位,使右髋和右膝盖曲 90^0,然后内旋,引起右下腹疼痛者为阳性。提示阑尾位置较低,靠近闭孔内肌。

(4) 直肠指检:盆位阑尾炎,常有直肠右前方位触痛。当阑尾穿孔时直肠前壁触痛广泛。当形成阑尾周围肿胀时,可触及痛性包块。

(三)辅助检查

1. 实验室检查　大多数病人的血常规检查有白细胞计数和中性粒细胞比例的增高。白细胞计数有时可高达$(10～20)\times10^9/L$。

2. 影像学检查　腹部 X 线平片可见盲肠扩张和气液平面,偶可见钙化的粪石和异物影。B 超有时可发现肿大的阑尾或脓肿。

案例分析 1:该病人转移性右下腹疼痛 20 小时入院。入院时体温增高,全腹压痛,右下腹麦氏点处为著,血白细胞数及中性粒细胞比例明显增高。应首先考虑急性阑尾炎。

(四)治疗原则

急性阑尾炎一经确诊,应早期施行阑尾切除术。但对于早期单纯性阑尾炎、阑尾周围脓肿已局限、病情趋于好转或有严重器质性疾病不宜手术者可采用非手术治疗,包括禁食、补液、大剂量抗生素治疗。对于阑尾周围脓肿也可采用抗炎等非手术治疗,待肿块消失 3 个月以后,再行阑尾切除术。

二、护　理

(一)护理评估

1. 健康史　询问病人既往病史,尤其是注意有无急性阑尾炎发作史,了解有无与急性阑尾炎鉴别的其他器官病变如胃十二指肠溃疡穿孔、右侧输尿管结石、胆石症及妇产科疾病等。了解病人发病前是否有剧烈活动、不洁饮食等诱因。对老年人还需了解是否有心血管疾病、糖尿病及肾功能不全等病史。

2. 身体状况　了解病人腹痛发生的时间、部位、性质、程度及范围等,有无转移性右下腹痛、右下腹固定压痛、腹膜刺激征及压痛性包块等。了解病人有无乏力、脉速、寒战、高热、黄疸以及感染性休克等表现。评估血尿常规检查、腹部 X 线、B 超等的结果。

3. 心理社会状况　急性阑尾炎发病急,腹痛明显,需急诊手术治疗,病人常突然产生焦虑、恐惧情绪。许多病人家属缺乏对疾病及治疗的认知和相应的心理承受能力。护士必须了解病人及家属对术前配合、术后康复知识的掌握程度。

(二)护理诊断/问题

1. 急性疼痛　与阑尾炎炎症刺激、手术等有关。
2. 体温过高　与急性阑尾炎症有关。

3. 焦虑　与突然发病需要手术及术后康复知识缺乏有关。
4. 体液不足　与发热、呕吐、禁饮食有关。
5. 潜在并发症　腹腔内出血、切口感染、粘连性肠梗阻、腹腔残余脓肿、肠瘘。

（三）护理目标

病人自诉腹痛减轻或消失；体温逐渐恢复正常；焦虑程度减轻或缓解；体液能得到及时的补充；并发症未发生或能及时发现处理。

（四）护理措施

1. 术前护理

(1) 心理护理：护士应积极了解病人的心理反应，与病人及家属做好解释安慰工作，稳定病人的情绪，减轻其焦虑；向病人和家属介绍有关急性阑尾炎的知识，讲解手术的必要性和重要性，提高他们的认识，消除他们的紧张和焦虑。

(2) 一般护理：病人立即禁食，取半卧位，利于炎症局限。按医嘱静脉输液、保持水电解质平衡。应用抗生素控制感染。

(3) 病情观察：加强巡视，观察病人精神状态，定时测量体温、脉搏、血压和呼吸；观察病人的腹部症状和体征，尤其注意腹痛的变化。诊断未明确之前禁用吗啡等强镇痛剂，以免掩盖病情。禁服泻药及灌肠，以免肠蠕动加快，增高肠内压力，导致阑尾穿孔或炎症扩散。若出现寒战、高烧、黄疸，可能为门静脉炎，应及时通知医师处理，同时做好术前准备工作。

(4) 术前准备：做好血、尿、大便常规、出凝血时间等必要的检查，遵医嘱行手术区备皮。

案例分析 2：诊断未明前，应注意健康史询问，病人可能有不洁饮食，注意有无腹泻，警惕急性胃肠炎；其次该病人为女性，注意询问月经、婚育史，排除妇产科疾患；身体评估注意腹部压痛的位置，是否固定等；急性腹痛应做好心理护理，暂禁食、半卧位、不给吗啡类镇痛剂、积极急诊手术前检查与手术区备皮等。

2. 术后护理

(1) 卧位：病人回病房后，先按不同的麻醉方式安置体位。待生命体征平稳后，改为半卧位，以利于呼吸和减少腹壁张力；利于腹腔渗液积聚于盆腔，可减缓毒素吸收，减轻全身感染中毒症状，也便于引流。

(2) 病情观察：密切观察病人的生命体征及病情变化，并准确记录；观察病人腹部体征的变化，尤其注意观察有无粘连性肠梗阻、腹腔感染或脓肿等术后并发症的表现，及时发现异常，通知医生并积极配合治疗。

(3) 抗感染：遵医嘱使用抗生素，防止并发症的发生，并做好静脉输液护理。

(4) 饮食：术后禁食，待肠蠕动恢复后进食流质，逐渐恢复至正常饮食。鼓励病人术后在床上翻身、活动肢体，术后24小时可起床活动，促进肠蠕动恢复，防止肠粘连，同时可增加血液循环，促进伤口愈合。

(5) 切口及引流护理：保持切口敷料的清洁、干燥，及时更换污染或渗血的敷料；观察切口的愈合情况，及时发现切口感染征象。对放置腹腔引流的病人，应观察引流液的性质、颜色和量，并做好记录。当引流液量逐渐减少、颜色逐渐变淡至浆液性，病人体温及血象正常，可考虑拔管。一般在术后48~72小时可酌情拔除引流物。

3.并发症的观察与护理

(1)切口感染：是阑尾术后最常见的并发症。多见于化脓或坏疽性阑尾炎，表现为术后2~3天体温升高，切口胀痛，局部皮肤红肿、压痛等，治疗原则是拆线，扩大切口，排出脓液，放置引流并加强换药。

(2)粘连性肠梗阻：较常见的并发症，病情重者须手术治疗。手术后早期离床活动可预防肠粘连。

(3)出血：多见于阑尾系膜的结扎线松脱，引起系膜血管特别是动脉的出血。临床表现为面色苍白、腹痛、腹胀、脉速、血压下降等症状。一旦发生，应及时通知医师，立即输血补液，并且紧急手术止血。

(4)腹腔脓肿：常发生于术中腹腔脓液清理引流不彻底病人，年老体弱、阑尾坏疽、穿孔并发腹膜炎病人多见。临床表现为术后体温持续升高，腹痛、腹胀、大便次数增多，应及时和医生联系进行处理。

4.健康教育

(1)生活要有规律，注意饮食卫生，避免腹部受凉，忌暴饮暴食、过度疲劳等引起胃肠疾病诱发阑尾炎。

(2)向病人介绍术后早期离床活动的意义，鼓励病人尽早下床活动，促进肠蠕动恢复，防止肠粘连的发生。

(3)保守治疗的阑尾周围脓肿病人出院时，嘱其3个月后再次住院作阑尾切除术。

(4)如有急、慢性腹痛，恶心呕吐等腹部不适，应及时复诊。

(五)护理评价

病人的腹痛是否减轻或消失，腹壁切口是否愈合完全；体温是否恢复正常；焦虑程度是否缓解；体液平衡是否维持；术后并发症是否得到及时发现和处理。

第二节 肠梗阻病人的护理

一、疾病概要

任何原因造成肠内容物不能正常运行或通过发生障碍，称为肠梗阻(intestinal obstruction)。是外科常见的急腹症之一。其病情复杂多变，发展迅速，若处理不及时常危及生命，尤其是绞窄性肠梗阻，死亡率相当高。

(一)病因与分类

1.按肠梗阻发生的基本原因可分为

(1)机械性肠梗阻：最常见。是由于各种机械原因引起肠腔变窄，使肠内容物通过发生障碍，引起梗阻。①肠腔堵塞：如寄生虫、粪石、异物等；②肠管受压：如粘连带压迫、肠管扭转、嵌顿疝或受肿瘤压迫等；③肠壁病变：如肿瘤、先天性肠道闭锁、炎症性狭窄等。

(2)动力性肠梗阻:较少见。肠壁本身无病变,由于神经反射或毒素刺激引起肠壁肌功能紊乱,使肠蠕动丧失或肠管痉挛,使肠内容物运行障碍。如麻痹性肠梗阻、痉挛性肠梗阻。

(3)血运性肠梗阻:最少见。由于肠系膜血管受压、栓塞或血栓形成,使肠壁血运障碍,继而发生缺血坏死,使肠内容物不能正常运行。

2. 根据肠壁有无血运障碍,可分为

(1)单纯性肠梗阻:仅肠内容物通过受阻,而无肠管血运障碍。

(2)绞窄性肠梗阻:指肠管梗阻且伴有肠壁血运障碍。

除上述分类方法外,还可按梗阻的部位分为高位(如空肠上段)和低位(如回肠末段和结肠)两种;按梗阻的程度,可分为完全性和不完全性肠梗阻;按发展过程的快慢,分为急性和慢性肠梗阻。

(二)病理生理

肠梗阻发生后,肠管局部和机体全身发生一系列复杂的病理生理变化。但各种类型肠梗阻的病理变化不完全一致。

1. 肠管局部变化

梗阻以上的肠管积气积液,肠管膨胀,压力升高。到一定程度后可使肠壁发生血运障碍。

(1)肠蠕动增强:梗阻部位以上肠管蠕动频率及强度增加,以克服肠内容物通过障碍。

(2)肠腔积气积液、肠管扩张:梗阻近端因液体和气体的聚集而使肠管扩张膨胀,肠腔内的压力逐渐升高。

(3)肠壁充血水肿、血运障碍:随着肠腔压力不断升高,肠壁变薄,静脉回流受阻,肠壁瘀血水肿,呈暗红色。由于肠壁缺血缺氧,毛细血管通透性增加,渗出液渗入肠腔,使肠腔压力继续升高,出现动脉血供障碍,静脉血栓形成,肠管发生缺血、坏死或穿孔。

2. 全身性病理生理变化

(1)体液紊乱:由于不能进食和频繁呕吐,再加上毛细血管通透性增加,使血浆渗出到肠腔和腹腔,可引起水、电解质紊乱与酸碱失衡。

(2)细菌繁殖和毒素吸收:梗阻以上肠管内容物积聚,细菌大量繁殖,产生毒素,出现感染中毒症状。后期因肠壁血运障碍或失去活力,细菌和毒素可渗入腹腔,引起严重的腹膜炎,甚至感染性休克。

(3)呼吸和循环功能障碍:肠腔膨胀使腹压增高,膈肌上抬,腹式呼吸减弱,影响肺内气体交换,同时阻碍下腔静脉血液回流,而致呼吸、循环功能障碍。

(三)临床表现

虽然梗阻的原因、部位、病变程度、发病缓急有所不同,可有不同的临床表现,但肠内容物不能顺利通过肠腔是共有的,其共同的表现有腹痛、呕吐、腹胀和停止自肛门排便排气。

1. 症状

(1)腹痛:单纯性机械性肠梗阻的腹痛特点为阵发性腹部绞痛。由于梗阻部位以上强烈肠蠕动导致,疼痛多在腹中部,也可偏于梗阻所在的部位。当肠管发生绞窄后,腹痛的间歇期不断缩短,所以绞窄性肠梗阻的腹痛特点为持续性伴阵发性加剧。麻痹性肠梗阻一般表现为持续性胀痛。腹痛的部位常提示病变所在的部位,如左下腹痛,病变多在乙状结肠。

(2)呕吐:与梗阻的类型、部位有关。早期呈反射性,吐出物为胃内容物,酸臭味。后期为返流性呕吐,吐出物为肠内容物,粪臭味。高位梗阻呕吐早且频繁,呕吐物多为胃十二指肠内容物和胆汁。低位梗阻呕吐发生迟,且次数少,呕吐物可呈粪样。麻痹性肠梗阻呕吐呈溢出性。绞窄性肠梗阻呕吐物呈咖啡样或血性。

(3)腹胀:也与梗阻的类型、部位有关。高位梗阻,由于呕吐早且频,腹胀轻。低位肠梗阻腹胀显著,可有肠型。麻痹性肠梗阻腹胀明显且为均匀性腹胀,绞窄性肠梗阻表现为不均匀腹胀。

(4)停止排气排便:完全性肠梗阻后病人停止排气排便;但不完全性肠梗阻可有少量排便与排气。在梗阻初期,尤其是高位梗阻,可有少量排便排气,不可因此排除肠梗阻。绞窄性肠梗阻、肠套叠时,可排出血性黏液便。

2.体征

(1)腹部体征:①视诊:腹部膨隆。单纯性机械性肠梗阻还可见肠型和肠蠕动波,肠扭转时腹胀多不对称;麻痹性肠梗阻则为全腹均匀膨隆。②触诊:单纯性肠梗阻可有轻度压痛但无腹膜刺激征;绞窄性肠梗阻时可有固定压痛和腹膜刺激征,可扪及痛性包块。③叩诊:绞窄性肠梗阻,腹腔有渗液,可有移动性浊音。④听诊:机械性肠梗阻时肠鸣音亢进,有气过水声或金属音;麻痹性肠梗阻时肠鸣音减弱或消失。⑤直肠指检:如指套染血,应考虑绞窄性肠梗阻。

(2)全身表现:单纯性肠梗阻早期病人全身情况多无明显改变。梗阻晚期或绞窄性肠梗阻病人,可表现为口唇干燥、眼窝内陷、皮肤弹性消失、尿少或无尿等明显脱水征,以及脉搏细速、血压下降、面色苍白、四肢发冷等中毒和休克征象。

(四)辅助检查

通过实验室检查可了解水电解质紊乱、酸碱失衡和肾功能的状况。X线检查可了解肠梗阻部位、程度、类型等。

(1)实验室检查:单纯性肠梗阻早期,变化不明显。随着病情的发展,因血液浓缩,血红蛋白值升高;血细胞比容升高;尿比重也增高。绞窄性肠梗阻时,白细胞总数及中性粒细胞数升高。电解质酸碱失衡时可有血钠、钾、氯及血气分析值的变化。

(2)影像学检查:一般在肠梗阻发生4～6小时,X线立位平片可见胀气肠袢及阶梯状液平面。空肠梗阻时可见"鱼肋骨刺"征;麻痹性肠梗阻时可见小肠、结肠均匀扩张;绞窄性肠梗阻可见孤立、突出胀大的肠袢,不因时间而改变位置。

(3)直肠指检:若有指套染血,应考虑绞窄性肠梗阻;若触及肿块,可能为直肠肿瘤。

(五)治疗原则

治疗原则主要是解除梗阻和矫正因肠梗阻所引起的全身生理紊乱。具体治疗方法应根据肠梗阻的类型、部位和病人的全身情况而定。

1. 非手术治疗

(1) 禁食、胃肠减压:是治疗肠梗阻的重要措施。通过胃肠减压,可以减轻腹胀,降低肠腔压力,减少肠腔内细菌的繁殖和毒素吸收,改善肠壁血液供应减轻中毒症状。

(2) 纠正水、电解质紊乱和酸碱失衡:输液的种类和量根据病人的脱水情况和实验室检查结果而定。必要时输给血浆、全血或血浆代用品。

(3) 防治感染:应用抗生素防治感染,减少毒素产生。

2. 手术疗法 适应于经非手术治疗无效的肠梗阻、绞窄性肠梗阻、肠道畸形和肿瘤等引起的肠梗阻。原则是在最短的时间内、以最简单的方法解除梗阻,恢复肠道的通畅。具体手术方式根据病因、病变部位、性质及全身情况而定。

(六) 常见机械性肠梗阻

1. 粘连性肠梗阻 粘连性肠梗阻是指肠与肠粘连或与腹腔内粘连致肠管成角或卡压所引起的肠梗阻(见图18-3)。是临床上最为常见的一种类型,常因腹腔内手术、炎症、创伤、出血、异物等引起。临床上以手术后所致的最多见,具有机械性肠梗阻的共同表现。一般采用非手术治疗。若经非手术治疗无效或怀疑绞窄时应采用手术治疗。及时正确治疗腹腔的炎症性疾病和手术后早期下床活动对预防肠粘连有重要的意义。

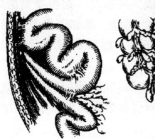
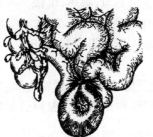
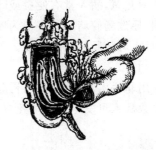

图 18-3 粘连性肠梗阻　　　　　图 18-4 回盲部肠套叠

2. 肠套叠 一段肠管套入其相连的肠腔内称肠套叠。其发生的病因与解剖特点(盲肠活动度过大)、病理因素(肠息肉、肿瘤)及肠功能失调、蠕动异常等有关。以回盲部套叠最多见(图18-4)。肠套叠多见于婴幼儿,80%见于2岁以内。其典型症状表现为腹痛、血便和腹部肿块。腹痛常突然发生,呈阵发性,患儿阵发性哭闹,伴有呕吐,可排出果酱样血便。腹部检查常可扪及表面光滑、稍可活动、有压痛的腊肠样肿块,肿块位于右上腹部,肿块下方有空虚感。空气或钡剂灌肠可见结肠内空气或钡剂受阻部位尖端呈"杯口征"阴影。早期可用空气(或氧气、钡剂)灌肠复位,疗效可达90%以上。复位后要密切注意腹部体征,警惕腹膜炎的发生。复位失败要手术治疗。

3. 肠扭转 一段肠袢沿其系膜长轴旋转而引起的闭袢性肠梗阻称为肠扭转。其原因是肠系膜及其肠袢过长或系膜根部附着处粘连,当肠内容物突然增加、饱食后剧烈运动等诱发造成肠扭转。常发生于小肠(见图18-5),其次是乙状结肠(见图18-6)。肠扭转是一种严重的机械性肠梗阻,肠管可在短期内绞窄、坏死。死亡率可达15%~40%。

(1) 小肠扭转 多见于青壮年,常有饱餐后剧烈活动等诱发因素。病人突发脐周剧烈绞痛,呈持续性疼痛伴阵发性加剧,可向腰背部放射;呕吐频繁,腹胀不明显,早期即可出现休克。听诊无高亢的肠鸣音。腹部可扪及肿大的有压痛的扩张肠袢。应尽早手术治疗,包括肠扭转复位术、肠切除吻合术。

（2）乙状结肠扭转　多见于男性老年人,常有便秘习惯。病人突发左下腹绞痛,高度腹胀,呕吐不明显。低压灌肠不足500ml便不能灌入。X线检查：乙状结肠扭转钡剂灌肠时在扭转处钡剂受阻,钡影尖端呈"鸟嘴"状。易发生绞窄、坏死,故一般也应及时手术治疗。

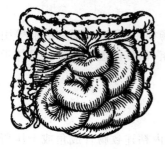
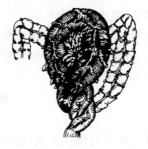
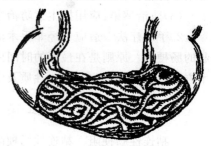

图 18-5　小肠扭转　　　　图 18-6　乙状结肠扭转　　　　图 18-7　肠蛔虫堵塞

4. 肠堵塞　肠管因粪块、异物或蛔虫聚集成团引起局部肠管痉挛,肠内容物不能通过而导致的肠梗阻。临床上最多见的是蛔虫性堵塞,又称肠蛔虫堵塞症（见图 18-7）。多见于农村2~10岁儿童,病人常有便虫或吐虫史。驱虫不当、高热、饥饿等可诱发。蛔虫受刺激后,聚集成团,导致肠腔堵塞。表现为脐周阵发性腹痛伴呕吐,腹胀不明显,腹部可扪及变形的条索状包块,可随肠管收缩变硬。无明显压痛。肠鸣音亢进或正常。腹部X线平片显示成团的蛔虫阴影。

多采用非手术治疗：禁食与胃肠减压,经胃管注入氧气和植物油,同时使用解痉剂,效果较好。少数病人可发生肠壁坏死穿孔或肠扭转,蛔虫进入腹腔而引起腹膜炎则需手术治疗。

三、护　理

（一）护理评估

1. 健康史　病人的年龄、生活环境,有无寄生虫感染史、便秘史,有无饮食不当或饱餐后剧烈活动等诱因;还应询问起病的缓急、腹痛持续的时间、病程的长短;尤其注意有无腹部手术史、外伤史。

2. 身体状况　了解病人腹痛、腹胀、呕吐、肛门停止排气排便持续的时间与变化情况;呕吐物、胃肠减压液的颜色、性质和量;腹痛的性质及有无腹膜刺激征;有无唇舌干燥、眼窝凹陷、皮肤弹性下降、尿量减少等脱水征象;有无脉搏细速、血压下降、面色苍白、四肢发凉等休克表现等等。评估血尿常规检查、腹部X线的结果。

3. 心理社会状况　急性肠梗阻腹痛明显,病人常突然产生焦虑、恐惧情绪。所以护士应评估病人和家属因肠梗阻的急性发生而引起的焦虑或恐惧以及对疾病的了解程度和经济承受能力等。

（二）护理诊断/问题

1. 急性疼痛　与肠内容物运行受阻有关。

2. 体液不足　与呕吐、禁食、肠腔积液、胃肠减压致体液丢失过多有关。
3. 焦虑/恐惧　与疾病了解程度不足有关。
4. 知识缺乏　与缺乏肠梗阻的预防及治疗知识有关。
5. 潜在并发症　肠管绞窄坏死、腹腔感染、感染性休克、肠粘连等。

（三）护理目标

病人自诉腹痛减轻或消失；体液能得到及时的补充；焦虑程度减轻或缓解，情绪平稳；病人了解疾病的相关知识；潜在并发症未发生或能及时发现并给予合理处理。

（四）护理措施

1. 非手术治疗的护理

（1）饮食与体位：肠梗阻病人应禁食，病人宜卧床休息，无休克采取半卧位，以减轻腹部张力，减轻腹痛，促进舒适。也有利于改善呼吸循环功能。

（2）胃肠减压：胃肠减压是治疗肠梗阻的重要措施之一，通过胃肠减压可吸出胃肠道内的积气积液，减轻腹胀，降低肠腔内压力，改善肠壁血循环，有利于改善局部和全身情况。胃肠减压期间要注意观察和记录引流液的颜色、性质和量，如有异常，应及时报告医生。要保持胃肠减压管的通畅及有效引流。做好口腔护理，减轻病人的不适感。

（3）合理补液：根据病人的病情、液体出量的多少补充液体及电解质，以维持水电解质及酸碱平衡。同时根据病人全身营养状况，可输入新鲜血以纠正贫血及低蛋白血症。

（4）防治感染：遵医嘱应用抗生素以防治感染，减少毒素产生。但要注意副作用及疗效的观察。

（5）对症护理：① 呕吐：将病人头偏向一侧，及时清除口腔内的污物，防止误吸造成窒息或吸入性肺炎；观察并记录呕吐物的色、质、量。清醒病人予以漱口，保持口腔清洁。② 腹胀：若无绞窄，可应用阿托品类药物解痉以缓解腹痛。但不可随意应用吗啡类止痛剂，以免掩盖病情。也可以热敷腹部或针灸足三里穴。

（6）病情观察：在非手术疗法期间应严密观察病情变化。出现以下情况应考虑绞窄性肠梗阻，及时报告医生，尽早手术治疗：

①腹痛发作急骤，开始即为持续性剧烈疼痛或在阵发性加重之间仍有持续性疼痛，肠鸣音可不亢进。

②休克出现早且重，抗休克治疗改善不明显。

③出现明显的腹膜刺激征，病人体温上升、脉率增快、白细胞计数增高。

④腹胀不对称，腹部有局限性隆起或触及有压痛的包块（胀大的肠袢）。

⑤有血性排出物（呕吐、胃肠减压、肛门排出或腹腔穿刺抽出的）。

⑥经积极的非手术治疗而症状无明显改善。

⑦腹部X线检查见高大、孤立、固定的肠袢，或有假肿瘤状阴影。

2. 手术后的护理

（1）体位：手术后病人取平卧位，全麻病人头偏向一侧，保持呼吸道通畅。生命体征平稳后取半卧位。

(2) 观察病情:观察生命体征、腹部体征。观察有无腹痛、腹胀、呕吐及排气等。有腹腔引流管时,应观察、记录引流液颜色、性质及量。

(3) 继续胃肠减压:保持胃肠减压管的引流通畅,观察和记录引流液的颜色、性状及量。

(4) 饮食:术后病人仍禁食,禁食期间应给予静脉补液,肠蠕动恢复并有排气后,可拔除胃管,可进少量流质。如无不适,逐步过渡至半流。如做肠吻合术后,进食时间应适当延迟。

(5) 活动:鼓励病人早期下床活动,促进肠蠕动恢复,防止肠粘连。

(6) 并发症的观察与护理:尤其是绞窄性肠梗阻术后,如出现腹胀痛、发热、白细胞计数增高,腹壁切口处红肿,或腹腔引流管周围流出有粪臭味液体,应警惕切口感染、腹腔感染及肠瘘之可能。应及时报告医师。

3. 心理护理　护士要多关心、安慰病人,特别是病因不明,不能及时用药为其解除痛苦者,更应耐心地解释原因,获得病人理解。需手术者,应做好病人的思想工作,阐明手术的重要性和必要性,并向家属详细交代病情,解除病人及家属的疑虑与不安,配合医护工作的开展。

4. 健康教育

(1) 生活要有规律,注意饮食卫生,不吃不洁饮食。忌暴饮暴食,忌餐后剧烈活动。

(2) 向病人介绍术后早期离床活动的意义,鼓励病人尽早下床活动,促进肠蠕动恢复,防止肠粘连的发生。

(3) 老年病人要多吃高纤饮食,保持大便通畅。如发生便秘,应及时服用缓泻剂。

(4) 如有腹痛、腹胀、停止排便排气等不适,应及时复诊。

(五) 护理评价

病人的腹痛是否减轻或消失,腹壁切口是否愈合完全;体液是否平衡;焦虑程度是否缓解,情绪是否稳定,是否获得了一定的康复知识;术后并发症是否得到及时发现和处理。

第三节　大肠癌病人的护理

一、疾病概要

大肠癌(colon cancer)包括结肠癌和直肠癌,是消化道常见的恶性肿瘤。大肠癌好发于41~50岁,以直肠癌最为多见,男女比例约2∶1。近年来青年人(<30岁)大肠癌发病率有上升趋势。

(一) 病因

结肠、直肠癌的病因目前尚未明确,根据流行病学调查与临床观察总结,认为与下列因素有关:

1. 饮食因素　长期高脂、高蛋白、低纤维素饮食;缺乏适度的体力活动,导致肠的蠕动能力下降,引起或加重肠黏膜损害,诱发结肠、直肠癌。

2. 疾病因素　家族性肠息肉、结肠腺瘤和慢性溃疡性结肠炎与结(直)肠癌的发病有较密切的关系。

3. 遗传因素　临床上观察到不少结直肠癌家族,说明大肠癌的发病可能与遗传因素有关。

(二)病理与分型

1. 大体分型　从肿瘤的大体标本可分为:

(1)肿块型:肿瘤向肠腔生长,呈结节状或菜花状。表面易糜烂、出血、坏死。此型生长缓慢,转移较迟,恶性程度较低,预后较好。多发生于右半结肠。

(2)溃疡型:最常见。为圆形或椭圆形,肿瘤向肠壁深层生长,并向四周浸润。早期可出现溃疡,易出血或穿透肠壁。此型转移较早,恶性程度高。

(3)浸润型:癌组织沿肠壁环状浸润,易引起肠腔狭窄或梗阻,此型转移早而预后差。多发生于左半结肠。

2. 组织学分类　显微镜下组织学分类较常见的有:

腺癌占大多数。黏液腺癌占大肠癌的10%～20%,此型癌组织中出现大量黏液为特征,预后较腺癌差。未分化癌的癌细胞弥漫成片,不形成腺管状或其他组织结构,易侵入小血管和淋巴管,预后最差。

3. 分期　目前临床病理对于结、直肠癌的分期普遍采用Dukes法。比TNM分期更简化,应用更方便。

A期:癌肿局限于肠壁内。

B期:癌肿穿透肠壁或累及肠壁外组织,但无淋巴结转移。

C期:癌肿侵及肠壁任何一层,但有淋巴结转移。

D期:有远处转移或腹腔转移,或广泛侵及邻近器官无法切除者。

4. 转移结、直肠癌的转移途径　淋巴转移是最常见的转移方式。晚期癌细胞可沿血管转移至肝,甚至更远的器官如肺、脑等。癌组织穿破肠壁浆膜后,到达肠壁表面,癌细胞脱落,播散到腹腔内形成种植性转移。癌肿也可直接浸润邻近器官,如侵犯膀胱、子宫等等。

(三)临床表现

1. 结肠癌　早期病人多无明显表现或症状不典型,易被病人忽视。随着病程进展,可出现一系列临床表现:

(1)排便习惯和粪便性状的改变:为最早出现的症状。多表现为排便次数增多、腹泻、便秘。便中带脓血或黏液。

(2)腹痛:也是早期症状之一,但不典型,常为持续性的定位不清的隐痛,或仅为腹部不适或腹胀感,病人易忽视。出现肠梗阻时腹痛加重或为阵发性绞痛。

(3)腹部肿块:多为癌肿本身,质地硬,呈结节状,有时也可为梗阻近端肠腔内的积粪。

(4)肠梗阻症状:主要表现是腹胀和便秘,腹部胀痛或阵发性绞痛。若发生完全性梗阻,症状加剧。

(5)全身症状:因慢性失血、癌肿溃烂、感染、毒素吸收等,病人可出现贫血、乏力、低热、消瘦、低蛋白血症等表现。晚期可出现恶病质。

因结肠癌的病理类型和发生部位不同,临床表现也有所区别。右半结肠癌以腹部肿块、贫血消瘦为主要表现;左半结肠与右半结肠相比,肠腔较小,易发生梗阻,左半结肠癌则以肠梗阻、排便困难等为主要表现。

2.直肠癌　早期症状不明显。

(1)直肠刺激症状:排便习惯改变,便前肛门有下坠感,便后有里急后重感或排便不尽感。

(2)粪便性质改变:大便表面带血及黏液,甚至脓血便。血便是直肠癌最常见的表现,85%的病人早期出现血便。当癌肿侵犯导致肠腔狭窄时,大便形状改变,便条变细,甚至排便困难。

(3)晚期症状:癌肿侵犯前列腺、膀胱,可出现尿频、尿痛、血尿。侵犯骶前神经,可出现骶尾部持续性剧烈疼痛。出现肝转移时,可有腹水、黄疸、贫血、消瘦、浮肿、恶病质等症状。

(四)辅助检查

1.大便潜血试验　可作为普查或作为一定年龄组高危人群结、直肠癌的初筛手段,阳性者再做进一步检查。

2.直肠指诊　是诊断直肠癌最重要且简便易行的方法。75%以上的直肠癌病人可触及质硬、表面不光滑的肿块,或触及环状狭窄的肠腔。指套上常附有黏液或脓血。

3.内镜检查　包括直肠镜、乙状结肠镜或纤维结肠镜检查,可在直视下观察病变的部位,并钳取病灶组织进行病理检查,是诊断结、直肠癌最有效、可靠的方法。

4.影像学检查　X线气钡双重造影检查:是结肠癌重要检查方法之一,能发现较小的结肠病变。腔内B超检查可检测癌肿浸润肠壁的深度及有无侵犯邻近脏器。CT检查可了解直肠癌盆腔内扩散情况及有无肝转移。

5.肿瘤标记物　血清癌胚抗原(CEA)测定诊断特异性不高,主要用于预测直肠癌的预后和复发的监测。

6.其他检查　低位直肠癌伴有腹股沟淋巴结肿大时,应做淋巴结活检。癌肿位于直肠前壁的女性病人应做阴道检查和双合诊检查。男性病人有泌尿系统症状时,应行膀胱镜检查。

(五)治疗原则

治疗结、直肠癌以手术切除为主,并辅以化疗和放疗等综合治疗。

1.手术治疗

(1)结肠癌根治术:结肠癌根治术切除的范围根据肿瘤部位不同有所不同。总的来说应包括肿瘤以及距肿瘤边缘上下至少10cm左右的肠管、切除肠管的全部系膜及周围淋巴结。手术方式包括右半结肠切除术(见图18-8)、横结肠切除术(见图18-9)、左半结肠切除术(见图18-10)、乙状结肠切除术(见图18-11)。

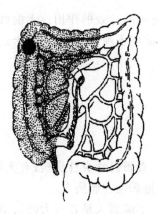
图18-8 右半结肠癌切除范围

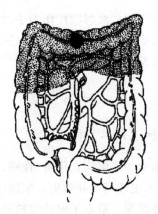
图18-9 横结肠癌切除范围

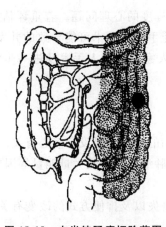
图18-10 左半结肠癌切除范围

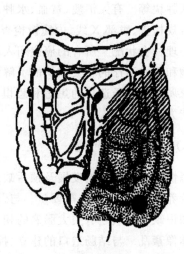
图18-11 乙状结肠癌切除范围

(2)直肠癌根治术:根据癌肿距齿状线的距离、大小、细胞分化程度等因素综合判断有不同的手术方式:①局部切除:适用于早期肿瘤小、局限于黏膜或黏膜下层、分化程度高的直肠癌。②经腹直肠癌切除术(直肠前切除术,Dixon手术),适应于癌肿距齿状线5cm以上者。切除乙状结肠和直肠大部分,行直肠和乙状结肠端端吻合,保留正常肛门。③腹会阴联合直肠癌根治术(Miles手术),适用于腹膜折返以下的直肠癌。手术切除乙状结肠下部及系膜和直肠全部,所属淋巴及被侵犯的周围组织。在乙状结肠近端作左下腹壁永久性人工肛门。④经腹直肠癌切除、近端造口、远端封闭手术(Hartmann手术),适用于全身一般情况很差的直肠癌病人。

近年来,在进行直肠癌的病理组织学分类、分化程度与肿瘤的预后的大量研究后,认为高、中分化的直肠癌下切缘距肿瘤下缘≥3cm时直肠癌保肛手术后远期生存、复发与并发症的发生率和Miles手术无显著差异。但病人的生活质量明显提高,社会适应能力提高。

2.化学药物治疗 是根治性手术的辅助治疗方法,能提高病人的5年生存率。目前,常采用以氟尿嘧啶为基础的联合化疗方案。

3. 放射疗法 放射治疗作为手术切除的辅助疗法有提高疗效的作用。术前放疗可以提高手术切除成功率,降低病人的术后复发率。术后放疗适应于晚期病人,手术未达到根治或术后局部复发的病人。

二、护 理

(一)护理评估

1. **健康史** 了解病人年龄、性别、饮食习惯;有无结、直肠慢性炎性疾病;有无结、直肠腺瘤;有无手术史或其他肿瘤史。家族中有无大肠癌或其他恶性肿瘤病人。
2. **身体状况** 重点了解肿瘤的分期和耐受力情况。了解病人是否有大便习惯和粪便性质的改变;是否有大便表面带血及黏液或脓血便;是否有腹痛、腹胀、肠鸣音亢进等症状;是否有腹部肿块等。有无消瘦、贫血、水肿、乏力、低热等症状。有无腹股沟淋巴结肿大。评估病人的常规检查、腹部X线、内窥镜检查的结果。
3. **心理社会状况** 所有的癌症病人都存在着不同程度的心理问题。着重评估病人和家属对疾病和手术治疗的相关知识的了解程度、是否接受手术及手术可能导致的并发症;了解病人和家属对于结肠造口的焦虑和恐惧程度;了解病人家庭对病人手术及进一步治疗的经济承受能力等等。

(二)护理诊断/问题

1. **恐惧** 与对疾病的发展及预后缺乏了解、对疾病的治疗效果没有信心有关。
2. **营养失调:低于机体需要量** 与营养摄入不足、肿瘤生长消耗大量能量等因素有关。
3. **知识缺乏** 缺乏有关大肠癌的相关知识。
4. **体像紊乱** 与结肠造口的建立、控制排便能力丧失以及排便方式的改变有关。
5. **潜在并发症** 出血、感染、吻合口瘘等。

(三)护理目标

病人恐惧心理得到缓解,并树立良好的信念;维持良好的营养状态;了解疾病、手术及康复的相关知识,学会自理结肠造口;能适应结肠造口引起的体像变化;未出现并发症或并发症的发生被及时发现和处理。

(四)护理措施

1. **心理护理** 注意观察病人的情绪变化,运用解释、疏导、安慰、保证、倾听、交谈等手段,让病人科学地认识大肠癌,鼓励其勇敢面对现实。促使病人以平稳的心理状态配合医护工作的开展。

良好的护患关系是病人积极配合治疗与树立抗病信心的保证。因此医护人员对待病人应体贴入微,对病人的焦虑和恐惧表示理解和同情。社会与同事的关心与支持对病人也十分重要,要多给病人一些安慰和帮助,消除病人抑郁、愤怒、孤独的心理,增强病人的治疗信心。

2. 饮食与营养　大肠癌导致机体消耗较大,为保证病人体力和营养的需要;应加强营养护理,纠正负氮平衡,提高手术耐受力和术后康复的速度。给予高蛋白质、高热量、丰富维生素、易消化的少渣饮食。对不能进食或禁食病人,应从静脉补充能量、氨基酸类、电解质和维生素。必要时,少量多次输入新鲜血,以纠正低蛋白血症和贫血。

3. 加强生活护理　晚期癌症病人因抵抗力低,易发生感染。应鼓励病人多做深呼吸与咳嗽排痰,防止呼吸系统感染;每天给病人温水擦浴,保持皮肤清洁,长期卧床病人,应定时更换体位,骨隆突处应垫以橡胶圈,定期给予按摩,促进血液循环;床要保持清洁、干燥、平整,防止发生褥疮;鼓励病人做床上肢体运动,防止血栓性静脉炎的发生。

4. 疼痛护理　疼痛是癌症病人最常见和最难忍受的症状之一。70%以上的癌症病人伴有疼痛,目前大多数癌症病人并没有得到有效的药物治疗。如何做好癌症疼痛控制已成为世界肿瘤专业人员及其他健康照护者共同关注的问题。医护专家都在为降低癌症疼痛的发生率及提高癌症病人的生存质量而积极努力。目前采用两种方法。

(1)非药物止痛护理:可采用谈话的方法转移病人注意力(话疗),如交谈病人感兴趣的话题或音乐疗法;也可以采用放松疗法(放松腹肌、背肌、腿肌,闭目缓慢地吸气、呼气)、中医针灸治疗、气功等方法;还可采用擦背、按摩、改变体位、增加垫枕等,以减轻病人的痛苦,提高对疼痛的忍受程度。

(2)药物止痛护理:目前主要按照世界卫生组织(WHO)提出的三级镇痛方案:①一级止痛:对疼痛较轻或初始痛的病人,用非麻醉性镇痛药,如阿司匹林等解热镇痛剂;②二级止痛:用于上述药物效果不明显、中度持续性疼痛的病人,改用弱麻醉剂,如可卡因等;③三级止痛:疼痛进一步加剧、上述药物无效的顽固性疼痛者,改用强麻醉剂,如吗啡、杜冷丁等。

5. 手术治疗的护理

(1)术前护理:根据病人具体情况做好提高手术耐受力和术前各项准备工作:

1)肠道准备:目的是减少术中污染,防止腹胀,有利于术后吻合口愈合。主要包括:①控制饮食:术前3天进少渣半流质饮食,术前2天起进流质饮食;②清洁肠道:术前3天番泻叶6g泡水饮用或术前2天口服泻剂硫酸镁15～20g 或蓖麻油 30ml,每天上午服用。术前2天每晚灌肠1次,术前晚和术日晨再清洁灌肠(细管、低压)。③口服肠道抗生素:术前2～3天,口服肠道不吸收的抗生素,如庆大霉素、新霉素、甲硝唑等,抑制肠道细菌。④注射维生素 K:术前2～3天,肌肉注射维生素 K,以补充肠道细菌被抑制时维生素 K 合成吸收障碍。

近年来也采用甘露醇做肠道准备,术前1天午餐后0.5～2小时口服5%～10%的甘露醇 1500ml。甘露醇为高渗性溶液,口服后可吸收肠壁内水分,促进肠蠕动,起到有效腹泻而达到清洁肠道的效果。但术前有肠梗阻、年老体弱及心、肾功能不全者应禁用。另外,甘露醇在肠道内被细菌酵解,因此术中若使用电刀,能产生易引起爆炸的气体。也有医院采用全胃肠灌洗法做肠道准备,于术前12小时左右开始口服37℃左右的等渗平衡盐溶液6000ml,历时3～4小时。引起容量性腹泻而达到清洁肠道的效果。但术前有肠梗阻、年老体弱及心、肾功能不全者也禁用。

2)皮肤准备:按常规做好腹部手术皮肤准备。若做 Miles 手术,还要做好会阴手术的皮肤准备,术前三天用0.2%的高锰酸钾溶液坐浴,一天两次。术前一天剃除阴毛,坐浴。术日晨再次坐浴。如癌肿已侵及已婚女性病人的阴道后壁,术前3天每晚应冲洗阴道。

3)其他准备:术日晨放置胃管和留置导尿管,若病人有梗阻症状,应早期放置胃管行胃肠减压。

(2)术后护理

1)体位:麻醉清醒且生命体征平稳后取半卧位,以利呼吸和腹腔引流。

2)饮食与补液:术后继续禁食、胃肠减压,由静脉补充液体与营养物质。当肛门排气或结肠造口开放后,可拔胃管,并进流质饮食。若无不适,1周后可进软食,2周左右可进普食,宜选择高热量、高蛋白、丰富维生素、少渣易消化饮食。

3)密切观察病情:术后半小时测血压、脉搏、呼吸。病情平稳后延长间隔时间。由于大肠癌手术范围大,所以要密切观察腹部及会阴部切口敷料,若渗血较多,应估计出血量,并做好记录,及时通知医生给予处理。

4)留置导尿管:病人需留置导尿管2周左右,需做好导尿管的护理,拔管前先试行夹管,以训练膀胱舒缩功能。

5)引流管护理:妥善固定腹腔及骶前引流管,保持通畅,防止扭曲、受压、堵塞或脱落;观察引流液的色、质和量;及时更换引流管周围的敷料。骶前引流管一般保持5~7天,当引流液量减少、颜色变淡,可考虑拔管。

6)结肠造口(人工肛门)的护理:

①造口开放前护理:造口开放前用凡士林或生理盐水纱布外敷,外层敷料只要污染要及时更换,防止感染。密切观察造口有无异常,注意肠段有无因张力过大、血供障碍而出现回缩、出血、坏死等现象。

②保护腹部切口:结肠造口一般于术后2~3天,肠蠕动恢复后开放。因此病人取造口侧卧位,并用塑料薄膜隔开造口与腹壁切口,以避免造口开放时流出的稀便污染腹部切口,造成感染。

③保护肠造口周围皮肤:造口开放初期,粪便稀薄易污染腹壁皮肤,引起造口周围皮肤糜烂。应以温水清洗,用络合碘或洗必泰消毒造口周围皮肤,并涂氧化锌软膏保护。

④正确使用人工肛袋:使用前,先用温水清洗造口周围皮肤,涂上氧化锌软膏,把肛袋口紧贴造口处,再用弹力带将肛袋固定于腰间。当肛袋内充满1/3排泄物时,要及时倾倒并清洗或更换清洁袋。每个病人应配备3~4个合适的造口袋,以便更换。

⑤训练定时排便:术后避免进食产气或刺激性气味的食物,注意饮食卫生,防止腹泻与便秘。尽早帮助病人养成定时排便的习惯。开始时,每天同一时间从造口灌肠(一般500ml生理盐水),帮助病人养成定时排便的习惯,嘱咐病人应有意识在同一时间点排便,待排便习惯形成后,病人只需在每天排便后用棉垫将造口盖好,再用弹力带固定,不需配置肛袋。

⑥预防造口并发症:造口拆线愈合后,每日扩肛1次。戴指套涂石蜡油,沿肠腔方向逐渐深入,动作轻柔,避免暴力,以免损伤造口或肠管;观察病人有无腹痛、呕吐、腹胀、停止排气排便等肠梗阻症状;病人术后1周后,应鼓励下床活动,训练定时排便习惯。若发生便秘,可将导尿管插入造口(≤10cm),用液体石蜡或肥皂水灌肠,但注意压力不能过大,以防肠道穿孔。

7)并发症的预防和护理:

①切口感染:由于Miles手术范围大,会阴部残腔大,术后易引起局部感染,导致会阴部

切口不愈合或延迟愈合；腹部切口也可因结肠造口的排泄物污染而感染。术后给予抗生素，监测体温变化及切口情况。会阴部切口可于术后 4~7 天每日以 1：5000 高锰酸钾温水坐浴，直至伤口愈合。若发生感染，要及时开放切口，彻底清创换药，直至愈合。

②吻合口瘘：因手术致吻合口血供差、低蛋白血症或吻合口感染等造成吻合口愈合不良出现吻合口瘘。发生后，应行盆腔持续滴注、吸引。同时病人禁食，胃肠减压，给予肠外营养支持。

6. 化疗和放疗的护理　具体见第十一章。

7. 健康教育

(1) 宣传肿瘤的预防：肿瘤是威胁人类健康的第一杀手，它的发生对家庭及社会都是沉重的负担，贯彻以预防为主的原则是全社会的责任，早发现、早诊断、早治疗。

(2) 指导病人自我护理结肠造口、出院后仍需扩张人工肛门，每 1~2 周 1 次，持续 2~3 个月。

(3) 鼓励病人有规律地生活，保持精神舒畅，适当进行户外活动。鼓励病人参加一定的社交活动。饮食均衡，定时进餐，宜少渣易消化的健康食物。避免生、冷、硬及辛辣等刺激性食物。

(4) 若发现人工肛门狭窄或排便困难，应及时来院检查。若无特殊情况，出院后每 3~6 个月来院复查 1 次。

(五) 护理评价

病人焦虑或悲观情绪是否有所减轻或缓解；每天是否摄取足够的热量；是否掌握与疾病有关的知识；病人是否接受结肠造口的存在，是否能适应自我形象的变化；术后并发症是否得到预防、发现和处理。

第四节　直肠肛管良性疾病病人的护理

一、疾病概要

(一) 痔

痔 (hemorrhoid) 是直肠下段黏膜下或肛管皮肤下静脉丛淤血、扩张和屈曲所形成的静脉团块。是成人的常见病，发病率高，随年龄增加而增高。

1. 病因　目前并未完全明了，多数认为与以下因素有关：

(1) 解剖因素：直肠上静脉丛属门静脉系统且无静脉瓣。静脉丛多位于疏松的黏膜下层，易于扩张。此外，静脉壁本身薄弱，局部常因慢性感染，引起静脉周围炎，使静脉壁纤维化，而失去弹性，更易发生扩张。

(2) 腹内压增高：任何使腹内压增高的因素，如习惯性便秘、久坐久站、长期排尿困难、妊娠和盆腔肿瘤等，均可使静脉回流受影响，从而使静脉丛扩大屈张。

(3) 其他因素：缺少运动、年老体弱、营养不良均可使局部组织萎缩无力，易发生扩张。

长期饮酒及喜辛辣食物,可使直肠黏膜充血,引起静脉充血、扩张、屈曲,而形成痔。

近年来有很多的学者认同一种"肛垫下移学说":德国医生 Stelzner 将肛管黏膜下和皮下的组织称为"肛门海绵体",又称肛垫。它是由血管、平滑肌、弹性纤维和结缔组织等黏膜下层组织构成。其功能是协助肛门的正常闭合,起节制排便作用,正常情况下,肛垫疏松地附着在直肠肛管肌壁上,排便时受腹压作用被推下,排便后借助其自身的收缩功能,缩回到肛管内。当肛垫发生充血、肥大、松弛和断裂后,其弹性回缩作用减弱,从而逐渐下移、脱垂,并导致静脉丛淤血和曲张,久而久之形成痔疮。

2.分类　根据痔所在部位不同分为三种(见图18-12):

(1)内痔:是直肠上静脉丛淤曲扩张所致,位于齿状线以上,表面覆盖的是黏膜。好发于膀胱截石位的3、7、11点处。内痔可分为四度:

①Ⅰ度:排便时出血,便后出血可自行停止,无痔块脱出。

②Ⅱ度:常有便血,痔块便时脱出,便后自行回纳。

③Ⅲ度:有时便血,痔块常在排便或咳嗽、负重时脱出,需用手托回。

④Ⅳ度:偶有便血,痔块脱出肛门无法回纳或回纳后又脱出。

(2)外痔:是直肠下静脉丛淤曲扩张所致,位于齿状线以下,表面覆盖的是肛管皮肤。表现为肛管皮下椭圆形隆起,质软,无便血。当用力排便时,可发生血栓性外痔,病人突发肛门口剧痛,出现暗紫红色包块,压痛明显,是肛管皮下静脉丛破裂出血形成血栓所致。

(3)混合痔:是直肠上、下静脉丛互相交通,可同时扩张屈曲形成混合痔,表面同时被直肠黏膜和肛管皮肤覆盖。痔发展到后来基本都形成混合痔。

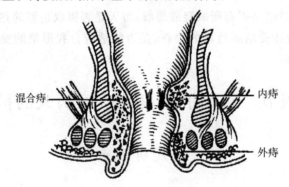

图 18-12　痔的分类

3.临床表现

(1)便血:是内痔或混合痔早期常见的症状。为间歇性、无痛性便血。轻症病人可为大便或便纸上带血,继而滴血,出血量少,重者为喷射状出血,数日后常可自行停止。若长期反复出血,可导致贫血。长期粪便干硬、便秘、饮酒及食辛辣刺激性食物等都可诱发出血。

(2)痔块脱垂:是Ⅱ期以上内痔或混合痔的症状。多先便血后出现痔块脱垂,因晚期痔块增大,逐渐与肌层分离,排便时被推出肛门外。开始时,便后可自行回复,后来需用手推回。最严重的可因腹压增加而脱出肛门外,如咳嗽、行走等腹压稍增时便脱出,且回复困难,影响正常的生活与工作。

(3)疼痛:单纯性内痔无疼痛,当内痔或混合痔脱出发生嵌顿,出现水肿、感染、坏死时,则有不同程度的疼痛。血栓性外痔时有肛门口的剧痛,排便、咳嗽时加剧。

(4)肛周瘙痒:内痔的痔块脱垂及肛门括约肌松弛,常有黏性分泌物流出,刺激肛门周围引起瘙痒不适,甚至出现湿疹,病人极为难受,严重影响正常的生活与工作。

晚期的内痔和混合痔在病人用力、排便时,有时会看到痔块脱出。为暗紫色肿块。不能脱出者可用肛门镜检查。血栓性外痔可在肛门周围发现暗紫色的长圆形肿块,表面皮肤水肿,质硬,有压痛。

4.治疗原则

(1)一般治疗:改变饮食习惯,防止便秘。发病期多用热水坐浴。局部使用消炎止痛的油膏或有收敛作用的栓剂。

(2)注射疗法:适用于单纯性内痔。将硬化剂(5%鱼肝油酸钠)注射在供应痔块的黏膜下小血管周围,使产生无菌性炎症反应,使小血管闭塞,痔块纤维化使痔萎缩。

(3)冷冻疗法:适用于较小的出血性痔。方法是采用液态氮(-196℃),通过特制探头与痔块接触,使组织冻结坏死脱落,创面逐渐愈合。

(4)激光治疗:是治疗内痔的一种新方法,效果较好。

(5)胶圈套扎疗法:是通过器械将小乳胶圈套在痔的根部(见图18-13),利用胶圈较强的弹性阻断内痔的血运,从而使痔块坏死、脱落,进而达到治愈的目的。此法在国内外已广为使用,其优点是病人痛苦少,操作简便,不用麻醉,在门诊就可进行。

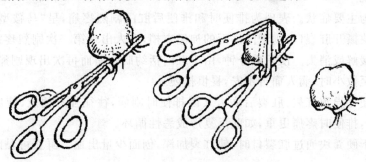

图18-13 痔的胶圈套扎疗法

(6)手术治疗:适用于非手术治疗无效、痔块脱出严重者。方法有痔切除术、痔结扎术、血栓性外痔剥离术。

(二)肛裂

肛裂(anal fissure)是齿状线以下肛管皮肤全层裂开后形成的经久不愈的溃疡。好发于肛管后正中线。多见于青中年人,女性多于男性。

1.病因

(1)解剖因素:肛管后方的肛尾韧带较坚硬,伸缩性差,排便时肛门后方承受压力较大,故后正中处易受损伤。

(2)便秘因素:慢性便秘病人,由于大便干硬,排便时用力过猛,易损伤肛管皮肤,反复损伤使裂伤深及全层皮肤,形成慢性感染、溃疡。

(3)感染因素:齿状线附近的慢性炎症,如肛窦炎向下蔓延引起肛管皮下脓肿,脓肿破溃后形成肛裂。

2. 病理　慢性肛裂直视下多为一梭状裂口,表面因反复感染呈灰白色,边缘纤维化,较硬,伸缩性较差。裂口上方的肛瓣及肛乳头水肿肥大。肛裂溃疡面下的组织因反复炎症水肿,静脉回流障碍而出现结缔组织增生形成袋状皮垂,形似外痔,称为"前哨痔"。临床上习惯把梭状溃疡口、肥大的肛乳头和"前哨痔"称为肛裂"三联征"(见图18-14)。急性肛裂因发病时间较短,裂口较浅,创面整齐、呈鲜红色。

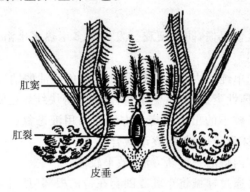

图 18-14　肛裂

3. 临床表现

(1)疼痛:为主要症状。表现为排便时和排便后肛门剧烈疼痛,呈"马鞍型"疼痛。是排便时干硬的粪块撕开肛裂口,刺激溃疡面的神经末梢,病人出现第一次剧烈疼痛。粪块排出后疼痛可暂时缓解或消失。便后数分钟,由于肛门括约肌收缩而再次出现剧痛,这次疼痛可持续数分钟甚至数小时,病人痛苦不安,畏惧排便。

(2)便秘:便秘导致肛裂,肛裂后病人又因排便时剧痛,往往强忍便意,使原有便秘更严重,粪块更干燥,排便时疼痛更重,如此反复形成恶性循环。

(3)便血:干硬粪块通过肛裂口时,使肛裂加深,创面少量出血。鲜血可黏附在粪便表面和便纸上。

临床上习惯把疼痛、便秘和便血称为肛裂"三联症"。

4. 辅助检查　用手轻轻分开病人臀部,见后正中线上的典型溃疡及前哨痔即可明确诊断。已确诊的尽量避免直肠指诊和肛镜检查,以免增加病人痛苦。

5. 治疗原则

(1)一般治疗:改变饮食习惯,防止便秘。发病期多用热水坐浴。便秘时暂时用缓泻剂软化大便。

(2)扩肛疗法:在局麻作用下,用手指缓慢均匀扩张肛门括约肌,使之松弛,疼痛消失,溃疡愈合。

(3)手术治疗:适用于上述治疗无效或经久不愈的肛裂。方法有肛裂切除术、肛管内括约肌切断术。

(三)直肠肛周脓肿

直肠肛管周围脓肿(perianorectal abscess)是指直肠肛管组织内或其周围间隙内的急性

化脓性感染,并形成脓肿。多见于青壮年,儿童、老年人较少见。多数脓肿在溃破或手术切开引流后形成肛瘘。

1.病因与病理　直肠肛管周围脓肿多因肛腺感染引起。肛腺开口于肛窦,而肛窦开口又向上,粪便易进入或损伤肛窦而致感染。感染沿肛窦底部的肛腺管或淋巴管扩散到直肠肛管不同的间隙而形成脓肿。直肠肛管周围脓肿也可因肛周皮肤损伤或感染引起。按其发生部位的深浅不同可分为肛门周围脓肿、坐骨肛管间隙脓肿和骨盆直肠间隙脓肿等(见图18-15)。常见的致病菌有大肠杆菌、金黄色葡萄球菌、链球菌和绿脓杆菌等等。

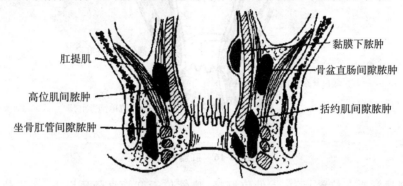

图 18-15　直肠肛周脓肿

2.临床表现

(1)肛门周围脓肿:最多见。位置最浅。主要表现为肛门周围持续性跳痛,排便、肛门受压及咳嗽时加重,病人行动不便,坐卧不安。脓肿初起时肛周皮肤红肿、硬结、压痛,脓肿形成后出现波动感。全身感染中毒症状相对较轻。

(2)坐骨肛管间隙脓肿(坐骨直肠窝脓肿):较多见。局部由持续性胀痛而逐渐发展为明显跳痛。由于位置较深,初期局部体征不明显,后出现里急后重或排尿困难。全身感染中毒症状较重。

(3)骨盆直肠间隙脓肿(骨盆直肠窝脓肿):很少见。因位置深、空间大,局部仅有直肠下部坠胀、便意不尽、排尿困难等症状。全身感染中毒症状明显,严重时有败血症表现。诊断主要依靠穿刺抽出脓液。

3.辅助检查　通过直肠指检及穿刺抽脓可协助诊断。CT检查可发现脓腔,穿刺抽出脓液,即可明确诊断。

4.治疗原则

(1)非手术疗法:初期脓肿未形成时,可先行抗炎治疗,局部理疗。

(2)手术治疗:一旦脓肿形成,应及时切开引流。术后每日2次更换敷料,更换敷料前用1∶5000高锰酸钾溶液坐浴。

(四)肛瘘

肛瘘(anal fistula)是肛管或直肠下端与肛周皮肤间的感染性管道。由内口、瘘管、外口组成。内口位于齿状线附近,外口位于肛周皮肤。是直肠肛管疾病中的常见病,多见于青壮年。

1. 病因病理 多数肛瘘由肛管直肠周围脓肿自行破溃或切开引流引起。破溃处成为肛瘘的外口，原发灶成为内口，脓腔周围肉芽组织和纤维结缔组织增生形成管道。外口皮肤生长较快，常常假性愈合，并形成脓腔，后又破溃或从另一处破溃，反复发作形成多个瘘口，经久不愈。

2. 分类（见图18-16）

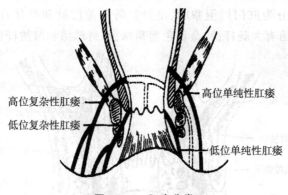

图18-16 肛瘘分类

(1) 根据瘘管所在位置分为：①低位肛瘘：瘘管位于肛管直肠环以下；②高位肛瘘：瘘管位于肛管直肠环以上。

(2) 按瘘管数目分为：①单纯性肛瘘：仅有一个外口和一个内口，一个管道；②复杂性肛瘘：一个内口，多个外口。

(3) 根据肛瘘外口所在位置分为：①外瘘：肛瘘外口在肛门周围皮肤上；②内瘘：肛瘘的两个出口都在直肠肛管内。

3. 临床表现

(1) 症状：主要表现为肛门周围的外口不断有少量脓性分泌物排出，甚至有气体和粪便排出，刺激肛周皮肤引起瘙痒和湿疹。内衣物也经常被脓液或粪便污染，病人痛苦不堪。当外口阻塞或假性愈合时，脓液不能排出，形成脓肿，局部出现红、肿、疼痛、全身发热、乏力等直肠肛管周围脓肿症状。当脓肿自行穿破或切开引流后，症状又缓解。反复形成脓肿再破溃是肛瘘的典型临床特点。

(2) 体征：检查可见肛周皮肤上有慢性瘘孔，呈乳头状隆起，瘘管内肉芽组织增生。挤压外口可见少量脓性分泌物排出。直肠指检可触及较硬的索条状瘘管，沿瘘管触摸可发现齿状线附近的内口。

4. 辅助检查

(1) 实验室检查：形成脓肿时，可有白细胞计数增高、中性粒细胞升高等。

(2) 直肠指检：内口有轻度压痛，少数可触及较硬的索条状瘘管。

(3) 美蓝染色实验：直肠指检不能确定时，可用白纱条填入肛管至直肠下端，由外口注入美蓝溶液1～2ml，然后观察纱条染色情况，如有染色，即证明有内口存在。

(4) 钡灌肠或乙状结肠镜检查：适应于不典型的肛瘘病人。

(5) 碘油造影：可明确瘘管的走向。

5. 治疗原则 通常肛瘘不能自愈，须采取手术方法切开瘘管或切除瘘管，但应避免损伤肛门括约肌引起肛门失禁。

(1)肛瘘切开术:适用于低位肛瘘。

(2)肛瘘切除术:适用于低位单纯性肛瘘。

(3)挂线疗法(见图18-17):适用于高位单纯性肛瘘。手术时将一根橡皮筋穿入瘘管内拉紧结扎,使被结扎处的组织发生血运障碍,逐渐坏死而缓慢切开瘘管。此法操作简单,出血少,痛苦少,术后不会造成肛门失禁。

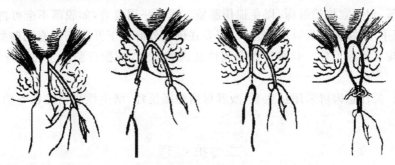

图18-17 肛瘘的挂线疗法

(五)直肠息肉

直肠息肉(rectal polyps)是直肠黏膜或黏膜下腺体局限性增生而形成的良性上皮性肿瘤。可发生于任何年龄和性别,可单发也可多发,可发生于肠道的任何地方,但以直肠和乙状结肠最为常见。

1.病因 未完全明了,一般认为与下列因素有关:

(1)饮食因素:普遍认为饮食因素与直肠息肉的形成有一定的关系。特别是细菌和胆酸相互作用,可能是腺瘤性息肉形成的基础。

(2)遗传因素:息肉形成可能与基因突变和遗传因素有密切关系,从目前研究情况表明,突变基因可以由父母遗传给后代子女,在遗传机会上男女是均等的,没有明显性别差异。

(3)炎症刺激:直肠黏膜长期被炎症刺激,肠黏膜发生炎性充血水肿、糜烂、溃疡。愈合后疤痕逐渐收缩,形成息肉状,又由于慢性炎症刺激,腺管阻塞,黏液储留,反复发生而形成息肉。

(4)粪便、异物刺激和机械性损伤:粪便和异物长期刺激肠黏膜上皮,以及其他原因造成直肠黏膜损伤,使细胞出现异常增生,形成息肉。

2.临床表现

(1)便血:为鲜血,覆于粪便表面,与粪便不混合。反复出血可致贫血。

(2)直肠刺激症状:息肉合并溃疡感染时,可有黏液脓血便和里急后重感。

(3)肿块脱出:直肠下端的带蒂息肉有时可随排便脱出肛外。

3.辅助检查

(1)直肠指检:在直肠中下段的息肉,指检可触及柔软、光滑、活动的包块。

(2)直肠镜检:腺瘤性息肉呈圆形,表面黏膜淡红且有光泽;绒毛乳头状腺瘤为分叶状,形似菜花,软如海绵的大息肉;炎性息肉蒂长色红;增生性息肉多呈丘状隆起结节。

4.治疗原则

(1)息肉切除术:小息肉可在行肠镜检查时予以摘除,蒂粗或基底宽的息肉可在麻醉下切除。息肉送病理检查。

(2)套扎法:适用于高位息肉。在肠镜直视下,用长柄套扎器,将胶圈套于息肉蒂根部,待其自然脱落。

(3)电灼法:适用于基底广的小息肉。用电烙器或高频电凝器烧灼息肉根部,无蒂息肉可烧灼中央部,但不宜烧灼过深,以免损伤肠壁。术后一周复查,如脱落不全可再次电灼。

(4)开腹手术:腹膜返折以上的息肉,需要在硬膜外麻醉下开腹切开直肠前壁切除息肉。已癌变的要按直肠癌治疗。对多发性家族性息肉的病人,根据直肠内息肉的分布决定是否保留直肠。

(5)其他:炎性息肉可采用抗生素、激素保留灌肠治疗,增生性息肉症状不明显的无需特殊治疗。

二、护 理

(一)护理评估

1.健康史　了解病人的年龄、生活环境,有无寄生虫感染史、便秘史。是否嗜辛辣刺激性饮食,是否抽烟酗酒,是否有腹内压增高的诱因。对老年人还需了解是否有心血管疾病、糖尿病及肾功能不全等病史。

2.身体状况　了解病人直肠肛周有无红、肿、热、痛;有无脓肿形成;有无排便异常及粪便性质改变;有无血便或疼痛。直肠指检、内窥肠镜检查的结果以及与手术耐受性相关的检查结果。

3.心理社会状况　因有便血或脓血便,病人常产生焦虑、恐惧情绪。护士应评估病人和家属对疾病和康复知识的了解程度,解除他们的焦虑或恐惧。

(二)护理诊断/问题

1.急性疼痛　与肛周感染或肛裂等有关。

2.便秘　与肛周疼痛害怕排便导致便秘有关。

3.知识缺乏　缺乏预防痔等疾病的有关知识。

4.潜在并发症　术后出现尿潴留、肛门失禁、伤口感染等。

(三)护理目标

病人自诉腹痛减轻或消失;大小便通畅;了解疾病的相关知识,主动配合治疗;并发症及时发现处理。

(四)护理措施

1.一般护理

(1)调节饮食:鼓励多食蔬菜水果以及富含纤维素的食物,每天摄入足够的水分,有利于排便。避免辛辣刺激性食物,如长期饮酒、辛辣食物等。

(2) 保持大便通畅:养成每日定时排便的习惯,避免排便时间过长。对于习惯性便秘者,要加强饮食调节,增加食物中的粗纤维,每日口服适量蜂蜜,多饮水,症状可逐渐缓解。若症状不缓解可服缓泻剂以助排便,或用肥皂水 500～1000ml 灌肠通便。

(3) 坐浴:每天睡前和便后清洗肛门,最好用 1:5000 高锰酸钾溶液坐浴 2 次,水温 43～46℃,每次 20～30 分钟,以减轻局部水肿和疼痛,并防治感染。

(4) 缓解躯体不适:剧烈疼痛的应给予止痛处理,在肛管内注入消炎止痛作用的药膏或栓剂,肛门周围给予冷敷。观察病人便血的情况,因长期出血病人可出现贫血,要防止病人在排便或淋浴时晕倒受伤。

(5) 保健活动:鼓励年老体弱者进行适当运动。对于长期从事久站久坐的工作者,应多做肛提肌锻炼。通过运动促进盆腔静脉回流,增强肠蠕动和肛门括约肌的舒缩功能。

(6) 心理护理:由于病人病程较长、病情反复发作,病人常有焦虑心理。直肠肛管疾病很多有便血的特点,病人会出现害怕、恐惧等;如需手术者,可因害怕疼痛、担心手术不成功或遗留后遗症等而产生焦虑情绪。护士要关心体贴病人,多和病人交谈,分析焦虑恐惧的原因,做针对性的解释和疏导,消除病人的顾虑,使病人情绪安定。耐心做好病人家属的解释工作,使其了解手术的部位、方法及预后等等。

2. 术前护理　在做好一般护理的同时,要做好常规术前准备工作。术前三天进少渣饮食,并口服缓泻剂和肠道杀菌剂,以减少肠道积粪和细菌滋生。术前一天进全流质,术前晚和术日晨清洁灌肠。女性已婚病人最好做阴道灌洗。

3. 术后护理

(1) 病情观察:观察局部出血与伤口敷料的渗血情况。如有出血征象,应及时通知医生,并准备好凡士林纱布,作填塞肛门压迫止血用。

(2) 疼痛护理:肛门部位对痛觉非常敏感,再加上止血纱条的压迫,术后病人常有剧烈疼痛,可适当给予止痛剂,穿宽松的内裤以减少对肛门部位的压迫,转移病人的注意力。

(3) 饮食护理:手术后伤口未愈合前,给予流质饮食,以减轻排便时对伤口的刺激。伤口愈合后多摄取高纤维食物,多吃蔬菜、水果,多喝水,保证水分的吸收,使大便易于排出。

(4) 控制大便:术后 2～3 天服阿片酊以减少肠蠕动,控制排便。术后 3 天内尽量不解大便,以保证手术切口愈合良好。每次排便后应彻底清洗并坐浴,坐浴后擦干再用凡士林纱布和无菌敷料覆盖。

(5) 尿潴留的护理:肛门区手术的病人,因局部疼痛、肛管内填塞纱条压迫止血等可反射性引起膀胱括约肌痉挛,也可因手术时麻醉的抑制作用使膀胱松弛而发生急性尿潴留。术后 24 小时应注意有无尿潴留的发生,如发生尿潴留,常用诱导排尿法,如无效可给予导尿。

(6) 预防并发症:注意病人有无排便困难、大便变细或大便失禁等肛门括约肌松弛现象。肛门括约肌松弛者,术后 3 日指导病人进行肛门肌肉收缩舒张练习。为防止肛门狭窄,术后 5～10 天内可行扩肛,每日 1 次。

4. 健康教育

(1) 饮食要讲究"三多三少",即多饮水,多吃水果蔬菜、多吃粗粮,少饮酒,少吃辛辣刺激食物,少吃高热量零食。

(2)保持心情愉快,生活起居有规律。养成定时排便的习惯,防止便秘。适当增加运动量,促进肠蠕动保持大便通畅。

(3)保持肛周清洁卫生,用柔软、白色、无香味的手纸,着色和香味可刺激肛门组织引起瘙痒。避免在肛门周围使用肥皂和用毛巾用力擦洗。做到每次大便后都清洗肛门周围,水温不宜过烫,保持肛门部清洁舒适。

(4)适当运动,久蹲久坐位会造成局部压迫而出现血液循环不畅,以致局部瘀血水肿。因此,忌久站、久坐、久蹲。久坐后应做适当运动,也可以多做肛门肌肉收缩舒张运动。

(五)护理评价

病人的疼痛不适是否减轻;是否保持排便通畅;病人是否了解疾病的知识;并发症是否得到预防和及时发现和处理。

本章小结

肠疾病是临床外科中的常见病、多发病。急性阑尾炎最主要的症状是转移性右下腹痛,最主要体征是右下腹固定压痛点。不同肠梗阻其共同的表现有腹痛、呕吐、腹胀和停止自肛门排便排气。护理肠梗阻病人时应注意观察病情变化,及时发现有无发生绞窄性肠梗阻。

大肠癌与长期高脂、高蛋白、低纤维素饮食等有密切关系,主要表现为排便习惯和粪便性状的改变。直肠肛管良性疾病大多与饮食和生活方式有关,主要表现有疼痛、便血、便秘等。大肠癌手术应重视术前肠道准备及术后人工肛门的护理。

直肠肛管良性疾病与病人的生活与饮食习惯也有比较大的关系,要指导病人养成良好习惯。

本章关键词:肠梗阻;阑尾炎;大肠癌;痔;肛裂;肛瘘

课后思考

1. 急性阑尾炎病人的主要症状与体征是什么?小儿阑尾炎有什么特点?
2. 肠梗阻病人在非手术疗法期间要警惕什么问题?
3. 大肠癌"人工肛门"的护理重点是什么?
4. 如何对直肠肛管疾病病人进行健康宣教?

(聂金桃)

第十九章 肝脏疾病病人的护理

案例

男性,50岁。乙型肝炎病史多年。因突发呕血3小时入院。查体:P 96次/分,BP 90/55mmHg。神志尚清,营养状况差。巩膜明显黄染,腹壁可见静脉曲张,肝肋下可触及,质地较硬,边缘较钝,脾肋下5cm,移动性浊音阳性,肠鸣音弱。

问题:
1. 病人呕血的原因是什么?
2. 治疗的主要措施有哪些?护理该病人应注意些什么?

本章学习目标

1. 掌握门静脉高压症、肝癌、细菌性肝脓肿病人的护理措施。
2. 熟悉门静脉高压症、肝癌、细菌性肝脓肿的病因、临床表现、治疗原则。
3. 了解肝脏疾病病人的护理目标与护理评价。
4. 护理肝脏疾病病人时注意保护病人的隐私,关心病人,细心照顾。

肝脏是人体最大的实质性器官,起着重要的新陈代谢及分泌排泄的作用。肝脏疾病有很多种,包括肝囊肿、肝脓肿、肝脏的良性及恶性肿瘤和门静脉高压症等,在恶性肿瘤中肝癌是我国发病率第二位的恶性肿瘤。每年我国因终末期肝病死亡近30万人,包括有10余万人死于肝癌,占全世界肝癌死亡人数的45%左右,是世界上肝癌的高发国家,因此肝脏疾病的治疗和护理在我国有广泛的基础。

第一节 门静脉高压症

门静脉高压症(portal hypertension)是指门静脉血流受阻、血液淤滞,引起门静脉系统压力增高,临床上出现脾大及脾功能亢进、食管和胃底黏膜下静脉曲张和呕血、腹水等表现的系列病症。门静脉正常压力为13~24 cmH$_2$O(1.27~2.35 kPa),门静脉高压症时,压力可增至30~50 cmH$_2$O(2.9~4.9 kPa)。

一、疾病概要

(一)病因

门静脉高压症分为肝前、肝内和肝后三型。肝前型门静脉高压症常为肝外门静脉血栓形成(如腹腔感染、创伤)、门静脉受压(转移癌、胰腺炎)和先天畸形等因素引起。肝内型门静脉高压症又可分为窦前、窦后和窦型,肝炎后肝硬化是引起肝窦和窦后阻塞性门静脉高压症的常见原因,肝内窦前阻塞主要见于血吸虫病肝硬化。肝炎后肝硬化和血吸虫病肝硬化所致的肝内型门静脉高压症,在我国最为多见。肝后型门静脉高压症的原因见于静脉阻塞综合征(Budd-Chiari综合征)、缩窄性心包炎、严重右心衰竭等。

(二)病理生理

门静脉高压症发生后,可引起三方面的病理生理变化:

1. **脾肿大,脾功能亢进** 门静脉压力增高后,首先出现脾脏淤血肿大,久之脾内纤维组织增生,引起脾脏肿大。此外,还可出现脾功能亢进,导致外周血细胞减少,常见的是白细胞和血小板减少。

2. **交通支扩张** 门静脉系与腔静脉系之间有四个交通支,分别为:胃底、食管下段交通支,直肠下段、肛管交通支,前腹壁交通支,腹膜后交通支。由于正常的肝脏门静脉通路受阻,门静脉本身无瓣膜,交通支大量开放。其中,胃底、食管下段交通支因离门静脉主干及腔静脉最近,血管压力差大,受门静脉高压影响最早、最显著,破裂后可出现严重的上消化道大出血。另外,直肠下段静脉丛曲张可形成痔,前腹壁交通支扩张可形成前腹壁静脉曲张(见图19-1)。

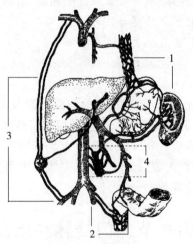

1. 胃底、食管下段交通支　2. 直肠下段、肛管交通支
3. 前腹壁交通支　4. 腹膜后交通支
图19-1　门静脉与腔静脉之间的交通支

3. **腹水** 肝门静脉系毛细血管滤过压增高、肝硬化使肝内淋巴液回流受阻并从肝表面

渗出、肝合成白蛋白减少使血浆胶体渗透压降低、体内醛固酮和抗利尿激素增加等多种因素促成腹水形成。

(三)辅助检查

1. 血常规　发生脾功能亢进时,血细胞计数下降,白细胞计数可降至$3×10^9$/L以下,血小板计数降至$(70～80)×10^9$/L以下。出血、营养不良等可发生贫血。

2. 肝功能检查　血浆白蛋白降低,白、球蛋白比例倒置。因肝脏病变,可出现凝血酶原时间延长,血胆红素和转氨酶均升高。肝功能检查了解肝功能损害程度和肝功能储备。

3. 腹部超声检查　可以了解肝硬化程度、脾肿大情况,并能够了解腹水的量及门静脉的扩张情况。

4. 食管吞钡X线检查　可见食管静脉曲张影像。

(四)临床表现

1. 脾大、脾功能亢进　体检时触及脾脏肿大,提示可能有门静脉高压。脾功能亢进可引起血小板减少,凝血功能减退。

2. 呕血、黑便　食管、胃底静脉曲张破裂后,可出现致命的大出血,短时间内呕出大量鲜红色血液,形成失血性休克,随后出现黑便。病人肝功能损害,凝血功能差,加之脾功能亢进导致血小板减少,出血不易自止。大出血可引起肝脏严重缺氧,诱发肝性脑病。

3. 其他表现　病人多有疲乏、食欲不振等表现。腹水较多时,腹部膨胀,移动性浊音阳性。此外,还会出现黄疸、蜘蛛痣、肝掌、男性乳房发育、出血倾向等慢性肝病的表现。

案例分析1:病人有"乙型肝炎"史,肝脾肿大,腹水,腹壁静脉曲张,其呕血可能为肝硬化门脉高压症食管胃底静脉曲张破裂所致。

(五)治疗原则

预防和治疗曲张静脉破裂出血的措施包括三个方面:药物和内镜等治疗,分流术和断流术,终末期行肝移植治疗。预防和控制食管胃底曲张静脉破裂是外科治疗门静脉高压症的主要目的。

1. 非手术治疗　包括药物治疗和三腔二囊管压迫止血等。对于出血病人需迅速建立有效的静脉通道,补充血容量。对于紧急的大出血,可选用三腔二囊管压迫止血。另外,经内镜注射硬化剂到曲张的静脉内,使曲张静脉闭塞,对部分病人的出血有效。药物、内镜治疗无效、肝功能差的静脉曲张破裂出血病人及等待肝移植的病人,也可行经颈静脉肝内门体分流术(TIPS)。

2. 手术治疗　外科治疗门静脉高压症主要是预防和控制食管胃底曲张静脉破裂出血。对于肝功能尚可的大出血病人,应争取及早手术,主要手术方式有断流术和分流术两种,以贲门周围血管离段术为首选。

(1)断流术:即脾切除、同时手术阻断门奇静脉间的异常血流,达到止血目的。最有效的方式是脾切除+贲门周围血管离段术。该术式也可用于肝功能较差病人及其他既往分流手术和非手术治疗失败的病人,在我国此术式较常用。

(2)门体分流术:有非选择性门体分流术和选择性门体分流术两类。前者代表术式为门静脉与下腔静脉端侧分流术及门静脉与下腔静脉侧侧分流术,该术式是将门静脉血流完全转流入腔静脉,治疗食管胃底静脉曲张出血效果好,但肝性脑病发病率高,易致肝衰竭;后者旨在保存门静脉的入肝血流,同时降低食管胃底曲张静脉的压力,代表术式为远端脾-肾静脉分流术(图19-2)。

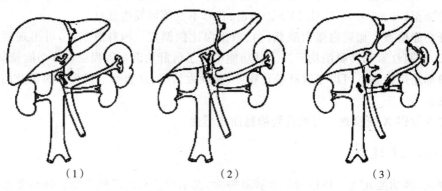

(1)门腔静脉端侧分流　　(2)门腔静脉侧侧分流　　(3)远端脾肾分流

图19-2　分流术的几种常见术式

另外,对于严重脾肿大合并明显脾功能亢进的病人,行单纯脾切除术效果良好。肝硬化引起的顽固性腹水,最有效的治疗是肝移植。但目前供肝短缺,终身服用免疫抑制剂的危险及手术风险、昂贵的费用等,限制了肝移植的临床推广。

案例分析2:肝硬化门脉高压症发生食管胃底静脉曲张破裂出血,出血量较少可采用非手术治疗,注意观察病情变化;反复出血或出血量较多肝功能较好者应积极手术治疗。案例出血量不详,无肝功能检查结果,应补充病史询问、完善相关检查,确定进一步治疗。

二、护　理

(一)护理评估

1.健康史　询问病人有无肝炎与肝硬化、血吸虫病史。肝功能正常者,应询问有无急性阑尾炎、胰腺炎等腹腔感染病史;对于门静脉高压症上消化道大出血病人,注意询问有无劳累、进食坚硬粗糙食物、咳嗽、呕吐、用力排便、负重活动等使腹内压骤然升高的因素。

2.身体状况　检查腹壁静脉曲张情况;腹水量较多时可见腹部膨胀,移动性浊音阳性;腹部触诊可扪及肿大的脾脏。注意慢性肝病的其他表现,如食欲不振、腹胀不适等消化吸收障碍的表现;疲乏、消瘦、贫血等营养不良表现;出血倾向如牙龈出血、紫癜等。

对于食管胃底交通支静脉曲张破裂大出血病人,应详细了解病人呕血的量、性状,以及持续时间;病人以黑便为主要表现者,应记录其次数、量。大出血病人,易出现肝性脑病,注意观察病人的意识状况。了解凝血功能及影像学检查,肝功能损害程度等。

3.心理社会状况　病程较长,经久不愈,病人因疾病及治疗的经济因素,多有不同程度的焦虑表现。合并上消化道大出血时,出现精神紧张、恐惧感。对疾病及治疗知识的缺乏,常有意志消沉、悲观等情绪。

第十九章 肝脏疾病病人的护理

(二)护理诊断/问题

1. 焦虑　与长期患病、大量呕血、对手术及预后的顾虑有关。
2. 营养失调:低于机体需要量　与肝功能损害、胃肠消化吸收功能不良、出血等因素有关。
3. 知识缺乏　对疾病及治疗认知不足、缺乏健康指导有关。
4. 体液过多　与肝功能损害、低蛋白血症、血浆胶体渗透压降低及醛固酮分泌增加导致腹水有关。
5. 潜在并发症　休克、肝性脑病、静脉血栓形成。

(三)护理目标

病人情绪稳定,焦虑或恐惧心理得以缓解;树立战胜疾病的信心,配合治疗护理工作;营养状态改善,手术耐受力提高;能够正确认识疾病及治疗知识,自我保健能力提高;病人腹水减少或控制,并发症得以有效预防,或者及时被发现、处理。

(四)护理措施

1. 手术前护理

(1)休息:充足的休息可以减轻肝脏的负担,增加肝血流量,保护肝功能,为手术创造有利条件。

(2)饮食与营养:给予病人低脂、高热量、高维生素软质饮食,一般应限制蛋白质的摄入量,但肝功尚好者可给予富含优质蛋白饮食。可经静脉输入支链氨基酸、人血白蛋白或者血浆,纠正低蛋白血症。

(3)预防出血:为预防上消化道大出血,应避免劳累及恶心、呕吐、便秘、咳嗽、负重等诱发因素;避免进食干硬食物或刺激性食物(辛辣食物或酒类);饮食不宜过热;口服药片应研成粉末冲服。手术前一般不放置胃管,必要时选细软的胃管,涂以液状石蜡,以轻巧手法协助病人徐徐吞入。

(4)药物准备的护理:贫血严重、凝血功能障碍者,输注鲜血及给予维生素 K。适当使用肌苷、辅酶 A、葡萄糖醛酸内酯等保肝药物,注意补充维生素 B、C、E,避免使用巴比妥类、氯丙嗪、红霉素等有肝损害的药物。手术前 3~5 日每日补给葡萄糖 200~250g,并加入适量胰岛素及氯化钾,促进肝细胞营养储备。术前 2 日使用广谱抗生素,遵守无菌操作,以预防感染。

(5)分流术前准备:术前 2~3 日起口服新霉素或链霉素及甲硝唑,减少肠道氨的产生,以预防术后肝性脑病;术前口服硫酸镁导泻及清洁(忌用碱性溶液)灌肠,减少氨的吸收,同时避免术后肠胀气压迫血管吻合口;脾-肾静脉分流术前要检查明确肾功能正常。

(6)心理护理:向病人讲解疾病及手术治疗情况,了解病人心理状态,针对性地做好解释及思想工作,增强病人信心,配合医疗护理工作。对于突发大出血病人及危重情况,要专人看护。

2. 手术后护理

(1)病情观察:术后密切监测体温、脉搏、呼吸、血压等基本生命体征,注意有无内出血、肝性脑病、静脉血栓形成等并发症的发生。观察切口敷料及引流管情况,保持敷料干燥、引流管通畅。

(2)体位与活动:分流术后48小时内取平卧位或低半卧位,适量床上活动,动作轻柔,一般术后卧床1周,防止血管吻合口破裂出血。保持大小便通畅,积极治疗咳嗽,消除引起腹内压增高的因素。

(3)预防静脉血栓形成:脾切除术后可引起血小板骤升,应定期检查血小板计数。术后血小板计数$>1000×10^9$/L 或有血栓-栓塞性并发症发生时应遵医嘱用肝素等抗凝剂预防治疗。

(4)饮食:肠蠕动恢复后,先给流质饮食,逐渐恢复至半流质、普食。分流术后一般应限制蛋白质饮食,禁忌粗糙、过热食物及辛辣刺激性食物。

(5)药物治疗护理:继续保肝治疗;合理使用抗生素,预防感染。

(6)对症护理:做好基础生活护理,保持口腔卫生;黄疸瘙痒者,及时止痒,保护皮肤清洁。

(7)健康教育:指导病人保持心情乐观愉快;劳逸结合,保证足够休息;合理饮食,禁忌烟酒和粗糙、过热、刺激性强的食物;按时服药,定期来医院复查肝功能。

案例分析2:该病人护理重点要防止再出血、保护肝功能、给以营养支持、做好健康指导,手术后防止肝性脑病和分流术后吻合口破裂出血。

(五)护理评价

病人情绪是否稳定,是否能配合医疗护理工作;肝功能是否改善,营养不良是否得以纠正;能否了解疾病相关知识,有无得到健康教育;腹水程度有否减轻;并发症有无发生,发生后是否得到有效处理。

第二节 原发性肝癌

一、疾病概要

原发性肝癌(primary liver cancer)是我国常见的恶性肿瘤之一,以东南沿海地区多见,发病年龄多在40岁~50岁之间,男性多于女性。其病因和发病机制尚未确定。近年来,其发病率有增高趋势,据1995年卫生部统计,我国肝癌死亡率占肿瘤死亡率第二位。

(一)病因

1.病毒感染 常见的是乙型肝炎病毒(HBV)和丙型肝炎病毒(HCV)感染。在我国HBV感染是肝癌发病的主要致病因素。

2.环境因素 除HBV感染外,黄曲霉素和饮水污染是肝癌形成的最重要的促癌因素。黄曲霉素吸收后,迅速到达肝脏,代谢后产生致癌物质。研究发现,江苏启东、上海崇明等地肝癌的发生与饮水污染有关。污水中有数百种致癌或促癌物质。

3. 其他因素　如腌制食品中的亚硝胺可能与肝癌的发生有一定关系。此外,寄生虫、饮酒、遗传等因素与肝癌亦有一定关系。

(二)病理生理

原发性肝癌的大体病理形态分为三型:结节型、巨块型和弥漫型,结节型最多见。病理组织上可分为三类:肝细胞型、胆管细胞型和混合型,在我国,原发性肝癌以肝细胞型为多见,占90%以上。

原发性肝癌常见的转移为肝内转移,癌栓通过门静脉系统形成肝内播散;肝外转移最多见于肺,其次为骨、脑等。淋巴转移至肝门淋巴结最多,其次为胰周、腹膜后、主动脉旁及锁骨上淋巴结。此外,也可通过直接蔓延和腹腔种植转移。

(三)临床表现

1. 肝区疼痛　为最常见和最主要症状,半数以上的病人以此为首发症状,系癌肿迅速增长使肝包膜张力增高所致。疼痛为持续性隐痛、胀痛或刺痛,夜间或劳累后加重。肝右叶顶部的癌肿累及横膈,可有右肩背部牵涉痛。癌肿破溃出血,可有急性腹膜炎表现。

2. 全身和消化道症状　早期为非特异性表现,如乏力、消瘦、食欲减退、腹胀等;部分病人可出现恶心、呕吐、腹泻等。晚期可出现贫血、黄疸、腹水、下肢浮肿、出血倾向及恶病质等。

3. 肝肿大　是中晚期肝癌最常见的体征,肝呈不对称性进行性肿大,表面有明显结节,质硬有压痛。癌肿位于肝右叶顶部者,可使膈肌抬高,肝浊音界上升。有时,无意中扪及肝区肿块可成为肝癌的首发症状。

(四)辅助检查

1. 血清甲胎蛋白(AFP)测定　对诊断肝细胞癌有相对的专一性,是诊断原发性肝癌常用的方法。对流电泳法阳性,或放射免疫法测定 AFP≥500 μg/L,持续4周,或 AFP≥200 ug/L,持续8周,并排除活动性肝病、生殖腺胚胎性肿瘤、妊娠等,即可考虑肝癌的诊断。

2. 影像学检查

(1)超声检查:B超检查可显示肿瘤的大小、形态、部位以及肝静脉或门静脉有无癌栓等,诊断符合率可达90%左右。该检查操作简便,系非侵入性检查,并可用作高发人群中的普查工具。

(2)CT与磁共振成像(MRI)检查:CT具有较高的分辨率,对肝癌的诊断符合率达90%以上,可检出直径1.0cm左右的小病灶。动态增强扫描可助于鉴别血管瘤。MRI检查与CT相仿,鉴别血管瘤上优于CT,可进行血管重建成像。

(3)肝动脉造影:此方法诊断肝癌的准确率最高,可达95%左右。但病人要接受大量X线照射,且属于创伤性检查,仅在上述各项检查均不能确诊时才考虑采用。

3. 肝穿刺针吸细胞学检查　具有确诊意义,为提高诊断阳性率,可采用B超引导下进行穿刺。

(五)治疗原则

原则是以手术为主的综合治疗。

1.手术治疗　肝切除是目前肝癌治疗首选和最有效的方法,适用于病人全身情况良好,肝功能正常或基本正常,肿瘤局限而无明显远处转移者。原发性肝癌是肝移植的指征,但是远期效果不理想,易复发,加之费用昂贵,临床使用较少。

2.局部诊疗　现在多采用B超引导下经皮穿刺肿瘤行射频、微波或无水酒精治疗,以及体外高能超声聚焦疗法等。该方法安全、简便、创伤小,适用于瘤体较小而不能或不宜手术切除者,特别是肝切除术后早期肿瘤复发的。

3.化学药物治疗　肝癌原则上不作全身化疗。对于经剖腹探查发现癌肿不能切除,或作为肿瘤姑息切除的后续治疗,可采用肝动脉和(或)门静脉置泵作区域化疗;对未经手术而估计不能切除者,可行放射介入治疗。

4.其他治疗:如放射治疗、生物治疗(主要是免疫治疗)、中医中药治疗等。

二、护　理

(一)护理评估

1.健康史　了解病人的饮食情况、生活习惯,有无进食含黄曲霉菌污染的食物。是否居住于肝癌高发区,家族中有无肝癌及其他肿瘤病史。应详细询问病人有无病毒性肝炎尤其是乙型肝炎及肝硬化病史。

2.身体状况　了解疼痛发生的部位、持续时间,疼痛性质、程度,以及有无牵涉痛存在;有无消化道症状如食欲不振、恶心、呕吐及腹泻等。了解肝脏浊音界有无改变,是否能够触到肿块,以及肿块的大小、部位、质地等情况。病人有无消瘦、黄疸、腹水。协助病人进行血清学检查及影像学检查,收集检查结果。

3.心理社会状况　肝癌病人多伴有肝硬化或慢性肝炎病史,长期治疗效果不佳,病人丧失信心,加之经济负担较重,容易产生焦虑、恐惧情绪,变现为对疾病的怀疑,对病情变化敏感多疑,最终会形成悲观、抑郁,严重者会出现自杀倾向。

(二)护理诊断/问题

1.悲哀　与担心疾病预后及生存期等有关。

2.慢性疼痛　与癌肿进行性增大、肝包膜张力增加或手术创伤、放疗、化疗等有关。

3.营养失调:低于机体需要量　与肿瘤消耗、肝功能减退、摄入不足、消化和吸收障碍有关

4.潜在并发症　肝癌破裂出血、肝性脑病、腹腔内出血、膈下积液或脓肿、胆瘘等。

(三)护理目标

病人情绪稳定,能正确面对疾病、手术和预后,积极参与治疗和护理方案的决策;病人疼痛减轻,不影响睡眠与生活;营养状况改善,体重下降不明显;病人未出现并发症,一旦发生,

能被早期发现和处理。

(四)护理措施

1.手术前护理

(1)饮食与营养:肝功能正常者,指导病人进高蛋白、高热量、高维生素易消化食物,手术前根据情况给予血浆、清蛋白或全血,纠正营养不良、贫血、低蛋白血症及凝血功能障碍。

(2)体液过多护理:给予白蛋白、血浆,以提高胶体渗透压,减少腹水和下肢水肿。可适量给予利尿剂,观察记录每日尿量、尿比重变化,定期测量腹围及下肢水肿程度。指导病人低盐饮食,使用利尿剂者注意维持电解质平衡。

(3)保肝治疗护理:同门静脉高压症外科手术前护理。术前3天进行肠道准备,给予抗生素口服,以抑制肠道细菌。术前晚灌肠,可减少血氨产生,避免诱发肝性脑病,也可减轻术后腹胀。

(4)病情观察:主要针对并发症的预防,如肝癌结节破裂出血、上消化道出血等。

(5)心理护理:了解病人的饮食、睡眠、精神状态,观察其言行举止,分析评估病人的焦虑程度,为病人创造一个安静的环境。告知病人手术切除可使早期肝癌获得根治的机会,解释各种治疗、护理相关知识。鼓励病人与医护人员及亲属交流、沟通,仔细进行手术前指导,介绍疾病知识及成功病例,消除紧张心理,使其接受和配合治疗及护理。

2.手术后护理

(1)严密观察病情变化:注意生命体征变化,每15～30分钟监测脉搏、呼吸、血压的变化,保持腹腔引流通畅,观察病人神志情况,注意有无嗜睡、烦躁不安等肝昏迷前驱症状。严密观察腹腔引流的量和性状,如出现腹腔引流血性液体过多、脉搏明显加快、血压下降等表现,应立即通知医生,及时给予输液、输血、应用止血药物等相应处理。注意病人有无腹痛、腹胀和腹膜刺激征,以判断有无胆漏发生。肝癌多伴有肝硬化,手术后因诱发门静脉高压而发生食管曲张静脉破裂出血,可出现上消化道大出血,应注意胃管的引流情况。

(2)饮食与营养:术后继续予白蛋白、新鲜冰冻血浆,提高机体胶体渗透压,减少腹水发生。保证热量供给,氨基酸以支链氨基酸为主,维持水、电解质、酸碱平衡。饮食恢复后,继续予优质蛋白、高热量、高维生素易消化饮食。

(3)疼痛护理:评估病人疼痛的程度,分散病人注意力,协助病人取舒适卧位缓解疼痛,术后采用镇痛泵镇痛,或给予止痛剂。

(4)继续保肝治疗:同手术前护理。

(5)预防感染:使用抗生素至体温、血象正常,保持腹腔引流管通畅。定期血常规及B超检查,了解是否有腹腔脓肿形成。

(6)健康教育:向病人讲解肝癌的可能病因,注意防治乙型肝炎,不吃霉变食物,有肝炎或肝硬化病史者和肝癌高发区的人群,应定期体格检查,以便肝癌的早发现、早诊断、早治疗。合理饮食,指导术后病人适当活动,注意休息;嘱病人坚持术后治疗,定期复查AFP、B超或CT,注意有无复发或转移。

(五)护理评价

病人是否能正确面对疾病、手术及预后;病人的疼痛、腹胀等不适是否缓解,肝功能及营养状况有无改善,体重是否稳定或轻度增加;并发症是否发生及得以及时、有效地处理。

第三节　细菌性肝脓肿

细菌性肝脓肿(bacterial liver abscess)系指化脓性细菌引起的肝脏化脓性病变。

(一)病因病理

细菌性肝脓肿的致病菌多为大肠杆菌、金黄色葡萄球菌、厌氧链球菌、类杆菌属等。细菌沿胆道上行,是引起细菌性肝脓肿的主要原因;机体其他部位的化脓性病变,发生菌血症时,经肝动脉侵入肝脏;腹腔感染如急性阑尾炎等,细菌可经门静脉侵入肝脏。此外,肝脏开放性损伤时,细菌可直接经伤口侵入肝脏致病;肝毗邻部位感染,如膈下脓肿或肾周脓肿时,细菌可经淋巴系统入侵。

(二)临床表现

1. 全身中毒症状　常骤起寒战、高热,体温可达39～40℃,一般为稽留热或弛张热,伴多汗,脉率增快。严重时可发生脓毒症和感染性休克。

2. 肝区疼痛、肝肿大　肝区钝痛或胀痛,呈持续性,可伴有右肩牵涉痛,肝区可及叩击痛,肿大的肝有压痛。巨大的肝脓肿可使右季肋区饱满,甚至形成局限性隆起。

3. 消化道及全身症状　病人可出现食欲减退、恶心、呕吐;因炎症刺激,少数病人可有腹胀及顽固性呃逆等。由于细菌毒素吸收及全身消耗,病人可有乏力,肝功能受损,胆道梗阻者,可出现黄疸。

4. 并发症　细菌性肝脓肿可引起严重并发症,病死率极高。脓肿破溃引起化脓性腹膜炎,向上穿破可形成膈下脓肿;向胸腔破溃时形成脓胸,表现为剧烈胸痛、气管向健侧移位、患侧胸壁凹陷性水肿、胸闷、气急伴呼吸音减低或消失以及不明原因的缺氧或心力衰竭。左肝脓肿可穿破心包,导致心包积液,严重者可出现心包填塞。

(三)辅助检查

1. 实验室检查　白细胞计数增高,中性粒细胞比例可高达90%以上,有核左移现象和中毒颗粒;有时可出现贫血。肝功能检查可见轻度异常。

2. 影像学检查　X线胸片检查右叶肝脓肿可使右膈上抬,肝阴影增大或隆起,有时可见右侧反应性胸腔积液。B超能明确脓肿部位和大小,是首选的检查。

3. 诊断性肝穿刺　必要时可在B超引导下穿刺,抽出脓液即可证实;同时可行脓液细菌培养和药物敏感试验。

(四)治疗原则

1. 全身支持疗法　加强营养,提高机体抗病能力,维持体液平衡,必要时可适量输注血浆。

2. 抗生素治疗　联合、大剂量全身应用,未确定感染菌前,选用对大肠杆菌、金黄色葡萄球菌和厌氧菌敏感的抗生素,然后根据药敏实验选择有效抗生素。

3. 经皮肝穿刺脓肿置管引流　对于单个较大的脓肿,可在 B 超定位下穿刺抽脓,向脓腔注入抗菌药物,或放置导管作持续引流。

4. 切开引流　对于较大脓肿有穿破可能或已穿破者,胆源性肝脓肿,慢性肝脓肿,肝左外叶脓肿等,应切开引流。若术中发现脓肿向胸腔穿破者,应同时引流胸腔;胆道感染引起的肝脓肿应同时引流胆道;血源性肝脓肿积极治疗原发病。

5. 中医中药治疗　配合抗感染治疗,以清热解毒为主,如选用柴胡解毒汤等。

（五）护理措施

1. 病情观察　注意生命体征变化,监测血压、呼吸、心率及体温。注意腹部症状及体征改变,及时发现脓肿破溃引起的腹腔感染。注意呼吸循环变化,积极防治脓肿破溃入胸腔所引起的脓胸、心包填塞等。配合医生,积极预防和抢救脓毒症或感染性休克。

2. 一般护理　高热病人及时应用物理降温,必要时给予药物降温。对于烦躁不安的病人,适时给予镇静止痛药物,保证足够休息。条件许可时,给予高热量、高蛋白、维生素饮食,必要时予输注血浆,以提高抗病能力。

3. 药物治疗的护理　根据医嘱给予足量有效的抗生素,注意药物使用的时间、途径和配伍。长期用药者,应警惕二重感染。

4. 引流护理　病人取半卧位,有利于呼吸和引流。妥善固定引流管,防止意外脱落;每日用 0.9％氯化钠盐水冲洗脓腔。注意观察引流液的量和性状;当每日脓液引流量少于 10ml 或脓腔容量少于 15ml 时,可拔出引流管,适时换药,直至脓腔闭合。

5. 心理护理　关心安慰病人,加强与病人的交流和沟通,护理工作应轻柔,避免不良刺激,以减轻或消除其焦虑情绪,使其积极配合治疗和护理。

6. 健康教育　介绍细菌性肝脓肿预防、治疗的一般知识;制定护理计划,嘱病人遵守治疗、护理要求;嘱病人出院后加强营养,适量活动,促进恢复,有明显不适时及时就诊。

本章小结

门静脉高压症是以脾大、脾功能亢进、侧支循环开放和腹水为主要临床特征的疾病,多见于肝炎后肝硬化。外科护理主要是围绕食管胃底曲张静脉破裂出血的外科治疗进行的。

原发性肝癌是消化道常见的恶性肿瘤,临床上表现为肝区疼痛及肝肿大等,血清 AFP 测定、肝脏 B 超、CT 检查有助于诊断,以手术治疗为首选,重点掌握原发性肝癌的围手术期护理。

细菌性肝脓肿是细菌侵入肝脏引起的化脓性感染。表现为全身寒战、高热和肝区疼痛,治疗和护理的策略主要是全身抗感染、脓肿局部引流及加强支持治疗,改善病人的一般状态和营养状况,促进病人康复。

本章关键词:门静脉高压症;原发性肝癌;细菌性肝脓肿;手术;护理

课后思考

1. 门静脉高压症的外科治疗手段有哪些？
2. 肝癌手术前和手术后的护理措施有哪些？
3. 细菌性肝脓肿有哪些临床表现？

（孟立俊）

第二十章
胆道疾病病人的护理

案例

男性,40岁,于晚餐后突然出现右上腹阵发性剧烈疼痛,向右肩、背部放射,并伴有发热、腹胀、恶心、呕吐等症状。体检:T 38.3℃,P 118次/分,BP 110/86mmHg。右上腹有压痛,无明显腹肌紧张及反跳痛,Murphy征阳性。血常规示WBC $14×10^9$/L,中性粒细胞比例0.83。B超示:胆囊肿大,胆囊壁增厚,胆囊内可见强光团伴声影。

问题:
1. 该病人目前最主要的护理问题是什么?
2. 应采取哪些针对性护理措施?

本章学习目标

1. 掌握胆囊炎、胆石病和急性梗阻性化脓性胆管炎病人的临床表现和护理措施;T管的护理。
2. 熟悉胆囊炎、胆石病和急性梗阻性化脓性胆管炎的病因和治疗原则;胆道疾病特殊检查病人的护理。
3. 了解结石形成的原因和分类;胆道蛔虫病的临床表现和护理。
4. 指导病人学习胆道疾病的自我护理,尊重理解、关心体贴病人。

胆道系统包括肝内、外胆管、胆囊及Oddi括约肌等(图20-1),具有分泌、贮存、浓缩和输送胆汁的功能。胆道疾病大多是常见病、多发病,检查方法多种多样,常以手术治疗为主。护理人员应在重视心理护理、健康教育的基础上,做好各种检查的配合、术后严密的病情观察、T管的护理等工作。

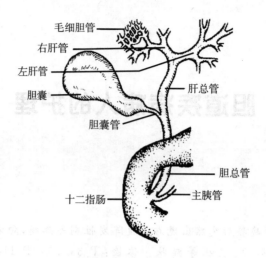

图 20-1　肝内、外胆道系统

（引自曹伟新主编，外科护理学，人卫第四版）

第一节　常见胆道疾病

一、胆囊炎

胆囊炎（cholecystitis）是指发生在胆囊的细菌性和（或）化学性炎症。女性发病率高于男性。根据发病的缓急和病程的长短分为急性胆囊炎（acute cholecystitis）和慢性胆囊炎（chronic cholecystitis）。约95%的急性胆囊炎病人合并胆囊结石，称为急性结石性胆囊炎。

（一）病因和病理

1. 急性胆囊炎

（1）胆囊管梗阻：由于结石阻塞或嵌顿于胆囊管或胆囊颈，导致胆汁排出受阻，胆汁淤积，胆汁中的胆汁酸刺激胆囊黏膜而引起水肿、炎症甚至坏死。另外，结石亦可直接损伤受压部位的胆囊黏膜引起炎症。

（2）细菌感染：细菌多来源于胃肠道，致病菌通过胆道逆行、直接蔓延或经血循环和淋巴途径侵入胆囊。

（3）其他：创伤、化学性刺激等引起炎性反应。

2. 慢性胆囊炎　大多继发于急性胆囊炎，是急性胆囊炎反复发作的结果。

依据胆囊内有无结石嵌顿，其感染严重程度及病理变化不同。主要病理改变为：①急性单纯性胆囊炎；②急性化脓性胆囊炎；③急性坏疽性胆囊炎；④胆囊穿孔；⑤慢性胆囊炎。

（二）临床表现

1. 急性胆囊炎

(1) 症状：

1) 腹痛：常在饱餐、进食油腻食物后或夜间发生。表现为突发性右上腹部剧烈绞痛，阵发性加重，疼痛常放射至右肩或右背部。

2) 消化道症状：常有食欲不振、腹胀、腹部不适、厌食油腻食物等消化道症状。腹痛的同时常伴有恶心、呕吐。

3) 发热：病情重者出现畏寒和发热。

4) 黄疸：10%～25%的病人出现轻度黄疸。黄疸较重且持续，表明有胆总管梗阻。

(2) 体征：

1) 腹部压痛：右上腹可有不同程度和不同范围的压痛、反跳痛和肌紧张。有些病人可触及肿大的胆囊并有触痛。如胆囊被大网膜包裹，则形成边界不清、固定压痛的肿块。如发生胆囊坏死、穿孔，可出现弥漫性腹膜炎。

2) Murphy征阳性：检查者将左手平放于病人右肋部，拇指置于右腹直肌外缘与肋弓交界处，嘱病人缓慢深吸气，使肝脏下移，病人因拇指触及肿大的胆囊引起疼痛而突然屏气。案例中病人该体征阳性，提示急性胆囊炎可能。

2. 慢性胆囊炎 症状常不典型，主要表现为上腹部饱胀不适、厌食油腻和嗳气等消化不良的症状以及右上腹和肩背部隐痛。

（三）辅助检查

1. 实验室检查 血常规检查可见白细胞计数及中性粒细胞比例升高，部分病人可有血清胆红素、转氨酶、AKP及淀粉酶升高。

2. B超 最常用的诊断手段。急性胆囊炎可显示胆囊增大，胆囊壁增厚。慢性胆囊炎显示胆囊壁增厚，胆囊腔缩小或萎缩，常伴有胆囊结石。

（四）治疗原则

1. 非手术治疗 包括禁食、胃肠减压、补液；解痉、止痛；应用抗菌药物控制感染；处理并存病等。

2. 手术治疗 包括胆囊切除术和胆囊造口术。

二、胆石病

胆石病(cholelithiasis)指发生在胆囊和胆管的结石，是胆道系统的常见病、多发病。近年来随着生活水平的提高，胆石病的发病特点亦发生了改变。胆囊结石的发病率高于胆管结石；胆固醇结石多于胆色素结石；女性发病率高于男性。

（一）病因和病理

胆石的成因十分复杂，主要与胆道感染和代谢异常等因素密切相关。胆道感染与胆石症常互为因果关系,结石引起梗阻,导致胆汁淤积、细菌繁殖而致胆道感染;胆道反复感染又是胆石形成的致病因素和促发因素。

1. 胆道感染 胆汁淤滞、细菌或寄生虫入侵等引起胆道感染时,细菌产生的 β 葡萄糖醛酸酶和磷脂酶能水解胆汁中的脂质,使可溶性的结合性胆红素水解为游离胆红素,后者与钙盐结合,成为胆红素结石的起源。虫卵(蛔虫、华支睾吸虫)或成虫的尸体也可成为结石的核心,促发结石形成。

2. 代谢异常 脂类代谢异常可引起胆汁的成分和理化性质发生变化,使胆汁中的胆固醇呈过饱和状态并析出、沉淀、结晶而形成结石。一般胆固醇结石多见于高蛋白、高脂肪膳食的人群;胆色素结石多见于高碳水化合物及低脂饮食的人群。

胆结石按其化学成分不同分三类(图 20-2):胆固醇结石:约占 50%,其中 80% 发生于胆囊,X 线多不显影;胆色素结石约占 37%,其中 75% 发生于胆管内,X 线常不显影;混合性结石约占 6%,其中 60% 发生在胆囊内,X 线常可显影。

结石刺激胆道黏膜,使其分泌大量的黏液糖蛋白;结石形成后引起胆囊收缩能力减低;胆道阻塞使胆汁淤滞;胆汁引流不畅又有利于结石形成。主要病理变化有:①胆管梗阻。②继发感染。③胆管梗阻和化脓性感染可造成肝细胞损害;长期梗阻和(或)反复发作可引起胆汁性肝硬化。④当结石嵌顿于胆总管壶腹部时,可造成胆源性急、慢性胰腺炎。⑤胆道长期受结石、炎症及胆汁中致癌物质的刺激,可发生癌变。

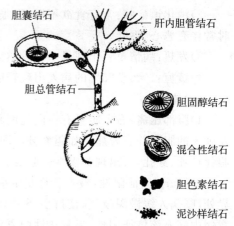

图 20-2 胆结石的类型

(二)临床表现

临床表现取决于结石的大小,部位,是否合并感染、梗阻。

1. 胆囊结石 约 30% 的胆囊结石病人可终身无临床症状,而仅于体检或手术时发现称为静止性结石。病人典型表现是胆绞痛,Murphy 征阳性。当胆囊内较大结石持续嵌顿压迫胆囊壶腹部和颈部时,可引起肝总管狭窄或胆囊胆管瘘,以及反复发作的胆囊炎、胆管炎及梗阻性黄疸,称 Mirizzi 综合征(图 20-3)。

2. 肝外胆管结石 肝管分叉部以下的胆管结石为肝外胆管结石。

(1)腹痛:发生在剑突下或右上腹部,呈阵发性绞痛,或持续性疼痛阵发性加剧,疼痛可向右肩背部放射。其原因是结石嵌顿于胆总管下端或壶腹部,刺激胆管平滑肌,引起 Oddi 括约肌痉挛收缩所致。

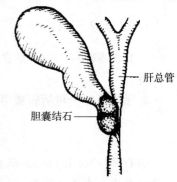

图 20-3 Mirizzi 综合征

(2)寒战、高热:系胆管梗阻并继发感染后引起的全身性中毒症状。多发生于剧烈腹痛后,体温可高达 39℃～40℃,呈弛张热。

(3)黄疸：系胆管梗阻后胆红素逆流入血所致。黄疸的程度取决于梗阻的程度及是否继发感染，若梗阻不完全或结石有松动，则黄疸程度较轻，且呈波动性；若为完全性梗阻，则黄疸呈进行性加深；病人可有尿色变黄和皮肤瘙痒等症状。腹痛、寒战高热和黄疸的典型临床表现称为 Charcot 三联症。

(4)消化道症状：多数病人有恶心、腹胀、嗳气、厌食油腻食物等。

3.肝内胆管结石　肝管分叉部以上的胆管结石为肝内胆管结石。常与肝外胆管结石并存，其临床表现与肝外胆管结石相似。当胆管梗阻和感染仅发生在部分肝叶、段胆管时，病人可无症状或仅有轻微的肝区和患侧胸背部胀痛。合并感染和并发症时，则出现相应体征。

（三）辅助检查

1.实验室检查

(1)血常规　白细胞计数及中性粒细胞升高。

(2)血清学、尿液和粪便检查　可有血清胆红素、血清转氨酶和（或）碱性磷酸酶升高；尿中胆红素升高，尿胆原降低或消失，粪中尿胆原减少。胆囊结石升高不明显或无，胆总管结石升高较显著。

2.影像学检查

(1)B 超：为首选方法，对结石的诊断率高达 70%～90%，在胆道疾病及黄疸的鉴别诊断中有重要意义。对黄疸原因可进行定位和定性诊断。亦可在手术中检查胆道并引导手术取石。

(2)放射学检查：

1)腹部 X 线：15%的胆囊结石可在腹部平片中显影。由于其显影率低，一般不作为常规检查手段。

2)经皮肝穿刺胆管造影(PTC)：是在 X 线透视下或 B 超引导下，用特制穿刺针经皮肤穿入肝胆管，再将造影剂直接注入胆道，使整个胆道系统显影，了解肝内外胆管的情况、病变部位、范围、程度和性质，必要时置管引流。该法为有创检查，有发生胆漏、出血、胆道感染等并发症的可能，故术前应作充分的准备，术后加强观察，以便及时发现和处理并发症。

3)内镜逆行性胰胆管造影(ERCP)：是在纤维十二指肠镜直视下通过十二指肠乳头将导管插入胆管或胰管内进行造影的方法。可了解胆道及胰管有无梗阻、狭窄、受压；钳取组织行病理学检查；收集十二指肠液、胆汁和胰液行理化及细胞学检查；取出胆道结石等。

4)CT、MRI：能清晰地显示肝、胆、胰的形态和结构，结石、肿瘤或梗阻的情况，准确性较高，主要用于 B 超诊断不清，疑有肿瘤的病人。

5)术中及术后胆管造影：胆道手术时，可经胆囊管插管至胆总管行胆道造影。术后拔除 T 管前常规经 T 管作胆道造影，检查胆道有无残余结石、狭窄，了解胆总管下端或胆肠吻合口通畅情况。

6)放射性核素显像：适用于肝内胆管结石、急慢性胆囊炎、胆道畸形、胆道术后检查以及黄疸的鉴别诊断。

7)纤维胆道镜检查：用于协助诊断和治疗胆道结石，了解胆道有无肿瘤、畸形、狭窄或蛔虫等。术中胆道镜(IOC)：通过胆总管切口或胆囊切口经胆囊管置入胆道镜进行检查和治疗。适用于术前胆道疾病诊断不明；术中发现与术前诊断不符；经胆囊造瘘或腹腔镜胆囊取石术后疑有残余结石者。术后胆道镜（POC）：适用于胆道术后残余结石、胆道蛔虫、狭窄、出血等。术后单纯胆道镜检查应于术后 4 周、胆道镜取石于术后 6 周方可进行。

（四）治疗原则

结石直径较小时，可应用药物排石治疗，目前主要以手术治疗为主。

1. 手术治疗

（1）胆囊结石：胆囊切除是治疗胆囊结石的首选方法。可开腹或进行腹腔镜手术。腹腔镜胆囊切除术（laparoscopic cholecystectomy, LC）是在电视腹腔镜窥视下，通过腹壁小戳口施行胆囊切除术。具有创伤小、恢复快、瘢痕小等优点，现已是胆囊切除的首选方法。术前、术中发现胆管结石或其他病变、有黄疸或胆管炎、胰腺炎表现、胆管扩张＞1.0cm 时应进行胆管探查。

（2）肝外胆管结石：以手术治疗为主。常用手术方法有：胆总管切开取石加 T 管引流术（图 20-4）；胆肠吻合术；Oddi 括约肌成形术；经内镜 Oddi 括约肌切开取石术。

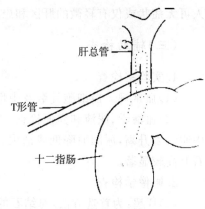

图 20-4　T 形引流管

（3）肝内胆管结石：宜采用以手术为主的综合治疗。手术方法有：高位胆管切开取石术；胆肠内引流术；去除肝内感染性病灶，肝叶切除术。

2. 非手术治疗

（1）中西医结合治疗：在手术解除梗阻、去除病灶及通畅引流的基础上，可配合针灸和服用消炎利胆类中药，对控制炎症和排出结石有一定的作用。

（2）残余结石的处理：术后发现胆道残留结石时，可经 T 管窦道插入纤维胆道镜取石。

三、急性梗阻性化脓性胆管炎

急性梗阻性化脓性胆管炎（acute obstructive suppurative cholangitis, AOSC）又称急性重症胆管炎（acute cholangitis of severe type, ACST），是在胆道梗阻基础上并发的急性化脓性细菌感染，急性胆管炎和急性梗阻性化脓性胆管炎是同一疾病的不同发展阶段。

（一）病因和病理

1. 胆道梗阻　最常见的原因为胆道结石性梗阻。此外，胆道蛔虫、胆管狭窄、胆管及壶腹部肿瘤等亦可引起胆道梗阻而致急性化脓性炎症。

2. 细菌感染　胆道内细菌大多来自胃肠道，其感染途径可经十二指肠逆行进入胆道，或小肠炎症时，细菌经门静脉系统入肝到达胆道引起感染。以大肠杆菌、变形杆菌等革兰氏阴性杆菌多见。

急性梗阻性化脓性胆管炎的基本病理改变是肝实质及胆道系统胆汁淤滞和化脓性感染。胆道梗阻后，梗阻以上胆管扩张，管壁黏膜肿胀；胆管内压力升高，胆管壁充血、水肿、炎性细胞浸润及溃疡形成,管腔内逐渐充满脓性胆汁或脓液,使胆管内压力继续升高,当胆管内压力超过 3.92kPa(40cmH$_2$O)时,肝细胞停止分泌胆汁,胆管内脓性胆汁及细菌逆流,引起肝内胆管及肝细胞化脓性感染。若感染进一步加重,肝细胞发生大片坏死;胆小管溃破后形成胆小管门静脉瘘,可在肝内形成多发性脓肿及胆道出血。大量细菌和毒素经肝静脉进入体循环可引起全身化脓性感染和多器官功能损害或衰竭。

（二）临床表现

多数病人有胆道疾病及胆道手术史。发病急骤,病情进展迅速,除了具有急性胆管炎的 Charcot 三联症（腹痛、寒战高热、黄疸）外,还有休克及中枢神经系统受抑制的表现,即 Reynolds 五联症。

1. 症状

(1) 腹痛：疼痛依据梗阻部位而异,肝外梗阻者明显,呈上腹部阵发性剧烈绞痛或持续性胀痛,肝内梗阻者较轻或无。

(2) 寒战高热：体温呈持续升高达 39℃～40℃ 或更高,呈弛张热。

(3) 黄疸：多数病人可出现不同程度的黄疸,若仅为一侧胆管梗阻可不出现黄疸。

(4) 神经系统症状：主要表现为神志淡漠、烦躁、谵妄或嗜睡、神志不清、甚至昏迷。

(5) 休克表现：严重者可在短期内出现感染性休克表现。呼吸急促、出冷汗、脉搏细速、血压下降,可出现全身发绀或皮下淤斑。

2. 体征　剑突下及右上腹部有不同范围和不同程度的压痛或腹膜刺激征;可有肝肿大及肝区叩击痛,Murphy 征阳性;有时可扪及肿大的胆囊。

（三）辅助检查

1. 实验室检查　血常规检查示白细胞计数升高,可超过 $20×10^9$/L,中性粒细胞比例明显升高,胞浆内可出现中毒颗粒。凝血酶原时间延长;血生化检查可见肝功能损害、电解质紊乱和尿素氮增高等;血气分析检查可提示血氧分压降低和代谢性酸中毒的表现。

2. 影像学检查　以 B 超为主,能及时了解胆道梗阻的部位和病变性质,以及肝内、外胆管扩张等情况。必要时可行 CT、ERCP 等检查进一步明确诊断。

（四）治疗原则

紧急手术解除胆道梗阻并引流,尽早而有效地降低胆管内压力,积极控制感染和抢救病人生命。

手术力求简单而有效。多采用胆总管切开减压加 T 管引流术。

四、胆道蛔虫病

胆道蛔虫病（biliary ascariasis）指肠道蛔虫上行钻入胆道后所引起的一系列临床症状。以青少年和儿童多见,农村发病率高于城市。随着卫生条件的改善,近年来本病发生率已有明显下降。

(一)病因和病理

蛔虫寄生于小肠中下段,有钻孔的习性,喜碱性环境,当某些因素使寄生环境发生改变,如胃肠道功能紊乱、饥饿、发热、驱虫不当、Oddi括约肌功能失调时,肠道内蛔虫即可上行钻入胆道。蛔虫钻入时的机械性刺激可引起Oddi括约肌痉挛,引发剧烈绞痛,亦可诱发急性胰腺炎。虫体带入的肠道细菌可引起胆道感染,严重时可引起肝脓肿或急性重症胆管炎。蛔虫经胆囊管进入胆囊,可引起胆囊穿孔。虫体在胆道内死亡后,其残骸及虫卵可成为结石形成的核心。

(二)临床表现

剧烈的腹部绞痛与轻微的腹部体征,两者不相称是本病的特点。

1.症状　突发性剑突下阵发性钻顶样剧烈绞痛,可向右肩背部放射,病人多坐卧不安,大汗淋漓;常伴有恶心、呕吐或呕出蛔虫。疼痛可突然缓解,间歇期正常,片刻后可突然再次发作。

2.体征　剑突下或右上腹有轻度的深压痛,若合并胆道系统感染、胰腺炎时,出现相应的症状和体征。

(三)辅助检查

B超为本病首选检查方法,可见蛔虫体。ERCP亦可用于检查胆总管下段的蛔虫,并可行取虫、胆道引流治疗。

(四)治疗原则

1.非手术治疗　解痉止痛;利胆驱虫;抗感染治疗;ERCP取虫。

2.手术治疗　无合并症者可采用胆总管切开、探查、取虫及T管引流术;有合并症时选用相应术式。术中和术后均应行驱虫治疗,以防复发。

第二节　胆道疾病病人的护理

(一)护理评估

1.健康史　了解病人年龄、性别、家族史、既往史、腹部手术史、饮食习惯、营养状况、妊娠史等。有无反酸、嗳气、饭后饱胀、厌油腻食物、进食后引起腹痛发作或不适感史;有无类似发作史。

2.身体状况

(1)局部:了解腹痛的诱因、部位、性质、程度;有无放射痛及疼痛部位的变化;有无伴随消化道症状;有无腹膜刺激征;有无肝肿大、肝区压痛和叩击痛;有无胆囊肿大,Murphy征阳性等。

(2)全身:了解生命体征,有无发热、寒战。有无休克现象出现,有无脱水及循环血容量不足的表现。有无黄疸出现以及出现的时间、变化过程和程度;有无皮肤瘙痒、尿黄等。有无神志的改变,有无重要器官功能障碍。

(3)辅助检查:B超、CT检查阳性发现,血常规、血清学各项检查结果有无异常及其程度。重要器官功能状态。

3. 心理社会状况　了解病人及其亲属对疾病的发生、发展、治疗及护理措施的了解程度。了解病人的心理承受能力、家庭经济承受能力,其亲属和社会对病人的关心、支持程度。

(二)护理诊断/问题

1. 体液不足　与呕吐、禁食、胃肠减压和感染性休克等有关。
2. 急性疼痛　与炎症反应刺激、胆道梗阻、感染,手术创伤有关。
3. 体温过高　与术前感染、术后炎症反应等有关。
4. 营养失调:低于机体需要量　与胆道疾病致长时间发热、肝功能损害及禁食有关。
5. 潜在并发症　休克、胆道出血、胆瘘、多器官功能障碍或衰竭。

案例分析1:该病人目前最主要的护理问题是急性疼痛,与胆道感染炎症刺激有关。同时伴有上述护理问题。

(三)护理目标

病人体液得到及时补充;疼痛缓解或减轻;感染得到有效控制,体温恢复正常;营养失调得到改善和纠正;病人未发生并发症或发生后能得到及时发现和处理。

(四)护理措施

1. 非手术治疗的护理

(1)一般护理:急性期或准备手术者,应禁食、胃肠减压,积极补充水、电解质和足够的热量等。慢性病人或非手术治疗病情稳定者给予低脂肪、低蛋白、高热量、高维生素易消化饮食。

(2)观察病情:密切观察病人生命体征及神志变化;腹部症状、体征变化;及时了解实验室检查结果;准确记录24小时出入液量。若出现寒战、高热、腹痛加重、腹痛范围扩大等,应考虑病情加重,要及时报告医师,积极进行处理。

(3)疼痛护理:指导病人卧床休息,采取舒适卧位。针对病人疼痛的部位、性质、程度、诱因、缓解和加重的因素,有针对性地采取措施以缓解疼痛。先用非药物缓解疼痛的方法止痛,必要时遵医嘱应用镇痛药物,并评估其效果。

(4)防治感染:遵医嘱选用2~3种有效抗菌药联合应用。

(5)对症护理:黄疸病人皮肤瘙痒时可外用炉甘石洗剂止痒,温水擦浴。高热时物理降温。胆绞痛发作时,按医嘱给予解痉、镇痛,常用哌替啶、阿托品肌内注射,但勿使用吗啡,以免胆道下端括约肌痉挛,使胆道梗阻加重。重症胆管炎者应加强休克的护理。

案例分析2:该病人目前最主要的护理问题是急性疼痛,应采取以下措施缓解:禁食,必要时胃肠减压;舒适体位、卧床休息;遵医嘱使用山莨菪碱等解痉利胆药物或吲哚美辛栓剂纳肛,必要时使用哌替啶,但忌用吗啡;积极防治感染;心理疏导、转移注意力;术前准备,手术切除病变胆囊。

(6)胆道特殊检查的护理

1)B超:胆囊检查前,常规禁食8小时以上。检查前一日晚餐进清淡饮食;肠道气体过多者可事先口服缓泻剂或通便,以减少气体干扰。

2)经皮肝穿刺胆管造影(PTC):

检查前准备:检测凝血酶原时间及血小板计数。有出血倾向者,予以维生素 K_1 注射,待出血倾向纠正后再行检查;碘过敏试验,普鲁卡因过敏试验;全身预防性使用抗菌药2~3日;术前1日晚口服缓泻剂或灌肠,术日晨禁食。

检查后护理:术后平卧4~6小时,每小时监测血压、脉搏一次至平稳;严密观察腹部体征,注意穿刺点有无出血;置管引流者应维持有效引流,注意观察引流液的量、颜色及性状;遵医嘱应用抗菌药及止血药。

3)内镜逆行胰胆管造影(ERCP):造影后2小时方可进食;由于本检查可能诱发急性胰腺炎和胆管炎等并发症,故造影后3小时内及第2日晨各检测血清淀粉酶一次,注意观察病人的体温和腹部情况,发现异常及时处理;遵医嘱预防性应用抗菌药。

4)术中、术后胆道镜:观察病人有无发热、恶心、呕吐、腹泻和胆道出血等;观察病人腹部情况,注意有无腹膜炎的症状和体征,以及时发现和处理。

(7)心理护理:根据病人及其亲属不同的文化层次和病情,耐心倾听病人及其亲属的诉说。根据具体情况给予安慰和解释,说明治疗方法的目的、意义、疾病的转归等,使病人及其亲属消除顾虑,能够积极配合治疗和护理。

2.手术治疗的护理

(1)手术前护理:急诊病人在抢救、治疗的同时,应完善术前各项准备,进行胃肠减压、配血等。需手术治疗的非急诊病人,应常规术前准备。向病人及亲属解释手术的重要性和必要性。

(2)手术后护理

1)一般护理:胃肠功能恢复后给予流质饮食,3~5日后给予低脂肪、高蛋白、高维生素易消化食物,禁油腻食物及饱餐。

2)观察病情:密切观察生命体征,尤其是心率和心律的变化。观察腹部症状和体征,有无腹膜刺激征出现,胃肠功能恢复情况。观察、记录有无出血和胆汁渗出。黄疸程度、消退情况。

3)防治感染:观察病人体温变化,遵医嘱合理应用抗菌药物。

4)维持水、电解质和酸碱平衡:禁食、胃肠减压、胆管引流使消化液和体液丢失较多,应准确记录引流量;及时补充晶体和胶体液,以保持内环境稳定。

5)引流管的护理:术后常放置胃肠减压和腹腔引流管,术后2~3日,胃肠功能恢复后可拔除胃管;腹腔引流液小于10ml,无腹膜刺激征,可拔除腹腔引流管。若引流液含有胆汁,应考虑胆瘘发生,应妥善固定引流管,保持引流通畅,密切观察腹部体征变化,积极配合医师行非手术或手术治疗。

6)T形管引流的护理:

胆总管探查或切开取石术后常规放置T形管引流。主要目的是引流胆汁;引流残余结石;支撑胆道;术后可行T管造影、取石。

①妥善固定引流管:应用缝线或胶布将其妥善固定于腹壁,避免将管道固定在床上,以防病人在翻身或活动时牵拉而脱出。

②保持引流通畅:避免管道扭曲、折叠及受压,定期从引流管的近端向远端挤捏,以保持引流通畅。

③观察并记录胆汁的颜色、量及性状:正常胆汁呈黄绿色、清亮、无沉渣、有一定粘性。术后24小时内引流量为300~500ml,恢复饮食后,每日可有600~700ml,以后逐渐减少至每日200ml左右。若胆汁突然减少甚至无胆汁引出,提示引流管阻塞、受压、扭曲、折叠或脱出,应及时查找原因和处理;若引出胆汁量过多,常提示胆管下端梗阻,应进一步检查,并采取相应的处理措施。

④预防感染:病情允许时应采取半坐或斜坡卧位,以利于引流;平卧时引流管的远端不可高于腋中线,坐位、站立或行走时不可高于腹部手术切口,以防止胆汁逆流而引起感染。定期更换引流袋,并严格执行无菌技术操作;加强引流管口周围皮肤的护理。

⑤拔管:若T管引流出的胆汁色泽正常,且引流量逐渐减少,可在术后10日左右,试行夹管1~2日,若无发热、腹痛、黄疸等症状,可经T管作胆道造影,如造影无异常发现,在持续开放T管24小时充分引流造影剂后,再次夹管2~3日,病人仍无不适时即可拔管。拔管后残留窦道可用凡士林纱布填塞,1~2日内可自行闭合。

7)腹腔镜胆囊切除术后的护理:

①体位:手术时多采用全身麻醉,术后返回病房先取平卧位,病人血压平稳后改半卧位。术后6小时即可起床活动。

②饮食:本手术对腹腔内脏干扰小,一般术后6小时即可进食。如病人有恶心、呕吐等不适,可适当延迟进食。

③伤口护理:在腹部有4个约1cm大小的切口,术后多用创可贴粘贴保护,如无渗血、渗液无需特别处理。

④并发症的预防和护理:注意观察有无出血、胆瘘、胆道损伤等并发症。一旦发现异常,应及时报告医师处理。

(3)健康教育

1)合理饮食:选择低脂肪、高蛋白、高维生素易消化的食物。

2)自我监测:出现腹痛、发热、黄疸时及时到医院诊治。

3)T管护理:病人带T管出院时,应告知病人留置T管引流的目的,指导其进行自我护理。活动时注意避免引流袋扭曲或受压。避免举重物或过度活动,以防管道脱出或胆汁逆流。沐浴时应采用淋浴的方式,用塑料薄膜覆盖引流伤口处。引流管伤口每日换药一次,敷料被渗湿时,应及时更换,以防感染,伤口周围皮肤涂氧化锌软膏保护。每日同一时间更换引流袋,并记录引流液的量、颜色及性状。若引流管脱出、引流液异常或身体不适应及时就诊。针对本案例病人重点进行饮食方面的健康教育,避免高脂肪饮食,适当运动。

(五)护理评价

病人体液代谢是否维持平衡;疼痛是否得到有效控制;体温是否恢复正常,感染是否得到有效控制;营养状况是否得到改善或维持;并发症是否得到有效预防、及时发现与处理。

本章小结

胆道感染和胆石症常同时存在,两者互相影响。胆石有三种:胆色素结石、胆固醇结石和混合性结石,以胆固醇结石多见。胆囊结石主要表现为上腹部疼痛,向右肩背部放射,并伴有消化不良症状。胆管结石引起胆管梗阻伴胆管炎,可出现 Charcot 三联症。当胆管完全梗阻后引起急性梗阻性化脓性胆管炎,甚至危及生命。对手术后携带 T 管的病人护理尤其重要,要妥善固定,充分引流,观察并记录胆汁的量、颜色、性状,预防感染等。定期复查肝肾功能、电解质,术后 2 周行 T 管造影后拔除 T 管或行胆道镜取石。

本章关键词:胆囊炎;胆石病;急性梗阻性化脓性胆管炎

课后思考

1. 简述急性化脓性胆管炎的临床表现。
2. 简述腹腔镜胆囊切除术后的护理。
3. 叙述 T 管引流的目的、护理措施。

(唐丽玲)

第二十一章
胰腺疾病病人的护理

案例

病人女性,34岁,因"进食后腹痛、呕吐4小时余"入院。病人4小时前发生腹痛,呕吐数次,呕吐后症状不能缓解,弯腰屈曲位疼痛稍缓解。腹痛前曾进食油腻食物。既往有"胆囊泥沙样结石"病史。体检:T:37.8℃,BP100/60mmHg,神志清楚,上腹部轻压痛,无反跳痛。肠鸣音2次/分。彩超:胆囊结石,胰腺肿大。

问题:
1. 该病人可能的临床诊断是什么?如何进一步检查?
2. 若非手术治疗,该病人主要护理措施有哪些?

本章学习目标

1. 掌握胰腺疾病非手术治疗、手术前后护理措施。
2. 熟悉急性胰腺炎的病因、病理改变、临床表现、实验室检查及主要治疗方法;胰腺癌及壶腹部周围癌临床特点。
3. 胰腺疾病病情复杂,护理中体现对病人的关爱,了解相关疾病知识及康复出院后注意事项。

近年来,胰腺癌和胰腺炎的病人数量不断增加,胰腺疾病已经成为危害人民生活和健康的重要疾病。胰腺癌是常见的消化系统恶性肿瘤,因早期不易发现、切除率低、易复发、侵袭性强,近数十年来,其发病率在全球范围内呈逐渐升高趋势,在欧、美、日增长了2~4倍,已成为世界第四或第五大癌症死亡原因。本章重点介绍胰腺炎和胰腺癌的诊治和护理。

第一节 急性胰腺炎

一、疾病概要

急性胰腺炎(acute pancreatitis)是临床常见的急腹症。按病理分类可分为急性水肿性和急性出血坏死性胰腺炎,前者病情轻,易于治疗,预后好;后者病情凶险,发展迅猛,常累及全身多个脏器,死亡率高。近几十年来,随着对该种疾病的认识加深,疗效显著增加。

(一)病因

急性胰腺炎致病因素复杂,其中有少数病人找不到明确的发病原因,被称为特发性急性胰腺炎,在我国主要以胆道系统疾病为主,而西方国家主要与过量饮酒有关,具体如下:

1. 胆道疾病 在国内占急性胰腺炎发病原因的50%以上,称为胆源性胰腺炎。因主胰管和胆总管有"共同通道",胆总管下段结石、炎症、胆道蛔虫等可使胆汁反流入胰管,造成胰腺组织的损伤,产生急性胰腺炎。

2. 过量饮酒 为欧美国家主要致病因素。酒精可直接损伤胰腺腺泡细胞,还能刺激胰液分泌,引起十二指肠乳头水肿和Oddi括约肌痉挛,致胰液排出受阻,胰管内压力增大,胰液进入胰腺腺泡组织,激活各种酶原,对胰腺进行"自身消化"。

3. 暴饮暴食 促使胰液过度分泌,常并发胆管或胰管梗阻,胆汁及胰液排出受阻而引发急性胰腺炎。

4. 十二指肠液反流 如十二指肠炎症水肿等引起肠液反流进入胰腺,造成胰液中各种酶原在胰腺内提前激活,对胰腺造成一系列的酶性损害及自身消化。

5. 创伤因素 上腹部损伤及手术等,尤其是经Vater壶腹行各种操作,如内镜逆行胰胆管造影(ERCP)等易引起胰腺损伤,并发急性胰腺炎。

6. 高脂血症 随着人们生活水平的增高及饮食结构不合理,重症胰腺炎伴高脂血症的人逐渐增多。首先高脂血症可直接加重胰腺及其他脏器损害,其次甘油三酯在胰腺内所产生的游离脂肪酸对胰腺腺泡有直接破坏作用。

7. 其他:如感染、药物、内分泌、某些药物因素等。

(二)发病机制与病理

1. 发病机制 一般情况下,胰液中的各种酶原在胰腺内不被激活,当排出进入十二指肠时被激活并具有消化功能。在上述各种致病因素下,胰腺酶原在胰腺内提前被激活,对胰腺自身及周围组织产生自身消化,胰腺发生充血、水肿;当病因持续存在及发病早期即造成胰腺细胞大量破坏时,胰腺内大量酶原被激活,造成胰腺及周围组织出血、坏死,并产生大量液体,甚至出现休克症状,病情严重。

大量胰酶及毒素被吸收进入人体后,对人体的重要脏器如心、肝、脑、肺、肾等造成损害,引起多器官功能障碍。同时细菌毒素进入血液循环后,人体产生大量炎症介质而加重器官功能损害,此恶性循环连续不断,最终造成多器官功能衰竭。另外急性胰腺炎引起血流动力学改变加重胰腺血供障碍,使病情进一步恶化。

2. 病理改变 基本病理改变是胰腺呈不同程度的充血、水肿、出血和坏死。

急性水肿性胰腺炎:病情相对较轻,胰腺充血、变硬,包膜紧张,包膜下可有积液。大网膜可见散在粟粒样或斑块状的黄白色皂化斑(脂肪酶将脂肪分解后,与钙离子结合形成的脂肪酸钙)。腹水为淡黄色。

急性出血坏死性胰腺炎:病情危重,病变以胰腺实质出血、坏死为特征。严重者整个胰腺变黑,腹腔内、腹膜后可见广泛的皂化斑或脂肪坏死。腹腔积液为血性。晚期坏死组织合并感染,形成胰周脓肿。

（三）临床表现

由于病变的程度不同,病人的临床表现也有较大差异。急性水肿性胰腺炎临床过程相当和缓,一般预后良好；急性出血坏死性胰腺炎病情较重,死亡率高。

1. 腹痛　最主要的症状（约 95% 的病人）,多为突发性上腹或左上腹持续性剧痛或刀割样疼痛,伴有阵发加剧。腹痛常在饱餐或饮酒后发生,可因进食而加剧,可波及脐周或全腹。常向左肩或两侧腰背部放射。疼痛在弯腰或坐起前倾时可减轻。

2. 恶心呕吐　约 2/3 的病人有此症状。发作频繁,早期为反射性,内容为食物、胆汁。晚期是由于麻痹性肠梗阻引起,呕吐物为粪样。如呕吐蛔虫者,多为并发胆道蛔虫病的胰腺炎。酒精性胰腺炎者的呕吐常于腹痛时出现,胆源性胰腺炎者的呕吐常在腹痛发生之后。

3. 腹胀　与腹痛同时存在。是腹腔神经丛受刺激产生肠麻痹的结果。腹腔积液、胃肠积液或积气均可加重腹胀。腹膜炎伴进行性腹胀是病情恶化的重要标志之一。

4. 其他　大网膜、腹膜上的脂肪组织被消化分解成脂肪酸,后者与钙结合为不溶性的脂肪酸钙,因而血清钙下降病人可出现手足抽搐；胆源性胰腺炎合并胆道感染病人常有寒战、发热；坏死性胰腺炎病人可有脉搏细速、血压下降、四肢湿冷等休克表现；部分病人合并胰性脑病,出现意识模糊、神经精神异常、躁狂状态、昏迷等。晚期,坏死性胰腺炎合并多器官功能障碍综合征,出现相应的临床表现。

5. 腹膜炎体征　急性水肿性胰腺炎常只有上腹部压痛,无肌紧张和反跳痛。急性出血坏死性胰腺炎腹部压痛明显,并有肌紧张和反跳痛,范围较广,可叩出移动性浊音。

（四）辅助检查

1. 实验室检查

（1）淀粉酶测定：血尿淀粉酶是诊断胰腺炎的常规检查方法之一,血清淀粉酶在发病后 2~3 小时开始升高,24 小时达到高峰,持续 4~5 天；尿淀粉酶发病后 24 小时开始上升,48 小时达到高峰,下降缓慢,持续 1~2 周。血淀粉酶＞5000U/L（Somogyi 法）或尿淀粉酶＞3000U/L（Somogyi 法）,具有诊断意义。但淀粉酶升高幅度和病变的严重程度不一定成正比。

（2）血生化测定：血钙下降,若血钙＜2.0mmol/L,预示病情严重,预后不良。禁食状态下血糖＞11.0 mmol/L,常提示胰腺坏死,预后不良。

2. 影像学检查

（1）腹部 B 超：是诊断急性胰腺炎的影像学首选检查,可发现胰腺肿大、有无腹水及胆道结石等,常因肠管积气而影响诊断效果。

（2）CT 及 MRI：对胰腺炎尤其是出血坏死性胰腺炎的诊断提供了很大的帮助,较清晰地显示胰腺及周围组织,准确反应坏死及胰腺外组织侵犯的程度及诊断胰腺脓肿、假性囊肿等并发症,该项检查现在已作为临床评价胰腺炎严重程度及预后的主要方法。

（3）胸腹部 X 线：能判断肠管积气扩张程度及胸腔反应性积液情况。

(五)治疗原则

1. 非手术治疗 主要适用于急性水肿性胰腺炎及出血坏死性胰腺炎尚未发生感染的病人。

(1)禁食、胃肠减压:减少胰液及胰酶的分泌,防止呕吐,减轻腹胀。

(2)补充血容量、防治休克:通过静脉补充足够的液体,维持血压,改善微循环,并纠正电解质、酸碱平衡失调。

(3)抑制胰腺分泌:主要是抑酸及抑胰酶制剂的应用,抑肽酶可抑制胰蛋白酶合成、H_2 受体阻滞剂可间接抑制胰腺分泌,而生长抑素常用于病情危重的病人。

(4)解痉和镇痛:对于诊断明确的病人可适当使用止痛药及解痉药,但切勿使用吗啡,以免引起 Oddi 括约肌痉挛。

(5)营养支持:急性胰腺炎病人治疗期间常规禁食,主要通过完全胃肠外营养,部分手术病人病情平稳、肠蠕动恢复后可通过造瘘管输入营养液支持治疗,增强体质,为基本治疗。

(6)抗生素的应用:急性胰腺炎早期可选用广谱抗生素预防,随着疾病的进展或继发感染等,可根据细菌培养和药物敏感试验结果选用适当的抗生素治疗。

(7)腹腔灌洗:灌洗的目的是将胰腺炎渗出液中含有的多种毒性物质和有害物质如淀粉酶等,引出体外减少中毒,并能将继续坏死的胰组织引出体外。

案例分析1:该病人油腻饮食后发生上腹部疼痛、呕吐,弯腰屈曲位疼痛稍缓解,既往有"胆囊结石"病史,彩超检查支持上述诊断,但胰腺肿大。故临床诊断:胆囊结石、胆源性胰腺炎。为明确诊断,应进一步检查血常规、血及尿淀粉酶、胰腺CT等。

2. 手术治疗 经非手术治疗,病情继续恶化;胰腺和胰周坏死组织继发感染;伴胆总管下端梗阻或胆道感染;合并肠穿孔、大出血或胰腺假性囊肿;不能排除其他急腹症者,应考虑手术治疗。

手术方式主要为坏死组织清除和腹腔引流术。

二、护 理

(一)护理评估

1. **健康史** 了解病人的生活及饮食习惯。注意询问病人发病前有无暴饮暴食及高脂饮食,既往有无慢性胰腺炎及胆道系统疾病史。

2. **身体状况** 腹痛的部位、性质;呕吐物颜色、量及性状等;病人的生命体征及是否合并休克,心率及呼吸有无增快,尿量及意识状态等;有无腹膜炎体征及程度、范围;血、尿淀粉酶值是否正常;胰腺影像学检查结果如何;有无水、电解质平衡失调及凝血功能障碍。

3. **心理社会状况** 评估病人及亲属对疾病的了解程度,病人的疾病情况以及病人对此的反应。胰腺炎疾病复杂,治疗过程长,治疗期间病人病情可能会恶化甚至死亡,治疗费用较高,详细了解病人家庭的经济状况及治疗配合情况。

(二)护理诊断/问题

1. **急性疼痛** 与胰腺及周围组织炎症有关。

2. 有体液不足的危险　与呕吐、禁食及感染性休克有关。

3. 营养失调:低于机体需要量　与禁食、炎性渗出、机体消耗大有关。

4. 潜在并发症　多器官功能障碍综合征、感染、出血、胃肠道瘘等。

(三)护理目标

病人疼痛得到控制或缓解,维持正常体液量,皮肤弹性好,血压和心率平稳。通过营养支持,病人营养状况得以维持在目标状态。与疾病相关并发症能及时发现及处理。

(四)护理措施

1. 非手术治疗及手术前护理

(1)一般护理:绝对卧床休息,病人可取屈膝侧卧位,剧痛而辗转不安者防止坠床。禁食、胃肠减压,以减少胰液的分泌。待腹痛和呕吐基本缓解后可由小量低脂、低糖流质开始,逐步恢复到普食,但忌油腻食物和饮酒。

(2)病情观察:密切观察神志、生命体征和腹部体征的变化,特别要注意有无高热不退、腹肌强直、肠麻痹等重症表现,及时发现胰腺坏死。监测血电解质、血气分析、酸碱平衡和肝肾功能指标,及时发现与处理脏器功能衰竭。

(3)补液护理:准确记录 24 小时液体出入量。必要时留置中心静脉导管,监测中心静脉压的变化。根据病人脱水程度、年龄和心功能状况调整输液速度。遵医嘱使用解痉药、胰酶抑制药、制酸剂及抗生素,注意药物的副作用。

(4)心理护理:护士应为病人提供安全、舒适的环境,同情与关心病人,耐心解答病人提出的问题,指导病人减轻疼痛的方法,解释禁食水的意义,配合病人亲属,帮助病人树立战胜疾病的信心。

案例分析 2:急性胰腺炎非手术治疗的护理,强调严格禁食、胃肠减压,并给予抗胰酶药物以减少胰腺分泌,其次,遵医嘱补液并使用抗生素防止感染,应用解痉或止痛药物减轻症状,维持营养素供给,密切注意病情变化,及早发现可能发生的并发症。

2. 手术后护理

(1)术后各种管道的护理:病人可能同时有胃管、尿管、氧气管、输液管、气管切开管、肠道瘘管、T 形引流管以及腹腔冲洗引流管等,护理要注意:妥善固定各种引流管,防止滑脱;了解每根导管的位置及作用,做好标记;防止引流管堵塞、受压、扭曲,保持引流通畅;外接的消毒引流瓶、管道应定期更换,注意无菌操作;准确记录各种引流物的性状、颜色、量。

(2)伤口的护理:观察有无渗液、有无裂开,按时换药;并发胰外瘘时,要注意保持负压引流通畅,可用氧化锌糊剂保护瘘口周围皮肤。

(3)营养方面的护理:长时间禁食、发热等导致机体消耗比较大,要注意及时补充营养,使机体达到正氮平衡,以利于组织修复。发病初期可采用完全胃肠外营养,以减少对胰腺分泌的刺激;2~3 周后,轻症急性水肿性胰腺炎多可经口摄食,若病情稳定,急性坏死性胰腺炎可采用经空肠造瘘口灌注要素饮食,不足部分由胃肠外营养补充。有深静脉营养导管者,按中心静脉常规护理。

(4)防治术后并发症:积极预防,及时发现及处理各种术后并发症。

1)术后出血:定时监测血压、脉搏,观察并记录病人的排泄物、呕吐物的颜色及量。及时清理血迹和倾倒胃肠引流液,避免不良刺激;按医嘱给予止血药物,做好急诊手术止血的准备。

2)胰腺及腹腔脓肿:急性胰腺炎病人术后2周若出现发热、腹部肿块,应检查并确定有无胰腺脓肿或腹腔脓肿发生。

3)胰瘘、胆瘘或肠瘘:部分出血坏死性胰腺炎,可并发胰瘘、肠瘘或胆瘘。若腹壁渗出或引流管引流出无色透明的腹腔液或胆汁样液体时,应考虑胰瘘或胆瘘;腹部出现明显的腹膜刺激征,有含粪便的内容物流出,则要考虑肠瘘。应保持负压引流流畅,保持瘘口周围皮肤干燥,涂以氧化锌软膏保护创口周围皮肤,防止上述漏出液对皮肤的浸润和腐蚀。

其他如多器官功能障碍综合征的预防与护理参见相关章节。

(5)健康指导:帮助病人及家属正确认识胰腺炎,强调预防复发的重要性。避免暴饮暴食和酗酒,积极治疗胆道疾病,避免高脂饮食,防止诱发急性胰腺炎。

(五)护理评价

病人自述腹痛是否缓解,有无脱水、电解质失调表现,生命体征是否平稳。病人的营养状况如何,是否逐步恢复经口进食。并发症是否得到预防、及时发现与处理。

第二节 胰腺癌和壶腹部周围癌

一、疾病概要

胰腺癌(cancer of the pancreas)是常见的消化系统恶性肿瘤之一,好发于40岁以上男性,男女发病比例约为1.5∶1。本病早期诊断困难,大多数病人发现后一年内死亡,包括胰头癌、胰体尾部癌,其中胰头癌最常见。壶腹部周围癌(periampullary carcinoma)主要指壶腹部、胆总管下段和十二指肠乳头附近的恶性肿瘤,一般恶性程度低于胰头癌,手术切除率和术后5年生存率明显高于胰头癌。

(一)病因

具体病因尚不明确,根据统计发现可能与吸烟、高蛋白和高脂饮食、糖尿病、慢性胰腺炎及遗传等因素有关。

(二)病理生理

胰腺癌中导管腺癌占80%～90%,主要由分化不同程度的导管样结构的腺体构成,伴有丰富的纤维间质。其次为黏液性囊腺癌和腺泡细胞癌。胰头癌主要通过淋巴转移,也可直接浸润邻近脏器,部分病例血行转移至肝、肺等处。壶腹部周围癌以腺癌最多见,淋巴转移比胰头癌晚。

(三)临床表现

1.上腹部不适及隐痛 是胰腺癌最常见的首发症状。肿瘤常致胰管或胆管梗阻,胆汁排泄不畅,胆道内压力升高,胆管及胆囊均有不同程度的扩张,病人可觉上腹部持续进行性加重的钝痛、胀痛,可放射至腰背部,晚期癌肿侵及腹腔神经丛,疼痛剧烈,夜间尤甚。

2. 黄疸　是胰头癌的突出表现,为癌肿侵入或压迫胆总管所致。肿瘤部位若靠近壶腹周围,黄疸可较早出现。黄疸常呈持续且进行性加深。大便色泽变淡,甚至呈陶土色。皮肤黄染伴瘙痒。壶腹部周围癌黄疸呈波动性,与肿瘤坏死有关,是不同于胰头癌的重要特征。

3. 消化道症状与消瘦　乏力与食欲不振甚为常见,尚可伴有腹泻、便秘、腹胀、恶心等胃肠道症状。部分病例可出现脂肪泻和高血糖、糖尿。约90%病人有明显的体重减轻,在晚期常伴有恶病质。

4. 其他　若癌肿继发胆道感染,病人可出现发热,易误诊为胆道疾病。部分病人腹部可扪及肿大的胆囊。晚期病人,上腹部偶可触及质硬、固定的肿块,可有腹水或远处转移症状。

(四)辅助检查

1. 实验室检查　生化检查:血清胆红素及转氨酶升高,血、尿淀粉酶可有一过性升高,伴有空腹或餐后血糖升高。免疫学检查:目前尚未发现特异性的胰腺癌标记物,糖类抗原19-9(CA19-9)常用于胰腺癌的辅助诊断及术后随访。

2. 影像学检查　腹部B超是胰腺癌和壶腹部周围癌的常规影像学检查之一,可显示胆道系统扩张及占位病变情况。腹部CT及MRI效果优于B超,对判断肿瘤部位、定位、周围组织有无浸润和淋巴结转移很有价值。ERCP、PTC显示胆管扩张程度、梗阻部位很有价值,但创伤相对较大。

3. 细胞学检查　在B超或CT下穿刺肿瘤部位行细胞学检查,明确诊断肿瘤性质及病理类型。

(五)治疗原则

1. 手术治疗　根治性切除是治疗胰腺癌及壶腹部周围癌的首选方法。不能切除者行姑息性手术,辅以化疗或放疗。常用的手术方式有:Whipple手术(胰头十二指肠切除术)、PPPD(保留幽门的胰头十二指肠切除术)、姑息性手术等。

2. 化学治疗　术后可用以5-FU和丝裂霉素为主的化疗方案。

3. 其他　放疗、中医中药等。

二、护　理

(一)护理评估

1. 健康史　详细了解病人的生活环境及饮食习惯,注意询问病人是否长期高蛋白和高脂肪饮食、长期大量酗酒、接触有毒物质及抽烟病史,发病前有无暴饮暴食及饮酒,既往有无慢性胰腺炎、有无家族胰腺肿瘤疾病史等。

2. 身体状况　病人腹痛的部位、性质、程度、持续时间、伴随症状,以及加重或缓解的因素。腹部压痛部位、可否触及肿块及肝脏,肿块的大小、质地,腹部有无移动性浊音等。近期有无体重下降、消化不良、皮肤瘙痒等症状。黄疸出现的时间和程度,有无恶液质表现。了解相关辅助检查结果,判断有无手术禁忌症及病人对手术的耐受力状况。

3. 心理社会状况　病人及家属对此类疾病的认知及了解,患病后的心理承受情况及反应,了解病人家庭经济状况,对治疗的配合情况等。

(二)护理诊断/问题

1. 焦虑　对癌症的恐惧及癌症的治疗及预后的担忧有关。
2. 急性疼痛　与胰腺及周围组织炎症有关。
3. 营养失调:低于机体需要量　与呕吐、禁食及癌肿消耗有关。
4. 潜在并发症　出血、感染、胰瘘、胆瘘等。

(三)护理目标

病人焦虑与恐惧减轻;疼痛得到缓解或消失。病人营养状况得到改善。并发症能避免或及时发现、处理。

(四)护理措施

1. 手术前护理

(1)疼痛护理:对于剧烈疼痛难以忍受的病人,可以给予适当的镇痛药物,并了解不良反应。

(2)维持水电解质平衡:禁食或不能进食的病人补充足够的液体,维持生理需要量及纠正电解质紊乱。

(3)改善营养状况及控制血糖:体质差及进食不足的病人需要通过静脉补充足够的营养以适应机体需要及消耗,并动态监测血糖,合并高血糖需要应用胰岛素控制,并调节用量,防止发生低血糖反应。

(4)防治感染:对于此类病人机体抵抗力弱,易并发感染,术前适当应用抗生素预防或治疗感染。

(5)经皮肝穿刺胆管造影胆管引流术(PTCD)的护理:PTCD可减轻黄疸程度,改善手术前肝功能,减轻皮肤瘙痒。一般置管2周,对胆道感染者适当延长引流时间,炎症控制后及时手术治疗。

(6)保肝治疗:手术前1周行保肝治疗,并注意补充维生素K,纠正凝血功能异常。

(7)其他:术前常规胃肠道准备及其他术前相关准备,并使用适当的方法与病人沟通,增强病人战胜疾病的信心。

2. 手术后护理

(1)病情观察:术后严密观察病人呼吸、脉搏和血压变化;监测肝肾功能、血糖变化;并积极做好各种应急抢救准备。

(2)安置卧位:术后麻醉未清醒之前常规取平卧位。待病人清醒、生命体征平稳后取半卧位,有利于引流及减轻腹壁切口张力。

(3)抗感染、控制血糖:术后使用有效广谱抗生素及定时监测病人血糖、酮体等,调整胰岛素用量。必要时,皮下埋置胰岛素泵。

(4) 维持水电解质酸碱平衡,加强营养支持:准确记录出入量,定时监测电解质,术后禁食期间加强营养供给,充分补给热量、氨基酸、维生素等,根据需要输血浆、红细胞或白蛋白。

(5) 引流管护理:妥善固定引流管,保持引流通畅,防止管道受压、折叠等,按时更换。了解各种引流管的部位和作用,观察、记录引流液的量、颜色及性状,如发现异常,立即报告医师作相关处理。腹腔引流一般放置 5~7 天,胃肠减压一般待病人肠蠕动恢复,肛门排气后拔除,胆管引流 2 周左右,胰管引流 2~3 周后拔除。

(6) 并发症的观察:胰腺癌或壶腹部周围癌,手术较大,易发生术后并发症。如术后出血、胰瘘、胆瘘、切口感染或裂开、腹腔感染、继发性糖尿病等。应区别不同情况,配合诊疗工作,拟定相应的护理计划。

3. 健康教育　年龄在 40 岁以上,近期出现持续性上腹部疼痛、食欲减退、消瘦等症状时,应及时去医院就诊,注意对胰腺做进一步检查。鼓励病人术后高蛋白、低脂、高维生素饮食,少食多餐,避免暴饮暴食,戒烟酒。嘱病人定期检测血糖及尿糖,发现异常,早期处理。术后 3 周复诊,确定能否化疗,以后 3~6 个月复查一次,防止肿瘤复发。

(五) 护理评价

病人焦虑是否减轻,能否配合医疗及护理。病人自述疼痛是否减轻或消失,营养需要是否得到满足,有无体重下降。术后并发症是否得到预防、及时发现与有效处理。

本章小结

急性胰腺炎可分为急性水肿性和急性出血坏死性胰腺炎。主要表现为上腹部疼痛伴血尿淀粉酶升高。急性出血坏死性胰腺炎伴明显的腹膜刺激征,CT 可为诊断提供重要的依据。非手术治疗及护理主要为禁食、抑制胰腺分泌、解痉止痛、抗感染等,急性出血坏死性胰腺炎多需手术治疗。术后注意病情观察,各种引流管的护理,手术后并发症的观察与护理。

胰腺癌主要表现为腹痛、黄疸、消瘦。术前护理重点是营养支持、改善凝血功能、保护肝功能,术后护理重点是病情观察以及并发症的观察与护理。

本章关键词:胰腺炎;胰腺癌;壶腹部;肿瘤;护理

课后思考

1. 急性胰腺炎的并发症及相关护理要点?
2. 简述胰腺癌与壶腹周围癌的临床特点、主要护理措施。

(陶磊)

第二十二章
外科急腹症病人的护理

案例

男性,30岁,突发性上腹部疼痛,蔓延至全腹6小时,腹痛呈持续性。体检:急性面容,呼吸急促,腹部呈板样,全腹有明显压痛及反跳痛,肝浊音界缩小,移动性浊音(±),肠鸣音消失,血常规示 WBC $18\times10^9/L$,中性粒细胞比例0.9。既往史:十二指肠球部溃疡。

问题:
1. 该病人急性腹痛的原因可能是什么?哪些辅助检查有助明确病因?
2. 根据腹痛的特点分析可能属于什么性质的腹痛?
3. 该病人目前最主要的护理问题是什么?应采取哪些急救护理措施?

本章学习目标

1. 掌握急腹症的病因、临床表现和护理。
2. 熟悉急腹症的腹痛特点和治疗原则。
3. 了解急腹症的病理生理变化。
4. 注意保护病人隐私,尊重理解病人。

急腹症(acute abdomen)是指以急性腹痛为主要表现,需要早期诊断和紧急处理的腹部疾病。其临床特点是起病急、病情重、发展迅速、病情多变,因诊断、治疗困难而给病人带来严重危害甚至死亡,而且在治疗护理过程中,也易出现诸多并发症。因此,进行及时的病情观察并采取正确的护理措施十分重要。

一、疾病概要

(一)病因

腹部损伤、腹腔内急性感染、腹腔内脏破裂、穿孔、梗阻、扭转、缺血和出血等,常是引起外科急腹症的重要原因。

1. **感染性疾病** 如急性胆囊炎、胆管炎、胰腺炎、阑尾炎,消化道或胆囊穿孔、肝或腹腔脓肿破溃。案例中病人既往有十二指肠球部溃疡病史,突发上腹疼痛,可能是消化道穿孔引起。
2. **出血性疾病** 如腹部外伤导致的肝脾破裂、腹腔内动脉瘤破裂、肝癌破裂等。
3. **空腔脏器梗阻** 如肠梗阻、肠套叠、结石或蛔虫症引起的胆道梗阻、泌尿系结石等。
4. **缺血性疾病** 如肠扭转、肠系膜动脉栓塞、肠系膜静脉血栓形成等。

(二)病理生理

1. **内脏痛** 局部病变的病理性刺激由内脏传入纤维(自主神经)传入中枢神经系统并产生内脏疼痛感觉。其特点为:疼痛定位不精确;痛觉迟钝,对刺、割、灼等刺激不敏感,一般只对较强的张力(牵拉、膨胀、痉挛)及缺血、炎症等几类刺激较敏感;常伴有消化道症状,出现反射性恶心、呕吐。
2. **躯体痛** 特点为感觉敏锐,定位准确。系受脊髓神经支配的壁腹膜受到腹腔内炎性或化学性渗出物刺激后产生的体表相应部位的持续性锐痛。如急性化脓性阑尾炎,当波及壁腹膜时,可出现明确的麦氏点疼痛和右下腹局限性腹膜刺激征表现。
3. **牵涉痛** 又称放射痛,指某个内脏病变产生的痛觉信号被定位于远离该内脏的身体其他部位,如急性胆囊炎出现右上腹或剑突下疼痛的同时常伴有右肩背部疼痛;急性胰腺炎在上腹痛同时可伴有左肩至背部疼痛等。

(三)临床表现

腹痛是外科急腹症的主要临床症状,常同时伴有恶心、呕吐、腹胀等消化道症状或发热,腹痛的临床表现、特点和程度随病因或诱因、发生时间、始发部位、性质、转归而不同。特点为先有腹痛后有发热。

1. **胃十二指肠穿孔** 突发性上腹部刀割样疼痛,很快扩散到全腹,常伴有轻度休克症状。体格检查有明显腹膜刺激征,腹部呈板状,肝浊音界明显缩小或消失。
2. **胆道系统结石或感染** 急性胆囊炎、胆石症病人为右上腹疼痛,呈持续性,伴右侧肩背部牵涉痛;胆管结石及急性胆管炎病人有典型的 Charcot 三联症,即腹痛、寒战高热和黄疸;急性梗阻性化脓性胆管炎病人除有 Charcot 三联症外,还可有神经精神症状和休克,即 Reynolds 五联症。
3. **急性胰腺炎** 为上腹部持续性疼痛,伴左肩或左侧腰背部束带状疼痛;病人在发病早期即伴恶心、呕吐,但恶心、呕吐后腹痛不缓解。可有腹胀,表现为麻痹性肠梗阻。急性出血坏死性胰腺炎病人可伴有休克症状。
4. **肠梗阻、肠扭转和肠系膜血管栓塞** 肠梗阻、肠扭转时多为中上腹部疼痛,呈阵发性绞痛,随病情进展可表现为持续性疼痛、阵发性加剧,伴呕吐、腹胀和肛门停止排便、排气;肠系膜血管栓塞或绞窄性肠梗阻时呈持续性胀痛,呕吐物、肛门排出物和腹腔穿刺液呈血性液体。
5. **急性阑尾炎** 转移性右下腹痛伴呕吐和不同程度发热。右下腹有固定性压痛,以麦氏点最显著。

6. **内脏破裂出血** 突发性上腹部剧痛,腹腔穿刺液为不凝固的血液。

7. **肾或输尿管结石** 上腹部和腰部钝痛或绞痛,可沿输尿管行经向下腹部、腹股沟区或会阴部放射,可伴呕吐和血尿。

（四）辅助检查

1. **实验室检查** 腹腔内出血常表现为血红蛋白和血细胞比容降低。腹腔内感染病人的白细胞及中性粒细胞计数多升高。泌尿系结石病人的尿液中有红细胞。梗阻性黄疸病人的尿胆红素检测为阳性。消化道出血病人粪便隐血试验多为阳性。急性胰腺炎病人可见血、尿淀粉酶值升高。

2. **影像学检查** 包括腹部 X 线、B 超、CT 和 MRI 检查。

(1) X 线检查:

1) X 线透视或平片:消化道穿孔可见膈下游离气体;机械性肠梗阻时腹部立位平片可见肠管内存在多个气液平面,麻痹性肠梗阻时可见普遍扩张的肠管;胆结石或泌尿系结石时腹部 X 线片可见阳性结石影。

2) 碘油或水溶性造影剂造影:有助于明确部分消化道梗阻的部位和程度。

3) 钡剂灌肠或充气造影:肠扭转时可见典型的鸟嘴征,肠套叠时可见杯口征。

(2) B 超检查:是诊断腹腔内实质性脏器损伤、破裂和占位性病变的首选方法,亦有助于了解腹腔内积液、积血的部位和量。胆囊和泌尿系结石时可见回声。

(3) CT 或 MRI:对实质性脏器的病变、破裂、腹腔内占位性病变及急性出血坏死性胰腺炎的诊断均有价值。

(4) 血管造影:对疑有腹腔内脏,如胆道、小肠等出血及肠系膜血管栓塞的诊断有帮助。

3. **内镜检查** 胃镜及 ERCP 有助于胃、十二指肠疾病及胰、胆管疾病诱发的急腹症的诊断。肠镜检查可发现小肠和结、直肠病变。腹腔镜检查有助于部分疑难急腹症或疑有妇科急腹症的诊断。

4. **诊断性穿刺** 用于不易明确诊断的急腹症。在任何一侧下腹部,脐与髂前上棘连线的中外 1/3 交界处做穿刺,若抽出不凝固性血性液体,多提示腹腔内脏出血;若是混浊液或脓液,多为消化道穿孔或腹腔内感染;若系胆汁性液体,常是胆囊穿孔;若穿刺液的淀粉酶测定结果阳性即考虑为急性胰腺炎。女性病人疑有盆腔积液、积血时,可经阴道后穹隆穿刺协助诊断。

案例分析 1: 根据病人既往十二指肠溃疡病史,突发上腹疼痛,腹膜刺激征阳性,肝浊音界缩小等症状和体征,可能发生十二指肠溃疡穿孔。建议 X 线透视或平片检查膈下有无游离气体,必要时可行诊断性腹腔穿刺,若抽出含有食物残渣的混浊液体即可明确病因。

（五）治疗原则

1. **非手术治疗**

(1) 密切观察生命体征和腹部体征:对诊断尚未明确的急腹症病人,禁用吗啡、哌替啶等麻醉性止痛剂,以免掩盖病情;禁止给病人灌肠和用热水袋热敷,禁用泻药。

(2) 禁食,胃肠减压,补液,纠正水、电解质紊乱,记出入量。

（3）药物治疗：包括解痉和抗感染治疗；出现休克时，应予以抗休克治疗，同时做好手术前准备。

（4）观察辅助检查结果的动态变化，以助及时判断病情变化。

2.手术治疗

（1）诊断明确，需立即处理的急腹症病人，如腹部外伤、溃疡穿孔致弥漫性腹膜炎、化脓性或坏疽性胆囊炎、化脓性梗阻性胆管炎、急性阑尾炎、完全性肠梗阻、异位妊娠破裂等。

（2）对诊断不明，但腹痛和腹膜炎体征加剧，全身中毒症状加重者，应在经非手术治疗的同时，积极完善术前准备，尽早进行手术治疗。

二、护　理

（一）护理评估

1.健康史　病人的年龄、性别、职业；腹痛发生的时间、与饮食的关系、与腹痛加剧或缓解相关的因素；病人的既往史及女性病人的月经、生育史。

2.身体状况　腹痛的部位、程度和性质，伴随症状，腹膜刺激征的程度及范围。病人的意识状态；生命体征；皮肤黏膜的色泽、温度和弹性；呕吐物的颜色和性状；粪便的颜色和性状及尿量。辅助检查：包括常规检查和重要脏器功能的监测。

3.急腹症的鉴别

（1）炎症性病变：根据腹痛的部位和性质，并结合病史和其他表现及辅助检查等可明确诊断。一般起病缓慢，腹痛由轻至重，呈持续性；体温升高，血白细胞及中性粒细胞增高；有固定的压痛点，可伴有反跳痛和肌紧张。

（2）穿孔性病变：依据病史，选择性腹腔穿刺等有助于诊断。腹痛突然，呈刀割样持续性剧痛；迅速出现腹膜刺激征，容易波及全腹，但病变处最为显著；有气腹表现如肝浊音界缩小或消失，X线见膈下游离气体；有移动性浊音，肠鸣音消失。

（3）出血性病变：多在外伤后迅速发生，也见于肝癌破裂出血。以失血表现为主，常导致失血性休克，可有不同程度的腹膜刺激征；腹腔积血在500ml以上时移动性浊音阳性。腹腔穿刺可抽出不凝固性血液。

（4）梗阻性病变：起病较急，以阵发性绞痛为主。发病初期多无腹膜刺激征。结合其他伴随症状（如呕吐、大便改变、有无肛门排便排气停止、黄疸、血尿等）和体征，以及有关辅助检查，将有助于对肠绞痛、胆绞痛、肾绞痛的病情诊断和估计。

（5）绞窄性病变：病情发展迅速，常呈持续性腹痛阵发性加重或持续性剧痛。容易出现腹膜刺激征或休克。可有黏液血便或腹部局限性固定性浊音等特征性表现。根据病史、腹痛部位、化验及其他辅助检查可明确诊断。

4.心理社会状况　病人及亲属对疾病的认知、心理承受程度及期望。

案例分析2：根据病人既往十二指肠溃疡病史，突发上腹疼痛，全腹有压痛和反跳痛，腹肌紧张呈板样腹，肝浊音界缩小，移动性浊音（±）肠鸣音消失，可能发生穿孔性病变。如X线见膈下游离气体，腹腔穿刺抽出含有食物残渣的混浊液体更能明确病因。

(二)护理诊断/问题

1.急性疼痛　与腹腔内器官炎症、扭转、破裂、出血、损伤和手术有关。
2.有体液不足的危险　与腹腔内脏破裂出血、腹膜炎症导致的腹腔内液体渗出、呕吐或禁食、胃肠减压等所致的液体丢失有关。
3.体温过高　与腹腔内炎症或继发腹腔感染有关。
4.恐惧　与未曾经历过此类腹痛有关。
5.潜在并发症　腹腔内残余脓肿、瘘和出血。

(三)护理目标

1.病人自诉疼痛得到缓解或控制。
2.病人未发生水、电解质和酸碱代谢紊乱。
3.病人感染得到有效控制,体温恢复正常。
4.病人恐惧与焦虑得以减轻或缓解,情绪稳定。
5.病人未发生腹腔内残余脓肿、瘘和出血等并发症或得到及时发现和处理。

(四)护理措施

1.非手术治疗的护理
(1)观察病情:密切观察病人腹痛的部位、性质、程度和伴随症状有无变化,及其与生命体征的关系。注意有无水、电解质紊乱或休克表现。
(2)体位:休克病人取中凹卧位;非休克病人宜取半卧位。
(3)禁食和胃肠减压:禁食并通过胃肠减压抽吸出胃内残存物,减少胃肠内的积气、积液,减少消化液和胃内容物自穿孔部位漏入腹膜腔,从而减轻腹胀和腹痛。禁止灌肠。
(4)维持水、电解质、酸碱平衡:迅速建立静脉通道,必要时输血或血浆等。防治休克,纠正水、电解质、酸碱平衡紊乱,准确记录出入水量。
(5)解痉和镇痛:在病情观察期间应慎用镇痛剂,对诊断明确的单纯性胆绞痛、肾绞痛等可给解痉剂和镇痛药。
(6)心理护理:主动关心病人。适当地向病人及亲属说明病情变化及有关治疗方法、护理措施的意义,稳定其情绪。

2.手术治疗的护理
(1)手术前护理:及时做好药物过敏试验、配血、备皮、有关常规实验室检查或器官功能检查等,以备应急手术的需要。
(2)手术后护理:
1)体位:麻醉清醒后取半卧位,有助减轻腹壁张力,减轻疼痛。
2)禁食和胃肠减压:保持有效引流,及时观察与记录引流情况。胃肠蠕动恢复后逐渐恢复饮食,对年老、体弱、低蛋白血症等高危病人,应积极给予肠内、外营养支持。
3)疼痛护理:术后切口疼痛病人,可遵医嘱予以止痛措施,如通过 PCA 和药物镇痛等。
4)有效引流:腹腔内置引流管时,须保持引流通畅,并观察引流液的量、色和性状。

5)并发症预防和护理:若引流物为肠内容物或浑浊脓性液体、病人腹痛加剧,出现腹膜刺激征,同时伴发热、白细胞计数及中性粒细胞比例上升,多为腹腔内感染或瘘可能,应及时报告医师。若病人出现脉搏增快、面色苍白、皮肤湿冷、血红蛋白值及血压进行性下降,提示有腹腔内出血。

6)生活护理:加强基础护理和生活护理,预防压疮的发生。

3.健康教育

(1)说明饮食管理的必要性,保持清洁和易消化的均衡饮食,形成良好的饮食和卫生习惯。

(2)积极控制诱发急腹症的各类诱因,如有溃疡病者,应按医嘱定时服药;胆道疾病和慢性胰腺炎者需适当控制油腻饮食;反复发生粘连性肠梗阻者应避免暴饮暴食及饱食后剧烈运动。

(3)急腹症行手术治疗者,术后应早期开始活动,以预防粘连性肠梗阻。

(五)护理评价

1.病人腹痛是否得以缓解。

2.病人体液是否维持平衡,或已发生的代谢紊乱有否纠正。

3.病人感染是否得到有效控制,体温是否恢复正常。

4.病人能否主动表述内心的恐惧和焦虑,能否积极配合各项治疗、检查和护理,情绪是否稳定。

5.并发症是否得到有效预防、及时发现与处理。

案例分析3:病人以突发上腹疼痛就诊,目前最主要的护理问题是急性疼痛,与消化道穿孔有关。应采取半卧位,禁食和胃肠减压,维持体液平衡,抗感染治疗等护理措施;观察腹痛变化,做好心理护理及急诊手术前准备。

本章小结

急腹症是外科常见疾病之一,感染性疾病、出血性疾病、空腔脏器梗阻、缺血性疾病等是外科急腹症的主要原因。主要症状有腹痛、胃肠道症状和感染症状,特点为先有腹痛后发热。护理时重点观察病情、禁食和胃肠减压、解痉和镇痛、维持水、电解质、酸碱平衡,做好术前各种准备。

由于急腹症起病急,病情变化快,病情重,如护理、观察不细致则可能延误诊治,甚至危及病人的生命。因此,护理人员必须熟悉急腹症的发生原因,掌握其发展规律及鉴别诊断,积极采取有效的抢救措施,挽救病人生命。

本章关键词:急腹症;腹痛;护理

课后思考

1. 简述外科急腹症的临床表现及特点。
2. 简述急腹症的鉴别。
3. 简述维持外科急腹症病人体液平衡的主要护理措施。

(唐丽玲)

第二十三章　周围血管疾病病人的护理

案例

女性,35岁,售货员,久立后出现双下肢坠胀酸沉,左小腿可见静脉曲张,皮肤有湿疹和色素沉着,有时在受到轻微碰撞后即可有较快速的出血,被诊断为大隐静脉曲张,拟进行手术治疗。

问题:
1. 手术前,护士应建议病人休息时如何放置患肢?原因是什么?
2. 手术后,护士指导病人坚持使用弹力袜或弹力绷带的原因是什么?如何正确使用?

本章学习目标

1. 掌握原发性下肢静脉曲张和血栓闭塞性脉管炎的主要临床表现及护理。
2. 熟悉原发性下肢静脉曲张和血栓闭塞性脉管炎的病因、治疗原则,血管通畅和血管瓣膜功能的相关检查;深静脉血栓形成的病因、临床表现、治疗原则。
3. 了解原发性下肢静脉曲张、血栓闭塞性脉管炎、深静脉血栓形成的病理生理。
4. 对病人关心、细心照顾,耐心指导。

周围血管包括动脉和静脉,由其异常导致的疾病种类繁多,主要的病理改变有狭窄、闭塞、扩张及静脉瓣膜关闭不全等。临床上主要表现为局部疼痛、肢体水肿、感觉异常、皮肤色泽和温度的变化、血管形态改变、皮肤及附件营养障碍性改变等。

下肢静脉由浅静脉、深静脉、交通静脉和肌静脉组成。下肢静脉内有许多向心单向开放的瓣膜,对于阻止静脉血逆流起重要作用(图23-1)。周围血管疾病以下肢静脉病变为主,其中又以原发性下肢静脉曲张最为常见。

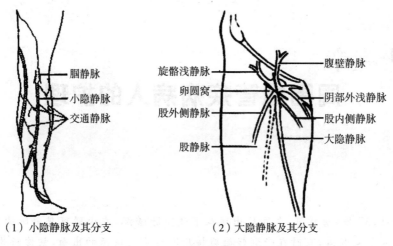

图 23-1 下肢浅静脉

第一节 原发性下肢静脉曲张

一、疾病概要

原发性下肢静脉曲张(primary lower extremity varicose veins)指单纯涉及隐静脉和浅静脉伸长、迂曲呈曲张的状态。

(一)病因

静脉壁薄弱、静脉瓣膜缺陷以及浅静脉内压力持续升高是引起浅静脉曲张的主要原因,多发生于从事持久站立工作、体力活动强度高,或久坐少动的人。相关因素有:

1. 先天因素 静脉瓣膜缺陷和静脉壁薄弱是全身支持组织薄弱的一种表现,与遗传因素有关。有的病人下肢静脉瓣膜稀少,甚至完全缺如,导致静脉血逆流。

2. 后天因素 增加下肢血柱重力和循环血量超负荷是造成下肢静脉曲张的后天因素。任何增加血柱重力的因素,如长期站立、重体力劳动、妊娠、慢性咳嗽、习惯性便秘等,都可使静脉瓣膜承受过度的压力,逐渐松弛而关闭不全。循环血量经常超过负荷,造成压力升高、静脉扩张可导致瓣膜相对性关闭不全。案例中病人是售货员,长期站立工作是引起下肢静脉曲张的主要原因。

(二)病理生理

下肢静脉高压致浅静脉扩张、毛细血管通透性增加,血液中的大分子物质渗入组织间隙并积聚、沉积在毛细血管周围,形成阻碍皮肤和皮下组织细胞摄取氧气和营养的屏障,导致皮肤色素沉着、纤维化、皮下脂质硬化和皮肤萎缩,最后形成溃疡。

当大隐静脉瓣膜遭到破坏而关闭不全后,可影响远侧和交通静脉的瓣膜,甚至通过属支而影响小隐静脉。静脉瓣膜和静脉壁距离心脏愈远、强度愈差,承受的压力就愈高。因此,下肢静脉曲张后期的进展要比初期迅速,曲张的静脉在小腿部远比大腿部明显。

(三) 临床表现

以大隐静脉曲张多见,多发于左下肢。主要表现为下肢浅静脉曲张、蜿蜒扩张、迂曲。

1. 早期　仅在长时间站立后患肢小腿感觉沉重、酸胀、乏力和疼痛。
2. 后期　曲张静脉明显隆起,蜿蜒成团,可出现踝部轻度肿胀和足靴区皮肤营养不良,包括皮肤萎缩、脱屑、瘙痒、色素沉着、皮肤和皮下组织硬结及并发症。如:①血栓性浅静脉炎:曲张静脉内血流缓慢,血栓形成后出现静脉炎症,患肢有红肿热痛,局部有压痛。②小腿慢性溃疡:多发生在患肢踝上足靴区,病人皮肤常有瘙痒和湿疹,破溃后引起经久不愈的静脉性溃疡。③曲张静脉破裂出血:多在足靴区及踝部,表现为轻微外伤或站立时因不能耐受静脉高压而有出血,速度快且不易止住。

(四) 辅助检查

1. 特殊检查

(1) 深静脉通畅试验(Perthes 试验):检查时,让病人站立,待静脉充盈曲张后,在大腿上端绑扎止血带以阻断浅静脉的回流,然后嘱病人用力踢腿 20 次,或连续下蹲 3~5 次后,观察曲张静脉的变化。若曲张静脉消失或充盈程度减轻,表示深静脉通畅;若在活动后浅静脉曲张更为明显,甚至出现胀痛,提示深静脉不通畅(图 23-2)。

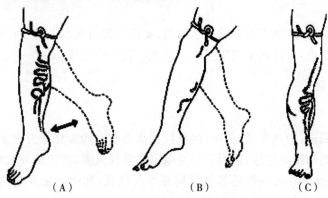

图 23-2　深静脉通畅试验

(2) 大隐静脉瓣膜功能试验(Trendelenburg 试验):病人平卧,抬高下肢排空静脉,在大腿根部扎止血带阻断大隐静脉,然后让病人站立,10 秒钟内放开止血带,若出现自上而下的静脉逆向充盈,提示瓣膜功能不全。若未开放止血带前,止血带下方的静脉在 30 秒内已充盈,则表明交通静脉瓣膜关闭不全(图 23-3)。

(3) 交通静脉瓣膜功能试验(Pratt test):病人仰卧,抬高下肢,在大腿根部扎上止血带,然后从足趾向上至腘窝缠缚第一根弹力绷带,再自止血带处向下,缠绕第二根弹力绷带;让病人站立,一边向下解开第一根弹力绷带,一边向下缠缚第二根弹力绷带,如果在第二根绷带之间的间隙内出现曲张静脉,即意味着该处有功能不全的交通静脉(图 23-4)。

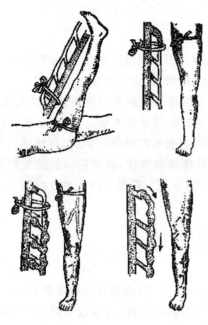
图 23-3 大隐静脉瓣膜功能试验

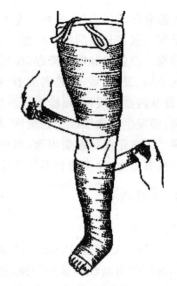
图 23-4 交通静脉瓣膜功能试验

2.影像学检查
(1)下肢静脉造影:观察下肢静脉是否通畅,瓣膜功能情况以及病变程度。
(2)血管超声检查:可以观察瓣膜关闭活动及有无逆向血流。

(五)治疗原则

1.非手术治疗
(1)促进静脉回流:避免久站、久坐,间歇性抬高患肢。病人穿弹力袜或用弹力绷带。
(2)注射硬化剂和压迫疗法:适用于病变范围小且局限者,常用的硬化剂有鱼肝油酸钠、酚甘油液等。将硬化剂注入曲张的静脉后局部加压包扎,利用硬化剂造成的静脉炎症反应使其闭塞。
(3)处理并发症
1)血栓性浅静脉炎:给予抗菌药物及局部热敷治疗。
2)湿疹和溃疡:抬高患肢并给予创面湿敷。
3)曲张静脉破裂出血:局部加压包扎止血,必要时予以缝扎止血。
2.手术治疗 适用于深静脉通畅、无手术禁忌症者,是治疗下肢静脉曲张的根本方法。
(1)传统手术:大隐静脉或小隐静脉高位结扎剥脱术。
(2)微创疗法:近年来出现了静脉腔内激光治疗(endovascular laser treatment,EVLT)、内镜筋膜下交通静脉结扎术(subfascial endoscopic perforator vein surgery,SEPS)、旋切刀治疗,以及静脉内超声消融治疗等微创疗法。

二、护　理

（一）护理评估

1. 健康史　注意询问病人有无下肢静脉疾病家族史,有无长期站立工作、重体力劳动、妊娠、肥胖、盆腔肿瘤、慢性咳嗽或习惯性便秘等可导致下肢浅静脉压增高的因素;是否使用过弹力袜或紧身衣裤。

2. 身体状况　评估病人下肢静脉曲张程度,有无下肢酸胀感和沉重感,病情进展速度,有无并发症发生。静脉瓣膜功能和通畅试验及影像学检查有无阳性发现。

3. 心理社会状况　下肢静脉曲张是否影响生活与工作;病人是否因慢性溃疡或创面经久不愈而紧张不安和焦虑;病人对本病防治知识的了解程度。

（二）护理诊断/问题

1. 活动无耐力　与下肢静脉回流障碍有关。
2. 皮肤完整性受损　与皮肤营养障碍、慢性溃疡有关。
3. 潜在并发症　深静脉血栓形成、小腿曲张静脉破裂出血。

（三）护理目标

病人活动耐力逐渐增加;创面无继发感染,逐渐愈合;并发症能得到预防或及时发现与处理。

（四）护理措施

1. 非手术治疗的护理

(1) 休息和抬高患肢:采取良好坐姿,坐时双膝勿交叉过久,以免压迫腘窝、影响静脉回流;注意休息,避免久站,常变换体位,抬高患肢 30°～40°,使患肢位置高于心脏水平,以利于静脉和淋巴回流,减轻患肢水肿。

(2) 穿弹力袜或缚扎弹力绷带:指导病人坚持正确穿戴弹力袜或使用弹力绷带,阻止病情发展。

(3) 观察病情:观察患肢远端皮肤的温度、颜色、是否有肿胀、渗出,局部有无红、肿、压痛等感染征象。

(4) 硬化剂治疗的护理:硬化剂治疗后,从踝部到注射处近侧均匀螺旋式缠绕弹力绷带,并立即开始患肢主动活动。大腿部位病变需要压迫约一周时间,小腿部位病变约需 6 周。

2. 手术治疗的护理

(1) 手术前护理:为避免手术后发生感染,对下肢、腹股沟部和会阴部皮肤应认真清洁和备皮,术前洗澡和更换清洁的内衣裤。预防下肢创面继发感染,做好皮肤湿疹和溃疡的治疗和换药,促进创面愈合。

案例分析 1:病人双下肢坠胀酸沉,左小腿可见静脉曲张,手术前护士应建议病人注意休息,避免久站,常变换体位,抬高患肢 30°～40°,使患肢位置高于心脏水平,以利于静脉和淋巴回流,减轻患肢肿胀。

(2)手术后护理

1)体位和活动:术后患肢抬高30°,以促进静脉回流;病人卧床期间指导其作足部伸曲和旋转运动;术后24小时鼓励病人下地行走,促进下肢静脉回流,避免深静脉血栓形成。

2)弹力绷带包扎:大隐静脉高位结扎剥脱术后,即用弹力绷带从足趾至腹股沟部位加压包扎患肢1个月以上。

3)观察病情:注意观察弹力绷带包扎效果。若患肢末端出现肿胀、疼痛、足背动脉搏动减弱或消失、皮温降低、颜色苍白或发绀等,可能是由于绷带包扎过紧引起,应及时报告医师,松开绷带重新包扎。

3.健康教育

(1)弹力袜及弹力绷带的使用:

1)弹力袜选择:在病人腿部肿胀消退之后,卧床测量踝部和小腿的周径,以及膝下1寸(短袜)或腹股沟下1寸(长袜)至足底的长度,根据测量结果选择合适的弹力袜。

2)穿着时间:穿戴前应使静脉排空,故以清晨起床前为宜。

3)弹力绷带包扎方法:应自下而上,从肢体远端向近端螺旋缠绕。

4)弹力袜穿着方法:先将弹力袜从袜口卷到足趾,把脚尖伸入,然后以拇指为导引逐渐向上展开袜筒,使袜子平整无皱褶。

5)松紧度:以能伸入一指为宜。

6)持续时间:坚持每日使用或遵医嘱。

7)效果判断:观察肢端皮肤色泽、感觉和肿胀情况,以判断效果。

(2)避免下肢静脉压力增加:避免久站或久坐,定时改变体位;维持良好的姿势,坐时避免双膝交叉过久;肥胖者有计划减肥;避免用过紧的腰带和紧身衣物;保持大便通畅;治疗慢性咳嗽。

(3)保护下肢:防止足部及小腿部碰伤和过度搔抓,以免静脉破裂出血。

案例分析2:手术后护士指导病人坚持使用弹力袜和弹力绷带,目的是促进下肢静脉回流,避免深静脉血栓形成。使用时选择合适的弹力袜,注意穿着时间、穿着方法,松紧适宜,坚持每日使用;使用过程中要观察肢端皮肤色泽、感觉和肿胀情况,以判断效果。

(五)护理评价

病人活动耐力是否逐渐增加;是否发生小腿慢性溃疡或溃疡是否得到有效处理并愈合;并发症是否得到有效预防、及时发现与处理。

第二节 血栓闭塞性脉管炎

一、疾病概要

血栓闭塞性脉管炎(thromboangitis obliterans,TAO)简称脉管炎,又称Buerger病。是一种累及周围血管的慢性、进行性、非化脓性炎症和闭塞性病变,多发生在下肢血管。我国北方发病率较高,多见于有长期吸烟史的男性青壮年。

(一)病因

病因尚未明确,一般认为与以下因素有关:

1. 长期吸烟,主动或被动吸烟是本病发生和发展的重要因素,烟碱能使血管收缩。
2. 寒冷与潮湿,使血管收缩。
3. 感染和外伤,机体抵抗力下降及血管内膜损伤。
4. 神经及内分泌功能紊乱和免疫功能异常造成血管调节功能失调。
5. 性激素、前列腺素失调引起血管舒缩失常。

(二)病理生理

多见于下肢中、小动脉,伴行静脉也常受累,病变呈节段性分布。早期以血管痉挛为主,继而血管内膜增厚,管腔内血栓形成。晚期血管壁和血管周围广泛纤维化并有侧支循环形成,以代偿血液供应。当动脉血管完全闭塞后,侧支循环失代偿时,最终可造成肢体远端坏疽或溃疡。

(三)临床表现

起病隐匿,临床表现取决于动脉阻塞的程度、范围和侧支循环失代偿情况。根据病程可分为四期:

Ⅰ期　无明显临床症状,或仅感患肢麻木、发凉、针刺等异样感觉,患肢皮肤温度偏低,色泽苍白,足背动脉搏动减弱。

Ⅱ期　以患肢活动后出现间歇性跛行为突出症状。患肢皮肤温度降低,色泽明显苍白,皮肤干燥、趾甲增厚变形;小腿肌肉萎缩,足背动脉搏动消失;病人行走一段距离后患肢疼痛而被迫停下,休息几分钟后疼痛可缓解,但再行走后又可疼痛,这种现象称间歇性跛行。

Ⅲ期　以缺血性静息痛为主要症状。此期除血管痉挛继续加重外,还有明显的血管壁增厚及血栓形成。此时即使在休息时也不能满足局部组织的血液供应,患肢出现持续性剧烈疼痛,夜间更甚,为减轻疼痛,病人常将患肢垂于床下,以增加血供缓解疼痛,这种现象称为休息痛(静止痛)。此时,患肢足、小腿皮肤苍白、干冷、肌萎缩,趾甲生长缓慢、增厚变形,患肢足背、胫后动脉搏动消失。

Ⅳ期　以出现趾端发黑、干瘪、坏疽和溃疡为主要症状。此期患肢动脉完全闭塞,临床症状继续加重,疼痛剧烈,肢体自远端逐渐向上发生干性坏疽。当继发感染时,成为湿性坏疽,常伴有全身感染中毒症状。

(四)辅助检查

1. 特殊检查

(1)测定跛行距离和跛行时间。

(2)测定皮肤温度:若双侧肢体对应部位皮肤温度相差2℃以上,提示皮温降低侧肢体动脉血流减少。

(3) 检查患肢远端动脉搏动情况：若搏动减弱或不能扪及常提示血流减少。

(4) 肢体抬高试验(Buerger test)：病人平卧，患肢抬高 70°~80°，持续 60 秒，若出现麻木、疼痛、苍白或蜡黄色者为阳性，提示动脉供血不足。再让病人下肢自然下垂于床缘以下，正常人皮肤色泽可在 10 秒内恢复正常。若超过 45 秒且皮肤色泽不均匀，进一步提示患肢存在动脉供血障碍。

2. 影像学检查　病人可进行肢体血流图或超声多普勒等检查。准备手术治疗者还可行动脉造影，可明确动脉阻塞部位、程度、范围及侧支循环建立的情况。

(五) 治疗原则

解除血管痉挛，促进侧支循环建立及防治局部感染，尽可能保全肢体，减少伤残程度。

1. 非手术治疗

(1) 一般处理：严格戒烟、防止受潮和外伤，肢体保暖但不作热疗，以免组织需氧量增加而加重症状。疼痛严重者，可用止痛和镇静剂。

(2) 药物治疗：西药主要有血管扩张剂、低分子右旋糖酐、广谱抗生素等。中药主要有活血化瘀、消炎止痛类药物。

(3) 高压氧疗法：能提高血氧的浓度，对减轻患肢疼痛和促进溃疡的愈合有一定作用。

(4) 创面处理：干性坏疽创面，应在消毒后包扎创面，预防继发感染；感染创面应给予换药处理。

2. 手术治疗　目的是增加肢体血供和重建动脉血流通路，手术方法有多种，可根据病情选用，如腰交感神经节切除术、动脉重建术、分期动、静脉转流术、截肢(趾)术等。

二、护　理

(一) 护理评估

1. 健康史　有无吸烟嗜好、受寒及外伤史。

2. 身体状况　了解患肢皮肤温度、色泽、感觉和动脉搏动情况。了解患肢疼痛的程度、性质、持续时间、与行走的关系。有无采取相应的止痛措施及止痛效果。患肢有无坏疽、溃疡与感染。通过检查了解动脉闭塞的部位、范围、性质、程度及侧支循环等情况。

3. 心理社会状况　常有焦虑、悲观，对治疗和生活丧失信心。

(二) 护理诊断/问题

1. 慢性疼痛　与患肢缺血、组织坏死有关。
2. 组织完整性受损　与肢端坏疽、脱落有关。
3. 焦虑　与患肢剧烈疼痛、久治不愈、对治疗失去信心有关。
4. 活动无耐力　与患肢远端供血不足有关。
5. 潜在并发症　溃疡与感染。

(三) 护理目标

患肢疼痛能有效控制或缓解；损伤的局部未出现继发感染；病人焦虑、悲观程度减轻；病人活动耐力逐渐增加;并发症能得以预防或及时发现和治疗。

(四)护理措施

1. 非手术治疗的护理

(1)一般护理:绝对戒烟,肢体保暖,防止外伤。保持足部清洁、干燥,有足癣者要及时治疗。已发生坏疽的部位,应保持干燥,每天用70%乙醇消毒包扎,同时应用抗菌药防治感染。已发生感染的创面,遵医嘱选用有效抗菌药湿敷。

(2)疼痛护理:

1)早期:可遵医嘱应用血管扩张药物、中医中药等治疗,应用低分子右旋糖酐,以减少血液黏稠度和改善微循环。

2)中晚期:遵医嘱应用麻醉性镇痛药物,必要时可用硬膜外阻滞止痛。

(3)心理护理:同情、关心、体贴病人,给病人以心理支持,帮助其树立战胜疾病的信心,积极配合治疗和护理。

2. 手术治疗的护理

(1)手术前护理　做好手术前皮肤准备,如需植皮,注意供皮区的皮肤准备。

(2)手术后护理:

1)安置卧位:静脉血管重建术后,抬高患肢30°,并卧床制动1周。动脉血管重建术后,平放患肢,并卧床制动2周。病人卧床制动期间,应做足部运动,促进局部血液循环。

2)观察病情:①密切观察血压、脉搏及切口渗血等情况。②观察肢体远端血运情况,双侧足背动脉搏动、皮肤温度、皮肤颜色及感觉,并作记录。

3)防治感染:密切观察病人体温和切口情况,若发现伤口红肿、渗出和体温升高,应及早处理,并遵医嘱合理使用抗菌药。

3. 健康教育

(1)劝告病人坚持戒烟。

(2)体位:病人睡觉或休息时取头高脚低位,使血液容易灌流至下肢。告知病人避免长时间维持同一姿势(站或坐)不变,以免影响血循环。坐时应避免将一腿搁在另一腿膝盖上,以防腘动、静脉受压和血流受阻。

(3)保护患肢:切勿赤足行走,避免外伤;注意患肢保暖,避免受寒;鞋子必须合适,不穿高跟鞋;穿棉袜,勤换袜子,预防真菌感染。

(4)指导病人进行患肢功能锻炼,促进侧支循环建立,改善局部症状。

(5)合理使用止痛药物。

(五)护理评价

患肢疼痛程度有无减轻;皮肤有无破损,有无溃疡或感染发生;病人焦虑、悲观程度有无减轻,能否配合各项治疗和护理;病人活动耐力有否增加;病人并发症是否得到预防、及时发现和处理。

第三节 深静脉血栓形成

一、疾病概要

深静脉血栓形成(deep venous thrombosis,DVT)是指血液在深静脉内不正常地凝结、阻塞管腔,导致静脉回流障碍。全身主干静脉均可发病,下肢静脉多见;若未予及时治疗,将造成慢性深静脉功能不全,影响生活和工作,甚至致残。

(一)病因

静脉壁损伤、血流缓慢和血液高凝状态是导致深静脉血栓形成的三大因素,其中血液高凝状态是最重要的因素。静脉损伤时,可因内膜下层及胶原裸露而启动内源性凝血系统,形成血栓;血流缓慢主要见于长期卧床、手术以及肢体制动的病人;血液高凝状态主要见于妊娠、产后、术后、创伤、肿瘤、长期服用避孕药等情况。

(二)病理生理

典型的血栓包括:头部为白血栓,颈部为混合性血栓,尾部为红血栓。血栓形成后可向静脉近端和远端滋长蔓延;随后,可在纤溶酶的作用下溶解消散,或血栓与静脉壁粘连并逐渐机化;最终形成边缘毛糙、管径粗细不一的再通静脉。同时因静脉瓣膜的破坏,造成继发性深静脉瓣膜功能不全。

(三)临床表现

因血栓形成的部位不同,临床表现各异。主要表现为血栓静脉远端回流障碍的症状。

1. 上肢深静脉血栓形成　腋静脉血栓主要表现为前臂和手部肿胀、胀痛,手指活动受限;上肢下垂时,症状加重。血栓发生在腋-锁骨下静脉者,肿胀范围累及整个上肢,伴有上臂、肩部、锁骨上和患侧前胸壁等部位的浅静脉扩张。

2. 上、下腔静脉血栓形成　上腔静脉血栓在上肢静脉回流障碍的基础上,出现面颈部和眼睑肿胀、球结膜充血水肿,颈部、胸壁和肩部浅静脉扩张;常伴有头痛、头胀及其他神经系统和原发疾病的症状。下腔静脉血栓形成的临床特征为双下肢深静脉回流障碍,躯干的浅静脉扩张。

3. 下肢深静脉血栓形成　最常见。根据血栓发生的部位、病程及临床分型不同而有不同临床表现。

(1)中央型:血栓发生于髂-股静脉,左侧多于右侧。起病急骤,患侧髂窝、股三角区有疼痛和压痛,浅静脉扩张,下肢肿胀明显,皮温及体温均升高。

(2)周围型:包括股静脉及小腿深静脉血栓形成。前者的主要临床表现为大腿肿痛而下肢肿胀不严重;后者的特点为突然出现小腿剧痛,患足不能着地和踏平,行走时症状加重,小腿肿胀且有深压痛,踝关节过度背屈试验时小腿剧痛(Homans征阳性)。

(3)混合型:为全下肢深静脉血栓形成。主要表现为全下肢明显肿胀、剧痛、苍白(股白肿)和压痛,常有体温升高和脉率加速;任何形式的活动都可使疼痛加重。若进一步发展,肢体极度肿胀而压迫下肢动脉,从而导致下肢血供障碍,足背和胫后动脉搏动消失,进而足背和小腿出现水泡,皮肤温度明显降低并呈青紫色(股青肿);若不及时处理,肢体可发生坏死。

(四)辅助检查

1. 超声多普勒检查　可判断下肢主干静脉是否有阻塞,但对小静脉的血栓敏感性不高。
2. 静脉造影　可直接显示下肢静脉的形态,有无血栓存在,血栓的形态、位置、范围和侧支循环。

(五)治疗原则

急性期以血栓消融为主,中晚期以减轻下肢静脉淤血和改善生活质量为主。
1. 非手术治疗
(1)一般处理:卧床休息,抬高患肢,适当应用利尿剂以减轻肢体肿胀。全身症状和局部压痛缓解后,可进行轻便活动。下床活动时,应穿弹力袜或用弹力绷带。
(2)溶栓疗法:适用于病程不超过 72 小时者。常用药物有尿激酶,溶于液体中经静脉滴注,共 7～10 日。
(3)抗凝疗法:适用于范围较小的血栓。一般先用肝素,然使用香豆素类药物,如华法林,维持约 3～6 个月。
(4)祛聚疗法:祛聚药物有右旋糖酐、丹参、阿司匹林等药物。常作为辅助疗法。
2. 手术治疗　常用于下肢深静脉,尤其髂－股静脉血栓形成不超过 48 小时者。采用 Fogarty 导管取栓,术后辅以抗凝、祛聚疗法,防止再发。

二、护　理

(一)护理评估

1. 健康史　有无外伤、手术、妊娠、分娩、感染史;有无长期卧床、输液史;有无出血性疾病。
2. 身体状况　评估患肢疼痛发生的时间、部位,有无肿胀、患肢感觉情况;评估患肢肿胀和浅静脉扩张的程度、远端动脉搏动情况、皮肤温度、色泽变化和感觉等。了解全身非手术治疗期间有无出血倾向及治疗效果。了解深静脉血栓形成的部位、范围和形态等。
3. 心理社会状况　病人有无焦虑与恐惧;病人及亲属对本病相关知识的了解程度。

(二)护理诊断/问题

1. 疼痛　与深静脉回流障碍或手术创伤有关。
2. 自理缺陷　与急性期需绝对卧床休息有关。
3. 潜在并发症:出血、栓塞。

(三)护理目标

病人自诉疼痛得到缓解或控制;绝对卧床期间,生理需求得到满足;病人的并发症能得到预防、及时发现和处理。

(四)护理措施

1.非手术治疗的护理

(1)卧床休息:急性期病人应绝对卧床休息10~14日,床上活动时避免动作幅度过大;禁止按摩患肢,以防血栓脱落。

(2)抬高患肢:患肢宜高于心脏平面20~30cm,可促进静脉回流并降低静脉压,减轻疼痛与水肿。

(3)观察病情:密切观察患肢疼痛的部位、程度、动脉搏动、皮肤的温度、色泽和感觉,每日测量、比较并记录患肢不同平面的周径。

(4)并发症护理:

1)出血:抗凝疗法期间,每日检查凝血时间、凝血酶原时间,判断有无出血倾向。

2)肺动脉栓塞:若病人出现胸痛、呼吸困难、血压下降等异常情况,提示可能发生肺动脉栓塞,应立即嘱病人平卧,避免做深呼吸、咳嗽、剧烈翻动,同时给予高浓度氧气吸入,并报告医师,配合抢救。

2.手术治疗护理

(1)手术前护理:除做好常规准备外,还应训练病人卧床大、小便;术前2~3日少渣饮食,术前晚灌肠。

(2)手术后护理:

1)体位与活动:术后抬高患肢30°,鼓励病人尽早活动,以免再次血栓形成。恢复期病人逐渐增加活动量,如增加行走距离和锻炼下肢肌,以促进下肢深静脉再通和侧支循环的建立。

2)观察病情:①血管通畅度:取栓术后观察患肢远端皮肤的温度、色泽、感觉和脉搏强度以判断术后血管通畅程度;②有无出血倾向。

3)预防感染:继续应用抗生素。

4)抗凝治疗时的护理:应用抗凝药物最严重的并发症是出血。因此,在抗凝治疗时要严密观察有无全身性出血倾向和切口渗血情况。若因肝素、香豆素类药物用量过多引起出血,须立即停药、遵医嘱给予硫酸鱼精蛋白作为拮抗剂或静脉注射维生素K_1,必要时给予输新鲜血。

3.健康教育

(1)戒烟:告诫病人要绝对禁烟。

(2)饮食:进食低脂、高纤维素的饮食;保持大便通畅。

(3)适当运动,促进静脉回流:应鼓励病人加强日常锻炼,促进静脉回流,预防静脉血栓形成。对于长期卧床和制动的病人,应加强病人床上运动,如定时翻身、协助病人做四肢的主动或被动锻炼。避免在膝下垫硬枕、过度屈髋、用过紧的腰带和穿紧身衣物而影响静脉回流。

(4)保护静脉:长期静脉输液者尽量保护静脉,避免在同一部位反复穿刺。

(5)及时就诊:若突然出现下肢剧烈胀痛、浅静脉曲张伴有发热等,应警惕下肢深静脉血栓形成的可能,及时就诊。

(五)护理评价

病人疼痛是否缓解;病人绝对卧床期间,生理需求是否得到满足;并发症是否得到预防、及时发现和处理。

本章小结

本章主要讲述原发性下肢静脉曲张、血栓闭塞性脉管炎和深静脉血栓形成的病因、检查、治疗及护理。该类疾病主要是血管病变,血管造影可反映病变的部位、范围和程度。治疗主要包括解除临床症状和预防并发症的发生。预防并发症在下肢深静脉血栓形成中异常重要,若耽误病情,极易形成重要脏器如心、肺、脑等梗塞。护理过程中须重点做好病情观察、手术前后的护理、术后功能锻炼指导及弹力袜的正确使用等。

本章关键词:原发性下肢静脉曲张;血栓闭塞性脉管炎;深静脉血栓形成

课后思考

1. 原发性下肢静脉曲张手术前后的护理要点。
2. 血栓闭塞性脉管炎手术前后的护理要点。
3. 深静脉血栓形成的处理原则及非手术疗法的护理要点。

(唐丽玲)

第二十四章
颅脑疾病病人的护理

案 例

男性,45岁,既往无高血压病史,进行性头痛8个月余,常伴有恶心,有时呕吐。经CT检查诊断为左额颞部占位,左侧脑室闭塞,中线右移明显,欲行进一步检查和手术治疗入院。入院后当天,因便秘,用力排便时,突然出现剧烈头痛、呕吐、烦躁,随即意识丧失。体检:浅昏迷,BP 150/88mmHg,P 56次/分,R 16次/分;左侧瞳孔5.0mm,对光反应消失,右侧瞳孔3.5mm,对光反应迟钝;右侧肢体瘫痪。

问题:
1. 病人目前出现何种问题?为什么?
2. 目前的急救护理措施有哪些?

本章学习目标

1. 掌握颅内压增高及脑疝的主要临床表现;颅内压增高病人的护理;脑疝病人急救护理措施;脑损伤病人的临床表现及治疗原则;颅骨骨折、脑损伤病人的护理。

2. 熟悉颅内压增高的病因、治疗原则;头皮损伤、颅骨骨折的临床表现及治疗原则;颅内肿瘤的临床表现、治疗原则和护理。

3. 了解颅内压增高的病理生理;颅骨骨折、脑损伤的损伤机制;椎管内肿瘤的临床表现、治疗原则和护理。

4. 护理病人过程中表现出细心、耐心和责任心,尊重关心病人。

和其他疾病相比,颅脑疾病病情多较急且重,处理稍有疏忽均会造成严重后果,甚至死亡。随着现代交通工具的发展,交通意外的发生率在不断上升,其中颅脑外伤占有相当大的比率,及时准确地诊断和处理颅脑外伤,可以大大降低其致残和致死率。由于CT和MRI在临床上的应用越来越普遍,颅脑肿瘤的诊断率也在不断提高,颅内各种肿瘤中以神经上皮肿瘤最为常见,各种肿瘤的预后与其生长部位和性质有关。颅脑外伤、颅内肿瘤等颅脑疾病若得不到有效治疗,颅内压不断升高,最终会引起脑疝,病情凶险,处理棘手,预后极差。

第一节 颅内压增高与脑疝

一、疾病概要

颅内压(intracranial pressure,ICP)是指颅腔内容物对颅腔壁所产生的压力。由颅骨构成的半封闭的颅腔成年后容积固定不变,1400~1500ml。颅腔内容物包括脑组织、脑脊液和血液,它们与颅腔容积相适应,使颅腔内保持一定的压力。颅内压可通过侧卧位腰椎穿刺或直接脑室穿刺测定。成年人正常颅内压为 70~200mm H_2O,儿童正常颅内压为 50~100mm H_2O。

颅内压增高(intracranial hypertension)是颅脑损伤、颅内肿瘤、颅内出血、脑积水和颅内感染等多种颅脑疾病共有的综合征。因上述疾病使颅腔内容物体积增加或颅腔容积减少并超过颅腔代偿的容量,导致颅内压持续高于 200mm H_2O,并出现头痛、呕吐和视神经乳头水肿三大病征,称为颅内压增高。

(一)病因

1. **颅腔内容物体积增加** 如脑组织损伤、炎症、缺血缺氧、中毒等导致脑水肿引起的脑体积增加;脑脊液分泌过多、吸收障碍或脑脊液循环受阻导致脑积水等引起的脑脊液增多;如高碳酸血症时血液中二氧化碳分压增高、脑血管扩张致脑血流量增多。

2. **颅内空间或颅腔容积缩小** 先天性的因素,如狭颅症、颅底凹陷症等先天性畸形使颅腔容积变小;后天性的因素,如颅内占位性病变如颅内血肿、脑肿瘤、脑脓肿等,或大片凹陷性骨折,使颅内空间相对变小。

(二)病理生理

1. **颅内压的调节** 正常颅内压可随血压和呼吸的波动有细微的起伏。颅内压的调节主要依靠脑脊液量的增减实现。但由于脑脊液总量仅占颅腔容积的 10%,自身的调节能力有限,当颅内压增加到一定程度时,生理调节能力将逐渐丧失,最终导致严重的颅内压增高。

2. **颅内压增高的后果** 颅内压持续增高可引起脑血流量减少或形成脑疝等一系列中枢神经系统功能紊乱和病理生理变化。

(1)脑血流量减少:正常的脑灌注压为 70~90mmHg,颅内压增高时,脑灌注压下降,最初机体通过脑血管自动调节功能即脑血管扩张及脑血管阻力减小,维持脑血流稳定。但当颅内压急剧增高且脑灌注压低于 40mmHg 时,脑血管的自动调节功能失效,致脑血流量显著下降;而当颅内压增高接近平均动脉压时,脑血流量几乎为零,脑组织处于严重缺血缺氧状态,最终可导致脑死亡。

(2)脑疝:当颅腔内某一部位有占位性病变时,该部位的压力高于邻近组织,压力高部位的脑组织向压力低区移位,产生相应的临床症状和体征,称为脑疝。脑疝主要表现为脑组织移位,压迫脑干,抑制循环和呼吸中枢,是颅内压增高的危象和引起此类病人死亡的主要原因。常见的有小脑幕切迹疝和枕骨大孔疝。

(三)临床表现

颅内压增高病人主要表现为头痛、呕吐、视神经乳头水肿,合称颅内压增高三主征。

1. **头痛** 是最常见的症状,主要原因是颅内压增高时脑膜血管和神经受刺激与牵拉。多发于清晨和晚间,头痛多位于前额及颞部,为持续性头痛。可随颅内压增高而进行性加重,咳嗽、打喷嚏、用力、弯腰、低头时可加重。

2. **呕吐** 常呈喷射状,多在剧烈头痛时发生,常伴恶心,易发生在饭后,可能与迷走神经受激惹有关。呕吐后头痛可有所缓解。

3. **视神经乳头水肿** 是颅内压增高的客观征象。因视神经受压、眼底静脉回流受阻引起。持续时间长引起视神经萎缩而导致失明。

4. **意识障碍** 急性颅内压增高者,常有明显的进行性意识障碍甚至昏迷。慢性颅内压增高病人,往往神志淡漠,反应迟钝。

5. **生命体征变化** 急性颅内压增高病人可伴有典型的生命体征变化,出现 Cushing 综合征,即血压升高,尤其是收缩压增高,脉压增大;脉搏缓慢、宏大有力;呼吸深慢等。严重病人可因呼吸循环衰竭而死亡。

6. **脑疝**

(1) 小脑幕切迹疝:又称颞叶钩回疝,是因一侧幕上压力增高,使位于该侧小脑幕切迹缘的颞叶的海马回、钩回疝入小脑幕裂孔下方。病人除有严重的颅内压增高表现外,脑疝初期由于患侧动眼神经受刺激导致患侧瞳孔缩小。随病情进展,患侧动眼神经麻痹,患侧瞳孔逐渐散大,直接和间接对光反射消失,并伴上睑下垂及眼球外斜。此外,因钩回直接压迫大脑脚,椎体束受累后,病变对侧肢体肌力减弱或偏瘫,病理征阳性。若脑疝不能及时解除,病情进一步发展,则病人出现深昏迷,双侧瞳孔散大固定,去大脑强直,血压骤降,脉搏细速,呼吸浅而不规则,最终呼吸心跳停止而死亡。

(2) 枕骨大孔疝:又称小脑扁桃体疝。小脑扁桃体及延髓经枕骨大孔被挤向椎管中,由于颅后窝容积较小,对颅内高压的代偿能力也小,病情变化更快。病人常表现进行性颅内压增高的症状和体征,表现为剧烈头痛、频繁呕吐、颈项强直或强迫头位;生命体征紊乱出现较早,意识障碍出现较晚。病人早期即可突发呼吸骤停而死亡。

7. **其他** 颅内压增高还可出现复视(展神经麻痹)、头晕、猝倒等。婴幼儿颅内压增高时可见头皮静脉怒张、囟门饱满、张力增高和骨缝分离。

案例分析1:该病人发生了脑疝(小脑幕切迹疝可能)。

随着额颞部占位性病变逐渐增大,其所在部位的压力高于邻近分腔,产生慢性颅内压增高症状,但在一定限度内机体通过调节,不致产生严重症状。用力排便可使胸腹腔压力骤然升高,颅内压调节失常,病变脑组织向低压区移动,产生脑疝。

(四)辅助检查

1. **腰椎穿刺** 可以测定颅内压力,同时取脑脊液作检查。但有明显颅内压增高症状和体征的病人,因腰穿可能引发脑疝而视为禁忌。

2. **其他** 头颅X线摄片、CT及MRI、脑血管造影或数字减影血管造影等检查有助于明确病因和确定病变的部位。其中 CT 是诊断颅内占位性病变的首选检查。

(五)治疗原则

首先是去除病因,颅内压增高造成急性脑疝时,应紧急手术处理。

1. 非手术治疗

(1)脱水治疗:应用高渗性或利尿性脱水剂,可使脑组织间的水分通过渗透作用进入血循环再由肾脏排出,从而达到缩小脑体积、降低颅内压的目的。常用20%甘露醇、呋塞米(速尿)等。

(2)激素治疗:肾上腺皮质激素可通过稳定血-脑屏障、预防和缓解脑水肿达到改善病人症状的目的。常用地塞米松、氢化可的松或泼尼松。

(3)过度换气或给氧:可增加血液中的氧分压,排出二氧化碳,使脑血管收缩,减少脑血流量,从而降低颅内压。

(4)冬眠低温治疗:应用药物和物理方法降低病人体温,以降低脑耗氧量和脑代谢率、减少脑血流量,改善细胞膜通透性、增加脑对缺血缺氧的耐受力;防止脑水肿的发生和发展;同时有一定的降低颅内压的作用。

(5)其他:使用抗生素控制颅内感染,支持治疗等。

2. 手术治疗　对于颅内占位性病变,争取手术切除。有脑积水者,行脑脊液分流术。脑室穿刺外引流、颞肌下减压术以及各种脑脊液分流术,均可缓解颅内高压。

二、护　理

(一)护理评估

1. 健康史　了解病人有无颅脑外伤、颅内感染、脑肿瘤、高血压、颅脑畸形等引起颅内压增高的原因;注意病人的年龄;病人是否有高热;有无呼吸道梗阻、咳嗽、癫痫、便秘等诱发颅内压增高的因素。

2. 身体状况　了解头痛的部位、性质、程度、持续时间,有无诱因及加重因素,头痛是否影响睡眠和休息;了解呕吐的程度,是否影响水、电解质和酸碱平衡;有无意识障碍及程度,有无肢体功能障碍,生活自理能力,有无心理反应和行为的改变。电解质测定和血气分析可提示水、电解质和酸碱平衡失调,CT 或 MRI 检查是否证实颅内出血或占位性病变,脑脊液检查有无改变。

3. 心理社会状况　头痛、呕吐等不适可引起病人烦躁不安、焦虑等心理反应。了解病人及亲属对疾病的认知和适应程度。

(二)护理诊断/问题

1. 急性疼痛　与颅内压增高有关。
2. 脑组织灌注无效　与颅内压增高有关。
3. 有体液不足的危险　与颅内压增高引起剧烈呕吐及应用脱水剂等有关。
4. 潜在并发症　脑疝。

(三)护理目标

病人主诉头痛减轻,舒适感增强;脑组织灌注正常,未因颅内压力增高造成脑组织的进一步损害;体液恢复平衡,生命体征平稳;病人未出现脑疝或出现脑疝征象时能够被及时发现和处理。

(四)护理措施

1. 一般护理

(1)体位:抬高床头 15°～30°,以利于颅内静脉回流,减轻脑水肿。

(2)给氧:持续或间断吸氧,改善脑缺氧,使脑血管收缩,降低脑血流量。

(3)饮食与补液:适当限制入液量,神志清醒者,低盐普通饮食;不能进食者,成人每日补液量不超过 2000ml,保持每日尿量不少于 600ml,注意水、电解质和酸碱平衡;保证热量、蛋白质和维生素等基本营养的供应。

(4)生活护理:满足病人日常生活需要,避免意外损伤。

2. 病情观察

(1)意识状态:可反映大脑皮层和脑干结构的功能状态,对意识障碍程度的分级有两种。①意识障碍分级法,分为清醒、模糊、浅昏迷、昏迷和深昏迷五级(见表24-1)。②格拉斯哥(Glasgow)昏迷评分法(见表24-2),最高分为15分,表示意识清醒;8分以下为昏迷,最低分为3分。

表 24-1 意识状态的分级

意识状态	语言刺激反应	痛刺激反应	生理反应	大小便自理	配合检查
清醒	灵敏	灵敏	正常	能	能
模糊	迟钝	不灵敏	正常	有时不能	尚能
浅昏迷	无	迟钝	正常	不能	不能
昏迷	无	无防御	减弱	不能	不能
深昏迷	无	无	无	不能	不能

表 24-2 Glasgow 昏迷评分法

睁眼反应		言语反应		运动反应	
正常睁眼	4	回答正确	5	遵命动作	6
呼唤睁眼	3	回答错误	4	*定位动作	5
刺痛睁眼	2	含混不清	3	*肢体回缩	4
无反应	1	有音无语	2	*异常屈曲	3
		不能发声	1	*肢体过伸	2
				*无动作	1

注:*指刺激时的肢体运动反应

(2)瞳孔改变:对比双侧瞳孔是否等大、同圆及对光反射的灵敏度。

(3)生命体征改变:包括脉搏的频率、节律、强度,血压及脉压差,呼吸的频率和幅度及类型等。

(4)颅内压的监测:通过颅内压监护仪,连续描记压力曲线,以便随时了解颅内压力变化情况。病人平卧,保持呼吸道通畅,避免外界刺激干扰监护。

3.防止颅内压骤升的护理

(1)安静休息:告知病人安心休养,避免情绪激动诱发颅内压增高。

(2)保持呼吸道通畅:防止颈部过伸、过曲,及时清理呼吸道分泌物和呕吐物,舌根后坠者应托起下颌或置口咽通气管,必要时行气管切开。

(3)避免剧烈咳嗽和用力排便:避免并及时治疗感冒和咳嗽,防止肺部感染;多吃蔬菜和水果或给缓泻剂以防止便秘。

(4)防止躁动:及时发现并解除引起躁动的原因,如疼痛、缺氧、冷、热、饥饿等。躁动发生时不轻易使用镇静剂或强制性约束,以免病人挣扎用力使颅内压进一步增高。

(5)控制癫痫发作:按医嘱定时定量给抗癫痫药物,一旦发作应及时抗癫痫和降低颅内压。

本案例病人入院后当天,因便秘,用力排便时,颅内压骤升,突然出现剧烈头痛、呕吐,烦躁,随即意识丧失。护士应做好生活护理,密切观察,避免引起颅内压骤升。

4.脑疝的急救与护理

(1)快速静脉输注20%甘露醇200~400ml,观察脱水效果。

(2)保持呼吸道通畅并给氧,呼吸功能障碍者,应气管插管行人工辅助呼吸。

(3)密切观察病人呼吸、心跳、意识和瞳孔的变化。

(4)做好紧急手术的准备。

案例分析2:该病人已发生脑疝,应立即给予脱水治疗,吸氧、保持呼吸道通畅,积极术前准备,手术去除病因。

5.对症护理

(1)高热:及时给予有效降温措施,39℃以上应给予物理降温,必要时应用冬眠低温疗法。

(2)头痛:适当应用止痛剂,但禁用吗啡和哌替啶,避免咳嗽、打喷嚏、弯腰、低头等,以免头痛加重。

(3)躁动:寻找原因,适当镇静,禁忌强制约束。

(4)呕吐:及时清理呼吸道,防止误吸,观察并记录呕吐物的量和性状。

(5)尿潴留:诱导刺激排尿,无效者可导尿,注意会阴部清洁卫生。

(6)便秘:用缓泻剂或润滑剂帮助排便,禁止高压高位灌肠。

6.脱水治疗的护理 20%甘露醇250ml,15~30分钟内滴完,每日2~4次,滴后10~20分钟起效,维持4~6小时。速尿20~40mg,静脉或肌内注射,每日2~4次。脱水治疗可导致水、电解质紊乱和血糖升高,注意观察和记录24小时出入水量。

7.激素治疗的护理 遵医嘱给药。注意观察有无因应用激素诱发应激性溃疡、感染等不良反应。

8. 辅助过度换气的护理 过度换气的主要副作用是减少脑血流、加重脑缺氧,因此,应定时进行血气分析,维持病人 PaO_2 于 $12\sim13.33kPa$($90\sim100mmHg$)、$PaCO_2$ 于 $3.33\sim4.0kPa$($25\sim30mmHg$)水平为宜。过度换气持续时间不宜超过 24 小时,以免引起脑缺血。

9. 脑室引流的护理

(1)妥善固定引流管:引流管开口需高于侧脑室平面 $10\sim15cm$。适当限制病人头部活动范围,以免活动及翻身时避免牵拉引流管。

(2)保持引流通畅:引流管不可受压、扭曲、成角、折叠;如果引流管被血凝块或沉积物堵塞,可顺行挤捏引流管,不可逆行挤捏,亦不可用液体冲洗,以免冲洗液逆流发生颅内感染或将血凝块等冲入脑室导致梗阻性脑积水。

(3)观察并记录脑脊液的颜色、量及性状:正常脑脊液无色透明,无沉淀。术后 $1\sim2$ 天脑脊液可略呈血性,以后转为橙黄色。控制引流速度,避免大幅度的变化引起颅内压骤降。每日引流量以不超过 500ml 为宜。

(4)严格遵守无菌操作原则:定时更换引流袋。

(5)拔管:引流时间,开颅手术后 $3\sim4$ 天,脑室引流时间一般不宜超过 $5\sim7$ 天。拔管前应夹管或抬高引流袋,观察有无颅内压增高现象。

10. 冬眠低温疗法的护理

(1)安置单人房间,光线宜暗,室温 $18\sim20℃$。

(2)给冬眠药物半小时后,机体御寒反应消失,进入睡眠状态后,方可加用物理降温措施,降低温度以每小时下降 $1℃$ 为宜,以肛温 $32\sim34℃$ 为宜。

(3)密切观察意识、瞳孔、生命体征和神经系统征象,收缩压$<100mmHg$ 时,或脉搏$>$100 次/分、呼吸次数减少或不规则时,应终止冬眠疗法。

(4)液体输入量每日不宜超过 1500ml,鼻饲饮食温度应与当时体温相同。

(5)防止肺部、泌尿系感染,防止冻伤和压疮。

(6)终止冬眠疗法:冬眠低温治疗时间一般为 $2\sim3$ 日,先停止物理降温,然后停冬眠药物,注意保暖,让体温自然回升。

11. 心理护理 及时发现病人的心理异常和行为异常,查找并去除原因,协助病人对人物、时间、地点定向力的辨识,用爱心、细心、同情心、责任心照顾病人,有助于改善病人的心理状况。

12. 健康教育

(1)心理指导:颅脑疾病后,病人及亲属均对脑功能的康复有一定的忧虑,担心影响今后的生活和工作,应鼓励病人尽早自理生活,对恢复过程中出现的头痛、耳鸣、记忆力下降等给予适当的解释,树立起病人的信心。

(2)康复训练:颅脑疾病手术后,可能遗留语言、运动或智力障碍,伤后 $1\sim2$ 年内仍有恢复的可能,制定康复计划,进行语言、记忆力等方面的训练,以改善生活自理能力和社会适应能力。

(五)护理评价

病人头痛、呕吐是否得到有效控制;脑组织灌注是否正常,意识障碍有无改善;基本营养是否得到满足,体液平衡是否得到维持;并发症是否被及时发现和处理。

第二节 颅脑损伤

一、疾病概要

颅脑损伤(craniocerebral trauma,head injury)多见于交通和工矿事故、自然灾害、爆炸、跌倒、坠落及锐器和钝器对头部的伤害等。占全身损伤的15%～20%,常与身体其他部位的损伤复合存在,其致残率及致死率均居首位。颅脑损伤可分为头皮损伤(scalp injury)、颅骨损伤(skull injury)和脑损伤(brain injury)。

(一)头皮损伤

头皮损伤是最常见的颅脑损伤,包括头皮血肿、头皮裂伤和头皮撕脱伤。

1.病因和病理

(1)头皮血肿:多因钝器伤所致,按血肿的部位分为皮下血肿、帽状腱膜下血肿和骨膜下血肿。皮下血肿位于皮肤层和帽状腱膜之间,因皮肤借纤维隔与帽状腱膜紧密连接,血肿不易扩散,范围较局限,体积较小。帽状腱膜下血肿位于帽状腱膜和骨膜之间,常因倾斜暴力使头皮发生剧烈滑动,撕裂该层间小血管所致。该处组织松弛,出血易扩散,可蔓延至全头部,失血量多。骨膜下血肿位于骨膜和颅骨外板之间,常由颅骨骨折引起,因骨膜在骨缝处紧密连接,血肿多以骨缝为界,局限于某一颅骨范围内。

(2)头皮裂伤:多为锐器或钝器打击所致,头皮血管丰富,出血较多,可致失血性休克。

(3)头皮撕脱伤:大块头皮自帽状腱膜下层连同颅骨骨膜被撕脱或整个头皮甚至连额肌、颞肌及骨膜一并撕脱,使骨膜或颅骨外板暴露,剧烈疼痛和大量失血常导致创伤性休克。

2.临床表现

(1)头皮血肿:皮下血肿范围局限,张力高,边缘隆起,中央凹陷,压痛明显。帽状腱膜下血肿范围可延及整个头部,头颅增大,肿胀,明显波动感。骨膜下血肿多局限于某一颅骨范围内,以骨缝为界,张力较高。

(2)头皮裂伤:伤口大小、深度不一,创缘多不规则,可有组织缺损,出血量大,可伴有休克。

(3)头皮撕脱伤:头皮缺失,颅骨外露,出血量大,常伴有休克。

3.治疗原则

(1)头皮血肿:较小的头皮血肿一般在1～2周内可自行吸收,无需特殊处理;早期可给予冷敷以减少出血和疼痛,24～48小时后改用热敷以促进血肿吸收,切忌用力揉搓。若血肿较大,则应分次穿刺抽吸后加压包扎。

(2)头皮裂伤:局部压迫止血,争取24小时内清创缝合。常规应用抗菌药和破伤风抗毒素(TAT)。

(3)头皮撕脱伤:加压包扎止血、防治休克;尽可能在伤后6～8小时内清创做头皮瓣复位再植或自体皮移植。对于骨膜已撕脱不能再植者,需清洁创面,在颅骨外板上多处钻孔,深达板障,待骨孔内肉芽组织生成后再行植皮。

(二)颅骨骨折

颅骨骨折(skull fracture)指颅骨受暴力作用所致颅骨结构的改变。其临床意义不在于骨折本身,而在于骨折所引起的脑膜、脑、血管和神经损伤,可合并脑脊液漏、颅内血肿及颅内感染等。颅骨骨折按骨折部位分为颅盖骨折和颅底骨折,按骨折形态分为线性骨折和凹陷性骨折,按骨折是否与外界相通分为开放性骨折和闭合性骨折。

1. 病因和病理

颅骨损伤的病因是外界暴力,当颅骨受到外界暴力作用时,着力点局部下陷变形,并使整个颅腔也随之变形,形成凹陷性或粉碎性骨折。当外力引起颅骨整体变形较重时,常在较薄弱的颞骨鳞部或颅底发生线性骨折,骨折线沿暴力作用方向和颅骨脆弱处延伸,造成脑神经或血管损伤及相邻部位的脑组织损伤。颅底硬脑膜损伤,常引起脑脊液鼻漏或耳漏。

2. 临床表现

(1)颅盖骨折:以线性骨折最常见,主要表现局部疼痛、压痛、肿胀。病人常伴发局部骨膜下血肿。凹陷性骨折好发于额、顶部,局部可扪及局限性下陷区。若骨折片损伤脑重要功能区,可出现偏瘫、失语、癫痫等神经系统定位病征。

(2)颅底骨折:常为线性骨折,多因间接暴力作用所致。颅底部的硬脑膜与颅骨贴附紧密,故颅底骨折时易撕裂硬脑膜,产生脑脊液外漏而成为开放性骨折。颅底骨折常因出现脑脊液漏而确诊。依骨折的部位不同分为颅前窝、颅中窝和颅后窝骨折,临床表现各异(表24-3)。

表24-3 颅底骨折的临床表现

骨折部位	脑脊液漏	淤斑部位	可能累及的脑神经
颅前窝	鼻漏	眶周、球结膜下(熊猫眼征)	嗅神经、视神经
颅中窝	鼻漏和耳漏	乳突区(Battle征)	面神经、听神经
颅后窝	无	乳突部、枕下部	少见

3. 辅助检查

(1)X线检查:颅盖骨折确诊主要靠颅骨X线摄片。对于凹陷性骨折,X线摄片可显示骨折片陷入颅内的深度。

(2)CT检查:有助于了解骨折情况,显示脑组织损伤及颅内出血情况。

4. 治疗原则

(1)颅盖骨折:单纯线性骨折无需特殊处理,但应注意骨折引起的脑损伤或颅内出血,尤其是硬脑膜外血肿。若凹陷性骨折位于脑重要功能区表面,有脑受压症状或颅内压增高表现,凹陷深度>1cm,开放性粉碎性凹陷骨折,应手术复位或摘除碎骨片。

(2)颅底骨折:骨折本身无需特殊治疗,重点在于观察有无脑损伤及处理脑脊液漏、脑神经损伤等合并症。出现脑脊液漏时,应使用TAT及抗菌药预防感染,大部分漏在伤后1～2周自愈。若4周以上仍未停止,可行手术修补硬脑膜。若骨折片压迫视神经,应尽早手术减压。

(三)脑损伤

脑损伤是指脑膜、脑组织、脑血管以及脑神经在受到外力作用后所发生的损伤。根据脑损伤病理改变的先后可分为原发性和继发性脑损伤。前者是指暴力作用于头部后立即发生的脑损伤,主要有脑震荡、脑挫裂伤等;后者是指头部受伤一段时间后出现的脑受损病变,主要有脑水肿和颅内血肿等。另根据受伤后脑组织是否与外界相通分为开放性和闭合性脑损伤。

1.病因和病理　脑损伤主要因暴力直接作用或间接传导到头部引起。脑震荡是最常见的轻度原发性脑损伤。为一过性脑功能障碍,无肉眼可见的神经病理改变,但在显微镜下可见神经组织结构紊乱。脑挫裂伤包括脑挫伤及脑裂伤,前者指脑组织遭受破坏较轻,软脑膜完整;后者指软脑膜、血管和脑组织同时有破裂,伴有外伤性蛛网膜下腔出血。由于两者常同时存在,合称为脑挫裂伤。伤后3~7天内易出现脑水肿,在此期间易发生颅内压增高甚至脑疝。颅内血肿是颅脑损伤中最多见、最危险却又是可逆的继发性病变。根据血肿的来源和部位分为:

(1)硬脑膜外血肿(epidural hematoma,EDH):出血积聚于颅骨与硬脑膜之间。

(2)硬脑膜下血肿(subdural hematoma,SDH):出血积聚在硬脑膜下腔,是最常见的颅内血肿。

(3)脑内血肿(intracerebral hematoma,ICH):出血积聚在脑实质内。有浅部和深部血肿两种类型。

根据血肿引起颅内压增高及早期脑疝症状所需时间分为急性型(3天内出现症状);亚急性型(3天至3周出现症状);慢性型(3周以上才出现症状)。由于血肿直接压迫脑组织,常引起局部脑功能障碍的占位性病变症状和体征以及颅内压增高的病理生理改变,若未及时处理,可导致脑疝危及生命。

2.临床表现

(1)脑震荡:病人在伤后立即出现短暂的意识障碍,持续数秒或数分钟,一般不超过30分钟。较重者可出现皮肤苍白、出汗、血压下降、心动徐缓、呼吸微弱、生理反射迟钝或消失等症状。病人清醒后大多不能回忆受伤当时及伤前一段时间的情况,称为逆行性遗忘。常有头痛、头昏、恶心、呕吐等症状。神经系统检查无阳性体征。

(2)脑挫裂伤:

1)意识障碍:是脑挫裂伤最突出的临床表现。一般伤后立即出现昏迷,其程度和持续时间与损伤程度、范围直接相关。多数病人超过半小时,严重者可长期持续昏迷。

2)局灶症状和体征:依损伤的部位和程度不同。若伤及脑皮质功能区,可在受伤当时立即出现与伤灶区功能相应的神经功能障碍或体征。

3)头痛、呕吐:与颅内压增高、自主神经功能紊乱或蛛网膜下腔出血有关。

4)颅内压增高与脑疝:脑水肿和颅内血肿所致,表现为颅内压增高三主征、意识障碍和瞳孔改变等。

5)生命体征紊乱:脑干损伤是脑挫裂伤中最严重的特殊类型。病人呈持久昏迷,伤后早期常出现严重的生命体征紊乱,表现为呼吸节律紊乱,心率及血压波动明显;双侧瞳孔时大时小,眼球位置歪斜或凝视;高热等。

(3)颅内血肿:症状取决于血肿的部位及扩展的程度。

1)硬脑膜外血肿:

①意识障碍:由血肿导致颅内压增高和脑疝引起,常发生于伤后数小时至 2 日。典型的意识障碍是在原发性意识障碍之后,经过中间清醒期,再度出现意识障碍,并逐渐加重。如果原发性脑损伤较严重或血肿形成较迅速,也可能不出现中间清醒期。少数病人可无原发性昏迷,而在血肿形成后出现昏迷。

②颅内压增高及脑疝表现:头痛、恶心、呕吐剧烈。一般成人幕上血肿>20ml、幕下血肿>10ml,即可引起颅内压增高症状。

2)硬脑膜下血肿:

①急性和亚急性硬脑膜下血肿:症状类似硬脑膜外血肿,脑实质损伤较重,原发性昏迷时间长,中间清醒期不明显,有颅内压增高与脑疝等其他征象。

②慢性硬脑膜下血肿:由于致伤外力小,出血缓慢,病人可有慢性颅内压增高表现,如头痛、恶心、呕吐和视神经乳头水肿等,并有间歇性神经定位体征,有时可有智力下降,记忆力减退和精神失常。

3)脑内血肿:以进行性加重的意识障碍为主,若血肿累及重要脑功能区,可出现偏瘫、失语、癫痫等症状。

3.辅助检查　CT 检查是首选项目,可了解脑挫裂伤的部位、范围、脑水肿的程度和有无脑室受压及中线结构移位等,可明确定位颅内血肿,并计算出血量等。MRI 检查也有助于明确诊断。

4.治疗原则

(1)非手术治疗:

1)脑震荡一般无需特殊处理,卧床休息1~2周,可完全恢复。

2)保持呼吸道通畅,必要时作气管切开或气管内插管辅助呼吸。

3)营养支持和维持水、电解质及酸碱平衡。

4)应用抗菌药物预防感染。

5)对症处理,如镇静、止痛、抗癫痫等,禁用吗啡和哌替啶。

6)严密观察病情变化。

7)防治脑水肿:是治疗脑挫裂伤的关键。可采用脱水、激素或过度换气等治疗对抗脑水肿,降低颅内压;吸氧、限制液体入量;冬眠低温疗法降低脑代谢率等。

8)促进脑功能恢复:应用神经营养药物和高压氧治疗等。

(2)手术治疗:清除血肿和处理脑疝。重度脑挫裂伤,出现脑疝迹象时,应作减压术或局部病灶清除术;急性颅内血肿,一经确诊应立即手术清除血肿。

二、护　理

(一)护理评估

1.健康史　了解受伤过程,如暴力大小、方向、性质、速度,病人当时有无意识障碍,其程度及持续时间,有无逆行性遗忘,受伤当时有无口鼻、外耳道出血或脑脊液漏发生,是否出现头痛、恶心、呕吐等情况;了解现场急救情况;了解病人既往健康状况。

2. 身体状况　了解病人头部有无破损、出血,有无颅内压增高征象;病人生命体征是否平稳,意识状态、瞳孔及神经系统体征的变化。了解 X 线、CT 以及 MRI 的检查结果,以判断脑损伤的严重程度及类型。

3. 心理社会状况　了解病人及亲属对颅脑损伤及其功能恢复的心理反应,了解亲属对病人的关心程度和支持能力。

(二)护理诊断/问题

1. 急性意识障碍　与脑损伤、颅内压增高有关。
2. 清理呼吸道无效　与脑损伤后意识不清有关。
3. 营养失调:低于机体需要量　与脑损伤后高代谢、呕吐、高热等有关。
4. 有废用综合征的危险　与脑损伤后意识和肢体功能障碍及长期卧床有关。
5. 潜在并发症　感染、休克、颅内压增高、脑疝、蛛网膜下隙出血、癫痫、消化道出血等。

(三)护理目标

病人意识逐渐恢复,能够进行有效语言沟通;呼吸道保持通畅,呼吸平稳,无误吸发生;营养状态维持良好;未出现因活动受限引起的并发症;未发生并发症或出现并发症能够被及时发现和处理。

(四)护理措施

1. 急救护理

(1)保持呼吸道通畅:应尽快清除口腔和咽部血块或呕吐物,将病人安置于侧卧位或放置口咽通气道,必要时行气管切开。注意禁用吗啡止痛,以防呼吸抑制。

(2)妥善处理伤口:开放性颅脑损伤应剪短伤口周围头发,并消毒,伤口局部不冲洗、不用药,用消毒纱布保护外露脑组织,避免局部受压。尽早应用抗生素和 TAT。

(3)防治休克:有休克征象出现时,应查明有无颅外损伤,补充血容量。

(4)作好护理记录:准确记录受伤经过、急救处理经过,及生命体征、意识、瞳孔、肢体活动等病情变化。

2. 非手术治疗的护理

(1)保持呼吸道通畅:及时清除呼吸道分泌物及其他血污。深昏迷病人应抬起下颌或放置口咽通气道。短期不能清醒者,宜行气管插管或气管切开,必要时使用呼吸机辅助呼吸。定期作血气分析,加强气管插管、气管切开病人的护理。使用抗菌药防治呼吸道感染。

(2)安置卧位:抬高床头 15°~30°,以利脑静脉回流,减轻脑水肿。保持头与脊柱在同一直线上,头部过伸或过屈均会影响呼吸道通畅以及颈静脉回流,不利于降低颅内压。

(3)加强营养:早期可采用肠外营养,待肠蠕动恢复后,逐步过渡至肠内营养支持。当病人肌张力增高或癫痫发作时,应预防肠内营养液反流所致呕吐、误吸。定期评估病人营养状况,以便及时调整营养素供给量和配方。

(4)预防并发症:长期卧床可引起多种并发症,应加强观察和护理。

1)压疮:保持皮肤清洁干燥,定时翻身,尤应注意骶尾部、足跟、耳廓等骨隆突部位,不可忽视敷料覆盖部位。

2)泌尿系感染:长期留置导尿管是引起泌尿系感染的主要原因。必须导尿时,应严格执行无菌操作。留置尿管过程中,加强会阴部护理;若需长期导尿者,宜行耻骨上膀胱造瘘术,以减少泌尿系感染。

3)肺部感染:加强呼吸道管理,定期翻身拍背,保持呼吸道通畅,防止呕吐物误吸引起窒息和呼吸道感染。

4)暴露性角膜炎:眼睑闭合不全者,给予眼药膏保护;无需随时观察瞳孔时,可用纱布遮盖上眼睑。

5)废用综合征:保持肢体于功能位,防止足下垂。每日作四肢关节被动活动及肌肉按摩,防止肢体挛缩和畸形。

(5)观察病情:

1)意识状态:意识障碍是脑损伤病人最常见的变化之一。观察意识状态的程度和变化可了解脑损伤的程度,帮助判断是原发性还是继发性脑损伤。

2)生命体征:病人伤后可出现持续的生命体征紊乱。因组织创伤反应可出现中度发热;若累及脑干,可出现体温不升或中枢性高热;伤后数日后体温升高,常提示有感染存在;注意呼吸、脉率、血压和脉压的变化,及时发现颅内血肿和脑疝。

3)瞳孔:瞳孔变化可因动眼神经、视神经及脑干损伤引起。密切观察瞳孔大小、形态、对光反射、眼裂大小、眼球位置及活动情况,注意两侧对比。正常瞳孔等大、等圆、直径3~4mm,对光反应灵敏。伤后一侧瞳孔散大,对侧肢体瘫痪,提示脑受压或脑疝;双侧瞳孔散大、对光反应消失、眼球固定,多为原发性脑干损伤或临终表现;双侧瞳孔大小多变,对光反应消失伴眼球分离或异位,多为中脑损伤。某些药物、惊骇、剧痛也可影响瞳孔变化。

4)锥体束征:伤后立即出现的一侧上下肢运动障碍且相对稳定,多系对侧大脑皮层运动区损伤所致。伤后一段时间才出现一侧肢体运动障碍且进行性加重,多为幕上血肿引起的小脑幕切迹疝使中脑受压、锥体束受损所致。

5)其他:观察有无脑脊液漏、呕吐及呕吐物的性质,有无剧烈头痛或烦躁不安等颅内压增高表现或脑疝先兆。注意 CT 和 MRI 扫描结果及颅内压监测情况。

(6)防治脑水肿:遵医嘱采用降低颅内压的方法,如脱水、激素、过度换气或冬眠低温治疗等。

(7)脑脊液外漏的护理:

1)明确有无脑脊液外漏:鉴别脑脊液与血液及脑脊液与鼻腔分泌物,可将血性液滴于白色滤纸上,若血迹外周有月晕样淡红色浸渍圈,则为脑脊液漏;或行红细胞计数并与周围血的红细胞比较,以明确诊断;另可根据脑脊液中含糖而鼻腔分泌物中不含糖的原理,用尿糖试纸测定或葡萄糖定量检测以鉴别是否存在脑脊液漏。

2)抬高头部促进漏口封闭。

3)保持局部清洁:每日 2 次清洁、消毒外耳道、鼻腔或口腔,注意棉球不可过湿,以免液体逆流入颅。

4)严禁从鼻腔吸痰和放置鼻胃管,禁止耳、鼻滴药、冲洗和堵塞,禁忌作腰穿。

5)避免颅内压骤升:嘱病人勿用力屏气排便、咳嗽、擤鼻涕或打喷嚏等,以免导致气颅或脑脊液逆流。

6)观察和记录脑脊液流出量:在鼻前庭或外耳道口松松地放置干棉球,随湿随换,记录24小时浸润的棉球数,以估计脑脊液外漏量。

(8)其他并发症的观察与处理:

1)蛛网膜下隙出血:病人可有头痛、发热、颈强直表现。遵医嘱给予解热镇痛药物对症处理。病情稳定、排除颅内血肿以及颅内压增高、脑疝后,为解除头痛可以协助医生行腰椎穿刺,放出血性脑脊液。

2)外伤性癫痫:任何部位的脑损伤均可能导致癫痫,可采用苯妥英钠预防发作。发作时使用地西泮制止抽搐。

3)消化道出血:可因创伤应激或大量使用皮质激素引起。除遵医嘱补充血容量、停用激素外,还应使用止血药和减少胃酸分泌的药物。

2.手术治疗的护理

(1)手术前护理:做好手术前的各项准备。

(2)手术后护理:同非手术治疗的护理,同时做好伤口及引流管的护理。慢性硬脑膜下积液或硬脑膜下血肿,因已形成完整的包膜和液化,临床多采用颅骨钻孔、血肿冲洗引流术,术后在包膜内放置引流管继续引流,以排空其内血性液或血凝块,以利于脑组织膨出,消灭死腔,必要时可冲洗。术后病人取平卧位或头低脚高患侧卧位,以便充分引流;引流瓶(袋)应低于创腔30cm,保持引流管通畅;注意观察引流液的性质和量;术后不可使用强力脱水剂,以免颅压过低影响脑膨出。通常于术后3天左右行CT检查,证实血肿消失后拔管。

3.健康教育

(1)心理指导:鼓励和指导病人尽早自理生活,对恢复过程中出现的头痛、头晕、记忆力减退给予适当解释和安慰,鼓励病人树立正确的人生观,克服悲观消极情绪,树立起战胜疾病的信心。

(2)加强安全意识教育:外伤性癫痫病人,应按时服药,不可突然中断服药。不可单独外出、登高、游泳等,防止意外伤害。

(3)康复训练:脑外伤遗留的语言、运动和智力障碍,伤后1~2年内有部分恢复的可能,制定康复计划,进行废损功能训练,尽可能改善生活自理能力和社会适应能力。

(五)护理评价

病人意识是否逐渐恢复;呼吸是否平稳,有无误吸发生;营养素供给是否得到保证;并发症是否得到预防、及时发现和处理。

第三节 颅脑肿瘤

一、颅内肿瘤

颅内肿瘤(intracranial tumors)是神经外科中最常见的疾病之一。包括原发性和继发性两大类。原发性颅内肿瘤可发生于颅内各种组织,继发性颅内肿瘤系身体其他部位恶性肿瘤的转移至颅内形成。发病部位以大脑半球最多,其次为鞍区、小脑脑桥角、小脑、脑室及脑干。

(一)病因和分类

病因目前尚不清楚,包括遗传因素、物理和化学因素及生物因素等。常见的颅内肿瘤有以下类型:

1. 神经胶质瘤　来源于神经上皮,最多见,多为恶性,占颅内肿瘤的40%～50%。包括星形细胞瘤、少突胶质细胞瘤、室管膜瘤、多形性胶质母细胞瘤、髓母细胞瘤等。

2. 脑膜瘤　多为良性,生长缓慢。

3. 垂体腺瘤　来源于腺垂体,良性。根据细胞的分泌功能不同,可分为催乳素腺瘤(PRL瘤)、生长激素腺瘤(GH瘤)、促肾上腺皮质激素腺瘤(ACTH瘤)及混合性腺瘤。

4. 听神经瘤　约占颅内肿瘤的10%,良性。

5. 颅咽管瘤　属于先天性颅内良性肿瘤,大多为囊性。

6. 转移性肿瘤　多来自于肺、乳腺、甲状腺、消化道等部位的恶性肿瘤。

(二)临床表现

1. 颅内压增高症状和体征　绝大多数病人可出现颅内压增高症状和体征,通常呈慢性、进行性加重过程,若未得到及时治疗,重者可引起脑疝,轻者可引发视神经萎缩,病人可发生视力减退。

2. 局灶症状与体征　随不同部位的肿瘤对脑组织造成的刺激、压迫和破坏不同而各异,如癫痫发作、意识障碍、进行性运动障碍或感觉障碍、各种脑神经的功能障碍、小脑症状等。

(三)辅助检查

1. CT检查　对诊断颅内肿瘤具有很高的应用价值。

2. MRI检查　可反映肿瘤的特征和肿瘤对周围脑组织的影响。

3. 正电子发射断层扫描(PET)　可了解肿瘤的恶性程度,评估手术、放疗、化疗的效果,动态监测肿瘤的恶变与复发。

4. 其他　X线检查、脑电图检查等有一定的辅助诊断价值。

(四)治疗原则

1. 手术治疗　是最直接、有效的方法。包括肿瘤切除术、内减压术、外减压术和脑脊液分流术等。

2. 非手术治疗

(1)降低颅内压　以缓解症状,争取治疗时间。

(2)放疗　适用于肿瘤位于重要功能区或部位深不宜手术、病人全身情况差不允许手术及对放射治疗较敏感的颅内肿瘤等。分为内照射和外照射法两种。

(3)化疗　逐渐成为重要的综合治疗手段之一。但在化疗过程中需防颅内压升高、肿瘤坏死出血及其他不良反应,同时辅以降低颅内压药物。

(4)其他治疗 如免疫治疗、中医药治疗等。

(五)护理措施

1.非手术治疗的护理

(1)体位:以头高足低位为佳,有利于静脉回流,减轻脑水肿。

(2)营养支持:采取均衡饮食,保证足够的蛋白质和维生素的摄入,无法进食者采用鼻饲或胃肠外营养,维持病人水、电解质和酸碱平衡。

(3)加强生活护理,满足病人自理需求。下床活动时,注意安全,防止意外伤害发生。

2.手术治疗的护理

(1)手术前护理:做好各项术前准备,经口鼻蝶窦入路手术的病人,术前需剃胡须、剪鼻毛,并加强口腔及鼻腔护理。

(2)手术后护理:

1)安置卧位:幕上开颅术后病人应卧向健侧,避免切口受压;幕下开颅术后早期宜无枕侧卧或侧俯卧位;经口鼻蝶窦入路术后取半卧位,以利于伤口引流;体积较大肿瘤切除术后24小时内手术区应保持高位。搬动病人或为病人翻身时,应有人扶持头部使头颈部成一直线,防止头颈部过度扭曲或震动。

2)饮食:颅后窝手术或听神经瘤手术后因舌咽、迷走神经功能障碍而发生吞咽困难、饮水呛咳者,应严格禁食禁饮,采用鼻饲供给营养,待吞咽功能恢复后逐渐练习进食。

3)切口和引流管护理:观察引流管是否牢固和有效;观察引流液量、颜色及性状;不可随意放低或抬高引流袋;引流管一般放置3～4日,一旦血性脑脊液转清,即拔除引流管。

4)并发症护理:

①颅内压增高、脑疝:密切观察生命体征、神志、瞳孔、肢体功能等情况。遵医嘱落实降低颅内压的措施。

②脑脊液漏:注意伤口、鼻、耳等处有无脑脊液漏。经蝶手术后避免剧烈咳嗽,以防脑脊液鼻漏。若出现脑脊液漏应及时通知医师,并作好相应护理。

③尿崩症:病人出现多尿、多饮、口渴,每日尿量＞4000ml,尿比重＜1.005。在给予神经垂体素治疗时,应准确记录出入液量,根据尿量的增减和血清电解质含量调节用药剂量。尿量增多期间,须注意补钾。

3.健康教育 向病人指出放疗和化疗可能出现的副反应,鼓励病人尽快适应社会和自身形象的改变。指导病人功能锻炼,早期开始,包括肢体训练、语言训练及记忆力恢复。教会病人和亲属对病人的护理方法,尽可能提高生活质量。

二、椎管内肿瘤

椎管内肿瘤(intraspinal tumor)又称脊髓肿瘤,指发生于脊髓本身和椎管内与脊髓邻近组织的原发性或转移性肿瘤,可发生于任何年龄,以20～50岁多见,男多于女。胸段者最多见,其次为颈段和腰段。

(一)分类

根据肿瘤与脊髓、脊膜的关系,分为髓外硬脊膜下、硬脊膜外和髓内三大类,以髓外硬脊膜下肿瘤最常见,多为良性,占椎管内肿瘤的 65%～70%。

(二)临床表现

脊髓和神经根随肿瘤增大受到进行性压迫和损害,临床表现分为三期:

1. 刺激期　早期肿瘤较小。主要表现为神经根痛,疼痛部位固定且沿神经根分布区域扩散,咳嗽、打喷嚏和用力大便时加重,部分病人可出现夜间痛和平卧痛。

2. 脊髓部分受压期　肿瘤增大直接压迫脊髓,出现脊髓传导束受压症状,表现为受压平面以下肢体的运动和感觉障碍。

3. 脊髓瘫痪期　脊髓功能因肿瘤长期压迫而完全丧失,表现为压迫平面以下的运动、感觉和括约肌功能完全丧失,直至完全瘫痪。

(三)辅助检查

脑脊液检查蛋白质含量增高,但是白细胞数正常,称为蛋白细胞分离现象,是重要的诊断依据。MRI 是最有价值的检查方法,CT、X 线平片、脊髓造影有助于诊断。

(四)治疗原则

手术切除椎管内肿瘤是唯一有效的治疗手段。恶性椎管内肿瘤经手术大部切除并作充分减压后辅以放疗,可使病情得到一定程度的缓解。

(五)护理措施

1. 一般护理

(1)卧硬板床,保持床单位清洁、干燥,定时翻身,防止压疮发生。翻身时要呈直线,防止脊髓损伤。

(2)术后取俯卧位或侧卧位,必须使头部和脊柱的轴线保持一致,防止脊柱屈曲或扭转。

2. 观察病情　观察生命体征、意识状态、瞳孔、肢体感觉和活动状况,及时发现术后脊髓血肿和水肿征象等。

3. 呼吸道护理　及时清除呼吸道分泌物并保持通畅,防止肺部感染。

4. 防止腹胀　术后常出现迟缓性胃肠麻痹,腹胀严重者可用肛管排气。

5. 防止大小便失禁或便秘和尿潴留　出现时应及时处理。

6. 防止意外伤害　因神经麻痹,瘫痪,病人对冷、热、疼痛感觉减退或消失及运动功能障碍等,应防止烫伤和冻伤及坠床等意外伤害。

7. 尽早功能锻炼,防止废用综合征的发生。

本章小结

颅脑疾病病人多伴有意识障碍、偏瘫、感觉减退或消失等,病情重、变化快。护理应细心、认真,稍有疏忽就可能导致不良后果,甚至危及病人的生命。颅内压增高是许多颅脑疾病共有的病理综合征,主要表现为颅内压增高三主征,即头痛、呕吐、视神经乳头水肿。护理要密切观察病人意识状态、瞳孔及生命体征变化,同时遵医嘱予以脱水、激素、过度换气、吸氧及冬眠低温疗法等。颅脑损伤分为头皮损伤、颅骨损伤和脑损伤。护理人员须有针对性地作好脑脊液外漏及术后创腔引流的相关护理,并注意及时评估病情,发现病情变化,必要时有针对性地复查头颅CT。部分伴有功能障碍的病人,恢复期应尽早进行功能锻炼,改善预后,提高生活质量。

本章关键词:颅内压;脑疝;颅脑损伤;颅内肿瘤

课后思考

1. 简述脑疝的急救措施。
2. 试述脑室引流的护理要点。
3. 试述冬眠低温疗法的护理要点。
4. 简述预防颅底骨折病人颅内感染的护理措施。
5. 简述颅脑手术后创腔引流的护理。

(章泾萍)

第二十五章
胸部外科疾病病人的护理

案例

男性，40岁。一周前因骑车时不慎与货车相撞，当时仅觉左下胸部疼痛，未予重视。其后自觉呼吸困难，胸闷渐较重，在来院前30分钟弯腰搬砖时突然胸闷加重、出冷汗、面色苍白并晕倒，急呼120送至医院。

问题：
1. 病人出现呼吸困难，胸闷渐加重，突然晕倒的可能原因？
2. 该病人如何护理？

本章学习目标

1. 掌握肋骨骨折、损伤性气胸、血胸、肺脓肿、肺癌、食管癌的病因、临床表现、治疗原则及护理措施。
2. 熟悉肋骨骨折、损伤性气胸、血胸、肺脓肿、肺癌、食管癌的相关检查、护理评估、常见护理诊断。
3. 了解肋骨骨折、损伤性气胸、血胸、肺脓肿、肺癌、食管癌的护理评价。
4. 护理胸部外伤病人体现爱伤观念，同情、尊重、关心病人。

胸部由胸壁、胸膜和胸腔内器官三部分组成。胸部的骨性胸廓支撑保护胸内脏器，参与呼吸功能，正常双侧均衡的胸膜腔负压维持纵隔位置居中。正常的胸膜腔压力为$-0.78\sim-0.98kPa(-8\sim-10cmH_2O)$。吸气时负压增加，呼气时减低。稳定的胸膜腔压力对于维持正常呼吸和防止肺萎陷具有重要的意义。本章重点介绍胸部损伤、胸部感染、肺癌及食管癌等疾病护理。

第一节 胸部损伤

一、疾病概要

胸部损伤依据损伤是否导致胸膜腔与外界相通可分为闭合性损伤和开放性损伤,导致闭合性损伤的常见致伤原因为钝力损伤(如暴力挤压、冲撞、钝器打击等);而开放性损伤则为锐力损伤(如利器、刀、锥、火器等)。

(一)肋骨骨折

肋骨骨折(rib fracture)是指肋骨的完整性和连续性改变,是最常见的胸部损伤。根据骨折处的多少及部位可将其分为:单根单处骨折;单根多处骨折;多根单处骨折;多根多处骨折。肋骨骨折好发于第4~7肋,因其最长且较固定,受到外力时不易活动而最容易导致骨折;第1~3肋因较粗短,同时有锁骨、肩胛骨及胸部肌肉的保护而较少发生骨折;第8~10肋虽然较长,但彼此会合连接于第7肋骨形成肋弓,富有弹性不与胸骨直接固定,因而骨折发生较少;第11~12肋由于其较短且前端游离不固定,因而很少发生骨折。

1. 病因

(1)外力的作用:直接暴力(如车祸、高空坠落等直接作用于肋骨)使承受打击处肋骨猛力向内弯曲而折断;间接暴力(如前后胸壁挤压作用于胸侧壁肋骨)可使肋骨在腋中线附近向外过度弯曲而折断。

(2)其他:病理性肋骨骨折,多见于恶性肿瘤肋骨转移或严重老年性骨质疏松的病人。此类病人可因轻微的外力作用,如咳嗽、打喷嚏、轻微碰撞而发生骨折。

2. 病理生理

(1)单根或多根肋骨单处骨折:由于其两端肋骨仍然固定胸壁,胸廓形状无变化,对呼吸影响不大。但如果直接暴力作用于肋骨使尖锐肋骨断端向内移位刺破肋间血管、壁层胸膜和肺组织,导致皮下气肿、气胸、血胸等,可致病情迅速恶化。

(2)单根或多根肋骨多处骨折:尤以前侧胸壁的肋骨骨折时,局部胸壁因失去完整肋骨的支撑而软化,出现反常呼吸运动:吸气时,软化区的胸壁内陷,而不随同整体胸廓向外扩展;呼气时软化区胸壁向外膨出。此处的胸壁称为连枷胸(图25-1)。若软化区范围大,呼吸时双侧胸腔内压力不等,可致纵隔左右摆动,影响通气和血液的回流,导致缺氧和二氧化碳潴留,严重时可发生呼吸和循环衰竭。

3. 临床表现

(1)症状:骨折部位疼痛,深呼吸、剧烈咳嗽或变动体位时疼痛加剧。多根多处肋骨骨折时可有气促、呼吸困难、发绀或休克。

(2)体征:局部常有明显压痛,骨折后出血、渗出引起局部肿胀,断端移位可引起畸形。前后正中挤压胸廓时,骨折处明显疼痛,为胸廓挤压试验阳性。肋骨断端刺破壁层胸膜和肺表面,胸腔内积气溢入胸壁组织间隙内,可有皮下气肿,触摸皮肤时表现出捻发感。多根多处肋骨骨折时伤处有反常呼吸运动,严重病人伴有气管移位。

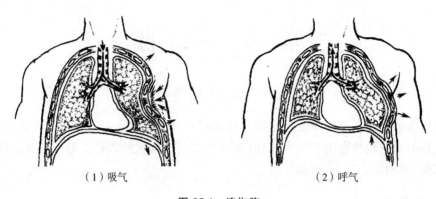

（1）吸气　　　　　　　　　　　（2）呼气

图 25-1　连枷胸

（胸壁软化区的反常呼吸运动）

4. 辅助检查

(1)实验室检查：有胸腔活动性出血病人，血常规检查可示血红蛋白、红细胞比容进行性下降。

(2)影像学检查：胸部 X 线检查显示肋骨骨折情况，可同时了解有无气胸、胸腔积液等情况，但不能显示肋软骨骨折。胸部 CT 对进一步明确胸部合并伤有较大帮助；胸腔 B 超有助于了解胸腔积液情况。

5. 治疗原则

治疗原则是固定胸廓、镇痛、维持呼吸道通畅和防止并发症。

(1)闭合性单处肋骨骨折：骨折断端移位不明显，较少错位、重叠，多能自行愈合。治疗的重点是止痛、宽胶布或胸带等固定胸廓和防治并发症。

(1)闭合性多根多处肋骨骨折：小范围胸壁软化，反常呼吸运动：厚敷料局部加压包扎，多头胸带固定胸廓，消除反常呼吸运动；大范围胸壁软化或胸壁塌陷：需在伤侧放置牵引支架固定游离的肋骨，或手术复位肋骨断端，消除反常呼吸运动，促使肺复张。对咳嗽无力、不能有效排痰或呼吸衰竭者，应实施气管插管或气管切开、呼吸机辅助呼吸。

(3)开放性肋骨骨折：胸壁伤口需彻底清创，手术复位骨折断端，分层缝合胸壁伤口。胸膜穿破者，需放置胸膜腔闭式引流，术后抗感染治疗。

（二）损伤性气胸

胸膜腔内积气，称为气胸(pneumothorax)。在胸部损伤中，气胸的发病率仅次于肋骨骨折。损伤性气胸根据其性质，可分为闭合性气胸、开放性气胸、张力性气胸三类。

1. 病因　胸部损伤史，如肋骨骨折，锐器、火器损伤等所致。

2. 病理生理

(1)闭合性气胸(closed pneumothorax)：多为肋骨骨折后的并发症，肋骨的断端刺破肺的表面，空气由肺内溢入胸膜腔后，伤道立即闭合，气体不再进入胸膜腔。胸膜腔内压虽被部分抵消，但往往仍低于大气压，使患侧肺部分萎陷，肺通气和肺换气功能下降。

(2)开放性气胸(open pneumothorax)：多见于锐利器械损伤胸壁，导致胸膜腔与外界空气相通，气体随呼吸自由进出胸膜腔，伤侧胸膜腔内压几乎等于大气压。吸气时，健侧负压增大,与患侧的压力差增加,纵隔向健侧移位;呼气时两侧胸膜腔压力差减小,纵隔又移回患侧。这种由于胸膜腔内压随呼吸而改变所致的纵隔摆动现象,称为纵隔扑动(mediastinal flutter)。纵隔扑动严重影响静脉回心血量,造成低氧血症,甚至导致呼吸循环衰竭(图 25-2)。

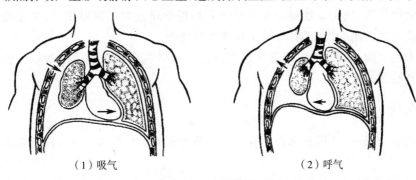

（1）吸气　　　　　　　　　　（2）呼气

图 25-2　纵隔扑动

(3)张力性气胸(tension pneumothorax):又称高压性气胸(图 25-3),即肺、气管破裂口自始至终不能随呼气时肺的回缩而闭合,其裂口于胸膜腔形成活瓣,吸气时气体入胸膜腔,呼气时胸膜腔内积气又不能排出来,进而引起胸膜腔内积气逐渐增加,使胸膜腔内压高于大气压。患侧胸腔内脏器严重受压,肺萎陷明显,纵隔显著向健侧移位,并挤压健肺,导致严重的呼吸、循环障碍。部分病人由于胸膜腔内压严重升高,气体可经支气管、气管周围疏松结缔组织或壁层胸膜裂伤处进入纵隔或胸壁,导致纵隔气肿或面、颈部、胸壁等广泛皮下气肿。

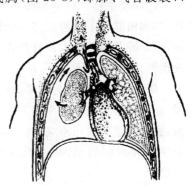

图 25-3　张力性气胸

3. 临床表现

(1)闭合性气胸:主要表现为胸闷和呼吸困难。一般肺萎陷在 30% 以下,可无明显症状;超过 30% 病人往往会表现出不同程度的胸闷、气促、呼吸困难等症状。患侧胸廓饱满,气管可移向健侧,呼吸运动减弱,触觉语颤减弱,叩诊呈鼓音,呼吸音减弱或消失。

(2)开放性气胸:病人呼吸困难、面色苍白、发绀、鼻翼扇动,甚至出现血压下降、脉搏细速等休克表现。气管、心脏向健侧移位,叩诊呈鼓音,呼吸音减弱或消失。有时可闻及呼吸时有气体进出伤口的声音。

(3)张力性气胸:病人有极度呼吸困难、端坐呼吸,发绀、烦躁不安、昏迷,甚至窒息;伤侧胸部饱满,肋间隙增宽,呼吸幅度减弱,颈部、面部、胸部等处可有皮下气肿,气管显著偏向健侧,叩诊呈鼓音,患侧呼吸音消失。

4. 辅助检查

(1)影像学检查:胸部 X 线检查显示肺萎陷和胸膜腔积气,气管、纵隔向健侧移位。胸部 CT 可进一步明确诊断。

(2)诊断性胸穿　抽出气体。

5. 治疗原则　积极抢救生命,维持正常的呼吸、循环功能,处理开放性伤口,抗感染治疗。

(1)闭合性气胸:小量气胸,无需治疗,积气可在1~2周内自行吸收。大量气胸、症状明显者,需穿刺抽气或胸膜腔闭式引流术,促进肺早日复张。

(2)开放性气胸:用无菌敷料如凡士林纱布加棉垫迅速封闭胸壁伤口,再用胶布或绷带包扎固定,使之成为闭合性气胸,再同闭合性气胸处理。

(3)张力性气胸:立即排气,降低胸膜腔压力。应紧急在伤侧锁骨中线第二肋间穿刺排气,然后行胸腔闭式引流术。

(三)血胸

血胸(hemothorax)系因胸部损伤导致的胸膜腔积血。当胸膜腔内同时存在血和气时称为血气胸。

1.病因 多因胸部损伤后肋骨断端或利器刺破肋间血管、肺表面血管、心脏及胸腔内大血管引起。大量持续出血所导致的胸腔内出血称为进行性血胸。

2.病理生理 根据损伤部位、程度和范围的不同,病理变化各异,如损伤到肺表面的血管、胸廓内静脉等血液压力较低的血管,出血量较少而缓慢,对生命的威胁小;如损伤到肋间血管、心脏及胸腔内大血管会表现出进行性血胸,出血量较大,对生命的威胁大,短期内出现失血性休克,甚至死亡。

随着胸膜腔血液的增多,伤侧肺受压萎陷,纵隔被推向健侧,挤压健侧肺,出现严重呼吸、循环障碍。由于胸膜的去纤维蛋白作用,故积血不易凝固。但若短期内胸膜腔大量出血,去纤维蛋白作用不完善,即可凝固成血块。血块机化后形成的纤维组织束缚肺和胸廓,限制肺和胸廓运动,从而影响呼吸功能。血液是细菌良好的培养基,很容易引起胸腔内感染。

根据出血量的多少,可将血胸分为小量血胸(出血量<500ml);中量血胸(出血量在500~1000ml之间);大量血胸(出血量>1000ml)。

3.临床表现 因出血的量、速度和病人体质的不同而有所不同:

(1)小量血胸:主要为原发损伤症状,可无特异性症状。

(2)中量血胸:除原发损伤表现外,多有不同程度的内出血症状,有时有较明显休克症状。

(3)大量血胸:表现出明显的内出血症状及休克症状,如病人面色苍白、脉搏快弱、血压下降、尿少、四肢湿冷等。体格检查可发现病人肋间隙饱满、气管向健侧移位、叩诊呈浊音、呼吸音减弱或消失。

4.辅助检查

(1)实验室检查:血常规:血红蛋白和红细胞比容下降。继发感染者,血白细胞计数和中性粒细胞比例增高。

(2)影像学检查:X线检查:小量血胸仅示患侧肋膈角消失;中等或大量血胸时,胸膜腔有大片阴影,纵隔移向健侧。胸部CT及超声检查可进一步明确伤情,了解胸腔积液情况。

5.治疗原则 非进行性血胸可根据积血量多少,采用胸腔穿刺或闭式胸腔引流术治疗,及时排出积血,促进肺膨胀,改善呼吸功能,并使用抗生素预防感染。小量血胸,多不需特殊治疗,可自行吸收;中、大量血胸应做胸膜腔闭式引流术(图25-4)。进行性血胸应及时补充血容量,防止休克,并立即行开胸探查手术。凝固性血胸应在病情平稳后尽早手术,清除血块,并剥除胸膜表面因血凝块机化而形成的包膜,开胸处理越早越好,可防止肺表面纤维蛋白膜清除困难使手术更加复杂。近年来,电视胸腔镜已用于处理凝固性血胸和感染性血胸,疗效好、创伤小、恢复快。

案例中病人胸部外伤后出现胸闷、呼吸困难,入院前30分钟用力劳动时突然加重并晕倒,可能系该病人外伤后发生了气胸,或血胸,此次活动后加重所致。应进一步检查明确。

二、护 理

（一）护理评估

1. 健康史　详细了解病人受伤的时间和经过、暴力大小、受伤部位、有无合并伤;既往疾病史(有无骨质疏松、肺大疱,凝血异常等);有无胸部手术史、药物过敏史。

2. 身体状况　外伤后局部组织有无肿痛;是否伴有呼吸困难、发绀、窒息等缺氧的表现;外伤后胸廓有无畸形、胸廓饱满、胸廓呼吸动度减弱、反常呼吸运动;有无颈静脉怒张、皮下气肿;有无昏迷及肢体活动障碍。胸部检查时有无语音震颤减弱,胸部叩诊是否呈鼓音或浊音,听诊呼吸音是否消失。影像学检查了解骨折情况,以及骨折后是否出现的血、气胸,实验室检查有无白细胞的变化,红细胞的变化等,了解有无感染,失血性贫血等情况。

3. 心理社会状况　外伤后病人受到躯体的打击,心理常处于高度应激状态,了解受伤前的人际交往、社会角色、既往生活规律等。通过了解受伤后及治疗过程中的效果反馈,了解病人焦虑、恐惧的心态及生活习惯改变后病人心理的变化。

（二）护理诊断/问题

1. 气体交换受损　与损伤后疼痛、胸部固定后活动受限,肺萎陷有关。
2. 心输出量减少　与大出血或进行性出血、纵隔摆动有关。
3. 急性疼痛　与组织损伤有关。
4. 潜在并发症　肺或胸腔感染。

（三）护理目标

病人能维持正常的呼吸功能,呼吸、循环稳定;病人的疼痛得到缓解或控制。不发生并发症或及时发现与处理并发症。

（四）护理措施

1. 急救护理　积极配合医生处理连枷胸,局部给予胸廓加压包扎,大面积胸廓塌陷给予牵引固定,消除反常呼吸运动,防止纵隔摆动,恢复呼吸功能。开放性气胸与张力性气胸的急救措施见气胸的治疗相关内容。

2. 胸膜腔闭式引流的护理　根据胸膜腔的生理性负压机制而设计的一种密闭式水封瓶引流系统(图25-4),是胸外科应用广泛的基本技术。胸膜腔密闭引流的目的:引流胸膜腔内积气、积液和积血;恢复胸膜腔负压,促使肺复张;预防和治疗胸膜腔感染。

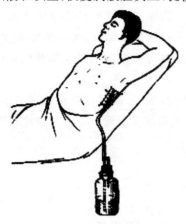

图25-4 胸膜腔闭式引流术

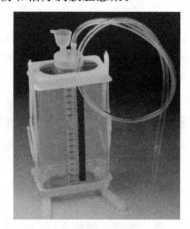

图25-5 一次性水封瓶

(1)胸膜腔引流的适应证:血胸、气胸、脓胸;开胸手术后。

(2)置管位置:胸膜腔闭式引流的位置根据体征和胸部X线检查结果确定。引流积气常选择患侧锁骨中线第2肋间置管;引流液体常选择患侧腋中线和腋后线之间第6～8肋间置管;引流脓液放在脓腔最低处。

案例中病人可能同时有气胸和血胸,是胸膜腔引流的适应证,如何置管?

(3)胸膜腔闭式引流的装置:传统的胸膜腔闭式引流装置有单瓶、双瓶和3瓶三种。目前临床广泛应用的是各种一次性塑料引流装置(图25-5),如单瓶水封瓶、双瓶水封瓶和胸膜腔闭式引流袋。

(4)胸膜腔闭式引流护理措施:

1)保持引流管道的密闭:经常检查引流装置的密闭性能,注意引流管及接管有无裂缝,各衔接处是否密封。水封瓶长管没入水中3～4cm,并保持直立。搬动病人或更换引流瓶时,需双重夹闭引流管。引流管皮肤入口处周围用凡士林纱布严密包盖。若引流管脱落,应立即用手捏闭切口处皮肤。局部消毒后,用凡士林纱布覆盖、封闭伤口,协助医师处理。

2)保持引流通畅:闭式引流主要靠重力引流,病人宜取半坐卧位和经常变化体位,水封瓶要始终低于胸部引流口。定时向水封瓶方向挤压引流管,防止其阻塞、受压和扭曲。鼓励病人深呼吸和咳嗽,以利于胸腔内气体和液体排出。

3)严格无菌操作,防止逆行感染:引流系统应保持无菌状态,定时更换引流瓶和引流接管,并保持胸壁引流口处敷料清洁、干燥,一旦渗湿应及时更换。引流瓶应低于胸壁引流口平面60～100cm,防止瓶内液体逆流污染胸膜腔。

4)妥善固定引流管:引流管应妥善固定于床旁,防止无意中他人碰倒引流瓶。病人睡眠时,防止意外挣脱引流管。搬运病人时,水封瓶应牢固固定于推车或轮椅上,防止滑脱。

5)观察和记录引流情况:准确观察、记录引流液的量、色和性状,观察水封瓶中有无气泡逸出以及气泡的大小、多少。注意观察水封瓶长管中水柱的波动情况。一般情况下,水柱上下波动的范围在4～6cm。水柱波动过大,提示可能存在肺不张;水柱无波动伴病人有胸闷、气促表现,提示引流管堵塞,应采取积极措施,恢复引流管通畅。开胸术后,第1个24小时引流量常不超过500ml,以后引流量逐渐减少且颜色变淡。若每小时引流血性液体＞200ml,持续2～3小时以上,提示胸腔活动性出血,应及时通知医师处理。

6)拔管:胸膜腔闭式引流后,病人已无胸闷、呼吸困难;水封瓶中无气泡逸出,24小时引流液＜50ml,脓液＜10ml;X线检查肺膨胀良好,即可拔出引流管。拔管时嘱病人深吸气后屏气,迅速拔出引流管,并立即用凡士林纱布和厚敷料覆盖切口,包扎固定。拔管后24小时内密切观察病人是否有胸闷、呼吸困难、切口漏气、渗液和皮下气肿发生。如有异常,及时处理。

3. 心理护理　做好病人的解释安慰工作,帮助病人树立信心,配合治疗,说明各项操作、诊疗、手术的必要性和安全性。

4. 病情观察　严密观察生命体征,尤应注意病人有无气促、呼吸困难、发绀和缺氧等症状。重视胸部和腹部体征及肢体活动等情况,尤其注意胸腹部联合伤。

5. 疼痛的护理　胸廓固定可减轻深呼吸或咳嗽时骨折断端的移位引起的疼痛,疼痛剧烈且诊断明确者可遵医嘱给予止痛剂。

6. 维持呼吸功能　通畅气道,防止窒息。常规吸氧,鼓励和协助病人有效咳嗽、排痰,清除呼吸道内分泌物,痰液黏稠不易咳出,可用祛痰药和超声雾化吸入;病情稳定者取半卧位,使膈肌下降,有利于呼吸。

7. 维持循环功能　迅速建立静脉通道。监测病人血压、脉搏及中心静脉压的变化,补充体液,维持水电解质及酸碱平衡,同时观察有无胸腔内活动性出血征象:脉搏逐渐增快,血压持续下降;血压虽有短暂回升,又迅速下降;胸腔闭式引流量＞200ml/h,持续2～3小时以上;胸膜腔穿刺抽血很快凝固或血凝固抽不出血,但胸部平片提示胸腔阴影继续增大;血液红细胞计数、血红蛋白、血细胞比容持续降低。如出现如上征象者,应通知医生做好剖胸探查止血准备。

8. 咯血的护理　痰中带血丝常提示肺或支气管轻度损伤,休息数日后可自行好转。咯血或大量泡沫样血痰提示肺或支气管严重损伤,为减少肺不张,鼓励病人咳出积血。大量咯血时,要防止积血阻塞气道引起窒息,并做好剖胸探查准备。

9. 预防感染　严格无菌操作,鼓励病人深呼吸,有效咳嗽、排痰,保持胸膜腔引流通畅,应用抗菌素,预防感染。

10. 健康教育

(1)指导腹式呼吸运动,胸部损伤后一般会固定胸廓,消除疼痛,但胸式呼吸减弱,可增加腹式呼吸;指导病人吸气时胸廓不动,腹部上升鼓起,呼气时尽量将腹壁下降,呼吸动作缓慢,约8～12次/分,如此反复。

(2)预防损伤后遗症:胸部损伤后会出现胸廓活动受限,肺损伤后出现换气功能障碍,运动后会出现气短、缺氧等表现,嘱病人保护残存的肺功能,防止受凉,练习深呼吸运动,戒烟等。

(3)出院指导:肋骨骨折、肺挫裂伤定期复查愈合情况,注意休息和营养。

对案例中的病人应予急救护理:病人半卧位,吸氧,保持呼吸道通畅,现场体检可明确伤情为气胸或血胸者,迅速给予胸膜腔穿刺减压,缓解症状,并建立静脉通道,维持循环的稳定。入院后X线检查进一步确定诊断,必要时行胸膜腔闭式引流术。

(五)护理评价

病人呼吸功能是否恢复正常,循环状态是否稳定;病人疼痛是否减轻或消失。病人的病情变化能否及时发现和处理,并发症是否得到有效预防和控制。

第二节 脓 胸

脓胸(empyema)是指脓性渗出液积聚于胸膜腔内的化脓性感染。按病程分类可分为急性脓胸(病程小于等于3个月)和慢性脓胸(病程大于3个月);按脓胸的范围可分为局限性脓胸和全脓胸;按感染的致病菌可分为化脓性、结核性和特殊病原菌性脓胸。

一、疾病概要

(一)病因

胸腔脏器及胸腔邻近脏器感染侵犯胸膜导致的脓性胸腔内感染,如肺炎,肺脓肿,化脓性心包炎,膈下脓肿,肝脓肿等;胸部手术及外伤病史;全身脓毒症等。

(二)病理生理

脓胸的致病菌多来自肺内病灶,少数经胸内和纵隔内其他脏器或身体其他处部位感染病灶,直接或经淋巴侵入胸腔而感染,常见致病菌为肺炎链球菌和化脓性链球菌。

急性脓胸时,感染侵犯胸膜后,引起胸膜大量渗出液体;早期渗出液稀薄,主要含有白细胞和纤维蛋白;病程进展脓细胞增多,渗出液逐渐转为脓性,纤维蛋白沉积于脏胸膜和壁胸膜导致肺表面挛缩,肺复张受限。

急性脓胸迁延不愈,纤维组织广泛增生,炎症逐渐慢性化,在胸膜腔形成韧厚致密的纤维板,紧束、固定肺组织,牵拉胸廓内陷,并将纵隔牵向患侧,限制呼吸运动,成为慢性脓胸。

(三)临床表现

1. **急性脓胸** 常有高热、脉速、气促、胸痛、食欲不振、全身乏力,当胸腔积液量多时会出现胸闷、咳嗽、咳痰等症状。体格检查:病人胸廓饱满,患侧语颤减弱,叩诊呈浊音,听诊呼吸音减弱或消失。
2. **慢性脓胸** 常有长期低热、消瘦、营养不良表现,病人呈慢性消耗状态。时有不同程度的咳嗽、咳痰、胸痛等症状。体格检查可见病人胸廓内陷、肋间隙变窄、气管及纵隔偏向患侧,呼吸活动度下降。患侧呼吸音减弱或消失。可有脊椎侧凸。

(四)辅助检查

1. 急性期血常规提示白细胞计数及中性粒细胞增多;慢性期病人红细胞计数、血红蛋白及血清蛋白水平下降。
2. X线胸部检查急性期有胸腔积液所致的致密阴影。慢性期可见气管及支气管向患侧移位、胸内液平面等改变。

3.胸腔穿刺能抽出脓性液体。

(五)治疗原则

急性脓胸的治疗原则是消除病因,控制感染,彻底排出脓液,使肺尽早复张,全身支持治疗等。

1.去除病因　针对引起脓胸的原因进行治疗是根本措施,如处理食管吻合口瘘,取出胸腔内异物等。引起脓胸的原因并不十分明确,应尽早排出胸腔内脓液,控制感染。

2.引流脓液　及早反复胸腔穿刺,脓液做细菌培养,根据药敏结果向胸膜腔内注射抗生素。如果脓液稠厚不易抽出、或经治疗脓量不减少的及伴有气胸、疑有气管、食管瘘等,需及早施行胸膜腔闭式引流术。

3.支持治疗　脓胸病人应加强全身支持治疗,如补充营养和多种维生素,纠正贫血,改善病人的一般状况,增强病人的抵抗力。

慢性脓胸的治疗强调改善病人全身营养状况,消除中毒症状和改善营养不良,提高机体抵抗力。积极消除致病原因和脓腔,尽量使受压的肺复张,恢复肺的功能。

4.手术治疗　对那些肺组织无病变,病期不长,纤维板粘连不甚紧密的病人可行胸膜纤维板剥脱术,术后有望使患侧肺复张。对于病程长,肺组织严重纤维化,或存在支气管胸膜瘘者,可做胸廓成形术:手术切除局部肋骨和壁层纤维板,使软化区胸壁内陷,以消灭两层胸膜间的死腔。胸膜肺切除术则是将纤维板剥除术加患侧肺切除术一次性完成,适用于慢性脓胸合并肺内严重病变病人。

二、护　理

(一)护理评估

1.健康史　既往肺部感染及邻近组织脏器的有无感染病史;全身抵抗力是否下降;病人是否发热;有无胸痛、气促;有无咳嗽、咳痰,痰量、颜色及性状;有无肺炎久治不愈或肺脓肿病史;有无糖尿病史、胸腔手术、外伤病史。

2.身体状况　病人有无气促、咳嗽、咯脓痰、胸痛等表现;病人呼吸运动有无减弱,肋间隙是否变窄,气管有无向患侧移位,呼吸音是否减弱或消失。血常规检查、X线胸部检查是否异常;胸腔穿刺及细菌培养和药物敏感试验结果。

3.心理社会状况　急性期病人出现情绪紧张,症状体征,会出现对病情的担心、焦虑等;慢性期病人因接受长期的治疗,遭受疾病的折磨会表现出情绪低落,变得感情脆弱、谨小慎微,被动依赖等。

(二)护理诊断/问题

1.低效性呼吸型态　与胸腔容积缩小、肺扩张不全等因素有关。

2.体温过高　与胸腔感染有关。

3.营养失调:低于机体需要量　与长期慢性炎症消耗、营养摄入不足等有关。

4. 焦虑　与疾病长期不能治愈,反复发作,对手术治疗的担忧等有关。

(三) 护理目标

病人呼吸功能改善,无气促、发绀等症状;体温恢复正常;营养状况改善。病人精神状态好,并能积极配合治疗与护理。

(四) 护理措施

1. 全身治疗的护理

(1) 心理护理:加强与病人的沟通,关心体贴病人,帮助病人树立战胜疾病的信心。

(2) 营养支持,提高机体抵抗力:脓胸病人消耗较大,宜高蛋白、高热量和富含维生素的食物,如果病人的饮食差,胃肠内营养摄入不足,可行静脉途径增加胃肠外营养。

(3) 控制感染:行细菌培养和药物敏感试验,选择合适的抗生素,调整抗生素;长期应用抗生素抗感染要注意避免二重感染的发生。

(4) 改善呼吸功能:取半卧位,有利于呼吸和脓液的引流;保持呼吸道通畅:鼓励病人有效咳嗽、咳痰;痰液黏稠者可行雾化吸入使痰液变稀,易咳出,痰液较多时可体位引流排痰;鼓励病人深呼吸,进行吹气球训练,促使肺充分膨胀,增加通气量。

(5) 对症处理:对高热者行物理降温,如冷敷、50%乙醇溶液擦浴等,鼓励病人多饮水,必要时可应用药物降温。

2. 局部治疗的护理

(1) 胸腔引流的护理:保持引流通畅,彻底排除胸膜腔内脓液,从而减轻病人的中毒症状;同时要注意引流口周围皮肤的护理,防止皮炎的发生,如可在引流口处涂氧化锌软膏。

(2) 脓胸穿刺护理:急性脓胸行胸腔穿刺抽脓,可每日或隔日一次,每次抽脓量要<1000ml,以免胸腔骤然减压导致纵隔移位或出现复张性肺水肿等并发症。

(3) 手术治疗的护理:胸廓成形术后病人,局部用厚棉垫、胸带加压包扎,以消除反常呼吸运动;胸膜纤维板剥脱术后,易出现出血、气胸等并发症,注意术后早期病情的观察。如胸腔闭式引流术后3~4小时,>200ml/h,说明胸腔内有活动性出血的征象,应立即通知医师,做好开胸止血的准备。

3. 健康教育　指导病人高蛋白、高热量、高维生素饮食,改善病人营养状况,增强机体抵抗力。为保证有效地引流,病人宜取半卧位;支气管胸膜瘘、胸廓成形术后病人取术侧向下的卧位。

胸廓成形术后,由于部分肌群被切断,易引起脊柱侧弯及术侧肩关节的运动障碍。术后病人宜采取正直姿势,坚持练习头部前后左右回转运动,上半身的前屈及左右弯曲运动。自术后第一天开始,进行上肢运动,如上肢屈伸、抬高上肢、旋转等,使之尽可能恢复到健康时的活动水平。

(五) 护理评价

病人呼吸功能有无改善,有无气促、发绀等症状,病人的体温是否恢复正常,病人营养状况是否改善,病人精神状态是否好转,能否积极配合医师治疗。

第三节 肺 癌

一、疾病概要

肺癌(lung cancer)多数起源于支气管黏膜上皮,因此也称支气管肺癌。近50年来,全世界肺癌的发病率明显升高,在欧美某些国家和我国大城市中,肺癌的发病率已居男性各种肿瘤的首位。肺癌病人多数是男性,男女比约3～5:1,但近年来,女性肺癌的发病率在明显增加。发病年龄多数在40岁以上。

(一)病因

肺癌的病因尚未完全明确。根据流行病学调查发现其发病主要与个人生活、生活环境、职业及某些疾病、家族遗传等密切有关。

1.长期大量吸烟　大量资料显示,长期大量吸烟是肺癌的一个重要致病因素。纸烟燃烧时释放致癌物质。多年每日吸烟40支以上者,肺鳞癌和小细胞癌的发病要高4～10倍。

2.致癌物质的接触　长期接触石棉、铬、镍及放射性物质等的职业,发生肺癌的几率明显增加。城市中肺癌发病率增高,可能与大气污染和烟尘中致癌物有关。

3.其他原因　肺慢性感染病史、基因遗传以及人体免疫状态等。

(二)病理及分类

肺癌起源于支气管黏膜上皮。癌肿可向支气管腔内或邻近的肺组织生长,可通过淋巴、血行或经支气管转移扩散。

肺癌的分布情况,右肺多于左肺,上叶多于下叶。起源于主支气管、肺叶支气管上皮的,位置靠近肺门处的称为中心性肺癌,较为多见;起源于肺段支气管以下的癌肿,位于肺的周围部分者称为周围性肺癌。

肺癌病理类型临床上最常见的有以下四种:①鳞状细胞癌:在肺癌中最为常见,癌肿生长缓慢,病程长。对放、化疗较敏感。通常先发生淋巴转移,血行转移较晚。②腺癌:多是周围型肺癌,肿瘤生长缓慢,但有时早期即发生血性转移,淋巴转移较晚发生。③小细胞癌:恶性程度高,生长快,淋巴及血行转移早,预后在肺癌中最差,对放、化疗敏感。④大细胞癌:此型肺癌少见,细胞分化程度低,预后差,常发生脑转移后才被发现,此外少数癌肿可存在不同类型的癌肿组织,称为混合型肺癌。

(三)临床表现

肺癌病人的临床表现与肿块的部位、大小、是否压迫、侵犯邻近器官,有无转移情况等有关。早期肺癌常无明显症状,常在X线检查时发现。进展期肺癌常出现刺激性咳嗽、血痰,痰中带血或间断地少量咯血。当癌肿长大伴压迫、堵塞可出现胸闷、哮鸣、气促、发热、胸痛和肺部感染,出现脓性痰液。

晚期肺癌压迫、浸润邻近器官和组织可出现相应的症状,如压迫喉返神经出现声音嘶哑;压迫食管出现吞咽困难;胸膜转移引起胸腔积液或胸痛;压迫上腔静脉出现面部、颈部和上胸部静脉怒张,静脉压升高;压迫臂丛神经出现臂痛和上肢运动障碍;压迫颈交感神经出现霍纳综合征(Horner综合征),表现为同侧上眼睑下垂,瞳孔缩小,眼球内陷,面部无汗。

少数癌肿可产生内分泌物质,临床上呈现非转移的全身症状,如骨关节病综合征、男性乳房肥大、重症肌无力、多发性肌肉神经痛等。

(四)辅助检查

1. 胸部 X 线和 CT 检查　当癌肿阻塞支气管,可出现肺炎征象,甚至肺不张影。当癌肿较大时,可出现肺门阴影。周围性肺癌可见肺野周围孤立性圆形或椭圆形阴影,边缘不清或呈分叶,周围有毛刺。胸部 CT 扫描有助于发现肺尖、膈上、脊柱旁、心后及纵隔等处 X 线检查隐藏区。

2. 痰细胞学检查　痰中找到癌细胞,可明确诊断,中心型肺癌诊断的机会更大。

3. 支气管镜检查　对中心型肺癌诊断的阳性率较高,可在支气管内直接看到肿瘤,并可取出活组织作病理切片检查。

4. 经胸壁穿刺活组织检查　对周围型肺癌诊断的阳性率较高。

5. 正电子发射断层扫描(PET)　由于恶性肿瘤的糖酵解代谢高于正常,肺癌 PET 显像时 ^{18} 氟-脱氧葡萄糖在局部异常浓聚。可用于肺内结节和肿块的定性诊断,并能显示纵隔淋巴结有无转移。PET 是目前肺癌定性诊断和分期得最好、最准确的无创检查。

6. 其他　如胸水脱落细胞检查及纵隔镜检查等。

(五)治疗原则

肺癌的治疗以手术治疗为主,辅以化学治疗、放射治疗、免疫治疗、中医中药治疗综合治疗。

1. 手术治疗　手术治疗的目的是彻底切除肺部原发癌肿病灶和局部及纵隔淋巴结,并尽可能保留健康的肺组织。根据癌肿的位置和大小,确定肺切除的范围,如果是中心型肺癌,一般行肺叶或一侧全肺切除;而周围型肺癌,一般行肺叶切除术;小细胞肺癌常较早发生远处转移,手术效果很差,临床以化疗和放疗为主。

2. 放射治疗　主要用于手术后残留病灶的处理和配合化疗。晚期病人采用姑息性放射治疗以减轻症状。术后 1 个月左右,病人一般情况改善后开始放射治疗,剂量为 40~60Gy,疗程 6 周。

3. 综合治疗　不同细胞类型的肺癌,对其敏感性不同,治疗的效果不同。例如,小细胞癌对化疗均敏感,治疗效果好,中医中药和免疫治疗可缓解部分病人的症状。

二、护　理

(一)护理评估

1. 健康史　了解吸烟史、职业史,既往肺部病史。家族中有无患过肿瘤的亲属,病人有无糖尿病、冠心病、高血压、慢性支气管炎病史。

2.身体状况　近期有无消瘦、刺激性咳嗽、血痰,有无胸闷、哮鸣、气促、发热和胸痛等症状;是否有声音嘶哑、吞咽困难、胸痛等肿瘤转移压迫症状;影像学检查有无肺部占位性病变;组织病理学检查细胞有无变异,了解癌肿的类型。

3.心理社会状况　病人对疾病的认知程度如何。病人对癌肿的恐惧感,在现实生活中,手术是人生中的大事,病人在选择时常会表现出担心、恐惧或焦虑,病情严重的病人常感到绝望、无助,甚至产生自杀的念头等。评估病人亲属对病人的关心程度、支持情况,家庭经济情况等。

(二)护理诊断/问题

1.气体交换受损　与呼吸道阻塞、疼痛、肺膨胀不全等有关。
2.营养失调　低于机体需要量,与肿瘤消耗、营养摄入不足等有关。
3.清理呼吸道无效　与术后疼痛、痰液黏稠不易咳出有关。
4.恐惧　与癌肿的预后差、手术后不良反应等有关。
5.潜在并发症　出血、感染、肺不张、支气管胸膜瘘、肺水肿。

(三)护理目标

病人呼吸功能改善,无气促、发绀等症状;病人营养状况改善;病人能有效地咳嗽排痰;病人自述焦虑、恐惧减轻或消失;病人的并发症得到及时发现与处理。

(四)护理措施

除一般手术病人的常规护理外,肺癌围手术期护理有其特殊特点。

1.手术前护理

(1)心理护理:加强与病人的沟通,了解病人所想,有重点地说明病情,消除病人的紧张情绪,鼓励病人战胜疾病的信心,帮助病人树立乐观的态度。

(2)防治呼吸道感染:术前如病人吸烟应嘱其戒烟2周以上,防止术后呼吸道分泌物增多;注意保持口腔卫生,防止细菌进入下呼吸道;有肺部感染者,感染应得到有效控制。

(3)呼吸功能的锻炼:如腹式呼吸的训练,有效咳嗽的训练,可促进肺复张,减少术后并发症。

2.手术后护理

(1)病情监测:术后早期,特别是术后24~36小时内,血压常有波动,需要严密观测。

(2)一般护理

1)饮食:如麻醉清醒后即可给予流质饮食;

2)体位:麻醉病人未清醒前取平卧位,头偏向一侧,以免呕吐物、分泌物吸入而导致窒息或并发吸入性肺炎。麻醉清醒血压平稳后改为半卧位,以利于呼吸和胸部引流。肺段切除后根据病人健侧肺的功能,如健侧肺功能良好可取健侧卧位,有利于患侧肺的膨胀与扩张,但健侧肺功能差的病人应避免取健侧卧位,以免压迫健肺而限制通气功能。一侧全肺切除的病人,避免完全侧卧位,宜取平卧或患侧约1/4侧卧位,以免纵隔过度移位而影响心血管功能。

(3)呼吸道管理：肺切除术后24～36小时，常规鼻导管吸氧，有利于改善因肺换气面积减少、麻醉后遗不良反应、伤口疼痛等造成的不同程度的缺氧。必要时可短期使用呼吸机辅助呼吸。

手术后24～48小时内，每隔1～2小时鼓励并协助病人做呼吸5～10次，同时并协助病人有效咳嗽排痰；翻身、排背有利于肺周的痰液向主支气管聚集后再咳出；指压胸骨切迹上方的气管能刺激病人咳痰；病人咳痰时固定胸廓，避免或减轻胸廓运动引起的疼痛。痰液粘稠不易咳出时，可行雾化吸入，使痰液变稀，易于咳出。对于咳嗽无力、呼吸道分泌物潴留的病人，可行鼻导管深部吸痰。

(4)对症处理：减轻疼痛，可适当应用止痛剂；病人出现肺不张时，鼓励病人咳嗽，做深呼吸运动；同时排除有无感染等；高热病人可适当物理降温，酌情给予药物降温。

(5)胸腔闭式引流护理：维持胸膜腔引流的通畅，避免引流管受压、折曲、滑脱及阻塞。观察引流液的量、色、性质的变化等。

(6)术后功能锻炼：肺叶切除术或一侧全肺切除术对病人的呼吸、循环功能影响，开胸手术后需切断胸廓肌肉，如果不及时运动锻炼可能导致肌肉萎缩、粘连等阻碍肢体的运动功能。故麻醉清醒后即可指导病人开始躯干和四肢的适度活动与锻炼，并逐渐适应肺切除后余肺的呼吸功能。

(7)并发症的护理：

1)肺不张与肺部感染：多发生在手术后48小时内，常由于开胸术后伤口疼痛、咳痰无力、痰阻塞支气管，引起肺不张。病人会出现烦躁不安、心动过速、体温升高、哮喘、发绀、呼吸困难等症状；血气分析为低氧、高碳酸血症。肺不张的护理重在预防，术前戒烟2周以上，加强呼吸功能的锻炼，以增加肺活量及呼吸肌的强度。术后加强呼吸道的管理，及时清除呼吸道分泌物，经常鼓励病人自行或协助其咳嗽排痰，必要时吸痰。遵医嘱合理使用抗生素。

2)支气管胸膜瘘：支气管胸膜瘘多发生在手术后1周，是肺切除术后严重的并发症之一。是由于支气管残端处理不当以及支气管残端有病变。病人常出现发热、呼吸短促、胸闷、刺激性咳嗽，健侧卧位时咳嗽加重，伴有多量血性痰液，或手术后数天引流管持续气体逸出。胸腔内注入亚甲蓝溶液后病人咳出蓝色痰液即可确诊。早期急诊行手术修补瘘口。并发脓胸者遵医嘱使用抗生素。病人患侧卧位，以防止胸膜腔积液和积脓流向健侧。同时注意有无张力性气胸的发生。小的瘘口经以上治疗可自行愈合。如引流4～6周瘘口仍然不闭合的，需按慢性脓胸处理。

(8)一侧全肺切除术后的特殊护理：

1)胸膜腔引流管一般呈夹闭状态，保持手术后患侧胸腔内有一定的积气积液，维持胸腔内一定的压力，减少或纠正明显的纵隔移位，但要注意胸膜腔内压力的变化，如果颈部气管移位，气管移向健侧，可适当放开引流管，每次放液量不宜超过100ml，速度不能太快，以维持气管和纵隔位于中间位置，否则会引起纵隔突然移位，以及呼吸心跳的骤停。

2)术后肺泡-毛细血管床明显减少，应严格掌握输液的速度和量，否则会发生急性肺水肿，术后24小时补液量应控制在2000ml内，滴速维持在20～30滴/分。

3)术后由于只有一侧肺，一旦支气管阻塞会很快引起呼吸功能的衰竭，因此术后特别注意强调保持呼吸道通畅，协助病人有效地咳嗽排痰。如痰液较多无法咳出，可应用鼻导管深部吸痰,但操作时注意吸痰管进入气管的长度不超过气管的1/2,以免造成支气管残端瘘。

4)病人手术后7～10日内应注意休息,忌患侧卧位。适当地运动肢体,进行功能锻炼,促进呼吸、循环功能的恢复。

3.健康教育　通过健康宣教,了解吸烟的危害,劝导戒烟。对40岁以上的病人应定期进行肺部X线检查。中年以上病人,出血咳血或不明原因的刺激性咳嗽,应及时进行肺部X线或CT检查。手术后病人,应加强营养,注意休息,避免上呼吸道感染。术后近期进行呼吸功能锻炼,有效咳痰。接受化疗病人,应监测血常规的变化。

(五)护理评价

病人呼吸功能是否改善,有无气促、发绀等症状;病人营养状况是否改善,是否能正常进食;病人能否有效地咳嗽排痰;病人精神状态是否好转,并能否积极配合医师治疗。

第四节　食管癌

一、疾病概要

食管癌(esophageal cardinoma)是一种常见的消化道癌肿,发病年龄多在40岁以上,男性多于女性。我国食管癌发病率最高的地区是河南省林州市。

(一)病因

食管癌的具体病因不明,根据流行病学发现与以下原因有关:

1.饮食生活习惯　长期饮烈酒、吸烟,食物过硬、过热,进食过快,口腔不洁,炎症,创伤等慢性刺激,长期进食富含有亚硝胺的食物等。

2.营养状况　缺乏某些微量元素,如铁、锌、硒等;缺乏维生素A、B_2、C及动物蛋白,新鲜蔬菜、水果摄入不足等。

3.慢性疾病史　又称为癌前期病变,如慢性食管炎、食管良性狭窄、食管白斑病等。

4.其他　如某些真菌感染能促使癌肿的发生;食管癌有一定的遗传易感性等。

(二)病理

临床上将食管分为颈、胸、腹三段(图25-6)。颈段:自食管入口至胸骨柄上缘的胸廓入口处。胸段:又可分为上、中、下三段;胸上段自胸廓上口至气管分叉平面;胸中段自气管分叉平面至贲门全长的上一半;胸下段自气管分叉平面至贲门全长的下一半。腹段:食管在腹腔的部分,通常算为胸下段的部分。食管癌多系鳞状细胞癌,胸中段最常见,胸下段次之,胸上段较少。

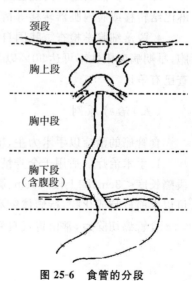

图25-6　食管的分段

按食管癌的病理形态,可分为以下几种类型:髓质型占食管癌的大多数,常累及食管周径的全部或大部,恶性程度较高;蕈伞型瘤体呈卵圆形扁平肿块状,向腔内呈蘑菇样突起;溃疡型瘤体的黏膜面呈深陷而边缘清楚的溃疡,一般阻塞程度较轻;缩窄型(又称"硬化型")瘤体部位形成明显的环形狭窄,累及食管全周,较早出现梗阻症状。

淋巴转移是食管癌转移的最主要途径,血行转移发生较晚。

(三)临床表现

早期症状常不明显,或者仅表现出吞咽粗硬食物时有不同程度的不适感,如咽下食物梗噎感、停滞感,胸骨后烧灼样、针刺样或牵拉摩擦样疼痛,食管内异物感,上述症状常在饮水后能得到缓解,症状时轻时重,进展缓慢。

中、晚期食管癌典型的症状为进行性吞咽困难,起初难咽干硬食物,继而半流质,最后水和唾沫也不能咽下。进而病人会出现进行性的营养不良、消瘦、贫血、无力、脱水等。

癌肿侵及邻近器官时,可出现相应的临床表现,如癌肿侵犯喉返神经,可发生声音嘶哑;侵及主动脉,可引起大呕血;侵及气管,引起食管气管瘘,导致进食时呛咳及肺部感染;侵及胸椎时出现持续的胸痛或背痛等表现。

中晚期病人可有锁骨上淋巴结肿大,若有肝脏或脑转移,有肝肿大、腹水、黄疸、昏迷等表现。

(四)辅助检查

1. **影像学检查** 食管吞钡 X 线双重对比造影,早期食管癌可发现食管黏膜紊乱、粗糙或中断现象,小龛影,局限性管壁僵硬、蠕动中断。中晚期有明显的不规则狭窄和充盈缺损,管壁僵硬,狭窄上端食管有不同程度的扩张。

2. **纤维食管镜检查** 对临床已有症状而未能诊断明确者,应该早作纤维食管镜检查,可直视肿块和钳取活组织做病理检查,以明确诊断。

3. **CT 扫描及超声内镜检查** 可判断食管癌的浸润层次、向外扩展的程度及有无纵隔、淋巴结转移或腹内脏器转移等情况,对制定手术方案有重要参考意义。

4. **脱落细胞学检查** 我国自创用带网气囊食管细胞收集器,进行食管拉网检查脱落细胞,早期病变阳性率可达90%以上,是一种简便易行的普查筛选诊断方法。但目前对此法检查已有争议。

(五)治疗原则

食管癌的治疗以手术为主,辅助放疗、化疗、中医中药等。

1. **手术治疗** 适用于全身情况及心肺功能良好、无明显远处转移征象的病人。一般颈段癌长度<3cm、胸上段<4cm、胸下段癌长度<5cm 切除的机会较大。估计切除困难者,也可以术前放疗或化疗,待瘤体缩小后再手术。

食管癌切除后,常由胃代食管(图 25-7),有时由结肠或空肠代食管(图 25-8)。

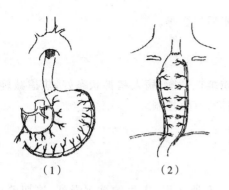
(1)
(2)
(1)上中段食管癌食管切除范围
(2)胃代食管,颈部吻合术
图25-7 食管切除后胃代食管术

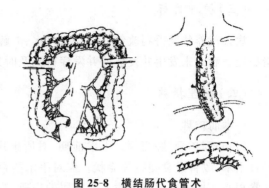
图25-8 横结肠代食管术

对晚期食管癌,不能行根治性手术者,可作姑息性减状手术,如食管腔内置管术、食管胃转流吻合术或胃造瘘术等。

2.放射治疗 可增加手术切除率,提高远期生存率。目前认为,术前放疗后,休息2～3周再做手术比较合适。术中切除不完全的残余癌肿可作金属标记,术后3～6周放疗。单纯放疗多用于颈段、胸上段癌。

3.化疗 化疗与手术或放疗相结合,可提高疗效,存活期延长。但应注意化疗药物的毒副作用。

二、护 理

(一)护理评估

1.健康史 病人有无不良的生活饮食习惯;病人有无营养素缺乏,有无慢性食管炎、食管良性狭窄、食管白斑病等疾病,家族中有无其他人患过肿瘤。

2.身体状况 病人有无吞咽食物时不同程度的不适;有无进行性吞咽困难的表现;有无消瘦、贫血、无力、明显脱水及营养不良等全身表现;有无转移相关症状。了解食管吞钡X线双重对比造影情况、纤维食管镜检查及活检病理结果情况、食管CT扫描、超声内镜检查情况等。

3.心理社会状况 由于疾病的折磨和对癌症的恐惧,病人常感到绝望、无助,部分病人可能会产生自杀的念头。手术治疗的创伤,化疗药物的副反应常使病人的情绪波动,表现出拒绝治疗、放弃治疗的念头。护理人员应及时了解相关情况,并了解病人对疾病的认知、心理状况以及病人家属对病人的关心程度、家庭经济情况。

(二)护理诊断/问题

1.营养失调:低于机体需要量 与进食哽噎、癌症消耗等有关。

2.体液不足 与吞咽困难、水分摄入不足及丢失过多有关。

3.焦虑 与对癌症不良预后的担心有关。

4. 潜在并发症　吻合口瘘、乳糜胸、肺不张、术后出血等。

（三）护理目标

病人营养状况得到改善,体重增加,水、电解质维持平衡;病人精神状态好,焦虑减轻,情绪稳定。病人未发生并发症或并发症得到及时发现、有效控制。

（四）护理措施

1. 术前护理

（1）心理护理:肿瘤病人手术前期,对所患疾病有所认识,求生的欲望强烈,迫切希望能早日手术,改善进食哽噎等症状。但对手术能否彻底治愈疾病持有怀疑,对手术的安全性也非常担心。护士应加强与病人及家属的沟通,改善病人对于疾病的认知状况,告知手术成功的病例,缓解病人对手术的顾虑,尽可能减轻其不良心理反应。同时,应争取病人亲属在心理上、经济上的积极支持和配合,解除病人的后顾之忧。

（2）加强营养:根据病人的进食情况,提供病人高蛋白、高热量、高维生素饮食,避免刺激性、干、硬食物。如果病人的营养补充不足,可从静脉途径给予营养支持,同时维持水、电解质、酸碱平衡,提高病人的手术耐受力,促进病人术后的康复等。

（3）胃肠道准备:食管癌可导致不同程度的梗阻与炎症,手术前1周,嘱病人口服含抗生素的生理盐水,起到冲洗食管和局部抗感染、消除黏膜水肿的作用。结肠代食管病人,术前3日进行结肠肠道准备,具体方法同大肠癌肠道准备。术前常规放置胃肠减压管和十二指肠营养管。

（4）呼吸道准备:术前常规戒烟2周以上。训练病人深呼吸,有效的咳嗽、咳痰。对平时痰液较多者,术前使用抗生素控制感染,改善呼吸功能,预防术后呼吸系统并发症。

2. 术后护理

（1）观察病情:术后麻醉清醒,病人可取半卧位,有利于呼吸及胸腔引流。早期注意监测生命体征的变化,如体温过高,应寻找原因,排除是否由肺不张引起;注意各管道的引流,尤其是胸腔闭式引流是否有血性液体引出,警惕术后出血的可能。注意观察病人的呼吸、脉搏和血压,监测中心静脉压及血氧饱和度等,如有异常,及时通知医生,给予处理。

（2）术后饮食护理:术后3～4日需禁饮禁食。禁食期间持续胃肠减压,以减轻腹胀和胃内胀气,利于吻合口愈合。术后早期可经十二指肠或空肠营养管注入肠内营养液,注意输入时,量由少到多、浓度由低到高、速度开始时宜慢,注意观察病人有无腹胀、腹泻等不良反应,同时应经静脉补充营养。待肛门排气后,拔出胃管。停止胃肠减压24小时后,若无吻合口瘘的症状,可开始进食。先试饮少量水,术后5～6日可给全流质,每2小时给100ml,每日6次。术后3周病人无特殊可进普食,但仍然注意少食多餐,防止进食过多、过快,避免进食生、硬、冷食物,以免导致晚期吻合口瘘。对于胃代食管术的病人常出现进食后胸闷、呼吸困难,应告知病人由于胃已拉入胸腔,肺受压暂时不能适应所致;另外,术后病人可有反酸、呕吐等症状,平卧时加重。建议病人少食多餐,饭后2小时内避免平卧,睡眠时抬高床头,经1～2月后可缓解。

（3）呼吸道管理:食管癌术后胃被拉入胸腔,挤压肺组织,使肺扩张受限。手术后切口疼痛、病人咳嗽无力,加之术后病人卧床、痰多黏稠不易咳出等因素,病人术后易发生肺炎、肺不张,甚至因痰堵塞气道引起窒息等呼吸道并发症。应密切观察呼吸型态、频率和节律,注意有无缺氧征象。术后第1日每1～2小时鼓励病人深呼吸,进行呼吸功能锻炼,促使肺复张;术后痰液稠厚、难以咳出者应常规给予雾化吸入,并静脉途径给予止咳化痰的药物;同时教会病人有效的咳嗽排痰,具体可参考肺癌病人呼吸道管理,必要时行鼻导管深部吸痰。

(4)胸膜腔闭式引流的护理:妥善固定胸膜腔闭式引流管,防止引流管打折、受压、脱落,定期挤压引流管,保持引流管道的通畅。注意观察引流液的量、颜色、性状,并准确记录。注意胸腔内有无血性、乳糜样液体引出。注意有否术后内出血、乳糜漏等发生。

(5)胃肠造瘘的护理:在手术后72小时后,胃肠活动功能正常,可给予从造瘘管道中注入营养液。造口周围皮肤应防止胃液的刺激,可在造口周围涂抹氧化锌预防皮肤损坏。

(6)结肠代食管术后护理:保持胃肠减压的通畅,如果发现从减压管内吸出大量血性液体或呕吐较多咖啡样液体伴全身中毒症状,应该考虑有代食管的结肠袢坏死。同时注意观察有无并发症,如胸腔感染,腹膜炎等表现。

(7)对症处理:术后早期疼痛的可给予镇痛剂;体温升高者,首先查明原因,过高者可给予物理降温,必要时可给予药物降温等处理。

3. 并发症的护理

(1)吻合口瘘:是食管癌术后极为严重的并发症,也是术后死亡的主要原因之一,多发生在术后5～10日。吻合口瘘常伴有胸腔内严重的感染,病人可出现呼吸困难、高热、胸闷、全身中毒症状。胸腔穿刺可抽出带臭味的混浊液体,口服亚甲蓝,引流管引出蓝色液体则可明确为吻合口瘘,病人死亡率极高。应严密观察术后,如有体温升高、呼吸困难、胸腔积液及全身中毒症状,常表示有吻合口瘘的发生。嘱病人立即禁食,行胸膜腔闭式引流术,保持引流的通畅;早期应用大量抗生素,控制感染。加强营养,必要时少量多次输血。

(2)乳糜胸:食管癌、贲门癌术后并发乳糜胸是比较严重的并发症,多因术中损伤胸导管所致,多发生在术后2～10日,少数在2～3周后出现。术后早期由于禁食、乳糜液脂肪含量较少,胸腔引流可为淡血性或淡黄色液,但引流液较多;病人开始进食时,漏出液大量增加,压迫肺和纵隔,病人会出现胸闷、气急、心悸、呼吸困难等表现。乳糜液内有大量的水和脂肪、蛋白质、电解质等,如若不积极治疗,病人可在短期内全身消耗、衰竭而死亡。应尽早行胸膜腔闭式引流术,及时引流出胸腔内乳糜液,使肺扩张。嘱病人进低脂甚至是无脂饮食,必要时禁食,行胃肠外营养,输血、输液保持身体营养和电解质平衡。如有可能,尽早行胸导管结扎术。病人在手术前1～2小时口服或经营养管注入牛奶200ml或蓖麻油50ml,有利于术中瘘口的暴露。

4. 健康教育 嘱病人少量多餐,逐渐增加进食量,并注意饮食由稀到干,避免刺激性食物与碳酸饮料,进食时勿过热、过快。餐后半卧位,以防止进食后反流、呕吐,或压迫肺组织产生胸闷、呼吸困难等不适症状。术后注意休息,劳逸结合。若有吞咽困难,可能系吻合口狭窄,应及时就诊处理。术后3～4周后及时复诊,确定是否化疗。

(五)护理评价

病人营养状况是否改善,体重是否增加;水、电解质是否平衡,有无脱水或电解质紊乱表现;病人的焦虑是否减轻,睡眠如何,能否配合治疗和护理。病人有无并发症发生,若发生并发症是否得到及时发现并控制。

本章小结

　　胸部损伤中肋骨骨折最多见。多根多处肋骨骨折时常引起反常呼吸,肋骨骨折后可引起气胸、血胸。开放性气胸和张力性气胸严重影响呼吸、循环功能,应迅速胸腔内减压,改善病人一般状况。进行性血胸威胁病人生命,需紧急处理。脓胸急性期主要为大量浆液性胸水渗出,慢性期为纤维组织增生。积极予抗感染、全身支持、消除脓腔等处理。

　　吸烟是肺癌的一个重要致病因素。肺癌早期多无特异性表现,进展期肺癌常为刺激性咳嗽、血痰。胸部 X 线、CT 及纤维支气管镜检查是诊断肺癌的重要手段。肺癌是以手术为主的综合治疗。

　　食管癌是一种常见的消化道癌肿,中、晚期食管癌最典型的症状为进行性吞咽困难。食管气钡双重造影、食管镜检查是早期发现食管癌的重要方法。食管癌以手术治疗为主,辅以放疗、化疗。

　　胸外科疾病术前应进行呼吸功能锻炼,戒烟,术后注意呼吸功能监测,保持呼吸道通畅,加强胸腔闭式引流的护理,防治肺不张、食管切除吻合口瘘、乳糜胸、呼吸衰竭等并发症。

　　本章关键词:胸部损伤;脓胸;肺癌;食管癌

课后思考

1. 何为连枷胸？有何危害？
2. 开放性气胸、闭合性气胸、张力性气胸的鉴别。
3. 提示胸腔活动性出血有哪些征象？
4. 肺癌病人的护理要点有哪些？
5. 食管癌病人的临床表现如何？护理要点？

（陶磊）

第二十六章
泌尿外科疾病病人的护理

案 例

男性,60岁,上腹部隐痛2月余,伴肾区叩击痛,镜下血尿。B超显示,双肾各有一结石,直径约0.8cm×0.9cm。肾盂静脉造影(IVP)显示肾功能正常,双侧输尿管通畅。

问题:
1. 针对该病人进行护理评估时还应完善哪些内容?
2. 目前病人最主要的护理问题是什么?应采取哪些护理措施?
3. 如何对病人进行健康教育?

本章学习目标

1. 掌握泌尿外科疾病的常见症状;泌尿外科器械检查病人的护理;泌尿外科常见疾病病人的护理措施。
2. 熟悉泌尿外科疾病的病因、临床表现和治疗原则。
3. 了解泌尿外科疾病病人的病理、护理目标和护理评价。
4. 护理泌尿外科疾病病人时,态度严肃,尊重病人并保护其隐私。

泌尿系统由肾脏、输尿管、膀胱及尿道四部分组成。膀胱以上为上尿路,膀胱以下为下尿路。泌尿系统任何一部分发生感染、损伤、结核、结石或肿瘤等,都可以影响机体的健康,甚至危及生命。

第一节 常见症状及诊疗操作的护理

一、常见症状及护理

(一)排尿异常

【常见症状】

1.尿频(frequent micturition) 指排尿次数增多但每次尿量减少。正常人每日排尿次数可因气候、饮水量、年龄和个人习惯而异,一般白天排尿 4~6 次,夜间 0~1 次;每次尿量 300ml~400ml。泌尿、生殖道炎症、膀胱结石及肿瘤、前列腺增生等是引起尿频的常见原因。

2.尿急(urgency) 有尿意即迫不及待地要排尿而难以自控,但尿量却很少,常与尿频同时存在。多见于下尿路急性炎症或膀胱容量显著缩小的病人。

3.尿痛(odynuria) 排尿时感到尿道疼痛。可以发生在排尿初、排尿过程中、排尿末或排尿后。多与膀胱、尿道或前列腺感染、结石等有关。尿频、尿急、尿痛常同时存在,三者合称为膀胱刺激征。

4.排尿困难(dysuria) 尿液不能通畅地排出。表现为排尿费力、延迟、射程短、尿线无力、分叉、变细、滴沥、有排尿不尽感等。由膀胱以下尿路梗阻引起。

5.尿流中断(interrupted urination) 排尿中突发尿流中断伴有疼痛,疼痛可放射至远端尿道,多见于膀胱结石。

6.尿潴留(urine retention) 膀胱内充满尿液而不能排出。分为急性与慢性两类。急性尿潴留见于膀胱出口以下尿路严重梗阻,突然不能排尿,使尿液滞留于膀胱内;腹部、会阴部手术后因切口疼痛不敢用力排尿,常会发生。慢性尿潴留见于膀胱颈部以下尿路不完全性梗阻或神经源性膀胱,临床上表现为膀胱充盈、排尿困难,由于有效容量减少,可出现充溢性尿失禁。

7.尿失禁(urinary incontinence) 尿液不能控制而自行由尿道口流出。可分为以下四种类型:

(1)真性尿失禁:又称完全性尿失禁,指尿液连续从膀胱流出,膀胱呈空虚状态。常见原因为外伤、手术或先天性疾病引起的膀胱颈和尿道括约肌损伤。

(2)假性尿失禁:又称充盈性尿失禁,膀胱过度充盈,压力增高,当膀胱内压超过尿道阻力时,引起尿液不断溢出。见于前列腺增生等原因所致慢性尿潴留。

(3)压力性尿失禁:当腹内压突然增高时尿液不随意地流出,如咳嗽、喷嚏、大笑或突然起立时,见于多产的经产妇。

(4)急迫性尿失禁:严重尿频尿急时不能控制尿液而致失禁,可能是由于膀胱的不随意收缩引起。见于膀胱的严重感染。

8.漏尿(leakage of urine) 指尿液不经尿道口而由泌尿道瘘口中流出,如输尿管阴道瘘、膀胱阴道瘘或尿道阴道瘘等。病人经阴道漏尿时常自称尿失禁,应予以鉴别。

【护理措施】

1. 心理护理　排尿异常病人常因排尿痛苦而精神紧张,或有畏惧、自卑心理。应关心体贴病人,解除精神压力,以取得配合。

2. 对症护理　对有膀胱刺激症状者,应适当休息,鼓励多饮水,以增加尿量,避免食用刺激性食物。对尿潴留者,应先了解原因,然后针对原因采取措施。如为病人创造一个隐蔽的环境、以病人习惯的姿势排尿、诱导排尿等,诱导排尿无效则行无菌导尿术。对尿失禁者应设法接尿或留置导尿,同时做好皮肤护理,预防压疮的发生。对尿瘘者,常因尿液污染被褥和内裤,故应及时清洗会阴部并更换被褥、内裤,保持清洁、干燥、无臭味。

(二)尿液异常

【常见症状】

1. 尿量异常　正常人 24 小时尿量 1000 ml～2000 ml,若尿量多于一天尿量的正常值,达 3000 ml～5000 ml 为多尿;少于 400 ml 为少尿,少于 100 ml 为无尿,少尿或无尿是由于肾排出量减少引起。无尿应与尿潴留相鉴别,无尿时膀胱是空虚的,而尿潴留是膀胱内有尿液却排不出。

2. 血尿(hematuria)　尿液中含有血液。根据血液量的多少可分为镜下血尿和肉眼血尿。

(1)镜下血尿:显微镜下离心尿每高倍视野红细胞超过 3 个,即有病理意义。若多次尿常规发现红细胞,即使每高倍视野只有 1 个,亦可能为异常。多见于泌尿系慢性感染、结石、急性或慢性肾炎及肾下垂。如案例中病人出现的症状。

(2)肉眼血尿:一般在 1000 ml 尿中含 1 ml 血液,肉眼即能见到尿中有血色。常为泌尿系肿瘤、急性膀胱炎、急性前列腺炎、膀胱结石或创伤等引起。血尿程度并不完全与疾病的严重性成正比。临床上常根据血尿出现在排尿过程的不同阶段来分析出血部位,初始血尿见于排尿起始段,提示膀胱颈部或尿道出血;终末血尿见于排尿的终末阶段,提示后尿道、膀胱颈部或膀胱三角区出血;全程血尿见于排尿的全过程,提示膀胱或其以上部位出血。

血尿是否伴有疼痛是区分良恶性泌尿系疾病的重要因素。间歇性无痛血尿常提示泌尿系肿瘤。血尿伴排尿疼痛,提示膀胱炎或尿石症。

血尿颜色以及血尿中血块的形状因出血量、尿 pH 值及出血部位而异。肾、输尿管出血的血尿呈暗红色,膀胱出血的血尿呈鲜红色。当出血量多时血尿中可出现不同形状的血块;蚯蚓状血块多来自肾、输尿管的出血,大小不等的血块多来自膀胱的出血。

3. 脓尿(pyuria)　离心尿沉渣每高倍视野白细胞超过 5 个为脓尿,是泌尿系感染的表现。

4. 乳糜尿(chyluria)　呈乳白色,是尿内含有乳糜或淋巴液,也可混有大量蛋白或血液。常见于丝虫病。

5. 晶体尿(crystalluria)　是尿中盐类呈过饱和状态,尿中有机或无机物质沉淀、结晶形成晶体尿。排出时尿澄清,静置后有白色沉淀物。

【护理措施】

1. 心理护理　肉眼血尿病人多表现恐惧,应向病人介绍有关血尿知识,消除疑虑,必要时可给予镇静剂。

2. 正确留送尿标本　尿常规标本以清晨第一次尿为宜,留取后及时送检。清醒者应清洗外阴后留取中段尿检查,女病人要避开月经期。昏迷或尿潴留病人可通过导尿留取尿标本。留12小时或24小时尿液时,须在尿中加防腐剂。

3. 观察尿液　注意尿液的性质和颜色深浅的变化,若有异常,应及时向医生报告并配合医生处理。

4. 休息　血尿病人应适当限制活动,严重时必须绝对卧床,并密切注意血压和脉搏等变化。

（三）尿道分泌物（Urethral secretions）

大量黏稠、黄色的脓性分泌物是淋菌性尿道炎的典型症状。少量无色或白色稀薄分泌物多为支原体、衣原体所致的非淋菌性尿道炎引起。慢性前列腺炎病人常在清晨排尿前或大便后尿道口有少量乳白色、黏稠分泌物。血性分泌物提示尿道癌。留置导尿管病人由于导尿管刺激可使尿道腺分泌增加,表现为尿道外口、导尿管周围有少量黏稠分泌物。

（四）疼痛

疼痛为常见的重要症状。泌尿系统实质性器官炎症引起的疼痛常位于该器官所在的部位,而空腔器官梗阻造成的平滑肌痉挛或肿瘤侵犯邻近神经也能导致疼痛,常引起放射痛。

1. 肾和输尿管疼痛　由患肾所致的疼痛一般为持续性钝痛,亦可为锐痛,疼痛部位主要在肋脊角。由肾盂输尿管连接处或输尿管急性梗阻、输尿管扩张引起的疼痛为肾绞痛,表现为阵发性腰部绞痛、剧烈难忍、辗转不安、大汗、伴恶心呕吐;持续几分钟至几十分钟,间歇期可无任何症状。疼痛可沿输尿管放射至下腹、膀胱区、外阴或大腿内侧。案例中的病人系肾结石,故疼痛表现为钝痛。

2. 膀胱疼痛　由急性尿潴留导致膀胱过度扩张引起的疼痛,常发生于膀胱附近的耻骨上区域;而慢性尿潴留即使膀胱平脐,亦可不引起疼痛或仅有不适感。膀胱炎症常引起锐痛或烧灼痛,疼痛常放射至男性远端尿道或女性整个尿道。

3. 前列腺痛　急性前列腺炎可引起会阴、直肠、腰骶部疼痛,有时可牵涉至耻骨上区、腹股沟区及睾丸。

4. 阴囊痛　睾丸或附睾病变包括外伤、扭转或感染,可引起阴囊不适、坠胀或疼痛。睾丸扭转和急性附睾炎时,可引起阴囊剧烈疼痛。肾绞痛或前列腺炎症亦可放射至阴囊引起疼痛。

二、诊疗操作及护理

（一）实验室检查

1. 尿液检查

(1)尿常规检查:尿常规检查应收集新鲜尿液,是诊断泌尿系统疾病最基本的检查项目,包括尿液的物理检查、化学定性和显微镜检查。

(2)尿三杯试验:以排尿最初的5～10 ml尿为第一杯,以排尿最后的10 ml尿为第三杯,中间部分为第二杯。结果可初步判断镜下血尿或脓尿的来源和病变部位。第一杯尿液异常,提示病变在尿道;第三杯尿液异常提示病变在后尿道、膀胱颈部或膀胱三角区;若三杯尿液均异常,提示病变在膀胱或其以上部位。

(3)尿细菌学检查:

1)革兰染色尿沉渣涂片检查:可初步判断细菌种类,指导临床用药。

2)尿沉渣抗酸染色涂片检查或结核菌培养:用于泌尿系结核的诊断,该项检查需收集12小时或24小时尿液。

3)尿培养及菌落计数:清洁中段尿培养,尿内菌落数$>10^5$/ml,提示为尿路感染;$<10^4$/ml可能为污染,应重复培养;耻骨上膀胱穿刺取尿或病人有尿路症状时,尿内致病菌菌落数$>10^2$/ml就有意义。

(4)尿细胞学检查(urinary cytology):宜留取新鲜尿液标本检查,此法用以初步筛选膀胱肿瘤或术后随访,膀胱原位癌阳性率高。

(5)膀胱肿瘤抗原(bladder tumor antigen,BTA):测定尿中有无肿瘤相关抗原,有定性和定量两种方法,定性方法检测简单,正确率约70%,阳性反应提示可能存在尿路上皮肿瘤,可作为初筛或随访。

2.肾功能检查

(1)尿比重测定:反映肾浓缩功能和排泄功能,是判断肾功能的最简便方法。正常成人尿比重为1.010~1.030,清晨时最高。当肾功能受损时,肾浓缩功能减弱,尿比重降低。尿比重固定或接近1.010,提示肾浓缩功能严重受损。

(2)血尿素氮(BUN)和血肌酐(Cr)测定:用于判断肾功能。当肾实质受损时,体内蛋白质代谢产物潴留,血肌酐和血尿素氮增高,增高程度与肾损害程度成正比,故可用于判断病情和预后。由于血尿素氮受分解代谢、饮食和消化道出血等多种因素影响,故不如血肌酐精确。

(3)内生肌酐清除率(Ccr):指肾在单位时间内,将若干毫升血浆中的内生肌酐全部清除出体外的比率,是反映肾小球滤过率的简便有效的方法。24小时内生肌酐清除率正常值为90 ml~120 ml/min。

(4)酚红排泄试验:因为94%的酚红(PSP)由肾小管排泄,所以在特定的时间内,尿中酚红的排出量能反映肾小管的排泄功能。

(5)放射性电子计算机X线断层扫描(emission computer tomography,ECT)检查:是将放射性核素或放射性药物引入体内作放射源,通过信息采集、计算机处理、重建图像,显示"靶器官"的血流动态功能变化及各断面的影像。通过ECT检查可测得单侧肾小球滤过率和有效肾血流量。

3.前列腺液检查 正常前列腺液呈乳白色,较稀薄,涂片镜检可见多量卵磷脂小体,白细胞数每高倍视野少于10个。

4.前列腺特异性抗原(prostate-specific antigen,PSA) PSA是由前列腺腺泡和导管上皮细胞分泌,具有前列腺组织特异性。血清PSA正常值为0~4 ng/ml。若>10 ng/ml应高度怀疑前列腺癌。可用于前列腺癌的筛选、早前诊断、分期、疗效评价和随访观察。

5.流式细胞测定(flour cytometry,FCM) 利用流式细胞仪对尿、血、精液、肿瘤细胞等标本定量分析细胞大小、形态、DNA含量、细胞表面标志、细胞内抗原和酶活性等。可为泌尿、男性生殖系肿瘤的早期诊断及预后判断提供较敏感和可靠的信息,也可用于判断肾移植急性排斥反应及男性生育能力。

(二)器械检查

【种类】

1.导尿管 主要用于收集尿培养标本;测定膀胱容量、压力或残余尿、注入造影剂确定膀胱有无损伤,探测尿道有无狭窄或梗阻;解除尿潴留,持续引流尿液,膀胱内药物灌注等。

2.尿道探条 主要用于探查尿道狭窄程度;治疗和预防尿道狭窄;探查尿道有无结石。操作时动作要轻柔,以防损伤尿道。避免反复多次扩张尿道,两次尿道扩张的间隔时间不少于3日。

3.膀胱尿道镜 又称膀胱镜(图26-1)。经尿道插入膀胱镜,可在尿道、膀胱内进行全面的检查,直接窥视尿道及膀胱内有无病变。

(1)适应证:观察后尿道及膀胱病变;取活体组织做病理检查;输尿管插管,收集双侧肾盂尿标本或作逆行肾盂造影,亦可放置输尿管支架管作内引流或进行输尿管套石术;早期肿瘤电灼、电切,膀胱碎石、取石、钳取异物等。

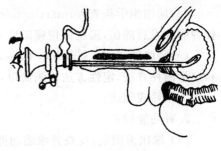

图26-1 膀胱镜检查

(2)禁忌证:尿道狭窄;急性膀胱炎;膀胱容量<50ml。

4.输尿管镜和肾镜 输尿管镜一般经尿道、膀胱置入输尿管及肾盂;肾镜通过经皮肾造瘘进入肾盏肾盂。

(1)适应证:明确输尿管及肾盂内充盈缺损病灶的性质;诊断上尿路梗阻及原因不明的肉眼血尿;治疗输尿管结石;取活体组织作病理学检查。

(2)禁忌证:全身出血性疾病;前列腺增生;病变以下输尿管梗阻;其他禁忌作膀胱镜检查者。

5.尿流动力学测定 借助流体力学和电生理学方法,测定尿路输送、储存、排出尿液的功能,为分析排尿障碍原因、选择治疗方式及评定疗效提供客观依据。

【护理措施】

1.心理护理 器械检查属有创性检查,往往会引起疼痛不适,术前应做好解释工作,使病人配合完成检查。

2.严格无菌操作 有创性检查可能会导致组织损伤而引起感染,因此,检查前应嘱病人清洗会阴部,检查过程中严格遵守无菌操作原则,必要时根据医嘱预防性应用抗菌药。

3.鼓励病人多饮水 单纯尿流率检查时应嘱病人在检查前多饮水,充盈膀胱。内腔镜检查和尿道探查后,病人大多有尿痛或肉眼血尿,一般在2~3日消失;应鼓励病人多饮水,以增加尿量,起到内冲洗作用。

4.观察病情 注意观察有无损伤、出血或尿道灼热,严重者应给予输入抗菌药物,必要时行留置导尿或膀胱造瘘。

(三)影像学检查

1.X线检查

(1)尿路平片(kidney ureter bladder,KUB):是泌尿系统X线检查的基础和重要部分。

平片可显示肾轮廓、大小、位置,腰大肌阴影,不透光阴影以及骨性改变。腰大肌阴影消失,提示腹膜后炎症或肾周围感染。侧位片有助于判断不透光阴影如结石的来源。摄片前应作肠道准备。

(2)排泄性尿路造影(excretory urography):又称静脉肾盂造影(intravenous pyelography,IVP):静脉注射有机碘造影剂能显示尿路形态和了解双侧肾的排泄功能。严重肝、肾、心血管疾病、甲状腺功能亢进症、对碘造影剂过敏、妊娠者禁用。在造影前日一天应口服缓泻剂以排空肠道,以免粪块或肠内积气影响显影效果。禁食、禁水6～12小时,使尿液浓缩,增加尿路造影剂浓度,使显影更加清晰。造影前做碘过敏试验。

案例中病人系双肾结石,为了明确双侧肾功能情况,进行了IVP检查,结果显示双侧肾功能正常。

(3)逆行肾盂造影(retrograde pyelography,RGP):通过膀胱镜,经尿道、膀胱作输尿管插管注入有机碘造影剂。适用于排泄性尿路造影显影不清晰或禁忌者。急性尿路感染及尿道狭窄禁忌。造影前作肠道准备。操作中应动作轻柔,严格无菌操作,避免损伤。

(4)膀胱造影(cystography):通过导尿管将造影剂注入膀胱,可显示膀胱形态及病变。严重尿道狭窄不能留置导尿管者,可经耻骨上膀胱穿刺注射造影剂的方法进行排泄性膀胱尿道造影,以判断狭窄程度和长度。

(5)血管造影(angiography):方法有直接穿刺,经皮动脉穿刺插管,选择性肾动脉、静脉造影以及数字减影血管造影(DSA)等。适用于肾血管疾病、肾损伤和肾实质肿瘤等。对晚期肾肿瘤可进行栓塞治疗。有出血倾向的病人禁忌。

护理:造影前做碘过敏试验;造影后穿刺局部加压包扎,平卧24小时;注意观察足背动脉搏动、皮肤温度、皮肤颜色、感觉和运动情况;鼓励病人多饮水以促进造影剂的排泄。

(6)淋巴造影:经足背或阴茎淋巴管注入碘苯酯,使腹股沟、盆腔、腹膜后淋巴管和淋巴结显像。能为膀胱癌、阴茎癌、睾丸肿瘤、前列腺癌的淋巴结转移和淋巴管梗阻提供依据,并了解乳糜尿病人的淋巴系统通路。

(7)CT扫描:适用于确定肾损伤范围和程度;鉴别肾实质性病变和肾囊肿;肾上腺肿瘤、肾癌、膀胱癌、前列腺癌的诊断和分期,可显示腹部、盆腔转移的淋巴结及静脉内癌栓。

2.超声波检查 B超检查方便、无创伤,广泛用于泌尿外科疾病的筛选、诊断和随访,也用于介入治疗。临床上可用于确定肾肿块的性质、结石和肾积水;测定残余尿、测量前列腺体积等。亦用于检查阴囊肿块以判断囊肿或实质性肿块,查清睾丸和附睾的位置关系。在B超引导下,可行穿刺、引流及活检等诊断治疗。

3.磁共振成像(MRI) 能显示被检查器官组织的功能和结构,并可显示脏器血流灌注信息。对分辨肾肿瘤的良恶性,判断膀胱肿瘤浸润膀胱壁的深度、前列腺癌的分期,可以提供较CT更为可靠的依据。

磁共振血管成像(MRA):能较好地显示肾动脉,多用于明确肾动脉瘤、肾动脉狭窄、肾静脉血栓形成、肾癌分期、血管受损及肾移植术后血管情况等。

磁共振尿路成像(MRU):又称水成像。无需造影和插管即能显示肾盏、肾盂、输尿管的结构和形态,是了解上尿路梗阻的无创性检查。

4.放射性核素显像 放射性核素技术是通过体内器官对放射性示踪剂的吸收、分泌和排泄过程而显示体内器官的形态和功能。有助于疾病的诊断、治疗评价和随访。主要的放射性核素显像检查包括肾图、肾显像、肾上腺皮质和髓质核素显像、阴囊显像和骨显像。

第二节 泌尿系损伤

由于泌尿系统各器官受到周围组织的良好保护，不易损伤。泌尿系统损伤大多是胸、腹、腰部或骨盆严重损伤时的合并伤。在泌尿系统损伤中，男性尿道损伤最多见，肾、膀胱损伤次之，输尿管损伤最少见。泌尿系统损伤的主要病理表现有出血和尿外渗。尽早确定诊断，正确合理的初期处理，对预后极为重要。

一、肾损伤

肾脏由于解剖位置关系加上周围组织的保护，不易受到损伤。但肾脏质地脆、包膜薄，当肾区受到暴力打击时，也可引起损伤。

（一）病因

肾损伤(renal trauma)分两类：

1. 开放性肾损伤　由弹片、枪弹、刀刃等锐器所致的损伤，常伴有胸腹部脏器的复合性损伤，病情复杂而严重。

2. 闭合性肾损伤　直接暴力如撞击、挤压、跌打等；或间接暴力如由冲伤、暴力扭转、坠跌等所致的损伤。直接暴力时上腹部或腰背部受到外力撞击或挤压是肾损伤最常见的原因。

（二）病理类型

根据肾损伤的程度，可分为以下四种（图 26-2）：

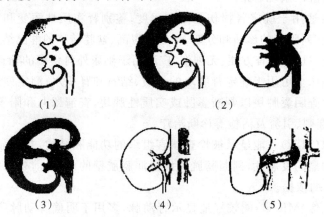

(1)肾挫伤　(2)肾部分裂伤　(3)肾完全裂伤
(4)肾蒂血管断裂　(5)肾动脉内膜断裂及血栓形成

图 26-2　肾损伤的病理类型

1.肾挫伤 损伤局限于部分肾实质,形成肾淤斑和(或)包膜下血肿,肾被膜及肾盂黏膜均完整。

2.肾部分裂伤 肾实质部分裂伤黏伴有肾包膜破裂或肾盂黏膜破裂,可致肾周血肿。

3.肾全层裂伤 肾实质深度裂伤,外及肾包膜,内达肾盏、肾盂黏膜,可引起广泛的肾周血肿、严重的血尿和尿外渗。肾横断或碎裂时,可导致远端肾组织缺血。

4.肾蒂损伤 肾蒂血管损伤比较少见。肾蒂血管部分或全部撕裂时可引起大出血、休克,常来不及诊治即死亡。

(三)临床表现

主要有休克、血尿、疼痛、腰腹部肿块和发热等。

1.休克 严重肾裂伤、肾蒂裂伤或合并其他脏器损伤时,因损伤和大量失血常发生休克而危及生命。

2.血尿 肾损伤病人大多有血尿,但血尿与损伤程度并不成比例。肾挫伤时可出现少量血尿,多为镜下血尿;肾挫伤或轻微肾裂伤会导致肉眼血尿,而严重的肾裂伤可能只有轻微血尿或无血尿。

3.疼痛 肾被膜下血肿、肾周围软组织损伤、出血或尿外渗等可引起患侧腰、腹部疼痛。如果血液、尿液渗入腹腔或合并腹腔内脏器损伤时,可出现腹膜刺激症状、全腹腹痛。血块通过输尿管时可引起肾绞痛。

4.腰、腹部肿块 出血或尿外渗引起肾区肿胀,形成肿块,有明显触痛和肌强直。

5.发热 由于血肿及尿外渗吸收可致发热,但多为低热。若继发感染,导致肾周围脓肿或化脓性腹膜炎,可出现高热、寒战等全身中毒症状;严重者可并发感染性休克。

(四)辅助检查

1.实验室检查 尿常规检查尿中可见大量红细胞;血常规检查血红蛋白与血细胞比容持续降低,提示有活动性出血;白细胞增多则提示合并感染。

2.B超检查 能提示肾损伤的部位和程度。

3.CT检查 可清晰显示肾皮质裂伤、尿外渗和血肿范围,显示无活力的肾组织,并可了解与周围组织和腹腔内其他脏器的关系,为首选检查。

(五)治疗原则

以抢救生命为主,尽量保留肾脏组织。

1.紧急处理 对有大出血、休克的病人,应迅速抢救,进行输液输血,以维持生命体征的稳定。并尽快进行必要的检查,确定肾损伤的范围、程度及有无其他器官合并损伤,同时作好急诊手术探查的准备。

2.非手术治疗 适用于肾挫伤、轻型肾裂伤以及无其他脏器合并损伤的病人。

(1)卧床休息:绝对卧床休息2～4周,待病情稳定、血尿消失后,才允许病人离床活动。通常损伤后4～6周肾挫裂伤才趋于愈合,过早、过多离床活动,有可能再度出血。

(2)药物治疗:

1)止血:根据病情选择合适的止血药,如酚磺乙胺等。

2)补充血容量:给予输液、输血等支持治疗。可选用代血浆扩容,必要时输血,以补充有效循环血量。

3)抗感染:应用广谱抗菌药物预防和治疗感染。

3.手术治疗　开放性肾损伤、检查证实为肾粉碎伤或肾盂破裂、肾动脉造影示肾蒂损伤及合并腹腔脏器损伤等,应尽早行手术治疗。

(1)开放性肾损伤:原则为手术探查,特别是枪伤或锐器伤。需经腹部切口进行手术,清创、缝合及引流并探查腹部脏器有无损伤。

(2)闭合性肾损伤:严重肾裂伤、肾碎裂和肾蒂损伤,需尽早手术治疗。原则为尽量保留肾组织,依具体情况决定行肾修补术、肾部分切除术或肾切除术。

(六)护理措施

1.非手术治疗的护理

(1)心理护理:向病人介绍肾损伤与血尿的关系;解释非手术治疗方法、疗效和注意事项,尽可能保留肾脏,恢复其功能;解除病人思想顾虑,以取得其配合。

(2)卧床休息:绝对卧床休息2～4周,即使血尿消失,仍需卧床休息至预定时间。过早、过多离床活动,均有可能再度发生出血。

(3)观察病情

1)密切观察生命体征,每隔1～2小时观察神志、面色、血压、脉搏和呼吸一次,直至生命体征平稳;定时观察体温,以判断有无继发感染。

2)动态观察血尿颜色的变化,若颜色逐渐加深,说明出血加重。

3)观察疼痛的部位和程度,腰、腹部肿块的大小,腹膜刺激症状的轻重。

4)动态监测红细胞、血红蛋白和血细胞比容,以了解失血程度。

(4)防治休克:对发生休克的病人,应迅速建立静脉通道,遵医嘱止血、扩容,必要时输血,以抗休克。

(5)对症护理:对腰腹部疼痛明显者,遵医嘱给予镇静、止痛剂,以减轻疼痛;高热者给予物理或药物降温。

2.手术治疗的护理

(1)手术前护理:手术前除做好以上护理外,认真做好各项术前检查和准备工作。

(2)手术后护理:

1)安置卧位:肾修补或肾部分切除术后病人需卧床休息2～4周,肾切除术后需卧床休息2～3日,以防止手术后出血。

2)观察病情:严密监测术后2天内病人生命体征的变化,警惕术后内出血的发生;注意切口渗血、渗尿情况及有无感染发生;肾周引流术后,注意观察肾周引流管引流液的情况。

3)营养与饮食:术后禁食2～3日,待肠蠕动恢复后开始进食,先由流质饮食逐步过渡到普通饮食。由于肾区手术后病人易出现腹胀,因而应少进易引起胀气的食物。禁食期间通过静脉补液以维持机体营养和体液平衡。

4)预防感染:严格执行无菌操作,保持切口及引流部位敷料的清洁干燥,遵医嘱使用抗菌药物。

5)切口和引流管的护理:

①保持手术切口清洁干燥,如切口敷料渗湿应立即更换,并注意无菌操作。

②妥善固定肾周引流管及集尿袋,保持引流通畅;观察引流液的量、颜色、性状及气味,根据引流液的量及性状决定拔管时间。

3. 健康教育　肾损伤病人出院后 2~3 个月内不宜从事体力劳动或竞技运动;肾切除术后的病人须注意保护健肾,防止外伤,不使用对肾功能有损害的药物,如氨基糖苷类抗菌药等。

二、膀胱损伤

膀胱损伤(bladder injury)是指膀胱壁在受到外力的作用下,膀胱浆膜层、肌层、黏膜层发生破裂,引起膀胱完整性破坏、血尿外渗。

(一)病因

1. 开放性损伤　由弹片、子弹或锐器贯通所致,常合并其他脏器如阴道、直肠等损伤,可形成腹壁尿瘘、膀胱直肠瘘或膀胱阴道瘘等。

2. 闭合性损伤　当膀胱充盈时,下腹部遭撞击、挤压或骨盆骨折骨片刺破膀胱壁。产妇产程过长,膀胱壁被压在胎头与耻骨联合之间引起缺血性坏死,导致膀胱阴道瘘。

3. 医源性损伤　膀胱镜检查或治疗、盆腔手术、阴道手术等可伤及膀胱。

(二)病理

根据膀胱损伤的程度分类,可分为两类:

1. 挫伤　仅伤及膀胱黏膜层或肌层,膀胱壁未穿破,局部出血或形成血肿,无尿外渗,可出现血尿。

2. 膀胱破裂　分腹膜内型和腹膜外型两类(图 26-3)。

(1)腹膜内型膀胱破裂:膀胱壁及腹膜破裂,尿液可进入腹腔,引起腹膜炎。多见于膀胱后壁和顶部损伤。

(2)腹膜外型膀胱破裂:膀胱壁破裂但腹膜完整,常因外伤性骨盆骨折刺破膀胱前壁或底部,尿液外渗进入盆腔内膀胱周围组织及耻骨后间隙。

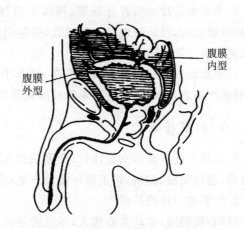

图 26-3　腹膜内型、腹膜外型膀胱破裂

(三)临床表现

膀胱壁轻度挫伤可有下腹部疼痛或少量血尿,短期内可自行消失。膀胱壁全层破裂时

症状明显。腹膜内型和腹膜外型膀胱破裂各有其特殊表现。

1. 休克　膀胱损伤合并骨盆骨折时由于剧痛、大出血所致。膀胱破裂引起尿外渗及腹膜炎时,也可发生休克。

2. 腹痛　腹膜内型膀胱破裂时,流入腹腔的尿液刺激腹膜而引起急性腹膜炎症状,并有移动性浊音。腹膜外型膀胱破裂时,尿外渗及血肿引起下腹部疼痛、压痛及腹肌紧张,直肠指检有触痛及饱满感。

3. 血尿和排尿困难　病人有尿意,但不能排尿或仅排出少量血尿。当有血块堵塞、尿外渗到膀胱周围或腹腔内,则无尿液自尿道排出。

4. 尿瘘　开放性膀胱破裂与体表伤口、直肠或阴道相通时,出现腹壁尿瘘、膀胱直肠瘘或膀胱阴道瘘。闭合性膀胱破裂,在尿外渗继发感染后破溃可形成尿瘘。

(四)辅助检查

1. 实验室检查　尿常规可见肉眼血尿,镜下红细胞布满视野。
2. 影像学检查　膀胱造影可见造影剂漏至膀胱外。
3. 导尿试验　膀胱损伤时,导尿管可顺利插入膀胱(尿道损伤常不易插入),仅流出少量血尿或无尿流出。经导尿管注入无菌生理盐水 200 ml 至膀胱,5 分钟后吸出。若液体进出量差异很大,提示膀胱破裂。

(五)治疗原则

尿流改道,避免尿液进一步外流;充分引流外渗出的尿液;闭合膀胱壁缺损。

1. 紧急处理　抗休克治疗如输血、输液和镇痛等,并尽早使用广谱抗菌药物以预防感染。

2. 非手术治疗　留置导尿管、持续引流尿液:膀胱挫伤或膀胱造影时仅见少量尿液外渗、症状较轻的,可从尿道插入导尿管,持续引流尿液 7~10 日,并保持导尿管通畅。合理使用抗菌药物预防感染。

3. 手术治疗　对开放性膀胱损伤、经非手术治疗无效及严重膀胱破裂伴有出血和尿外渗,病情严重者,应尽早施行手术修补膀胱并作耻骨上膀胱造瘘。

(六)护理措施

1. 急救护理　妥善安置体位;严密观察生命体征和腹部症状、体征的变化;立刻建立静脉通道,进行输液、输血,纠正循环血量不足;遵医嘱给予镇静或止痛治疗。

2. 非手术治疗的护理

(1)心理护理:主动关心病人,尽量满足病人的合理需求;解释目前采用的治疗方法的可行性,消除病人的顾虑,减轻焦虑或恐惧感,使其主动配合治疗。

(2)维持有效循环血量:根据病人病情合理输液,必要时输血,维持有效循环血量,同时注意保持水、电解质及酸碱平衡。

(3)密切观察病情:定时测量呼吸、脉搏、血压,准确记录尿量,掌握病人的病情变化。休克者取中凹卧位。

(4)预防感染:遵医嘱尽早使用抗菌药物以预防感染的发生。

3. **手术治疗护理** 手术前除做好非手术治疗的各项护理外,认真完成术前各项准备工作。

手术后护理:

(1)观察病情:术后监测生命体征,注意切口出血情况,观察血尿程度及引流管引流液的性质等。

(2)营养与饮食:术后禁食2~3日,待肠蠕动恢复、肛门排气、无腹胀后进食,从流质逐步过渡到普食。禁食期间通过静脉途径补充营养及保持体液平衡。

(3)预防感染:术后保持切口清洁干燥,加强各种引流管的护理,尽早使用抗菌药物,预防感染的发生。

(4)切口护理:保持切口清洁干燥,及时换药,预防切口感染发生。

(5)引流管的护理:病人因膀胱破裂行手术修补后一周内不能自行排尿,需留置导尿管或膀胱造瘘管,因此应加强对导尿管或膀胱造瘘管的护理。

1)留置导尿管的护理:①保持导尿管引流通畅。②保持尿道口清洁,每日1~2次消毒尿道外口及外阴。③及时放出集尿袋内尿液,记录尿量。④每日更换集尿袋,每周更换导尿管一次。⑤协助病人更换卧位,鼓励病人多饮水。⑥每周行尿常规检查及尿培养一次。⑦遵医嘱7~10日后拔除导尿管。拔管前应采用间歇式引流方式,使膀胱定时充盈排空,以训练膀胱排尿功能,1~2日后再拔管。

2)膀胱造瘘管的护理:定时观察,保持引流通畅;造瘘口周围定期换药;每周行尿常规及尿培养一次;拔管时间一般为10日左右,但拔管前需先夹闭,观察病人排尿情况良好后,再拔除膀胱造瘘管,拔管后造瘘口适当堵塞纱布并覆盖。

(6)膀胱冲洗:膀胱损伤术后早期为避免膀胱内血块形成而影响排尿,需进行持续膀胱冲洗。

4. **健康教育**

(1)嘱病人多饮水,预防泌尿系统感染。

(2)膀胱造瘘管或留置导尿管在拔除之前要先夹闭导管,达到训练膀胱功能的目的后再拔除。

(3)膀胱破裂合并骨盆骨折者有部分病人发生勃起功能障碍,病人在伤愈后须加强训练心理性勃起及采取辅助性治疗。

三、尿道损伤

尿道损伤(urethral injury)多见于男性。男性尿道以尿生殖膈为界,分为前、后两段。前尿道包括球部和阴茎部,后尿道包括前列腺部和膜部。尿道损伤多发生在球部和膜部,是泌尿外科常见的急症。男性尿道损伤早期处理不当,会产生尿道狭窄、尿瘘等并发症。

(一)病因和分类

1. **开放性尿道损伤** 因弹片、锐器伤所致,常伴有阴茎、阴囊和会阴部贯通伤。

2. **闭合性尿道损伤** 常因外来暴力所致,多为挫伤或撕裂伤。如会阴部骑跨伤时将尿道挤向耻骨联合下方,引起尿道球部损伤,为前尿道损伤。骨盆骨折引起尿生殖膈移位,产生剪力,使膜部尿道撕裂或撕断,为后尿道损伤。经尿道器械操作不当可引起球膜部交界处尿道损伤,此为医源性尿道损伤。

(二)病理

1. 尿道挫伤　尿道内层损伤,阴茎筋膜完整,仅有水肿和出血,可以自愈。
2. 尿道裂伤　尿道壁部分全层断裂,引起尿道周围血肿和尿外渗,愈合后可引起瘢痕性尿道狭窄。
3. 尿道完全断裂　尿道完全离断,断端退缩、分离,血肿较大,发生尿潴留。用力排尿则发生尿外渗。

尿道球部损伤(图26-4)　血液及尿液渗入会阴浅筋膜包绕的会阴浅袋,使会阴、阴茎、阴囊和下腹壁肿胀、淤血。尿道损伤合并尿外渗,若处理不当或不及时,会发生广泛的皮肤、皮下组织坏死、感染和脓毒症。

骨盆骨折致尿道膜部断裂(图26-5)　骨折端及盆腔血管丛的损伤可引起大出血,在前列腺和膀胱周围形成大血肿。当后尿道断裂时,尿液沿前列腺尖处外渗至耻骨后间隙和膀胱周围。

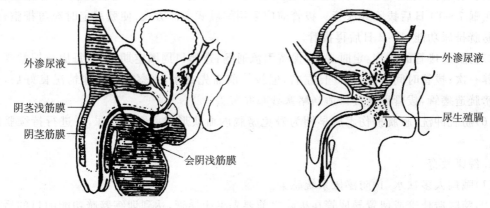

图26-4　前尿道损伤　　　　　图26-5　后尿道(膜部)损伤

(三)临床表现

1. 休克　骨盆骨折致后尿道损伤可引起创伤性或失血性休克。
2. 疼痛　尿道球部损伤时会阴部肿胀、疼痛,排尿时加重。后尿道损伤为下腹部疼痛,局部肌紧张及压痛。伴骨盆骨折者,移动时疼痛加剧。
3. 尿道出血和血肿　前尿道损伤时可见尿道外口滴血,后尿道损伤时尿道口无流血或仅少量血液流出。尿道骑跨伤和尿生殖膈撕裂时,会阴、阴囊部出现血肿。
4. 排尿困难及尿外渗　尿道挫裂伤时因疼痛而致括约肌痉挛,发生排尿困难。尿道完全断裂时,则可发生尿潴留。尿道断裂后,用力排尿时,尿液可从裂口处渗入周围组织,形成尿外渗。如不及时引流,可并发感染,严重时出现脓毒血症。

（四）辅助检查

1.导尿试验　在严格无菌操作下,如能顺利地插入导尿管,则说明尿道连续而完整。若一次插入困难,禁忌反复试插,否则会加重局部损伤和导致感染。后尿道损伤伴骨盆骨折时一般不易导尿。

2.X线检查　骨盆前后位片显示骨盆骨折。尿道造影从尿道口注入造影剂10～20ml可显示尿道损伤部位、程度及造影剂有无外渗。

（五）治疗原则

1.紧急处理　尿道损伤严重伴大出血休克者,需立即采取输血、输液等抗休克措施。骨盆骨折病人须平卧,勿随意搬动,以免加重损伤。尿潴留不宜导尿或未能立即手术者,可行耻骨上膀胱穿刺吸出膀胱内尿液。

2.非手术治疗

(1)尿道挫伤及轻度裂伤:症状较轻、尿道连续性存在而无排尿困难者,无需特殊治疗。尿道损伤致排尿困难或不能排尿,插入导尿管成功者,可留置导尿管引流1周。

(2)预防感染:应用抗菌药物,鼓励病人多饮水以稀释尿液,起到内冲洗作用。

3.手术治疗

(1)前尿道裂伤如导尿失败,应立即行经会阴尿道修补。尿道断裂者,行经会阴尿道修补或断端吻合术,留置导尿2～3周。尿道断裂严重、会阴或阴囊形成大血肿,先行耻骨上膀胱造瘘术,3个月后再修补尿道。

(2)尿外渗:在尿外渗区作多个皮肤切口,深达浅筋膜下,彻底引流外渗的尿液。

(3)骨盆骨折致后尿道损伤:经抗休克治疗病情稳定后,局麻下作耻骨上高位膀胱造瘘。尿道不完全撕裂者,一般在3周内愈合,恢复排尿,经膀胱尿道造影明确尿道无狭窄及尿外渗后,方可拔除膀胱造瘘管;若不能恢复排尿,造瘘3个月再行瘢痕切除及尿道断端吻合术。对部分病情不严重、骨盆环稳定的病人,可施行尿道会师复位术,并留置导尿管3～4周,可早期恢复尿道的连续性,避免二期尿道吻合术。

(4)并发症处理:尿道狭窄,早期预防需待病人拔除导尿管后定期作尿道扩张术;晚期发生的尿道狭窄,可用腔内技术切除狭窄部的瘢痕组织,作尿道断端吻合术。后尿道合并直肠损伤时应立即修补,并作暂时性结肠造瘘。若并发尿道直肠瘘,应等待3～6个月后再施行修补手术。

（六）护理措施

1.急救护理　尿道损伤严重伴出血休克者,立即采取输血、输液等抗休克措施。对于骨盆骨折病人,须平卧,勿随意搬动,以免加重损伤。遵医嘱给予镇静止痛药。

2.非手术治疗及手术治疗前护理

(1)心理护理:向病人详细解释病情和治疗方法,关心并尊重病人,保护病人的隐私,尽量满足病人的合理需求。以认真细致的工作态度和精湛的护理技术取得病人的信任,从而缓解病人的焦虑或恐惧心理。

(2)配合治疗:休克者立即进行输液、输血,以维持有效循环血量;疼痛者遵医嘱使用镇静止痛药物,以减轻痛苦,保证休息,利于恢复。

(3)观察病情:观察生命体征,准确测量血压、脉搏、呼吸,遵医嘱给予合理输液,必要时输血,以维持有效循环血量和保持体液平衡;记录尿量,了解尿外渗程度。

(4)尿外渗护理:尿道损伤时禁止自行排尿,以免加重尿外渗;及时导尿解除尿潴留;密切观察会阴部尿外渗的范围;监测体温和白细胞计数的变化。

(5)防止尿路感染:每天用消毒液擦拭尿道口及周围2次,无膀胱破裂及行膀胱穿刺造瘘者,每天膀胱冲洗1~2次。鼓励病人多饮水。

(6)骨盆骨折病人,睡硬板床6~8周,勿随意搬动,以免加重损伤。

3.手术后护理

(1)安置卧位:术后生命体征平稳取半卧位。骨盆骨折病人睡硬板床,勿搬动病人,卧床期间防止压疮发生。

(2)观察病情:重点观察生命体征,防止休克发生。

(3)预防感染:观察病人的体温及伤处的情况,尿道断裂后血、尿外渗容易导致感染,表现为伤处肿胀、搏动性疼痛、体温升高,如发现异常表现应立即通知医师处理,协助引流伤部,并选择有效抗菌药物合理应用。

(4)引流管的护理:①妥善固定膀胱造瘘管、导尿管及集尿袋,防止牵拉及滑脱。②保持引流通畅,引流管长度适中,勿使导管扭曲、受压或堵塞;若引流不畅,可先用手指挤压引流管,必要时用生理盐水冲洗。③观察引流液的量、颜色、性状、气味。④防止逆行感染:如冲洗、换管时严格无菌操作等,导尿管的护理同基础护理学留置导尿管的护理措施。鼓励病人多饮水,每日2000~3000ml,以保证足够的尿量,增加内冲洗的作用。⑤遵医嘱按时拔除引流管。

(5)尿外渗的护理:严重的尿外渗可引起局部组织坏死,应监测体温和白细胞计数的变化,注意下腹部及会阴部外渗的范围。协助医生做好尿外渗部位切开引流,并做好引流创口的护理,保持创口清洁、干燥。注意观察引流液的量、颜色、性状、气味。遵医嘱按时拔除引流物。

(6)尿道狭窄的护理:尿道损伤拔除尿管后,观察排尿情况,如出现不畅,需定期进行扩张尿道。由于扩张尿道有较剧烈的疼痛,病人会产生恐惧心理,此时向病人耐心解释此治疗的必要性,尿道扩张术是治疗尿道狭窄、解除排尿困难的唯一措施,以消除其恐惧心理,积极配合治疗。扩张时根据狭窄程度,选择大小合适的尿道探条。进行尿道扩张时根据医嘱采取镇痛措施,如应用镇静、镇痛药,尿道内给予表面麻醉药物等,以减轻病人的痛苦。操作时动作要轻柔,切忌暴力,以免造成假道或大出血,导致医源性损伤。同时严格无菌操作,预防感染发生。根据排尿困难的程度制定尿道扩张的间隔时间。

4.健康教育

(1)前后尿道损伤经手术修复后病人尿道狭窄的发生率较高,病人需要定期进行尿道扩张以避免尿道狭窄,导致排尿障碍。

(2)继发性功能障碍者应训练心理勃起加辅助性治疗。

第三节 泌尿系结石

泌尿系结石即尿石症,又被称为尿路结石(urolithiasis),是泌尿外科最常见的疾病之一。根据结石所在的部位可分为上尿路结石和下尿路结石。上尿路结石包括肾结石(renal calculus)和输尿管结石(ureteral calculus);下尿路结石包括膀胱结石(vesical calculus)和尿道结石(urethral calculus)。临床以上尿路结石多见。

一、疾病概要

(一)病因与病理

尿路结石的形成机制尚未完全清楚。病因极为复杂,有许多因素导致尿路结石的形成。尿中形成结石晶体的盐类呈超饱和状态、抑制晶体形成的物质不足和核基质的存在是形成结石的主要因素。上尿路结石和下尿路结石的形成机制、病因及结石成分有显著差异。上尿路结石以草酸钙结石多见,下尿路结石以磷酸镁铵结石多见。结石形成的相关因素有:

1. 流行病学因素 包括年龄、性别、职业、饮食的成分和结构、水的摄入量、地理环境和气候、代谢紊乱和遗传性疾病等。尿石症以25岁~40岁多见,男性多于女性。实验证明,饮食中动物蛋白、精制糖多,纤维少者,促使上尿路结石形成。相对高温环境、干燥地区、饮水不足而活动减少等亦为影响因素。

2. 尿液改变

(1)形成结石的物质排出增加:尿液中钙、草酸、尿酸排出量增加。如长期卧床、甲状旁腺功能亢进病人尿钙排出增加。痛风病人、使用抗结核药物和抗肿瘤药物时尿中尿酸排出增加。

(2)尿 pH 改变:磷酸钙及磷酸镁铵结石易在碱性尿中形成,尿酸结石和胱氨酸结石易在酸性尿中形成。

(3)尿液浓缩:尿量减少至尿液浓缩时,尿中盐类和有机物质的浓度增高。

(4)尿中抑制晶体形成和聚集的物质不足:尿液中枸橼酸盐、焦磷酸盐、酸性粘多糖、肾钙素、某些微量元素(镁)等可抑制晶体形成和聚集,这些物质含量减少时可促进结石形成。

3. 泌尿系统局部因素

(1)尿液淤积:由于尿路梗阻、尿动力学改变、肾下垂等原因均可以引起尿液的淤滞,促使结石形成。

(2)尿路感染:感染时尿液中的细菌、坏死组织、脓块等均可成为结石的核心,尤其与磷酸镁铵和硫酸钙结石的形成有关。

(3)尿路异物:长期留置尿管、手术切口缝线、异物等可成为结石的核心而逐渐形成结石。

4. 病理生理 尿路结石通常在肾和膀胱内形成,绝大多数输尿管结石和尿道结石是结石排出过程中停留在输尿管和尿道所致。如肾结石可至肾盂和肾盏中,输尿管结石常停留或嵌顿于三个生理狭窄处,即肾盂输尿管连接处、输尿管跨越髂血管处及输尿管膀胱连接处，以输尿管下1/3处最多见。尿路结石可引起泌尿道直接损伤、梗阻、感染或恶性病变。

(二)临床表现

1.肾和输尿管结石 主要症状是疼痛和血尿。其程度与结石的部位、大小、活动与否及有无损伤、感染、梗阻等有关。

(1)疼痛：肾结石可引起肾区疼痛伴肋脊角叩击痛。肾盂内的大结石和肾盏结石比较固定，可无明显症状，仅在活动后出现上腹或腰部钝痛。输尿管结石可引起肾绞痛。典型的绞痛位于腰部或上腹部，沿输尿管行径向下腹部和会阴部放射，可至大腿内侧。疼痛性质为刀割样阵发性绞痛，剧烈难忍，病人辗转不安、面色苍白、大汗、恶心、呕吐，伴明显肾区叩击痛。结石位于输尿管膀胱壁段和输尿管口处或结石伴感染时可有尿频、尿急、尿痛症状，男性病人有尿道和阴茎头部放射痛。

(2)血尿：病人可出现肉眼或镜下血尿，以后者常见。有时活动后镜下血尿是上尿路结石唯一的临床表现。

(3)其他症状：结石伴感染时可有尿频、尿痛等症状。继发急性肾盂肾炎或肾积脓时，可有畏寒、发热、脓尿、肾区压痛。双侧上尿路完全性梗阻时可导致无尿，甚至出现尿毒症。

2.膀胱结石 典型症状为排尿突然中断并疼痛，疼痛放射至阴茎头部和远端尿道，伴排尿困难和膀胱刺激症状(尿频、尿急和排尿终末疼痛)。小儿常用手搓拉阴茎，变换体位后能使疼痛缓解又能继续排尿。

3.尿道结石 典型症状为排尿困难、点滴状排尿伴尿痛，重者可发生急性尿潴留及会阴部剧痛。

(三)辅助检查

1.实验室检查

(1)尿液检查：可有镜下血尿，感染时可见较多的白细胞，有时可发现结晶。必要时测定尿钙、尿磷、尿酸、草酸和肌酐等。

(2)血液检查：测定肾功能、血钙、血磷、尿酸、草酸、碱性磷酸酶、尿酸和蛋白等。

2.影像学检查

(1)X线检查：X线平片能发现95%以上的结石。结石过小、钙化程度不高或纯的尿酸结石及基质结石则不显示。排泄性尿路造影可评价结石所致的肾结构和功能改变，有无尿路异常。逆行肾盂造影往往在其他方法不能确定结石的部位或结石以下尿路系统病情不明时被采用。

(2)B超检查：能显示结石的特殊声影，可发现KUB不能显示的小结石和X线透光结石。还能评价肾积水引起的肾包块或肾实质萎缩等。

(3)肾图：有助于判断泌尿系梗阻程度及双侧肾功能。

3.肾镜、输尿管镜和膀胱镜检查 可直接观察到结石，以明确诊断和进行治疗。

(四)治疗原则

根据结石的大小、数目、部位、肾功能和全身情况及有无并发症等制定治疗方案。

1. 非手术治疗　结石直径小于 0.6cm,表面光滑,无尿路梗阻,无感染,纯尿酸或胱氨酸结石,可先采用保守疗法。

(1)大量饮水和运动:大量饮水,增加尿量,有助于稀释尿液、减少晶体沉积,起到内冲刷的作用,同时结合跳跃性运动可促进结石的排出。合并感染时,尿量多可促进引流,有利于感染的控制。

(2)调整饮食:根据结石成分、代谢状态、生活习惯及条件等调节食物构成。

(3)解痉止痛:主要治疗肾绞痛。常用药物有阿托品、哌替啶。此外,局部热敷、针刺穴位,应用钙离子阻滞剂、吲哚美辛、黄体酮等也可缓解肾绞痛。

(4)抗感染:根据尿细菌培养及药物敏感试验选用合适的抗菌药物控制感染。

(5)药物排石:通过中草药金钱草、石苇、滑石、车前子、鸡内金、木通、瞿麦等解痉、止痛、利水,促进小结石的排出。

(6)体外冲击波碎石术(extracorporeal shock wave lithotripsy,ESWL):ESWL 是利用体外冲击波聚焦后击碎体内的结石,使之随尿液排除体外。已成为治疗尿石症的常规首选方法。碎石成功率可达 90% 左右。最适宜于结石直径 <2.5cm 的结石。

1)适用范围:体外冲击波碎石设备分为 X 线定位碎石机、B 超定位碎石机两种。X 线定位碎石机使用 X 线定位,适用于肾、输尿管的阳性结石,碎石的能量大,成功率较高。但由于 X 线看不到阴性结石,故不能用来作阴性结石的碎石。B 超定位碎石机采用 B 超定位,适用于肾脏的各类阴性结石和阳性结石。

2)禁忌症:①严重心脏疾患,尤其应用心脏起搏器者。②结石以下尿路有梗阻病变者。③有出血性疾病者。④急性尿路感染者。⑤妊娠者。

2. 手术治疗

(1)非开放手术治疗:

1)输尿管镜取石或碎石术(uretemscopic lithotomy or lithotripsy,URL):经尿道将输尿管镜插入膀胱,沿输尿管直视下采用套石或取石。适用于中、下段输尿管结石者。若结石较大可用超声、液电、激光或气压弹道碎石。

2)经皮肾镜取石或碎石术(percutaneous nephrostolithotomy,PCNL):经腰背部细针穿刺直达肾盏或肾盂,扩张并建立皮肤至肾内的通道,插放肾镜,直视下取石或碎石。适用于直径 >2.5cm 的肾盂结石及下肾盏结石。

3)腹腔镜输尿管取石术(laparoscopic ureterolithotomy,LUL):适用于直径 >2cm 的输尿管结石,或经 ESWL、输尿管镜手术治疗失败者。

4)其他:前尿道结石可在麻醉下、注入无菌液体石蜡,压迫结石近端尿道并轻轻向远端推挤、钩取和钳出结石;后尿道结石,在麻醉下用尿道探条将结石轻轻推入膀胱,再按膀胱结石处理。

(2)开放手术治疗:目前仅少数病人需用此法。手术方式有肾盂切开取石术、肾盏切开取石术、肾实质切开取石术、肾部分切除术、肾切除术和输尿管切开取石术等。

二、护 理

(一)护理评估

1. 健康史 了解病人的年龄、职业、生活环境、饮食饮水习惯及特殊爱好等。了解病人的既往史和家族史;有无泌尿系梗阻、感染和异物史,有无甲状旁腺功能亢进、痛风、肾小管酸中毒、长期卧床病史。了解止痛药物、钙剂等药物的应用情况。

2. 身体状况 评估病人疼痛的性质,有无血尿、排尿困难、膀胱刺激症状和尿路感染的表现;有无肋脊角叩击痛;有无其他合并疾病的体征。实验室、影像学和腔镜的检查结果,了解结石情况及对尿路的影响,判断肾功能。

3. 心理社会状况 结石复发率较高;疼痛时剧烈难忍,病人可能产生焦躁心理,故应了解病人及亲属对相关知识的掌握程度和治疗的期望。

在案例中,已知病人为肾结石,疼痛为隐痛,有叩痛,有镜下血尿,结石直径约 $0.8cm \times 0.9cm$,IVP 显示肾功能正常,双侧输尿管通畅,另外要评估疼痛与活动关系、有无尿路感染、实验室检查中凝血功能情况及肾功能,与结石形成有关的因素(如年龄、性别、职业、生活习惯、有无代谢性疾病、饮食情况等),并根据治疗方式如 ESWL 等做好相关评估。

(二)护理诊断/问题

1. 急性疼痛 与结石引起黏膜损伤致平滑肌痉挛或感染有关。
2. 排尿障碍 与结石或血块引起尿路梗阻有关。
3. 知识缺乏 缺乏有关结石的病因、治疗及预防的相关知识。
4. 潜在并发症 血尿、感染。

(三)护理目标

病人自述疼痛减轻,舒适感增强;恢复正常的排尿功能;能说出疾病相关知识;病人未发生血尿、感染等并发症。

(四)护理措施

1. 非手术治疗的护理

(1)减轻或消除肾绞痛:密切观察病人疼痛的部位、性质、程度及伴随症状;肾绞痛发作时,可遵医嘱应用解痉镇痛药如哌替啶、阿托品等,也可用吲哚美辛栓塞入肛门以缓解疼痛;配合应用针刺,局部热敷,安置适当卧位,还可采用音乐疗法、呼吸疗法等非药物方法缓解疼痛。

(2)促进排石:鼓励病人多饮水,每日饮水量应在 3000ml 以上,以达到内冲洗的目的。指导病人适当运动,如跳跃或其他体育活动,促进结石排出。联合应用利尿剂、中草药、解痉止痛药及针灸。

(3)饮食调节:根据结石成分、生活习惯和条件适当调整饮食。如草酸盐结石,不宜进食马铃薯、菠菜等含草酸丰富的食物;尿酸盐结石不宜食用动物内脏及豆类等高嘌呤的食物;

磷酸盐结石宜用低磷、低钙食物,少食蛋黄及牛奶等。

(4)药物治疗:应详细向病人介绍各种药物的作用及不良反应,密切观察药物的疗效及不良反应,发现问题,及时处理。

(5)观察排石效果:观察尿液内是否有结石排出,每次将尿液排于玻璃瓶或金属盆内,可看到或听到结石的排出。用纱布过滤尿液,收集结石碎渣作成分分析;定期摄腹部平片观察结石排出情况。

2.体外冲击波碎石术的护理

(1)碎石术前护理:①向病人解释体外冲击波碎石的原理、方法、配合手术的注意事项及治疗后可能出现出血、疼痛、石巷等并发症。②询问病史(包括有无泌尿系手术史)、全面检查病人,以排除禁忌症。③进行各项化验和检查:血常规、出、凝血时间、尿常规、肾功能,部分病人须行胸透、B超及心电图检查。④进行必要的治疗前准备:如术前用药(使用镇静、止痛剂)、肠道准备(术前3日忌进易产气食物,术前一天服用缓泻剂,以减少肠道积气,术日晨禁饮、禁食)、术前排空膀胱等。

(2)碎石术后护理:①碎石后血尿较常见,不需要特殊治疗,常可自行消失,若出血过多,应遵医嘱应用止血药。②若出现肾绞痛,是碎石排出时经过输尿管引起,可遵医嘱用阿托品和哌替啶,达到解痉、止痛的目的。③若击碎的结石堆积于输尿管,可形成"石街",引起继发感染,严重者引起肾功能损害,可协助医生进行经直肠或阴道按摩;遵医嘱应用抗菌药物以防治感染。④术后若无不良反应可正常进食,鼓励病人多饮水,以利结石排出。⑤若病人无不适,适当增加活动量、经常变换体位,增加输尿管蠕动,以促进结石排出。⑥必要时再次行冲击波碎石术,但间隔时间应不少于7日。

3.非开放性手术的护理

(1)一般护理:取半坐卧位,有利于尿液由肾盏、肾盂进入输尿管。鼓励病人多饮水,每天摄入液体量为3000~4000ml。

(2)观察尿液:经内镜取石或碎石术后,病人均有血尿,注意尿量及颜色的变化,若有异常及时送检;过滤所有尿液,以监测结石排出情况。

(3)引流管护理:肾盂造瘘管应妥善固定,保持通畅,不做常规冲洗,如必须冲洗应低压冲洗(每次冲洗液量不超过10ml),严格无菌操作,以免感染。肾盂造瘘管一般留置12日,拔管前先夹管2~3日,如无漏水、腰部胀痛、发热或经造瘘管造影证实肾盂至膀胱通畅,可拔管。拔管后取健侧卧位,以防止尿液自瘘口流出,影响局部愈合。

(4)行输尿管镜取石的病人,输尿管壁可能发生水肿或排尿功能障碍,需留置双J输尿管支架管导管引流,应保持引流通畅,遵医嘱使用抗菌药物。

4.开放性手术的护理

(1)术前护理:向病人讲解有关手术方面的知识,消除其紧张、恐惧的心理,使其积极主动配合治疗。遵医嘱应用抗菌药物;鼓励病人多饮水,起到内冲洗的作用;根据手术部位准备好皮肤;手术当天入手术室前再拍一张泌尿系平片,确定结石的位置,作为选择切开部位的参考。

(2)术后护理:

1)观察病情:密切观察生命体征、引流管的引流液及尿液颜色,了解有无出血征象。手术后12小时内的尿液多带有血色,若出现鲜红而浓的尿液时,是出血的征象,需立即通知医生处理。

2) 保持呼吸道通畅:肾和输尿管上部手术,通常是由十二肋缘下切口,手术切口正好在横膈下方,当呼吸时会引起疼痛,以至于影响呼吸,导致肺扩张不全或其他呼吸道并发症。手术后24~48小时,可遵医嘱给予止痛剂,给予止痛剂后30分钟,指导病人做深呼吸、有效咳嗽及翻身。

3) 预防感染:术后应用抗菌药物以预防感染的发生。鼓励病人多饮水,可起到内冲洗的作用,也有利于感染的控制。

4) 切口及引流管的护理:保持切口敷料的清洁、干燥,敷料一旦被浸湿应立即更换,注意无菌操作,防止切口感染。根据各种手术方式不同放置各种不同的引流管,如肾周或腹膜后引流管、肾造瘘管、输尿管支架引流管,引流尿液或渗出液,以利于切口的愈合。护士必须了解各引流管插入的部位及其目的。引流管要固定,避免扭曲、受压、脱落。各种引流管保持引流通畅,没有医嘱不可关闭引流管,尤其是肾造瘘管。引流袋的位置要低于肾脏,下床走路时要低于髋部,防止尿液逆流引起感染。观察引流液的量、颜色,判断有无出血现象。

5) 指导活动:鼓励病人早期离床活动,但肾部分切除和肾实质切开取石术的病人,需绝对卧床休息2~4周,以防止继发出血。

5. 健康教育

(1) 鼓励病人多饮水:以增加尿量,稀释尿液,可减少尿中晶体沉积,同时有利于结石的排出,减少感染的机会。成人保持24小时尿量在2000ml以上。

(2) 多活动:有结石的病人在饮水后多活动,以利结石排出。长期卧床病人多做床上运动,以减少骨质脱钙,减少结石的产生。

(3) 解除危险因素:尽早解除尿路梗阻、感染、异物等因素,可减少结石形成。

(4) 饮食指导:根据所患结石成分调节饮食。含钙结石者宜食用含纤维丰富的食物,限制含钙、草酸成分多的食物,如牛奶、奶制品、豆制品、巧克力、坚果等含钙高;浓茶、菠菜、番茄、芦笋、花生等含草酸高。避免大量摄入动物蛋白、精制糖和动物脂肪。尿酸结石者不宜食用含嘌呤高的食物如动物内脏、豆制品、啤酒。

(5) 药物预防:根据结石成分,血、尿中钙磷、尿酸、胱氨酸的浓度和尿PH,应用药物降低有害成分、碱化或酸化尿液,预防结石复发。口服维生素B_6以减少尿中草酸盐排出,口服氧化镁可增加尿中草酸溶解度。枸橼酸钾、碳酸氢钠等可使尿pH保持在6.5~7.0以上,对尿酸和胱氨酸结石有预防意义。口服别嘌呤醇可减少尿酸形成,对含钙结石有抑制作用。口服氯化铵使尿液酸化,有利于防止磷酸钙及磷酸镁铵结石的生长。

(6) 预防骨脱钙:伴甲状旁腺功能亢进者,必须手术摘除甲状旁腺腺瘤或增生组织。鼓励长期卧床者多活动,防止骨脱钙,减少尿钙含量。

(7) 复诊:定期进行尿液、X线或B超检查,观察有无复发及残余结石。若出现剧烈肾绞痛、恶心、呕吐、寒战、高热和血尿等症状,应及时就诊。

(五) 护理评价

病人疼痛是否减轻或消失;病人排尿形态和功能是否正常;病人是否能描述尿路结石的

相关知识;病人是否出现并发症。

据案例中的描述情况,病人结石无肾功能损害及感染、梗阻等并发症,血尿也仅为镜下血尿,因结石直径,非手术治疗可能无效,无禁忌症可采用 ESWL 治疗,病人目前最主要的问题可能是疼痛及因担心疾病和治疗方式及效果而导致的心理方面的改变,缺乏疾病防治相关知识。目前主要护理措施是做好碎石术前准备,碎石后观察排尿排石情况,指导病人平日多饮水多活动,根据结石成分调整饮食结构和药物预防结石复发,定期复查。

第四节　良性前列腺增生

一、疾病概要

良性前列腺增生(benign prostatic hyperplasia,BPH)简称前列腺增生,亦称良性前列腺肥大,是老年男性常见病。一般男性 35 岁以上前列腺均可有不同程度的增生,多在 50 岁以后出现临床症状。

(一)病因及病理

病因仍未完全清楚。随年龄增长而出现的睾酮、双氢睾酮以及雌激素水平的改变和失去平衡是前列腺增生的重要病因。

增生的腺体突向后尿道,使前列腺尿道弯曲、伸长、受压变窄,尿道阻力增加,成为排尿困难或梗阻的机械性因素。由于长期膀胱出口梗阻,逼尿肌失代偿则不能排空膀胱而出现残余尿,严重时膀胱收缩无力,出现充溢性尿失禁。长期排尿困难使膀胱高度扩张或膀胱内高压,可发生尿液膀胱输尿管反流,最终引起肾积水和肾功能损害。由于梗阻后膀胱内尿液潴留,又容易继发感染和结石(图 26-6)。

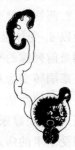

图 26-6
前列腺增生的病理改变

(二)临床表现

一般在 50 岁以后出现症状。症状取决于梗阻的程度、病变发展的速度以及是否合并感染等,症状时轻时重,与前列腺体积大小不完全成比例。

(1)尿频:是 BPH 病人最常见的早期症状。早期尿频是因增生的前列腺充血刺激引起,随着病情加重,残余尿量增多,膀胱有效容量减少,尿频逐渐加重,夜间更为明显。

(2)排尿困难:进行性排尿困难是前列腺增生最主要的症状。症状由轻至重,发展缓慢,经历排尿等待、迟缓、费力,逐渐发展为尿线细而无力、尿流断续、尿呈滴沥状。

(3)尿潴留:梗阻加重,过多的膀胱残余尿可使膀胱逼尿肌功能受损,收缩力减弱,发生尿潴留或充溢性尿失禁。在前列腺增生的任何阶段,病人可因受凉、劳累、饮酒、便秘等使前列腺突然充血、水肿,发生急性尿潴留。

(4)其他:前列腺增生时因局部充血、血管破裂发生无痛性血尿。合并感染或结石,有尿频、尿急、尿痛等膀胱刺激症状。长期排尿困难者可引起腹外疝、内痔或脱肛。晚期可出现肾积水和肾功能不全。

直肠指诊可触到增大的前列腺,表面光滑,质韧有弹性,边缘清楚,中间沟变浅或消失。

(三)辅助检查

1. B超检查 经腹壁超声可显示前列腺体积大小,增生腺体是否突入膀胱,还可测定膀胱残余尿量。经直肠超声检查对前列腺内部结构分辨率更为精确。

2. 尿流动力学检查 尿流率检查可判断梗阻的程度。若最大尿流率<15ml/s,提示排尿不畅;若<10ml/s,提示梗阻较为严重。

3. 前列腺特异性抗原(PSA)测定 前列腺体积较大、有结节或质地较硬时,应测定血清 PSA 以排除合并前列腺癌的可能。PSA 正常值为 4ng/ml。

(四)治疗原则

包括观察等待、药物治疗、非手术介入治疗和手术治疗。

1. 观察等待 BPH 病人若长期症状较轻,不影响生活或睡眠,一般无需治疗,可观察等待。但需门诊随访,定期复查,每年至少一次。如症状加重,再采用其他处理方法。

2. 药物治疗 常用的药物有 α 受体阻滞剂、激素类、降低胆固醇药物以及植物类药等。其中以 $α_1$ 受体阻滞剂特拉唑嗪、5α 还原酶抑制剂非那雄胺为常用,$α_1$ 受体阻滞剂可降低膀胱颈及前列腺的平滑肌的张力,减少尿道阻力,改善排尿功能;5α 还原酶抑制剂在前列腺内阻止睾酮转变为双氢睾酮,使前列腺体积部分缩小,改善排尿症状。

3. 其他疗法 包括激光治疗、经尿道球囊高压扩张术、经尿道高温治疗、体外高强度聚焦超声、前列腺尿道网状支架等可在一定程度上缓解前列腺增生引起的梗阻症状,适用于不能耐受手术的病人。

4. 手术治疗 方式有经尿道前列腺切除术(TURP)、耻骨上经膀胱前列腺切除术、耻骨后前列腺切除术和经会阴前列腺切除术(图 26-7)。适用于梗阻严重、残余尿较多、症状明显而药物治疗效果不好、身体状况能耐受手术者。

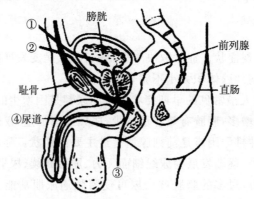

①耻骨上式 ②耻骨后式 ③会阴式 ④经尿道式

图 26-7 前列腺手术方式

二、护　理

（一）护理评估

1. 健康史　了解病人职业、工作特点,生活环境,生活习惯,饮水习惯,尿量等;是否有定时排尿或憋尿的习惯。注意有无高血压及糖尿病病史以及相关疾病的家族史。

2. 身体状况　评估病人排尿困难程度及夜尿次数;有无尿潴留;有无血尿及尿路刺激症状;前列腺是否增大,表面是否光滑、质地如何,是否有疝或痔形成或脱肛现象。直肠指诊、B超和尿流动力学等检查结果;前列腺的大小和尿路梗阻程度。

3. 心理社会状况　尿频,特别是夜尿次数增多、排尿困难,将严重影响病人的休息与睡眠;造成病人肉体上的痛苦及较大的精神压力。因此,应了解病人及亲属对拟采取的治疗方法、对手术及可能导致的并发症的认知程度、家庭经济承受能力,以提供相应的心理支持。

（二）护理诊断/问题

1. 排尿障碍　与尿道梗阻、膀胱逼尿肌受损或手术等有关。
2. 急性疼痛　与手术有关。
3. 睡眠剥夺　与夜间尿频有关。
4. 潜在并发症　TUR综合征、尿频、尿失禁、出血、感染。

（三）护理目标

病人恢复正常排尿;疼痛减轻或消失;睡眠改善;病人未发生并发症,若发生能够得到及时发现和处理。

（四）护理措施

1. 手术前护理

(1)心理护理:向病人介绍BPH具有病程长、进展缓慢的特点。若用药物治疗需坚持长期服药;手术治疗的病人,术前大多会出现紧张、焦虑,因此向病人说明手术的必要性和重要性、手术的方法及注意事项,以消除其顾虑,增强治疗疾病的信心。

(2)营养与饮食:加强营养,宜进食易消化的高蛋白、低脂肪、高维生素、富含粗纤维的食物,保持大便通畅。忌烟酒及辛辣食物,以免诱发急性尿潴留。鼓励多饮水,勤排尿。

(3)急性尿潴留的护理:如发生急性尿潴留,应施行留置导尿术,必要时行耻骨上膀胱造瘘术,以引流尿液。留置导尿管或耻骨上膀胱造瘘引流期间,做好留置导尿或耻骨上膀胱造瘘的病人的护理。为预防感染可进行膀胱冲洗。

(4)用药护理:观察药物疗效,一般用药3个月左右可使前列腺缩小、排尿功能改善。应嘱病人坚持用药。

(5)术前准备:配合医生检查重要脏器功能,了解病人全身情况。对重要脏器功能不全者,积极给予治疗与护理,以提高对手术的耐受力。同时做好手术前常规准备工作。

2. 手术后护理

(1)一般护理:手术后取平卧位,3日后可改为半卧位。术后腹胀消失,肛门排气后给予半流质饮食,进食富含纤维素的食物,避免引起便秘。嘱病人多饮水,起到内冲洗作用,必要时输液。术后5日内禁忌灌肠或肛管排气,以免造成前列腺窝出血。

(2)观察病情:术后24~48小时内应密切观察病人意识、生命体征和重要脏器功能状况。观察导尿管引流尿液情况,如血尿明显,应检查并采取止血措施。

(3)膀胱冲洗的护理:前列腺切除术后都有肉眼血尿,术后需用生理盐水持续膀胱冲洗3~7日。手术后立即将三腔气囊导尿管连接于密闭式膀胱冲洗装置,进行持续的冲洗,可防止凝血块形成。冲洗速度:因早期出血较多,故冲洗速度要快,以后可根据尿色而定,色深则快、色浅则慢。随冲洗持续时间延长,血尿颜色逐渐变浅;若尿色深红或逐渐加深,说明有活动性出血,应及时通知医师处理。确保冲洗及引流管道通畅,若引流不畅,可能为血块堵塞,可用注射器冲洗或抽吸血块,以免造成膀胱充盈、痉挛而加重出血。准确记录尿量、冲洗量和排出量,尿量=排出量-冲洗量。气囊导尿管一般在术后10日左右拔除。

(4)术后并发症的护理:

1)TUR综合征:在经尿道前列腺电切手术中,通常需要用大量的尿道冲洗液,冲洗液被吸收可致血容量急剧增加,出现稀释性低钠血症,在术后数小时内出现TUR综合征。表现为烦躁不安、恶心、呕吐、抽搐、昏迷,严重者出现肺水肿、脑水肿、心力衰竭等。术后应加强观察,一旦出现,遵医嘱给予利尿剂、脱水剂,减慢输液速度并对症处理。

2)尿频、尿失禁:为减轻拔管后出现尿频或尿失禁,一般在术后第2~3日教病人练习收缩腹肌、臀肌及肛门括约肌;也可辅以针灸或理疗等。尿频或尿失禁一般在术后1~2周可缓解。

3)出血:观察生命体征、尿液及冲洗液颜色的变化,了解出血情况。指导病人在术后一周逐渐离床活动;禁止灌肠或肛管排气等引起腹内压增高的因素,以免造成前列腺窝出血。

4)感染:老年病人术后容易发生泌尿系、呼吸道等感染,应注意观察体温变化,监测血尿常规,同时加强对各种引流管的护理,严格无菌操作,嘱病人术后多饮水,术前戒烟,遵医嘱应用抗菌药物。

5)疼痛:手术后病人均有不同程度的疼痛。由于手术后逼尿肌不稳定、导管刺激、血块堵塞冲洗管等原因引起膀胱痉挛,从而导致阵发性剧痛。可指导病人采用分散注意力的方法缓解疼痛;如疼痛剧烈,可遵医嘱给予口服或肌注止痛药物;术后留置连接硬膜外导管的镇痛泵,可有效缓解术后疼痛。

3. 健康教育

(1)生活指导:采用非手术治疗的病人,避免因受凉、劳累、饮酒、便秘而引起急性尿潴留。术后1~2个月内避免剧烈活动,如跑步、骑自行车、性生活等,防止继发性出血。

(2)康复指导

1)排尿功能训练:若有溢尿现象,病人应有意识地经常锻炼肛提肌,以迅速恢复尿道括约肌功能。

2)自我观察:TURP病人术后有可能发生尿道狭窄。术后若尿线逐渐变细,甚至出现排尿困难,应及时到医院检查和处理。有狭窄者,定期行尿道扩张,效果较满意。附睾炎常在术后1~4周发生,故出院后若出现阴囊肿大、疼痛、发热等症状应及时去医院就诊。术后前列腺窝的修复需3~6个月,因此,术后可能仍会有排尿异常现象,应多饮水。

3)门诊随访:定期行尿液检查、复查尿流率及残余尿量。

(3)心理指导:前列腺经尿道切除术后1个月、经膀胱切除术后2个月,原则上可恢复性生活。前列腺切除术后常会出现逆行射精,不影响性交。少数病人可出现阳痿,可先采取治疗;同时查明原因,再进行针对性治疗。

(五)护理评价

病人排尿是否恢复正常;疼痛是否减轻;病人的睡眠是否改善;病人是否发生并发症。

第五节 泌尿系结核

泌尿系结核是全身结核病的一部分,在泌尿系结核中最为常见的是肾结核,绝大多数肾结核由肺结核经血行播散引起,因此,有学者称泌尿系结核是肺结核的转移灶。本节重点介绍肾结核。

一、疾病概要

肾结核(renal tuberculosis)多见于20~40岁的青壮年,男性多于女性,由于肺结核经血行播散引起肾结核需要3~10年以上的时间,因此10岁以下的儿童很少发病。

(一)病因及病理

肾结核绝大多数继发于肺结核,少数继发于骨、关节结核或消化道结核。原发病灶的结核杆菌经血液循环进入双肾,在双侧肾皮质的肾小球的血管中形成多发性微小结核病灶,再由皮质侵入髓质,并进一步扩展至肾乳头、肾盏、肾盂及尿路其他部位。结核病变可使肾组织发生干酪样坏死和钙化,干酪样坏死物液化排出后可形成空洞;含结核杆菌的脓液随尿排出,输尿管受累后狭窄可造成肾积水;如输尿管完全闭塞,含菌的尿液不能进入膀胱,膀胱刺激症状等反见好转,则出现所谓的"肾自截"现象;膀胱受累,可形成结核性膀胱炎、膀胱溃疡、膀胱挛缩,甚至引起对侧肾积水。

(二)临床表现

肾结核早期常无明显症状及影像学改变。随着病情的发展,可出现下列典型的临床表现。

1.尿频、尿急、尿痛 尿频是肾结核病人最早出现的症状,常是病人就诊的主诉,然后出现尿急、尿痛,为肾脓尿刺激膀胱黏膜所致。如果膀胱病变严重,黏膜可有广泛溃疡,最后形成膀胱壁的瘢痕挛缩,膀胱容量显著减小,可出现严重的尿频,甚至尿失禁。

2.血尿 是肾结核的重要症状,常为终末血尿,为膀胱结核溃疡,在排尿终末膀胱收缩时出血所致,终末血尿一般与膀胱刺激症状同时存在。肾结核引起的血尿多为全程肉眼血尿,较少见,出血严重时,血块通过输尿管偶可引起肾绞痛。所以,当青少年出现无痛性肉眼血尿时,应考虑到有泌尿系统结核的可能。

3.脓尿　是肾结核的常见症状。肾结核病人均有不同程度的脓尿,严重者尿呈洗米水样或为脓血尿。

4.腰痛和肿块　一般情况下病人腰部表现多不明显,仅少数肾结核病变破坏严重和梗阻,发生结核性脓肾或继发肾周感染,或输尿管被血块、干酪样物质堵塞时,可引起腰部钝痛或绞痛。较大肾积脓或对侧巨大肾积水时,腰部可触及肿块。

5.全身症状　常不明显。只有当全身其他器官有活动性结核或晚期肾结核时,病人才可出现典型结核症状,如消瘦、贫血、虚弱、乏力、午后发热、盗汗和血沉增快等。严重双肾结核或一侧肾结核、对侧肾积水时可以出现慢性肾功能不全的表现。

（三）辅助检查

1.尿液检查　尿液呈酸性,常规检查可见尿蛋白阳性、白细胞和红细胞增多;尿沉渣涂片抗酸染色,近2/3病人的尿中可找到结核杆菌;尿结核杆菌培养的阳性率可达90%。

2.X线检查　KUB可见钙化、结石及肾形态。泌尿系统造影（排泄性肾盂造影和逆行性肾盂造影）可见典型的肾盏、肾盂、输尿管虫蚀样破坏与肾空洞。

3.CT及MRI检查　对诊断肾结核有帮助,但因显像缺少特征性变化而不常规使用。磁共振水成像对了解上尿路积水情况有特殊意义,有可能取代逆行造影和穿刺造影。

4.B超检查　可了解肾形态、大小及有无积水与积脓。

5.膀胱镜检查　可直视膀胱病变,必要时可取活体组织做病理检查。膀胱挛缩状态时禁忌作膀胱镜检查。

（四）治疗原则

临床型肾结核是进行性破坏性病变,不经治疗不会自愈。治疗肾结核前应先了解身体其他部位有无结核病,治疗时应注意全身治疗。

1.支持疗法　注意加强营养,充分休息,保持生活有规律,不要过于劳累。保持居室环境清洁、空气流通,常到户外呼吸新鲜空气,保持身心愉快。

2.药物治疗　同全身其他部位结核的治疗,联合用药,并且药量要充分,疗程要足够长,以减少细菌产生耐药性并降低药物的不良反应。目前最常用的一线抗结核药物有异烟肼、利福平、吡嗪酰胺、乙胺丁醇和链霉素。用药期间应定期查尿常规,寻找结核菌,3~6个月后复查尿路造影,若有好转,或至少病变未继续恶化时可继续用药,如果病变范围反而扩大则应及时转为手术治疗。

为防止手术操作过程造成的结核菌播散,泌尿系统结核病人在手术前必须应用抗结核药物。肾切除前应用药两周,保留肾的手术前则应用药4周。手术后继续用药2年或采用短疗程。

3.手术治疗　凡药物治疗6~9个月无效,肾结核破坏严重者,应在药物治疗的配合下行手术治疗。根据肾结核的病变范围选择肾病灶清除术、肾部分切除术、肾切除术。

二、护 理

(一)护理评估

1. 健康史　了解病人的年龄、生活习惯、居住环境等;有无诱发肾结核的因素;有无与结核病病人密切接触史。病人有无其他部位结核史;家庭中有无患结核病的人员。

2. 身体状况　病人有无低热、乏力、盗汗、消瘦等;有无尿频、尿急和尿痛;尿液的性状有无异常。有无腰痛,腰部有无肿块;尿结核杆菌、影像学和与手术耐受性相关的检查结果。

3. 心理社会状况　病人和亲属对泌尿系结核的治疗、预后的认知程度,对晚期病变多次手术治疗的反应和经济承受能力。

(二)护理诊断/问题

1. 焦虑　与病程长担心预后、担心经济状况、担心手术效果等有关。
2. 排尿障碍　与结核性膀胱炎、膀胱挛缩有关。
3. 潜在并发症　继发细菌感染。

(三)护理目标

病人焦虑或恐惧感减轻;能维持正常的排尿状态;未发生感染或感染得到控制。

(四)护理措施

1. 心理护理

术前病人多担心得不到有效的诊断及治疗、预后不良,表现为焦虑甚至恐惧。护士要积极主动迎诊,关心病人;向病人解释肾结核的临床特点,解释引起严重尿频、尿急、尿痛的原因是结核性膀胱炎所致。在做各项检查及治疗前耐心解释,使病人了解其意义并积极配合,稳定病人情绪,并创造良好氛围,减轻环境改变引起的恐惧感。

术后对担心术后并发症或因较大手术影响生活质量的病人应加强心理护理,指导其如何正确应对。

2. 促进排尿功能的恢复

(1)遵医嘱给予抗结核药物治疗的同时应用碱性药物调节尿液 pH,应用解痉药物以缓解泌尿系刺激症状。

(2)对已形成挛缩小膀胱的病人,应积极争取病人配合治疗和做好手术后的护理。

(3)有效抗结核治疗:手术前需用抗结核药物准备,术后继续服用抗结核药物 3~6 个月,以防结核复发。

3. 预防和处理继发性细菌感染

(1)遵医嘱合理正确使用抗菌药物。

(2)术后护理和引流管的护理:取合适体位;注意体温的变化、切口有无渗出,渗出物的色、量、味和性状;保持术后各引流管引流通畅和无菌,并观察引流物的量、色和性状。

4. 健康教育

(1) 康复指导：注意加强营养，充分休息，适当活动，避免劳累，以增强机体抵抗力，促进康复。有造瘘者注意自身护理和观察，防止继发感染。

(2) 用药指导：

1) 术后继续抗结核治疗 6 个月以上，以防结核复发。

2) 用药要保持联合、规律、全程，不可随意间断或减量、减药，不规则用药可产生耐药性而影响治疗效果。

3) 用药期间须注意药物的不良反应，定期复查肝、肾功能，测听力、视力等。若出现恶心、呕吐、耳鸣及听力下降等症状，应及时就诊。

4) 勿用和慎用对肾脏有毒性的药物，如氨基糖甙类、磺胺类药物等，尤其是双肾结核、孤立肾结核、肾结核双肾积水的病人。

(3) 定期复查：单纯药物治疗者必须重视尿液检查和泌尿系造影的变化。术后应每月检查尿常规和尿结核杆菌，连续半年尿中无结核杆菌称为稳定转阴。5 年不复发者可视为治愈。

(五) 护理评价

病人是否诉说焦虑减轻、情绪稳定；病人排尿型态是否正常，有无膀胱刺激症状；病人有无体温升高，血白细胞和中性粒细胞计数是否正常。

第六节 泌尿系肿瘤

泌尿系肿瘤是泌尿外科的常见病，大多为恶性。在我国，成人最常见的泌尿系恶性肿瘤是膀胱癌，其次为肾癌（图 26-9），少数为肾盂癌（图 26-10），婴幼儿中最常见的恶性实体肿瘤是肾母细胞瘤（Wilms' tumor）。

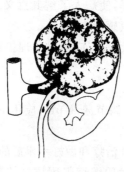

图 26-9 肾癌

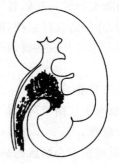

图 26-10 肾盂癌

一、肾癌

肾癌（renal carcinoma）又称肾细胞癌或肾腺癌。占成人恶性肿瘤的 2‰～3‰。肾细胞癌在泌尿系肿瘤中的发病率排在膀胱癌、前列腺癌之后。目前，我国尚无肾细胞癌发病率的流行病学调查结果。尽管肾细胞癌的患病年龄趋于年轻，但该病的发病高峰在 50～60 岁之间,男女之比为 2∶1,无明显的种族差异。

(一)病因

引起肾细胞癌的病因至今尚未明确。其发病可能与吸烟、肥胖、职业接触(如长期接触石棉、皮革等)、遗传因素(如抑癌基因缺失)等有关。

(二)临床表现

1. 血尿、疼痛和肿块 被称为肾细胞癌的三联症。间歇性无痛性肉眼血尿是肾癌的主要症状和早期症状,表明肿瘤已侵入肾盏、肾盂;疼痛为腰部钝痛或隐痛,多由于肿瘤生长牵张肾包膜或侵犯腰肌、邻近器官所致;血块通过输尿管时可发生肾绞痛。肿瘤较大时在腰部或腹部可触及肿块,质坚硬。

2. 副瘤综合征 10%～40%的肾癌病人可出现副瘤综合征(以往称肾外表现)。常见有发热、高血压、血沉增快等,其他表现有高钙血症、高血糖、红细胞增多症和肝功能异常等。

3. 转移症状 临床上有25%～30%的病人因转移症状,如病理性骨折、咳嗽、咯血、神经麻痹及转移部位出现疼痛等而就医。

(三)辅助检查

1. B超检查 简单易行,能够鉴别肾实质性肿块与囊性病变。目前已经作为一种普查肾肿瘤的方法。

2. X线检查 泌尿系统平片(KUB)可见肾外形增大、不规则,偶有钙化影。静脉尿路造影(IVU)可见肾盏、肾盂因受肿瘤挤压而有不规则变形、狭窄、拉长或充盈缺损。肾动脉造影可显示肿瘤内有病理性新生血管,也可同时进行肾动脉栓塞,能降低手术难度和减少术中出血。但是由于CT的普及以及CT血管重建术(CTA)的应用,肾动脉造影检查的应用率大大降低。

3. CT、MRI检查 是肾肿瘤最可靠的影像学诊断方法。能明确肿瘤大小、部位、邻近器官、静脉和淋巴受累情况。

(四)治疗原则

以手术治疗为主。

1. 根治性肾切除术 是肾癌最主要的治疗方法。手术切除范围包括患肾、肾周围的正常组织、同侧肾上腺、近端1/2输尿管、肾门旁淋巴结。近年开展了腹腔镜肾癌根治术,此方法具有创伤小、术后恢复快等优点。

2. 部分肾切除术 肾癌直径<3cm,可以行保留肾组织的局部切除术。

3. 放射、化学治疗及免疫治疗 可以作为肾细胞癌的辅助治疗。

(五)护理措施

1. 术前护理

(1)心理护理:消除病人紧张悲观的情绪。如采用现身说法,让病人了解手术治疗的良好疗效,使病人树立治疗的信心,主动配合治疗和护理。

(2)病情观察:鉴别与观察引起病人发热的原因。注意病人尿液颜色的变化。观察病人疼痛的性质,有无突然肾绞痛及腰部持续疼痛的发生。

(3)术前化疗:如肿瘤过大,应协助做好肾动脉栓塞术及肾动脉插管化疗的护理。

(4)营养支持:贫血病人保证营养的摄入,遵医嘱给予输血等支持治疗。

2. 术后护理

(1)卧位:根治性肾切除术后麻醉期已过、血压平稳,可取半卧位。肾部分切除的病人应卧床1~2周,以防出血。

(2)观察病情:根治性肾切除术后,由于切除范围广、手术创面大,渗血可能较多。因此应严密观察病人的生命体征和有无出血倾向,做好止血工作及保证输血、输液通畅;准确记录24小时尿量以监测肾功能情况。

(3)饮食与营养:术后禁食,待肠道功能恢复后进食,并注意加强营养,增强机体抵抗力,促进康复。

(4)引流管的护理:术后注意观察引流液的色、量和性状等,并保持引流通畅;若病人术后引流液量较多、色鲜红且很快凝固,同时伴血压下降、脉搏增快,常提示有出血,应立即通知医师处理。

(5)对症护理:适当应用镇静剂,减轻疼痛,有利于病人的活动;鼓励并指导病人进行有效咳嗽和咳痰,预防并发症的发生。

(6)预防感染:监测体温和血常规检查结果的变化。遵医嘱应用抗菌药物,防止感染的发生。

3. 健康教育

(1)康复指导:保证充分的休息,适度的身体锻炼及娱乐活动;加强营养,增强体质。

(2)用药指导:由于肾癌对放、化疗均不敏感,生物素治疗可能是此类病人康复期的主要方法。在用药期间,病人可能有低热、乏力等不良反应,若出现应及时就医,在医生指导下用药。

(3)定期复查:本病的近、远期复发率均较高,病人需定期复查B超、CT和血尿常规,有利于及时发现复发或转移。

二、膀胱癌

膀胱癌(carcinoma of bladder)是泌尿系统最常见的肿瘤。膀胱癌好发于50~70岁之间,男性多于女性。大多数病人的肿瘤仅局限于膀胱,只有小于15%的病例出现远处转移。

(一)病因及病理

1. 病因　引起膀胱癌的病因很多。一般认为与下列危险因素有关:

(1)致癌物质的长期接触史:联苯胺、α萘胺、β萘胺、4-氨基双联苯是主要致癌物质。长期从事染料、橡胶、皮革、塑料及有机化学加工等工作的人员,膀胱癌的发病率显著增加。

(2)吸烟:吸烟是最常见的致癌因素,大约1/3的膀胱癌与吸烟有关。

(3)慢性刺激:膀胱慢性感染与异物长期刺激会增加发生膀胱癌的危险,如膀胱结石、膀胱憩室、埃及血吸虫膀胱炎等容易诱发膀胱癌。

(4) 其他：长期大量服用镇痛药如非那西丁、内源性色氨酸的代谢异常等，均可能为膀胱癌的病因或诱因。

2. 病理　上皮细胞恶性肿瘤占绝大多数。其中以移行上皮细胞癌为主，鳞癌和腺癌较少。浸润深度（临床分期）是肿瘤临床（T）和病理（P）分期的依据，多采用 TNM 分期。国际抗癌联盟（UICC）1980 年将膀胱癌 TNM 分期作如下规定（图 26-11）：T_{is}：原位癌，浸润黏膜表层。T_a：无浸润的乳头状癌，浸润黏膜表层。T_1：肿瘤细胞浸润黏膜固有层。T_2：肿瘤浸润肌层。T_3：肿瘤浸润、膀胱壁全层。T_4：肿瘤浸润膀胱壁全层以外组织。N_0：无淋巴结转移。N_1：同侧区域淋巴结转移。N_2：多发区域淋巴结转移。N_3：区域淋巴结转移并固定。N_4：区域外淋巴结转移。M_0：无转移。M_1：局部组织浸润或有远处组织和器官转移。转移方式主要向膀胱壁内浸润，直接累及膀胱外组织及邻近器官。淋巴转移是最主要的转移途径，主要转移到盆腔淋巴结。

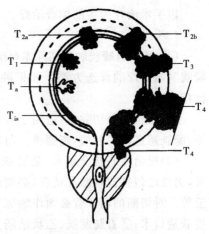

图 26-11　膀胱癌分期

(二) 临床表现

1. 血尿　是膀胱癌最常见和最早出现的症状，多数为全程无痛肉眼血尿，血尿间歇出现，偶见终末或镜下血尿，血量多少不一。出血可自行停止，容易造成"治愈"或"好转"的错觉而贻误治疗。

2. 膀胱刺激症状　尿频、尿急、尿痛多为膀胱癌的晚期表现，常因肿瘤坏死、溃疡或并发感染引起。

3. 转移症状　骨转移病人有骨痛，腹膜后转移或肾积水病人可出现腰痛。

多数病人无明显体征。当肿瘤增大到一定程度，在下腹部耻骨上区可以触到肿块，质坚硬；发生肝或淋巴结转移时，可扪及肿大的肝或锁骨上淋巴结。

(三) 辅助检查

1. 实验室检查　尿常规检查可见血尿或脓尿；大量血尿或肿瘤侵犯骨髓可致贫血，血常规见血红蛋白值和血细胞比容下降。

2. B 超检查　能发现直径 0.5cm 以上的肿瘤，可作为病人的最初筛选。在膀胱充盈情况下可以看到肿瘤的位置、大小等特点。

3. CT、MRI 检查　可了解肿瘤浸润深度及局部转移病灶。

4. X 线检查　排泄性尿路造影可了解肾盂、输尿管有无肿瘤，膀胱造影可见充盈缺损。

5. 膀胱镜检查　是诊断膀胱癌最重要的检查手段，能直接观察肿瘤的数目、大小、形态、浸润范围、外观和部位等。膀胱镜观察到肿瘤后应取活组织做病理检查。

6. 尿脱落细胞学检查　可作为血尿的初步筛选，检查的准确率与取材方法、肿瘤大小、肿瘤分期关系密切。

(四)治疗原则

以手术治疗为主的综合治疗。

1. 手术治疗

(1)经尿道膀胱肿瘤切除术(transurethral resection of bladder tumor,TURBt):是所有膀胱肿瘤治疗的首选方法。如果肿瘤为单发、分化较好,且属非浸润型,单纯采用TURBt治疗即可。

(2)膀胱部分切除术:适用于肿瘤比较局限、呈浸润性生长,病灶位于膀胱侧后壁、顶部等,膀胱憩室内的肿瘤,离膀胱三角区有一定的距离。

(3)根治性膀胱全切术:是膀胱浸润性癌的基本治疗方法,除切除全膀胱、盆腔淋巴结外,男性还包括前列腺和精囊(必要时全尿道);女性包括子宫、宫颈、阴道前穹隆、卵巢和尿道等。对切断的输尿管必须作输尿管移植等尿流改道手术。常用的改道手术有:①输尿管皮肤造口术;②直肠膀胱、乙状结肠造口术;③直肠膀胱术;④回肠膀胱手术;⑤可控回肠袋代膀胱术。尿流改道、肠代膀胱等手术方式的问世,既提高了治疗效果,也提高了病人的生活质量。

2. 放射治疗 在膀胱癌的治疗中毋庸置疑,但其治疗方案和效果尚难定论。

3. 化学治疗 约15%的病人在就诊时已出现局部或远处转移的迹象。浸润性肿瘤即使接受根治性膀胱切除术,也有30%～40%的病例会出现远处转移。单个化疗药物以顺铂为代表,有效率在30%左右。其他有效的药物包括甲氨蝶呤、长春新碱、表柔比星、环磷酰胺、5-氟尿嘧啶、长春花碱等,多联合应用。

膀胱灌注化疗:因绝大多数的膀胱肿瘤会复发,对保留膀胱的病人,术后应当经导尿管给予膀胱化疗药物灌注,以消灭残余的肿瘤细胞和降低术后复发的可能性。理想的膀胱灌注化疗应是药物能迅速在膀胱上皮内达到有效药物浓度,而全身吸收量少,毒副作用小。目前膀胱化疗药物分为两种:一种为生物制剂,包括卡介苗、干扰素等;另一类为化学药物,如有丝裂霉素、阿霉素等。前者可以通过诱导机体的免疫功能,预防肿瘤的复发和浸润;后者可以延长肿瘤复发的时间。

(五)护理措施

1. 术前护理

(1)心理护理:病人可出现否认、恐惧、绝望等情绪反应,甚至不接受尿流改道。因此,应根据病人的具体情况,做耐心细致的心理疏导,以消除其恐惧、绝望的心理,配合治疗。

(2)观察病情:应每日观察尿液的颜色、量和性状,并做好记录,血尿程度与肿瘤程度并不一定成正比。观察有无膀胱刺激症状,出现膀胱刺激症状时说明瘤体较大或为数较多,或肿瘤侵入较深。

(3)饮食与营养:嘱病人进高蛋白、高维生素、易消化、营养丰富的食物,贫血者纠正贫血,改善全身营养状况,以提高机体抵抗力及增强对手术的耐受力。

(4)其他:行膀胱全切肠代膀胱术的病人,按肠切除术做好充分的肠道术前准备。

2. 术后护理

(1) 观察生命体征:膀胱癌全切除术后,由于手术创面大、渗血较多,因此应严密观察生命体征,早期发现休克的症状和体征,及时处理,保证输血、输液通畅。

(2) 饮食与营养:膀胱癌电切术后 6 小时,病人即可进食,以营养丰富、富粗纤维的饮食为主,忌辛辣刺激,以防止便秘。膀胱全切术后应持续胃肠减压,密切观察吸出液的颜色、量及性状,并做好记录。待胃肠道功能恢复拔出胃管后开始进食,从水、流质、半流质慢慢过渡到软质、普通饮食。密切观察进食后有无恶心、呕吐、腹泻、腹胀、腹痛和肠梗阻症状。

(3) 膀胱冲洗的护理:膀胱癌电切术后常规膀胱冲洗 1~3 日,应密切观察膀胱冲洗引流液的颜色,根据颜色调整冲洗速度,防止血块堵塞导管,确保尿管通畅。停止冲洗后应指导病人多饮水,起到内冲洗的作用。

(4) 造瘘口的护理:回肠膀胱术后,应密切观察造瘘口的大小、性状、颜色,刚手术后造瘘口肿胀、鲜红、潮湿,如果灰暗且发绀,则可能是由于血液供应受阻造成的,需立即通知医生。保持切口、造瘘口处敷料清洁干燥。

(5) 引流管的护理:贴标签分清各种引流管,观察记录引流液,并保持引流通畅。拔管时间:回肠膀胱术后 10~12 日拔除输尿管引流管和回肠膀胱引流管,改为佩戴皮肤造口袋;可控膀胱术后 8~10 日拔除肾盂输尿管引流管,12~14 日拔除贮尿囊引流管。

(6) 预防感染的护理:定时监测体温及白细胞变化;保持切口及造瘘口敷料清洁干燥;保持引流管引流通畅;定时翻身、叩背、咳痰,若痰液黏稠,给予雾化吸入;适当活动;应用广谱抗菌药物等以预防感染的发生。

3. 健康教育

(1) 康复指导:适当锻炼,加强营养,增强体质。

(2) 术后坚持膀胱灌注:膀胱保留术后能憋尿者,即行膀胱灌注免疫抑制剂 BCG(卡介苗)或抗癌药物,可预防或推迟肿瘤复发,每周灌注一次,共 6 次,以后根据 B 超、血、尿常规复查结果,如膀胱内无肿瘤复发,可将膀胱灌注药物时间改为 2 周一次,6 次后需复查膀胱镜;若有肿瘤复发,立即再次手术治疗,无复发者可将膀胱灌注间隔时间延长至 1 个月,1 年后若仍无肿瘤复发,可将膀胱灌注间隔时间延长至 2 个月,终身灌注,每 2~3 年复查膀胱镜一次。膀胱灌注应在早晨进行,灌注前应排尿,灌注时需将药物保留在膀胱内 2 小时,以使药物与膀胱的各个部位均能接触,以提高疗效,药物注入膀胱后,应变换各种体位如平卧、左侧卧、右侧卧、俯卧位各半小时,然后自然排出,并注意观察有无压痛、血尿等副反应。有些化学药物对皮肤和阴茎有较强的刺激性,在进行膀胱灌注治疗时,要加强保护。

(3) 定期复查:主要是全身系统检查,以便及时发现转移及复发征象。

(4) 自我护理:尿流改道术后腹部佩带接尿器者,应学会自我护理,避免接尿器的边缘压迫造瘘口。保持清洁,定期更换尿袋。可控膀胱术后,开始每 2~3 小时导尿一次,逐渐延长间隔时间至每 3~4 小时一次,导尿时要注意保持清洁,定期用生理盐水及开水冲洗集尿袋,清除粘液及沉淀物。

本章小结

泌尿系统损伤的主要表现为休克、血尿、疼痛、腰腹部肿块和发热、排尿困难及尿外渗等,肾损伤应绝对卧床休息2~4周,注意观察血尿及生命体征变化。

肾和输尿管结石主要症状是疼痛和血尿。膀胱结石典型症状为排尿突然中断并疼痛,伴排尿困难和膀胱刺激症状。尿道结石典型症状为排尿困难、点滴状排尿伴尿痛。护理时鼓励病人多饮水、多活动,解除危险因素,饮食指导,药物预防,做好手术前后护理。

前列腺增生最常见的早期症状是尿频,最主要的症状是进行性排尿困难,术后持续膀胱冲洗是护理重点。泌尿系结核主要表现尿频、尿急、尿痛、血尿、脓尿、腰痛和肿块。护理重点是抗结核药物治疗和手术治疗的护理。间歇性无痛性肉眼血尿是肾癌、膀胱癌的主要症状和早期症状,主要采取手术治疗。

泌尿系疾病护理重点是观察尿液改变,留置导尿管的护理、膀胱造瘘管的护理、膀胱冲洗护理等。妥善固定导管,保持引流冲洗通畅,观察记录引流量及性质,严格无菌操作。做好手术前后护理及健康教育。

本章关键词:尿道损伤;尿石症;膀胱癌;前列腺增生;护理。

课后思考

1. 区别下列各组概念:①尿频与多尿;②尿潴留与排尿困难;③尿潴留与无尿;④尿失禁与尿瘘;⑤血尿与尿道出血。
2. 肾损伤、膀胱损伤和尿道损伤的类型有哪些?各有什么特点?
3. 如何做好肾、输尿管结石病人疼痛的护理?
4. 良性前列腺增生病人最早出现的和最主要的症状各是什么?
5. 泌尿系结核病人最早的症状和重要的症状各是什么?
6. 膀胱癌和肾癌有哪些共同和不同表现?

(张翠萍)

第二十七章
骨与关节疾病病人的护理

案例

7岁男孩,不慎跌倒时以手掌撑地,倒地后自觉右肘上部剧烈疼痛,大哭,拒绝用右手取物,被立即送往医院。体检可见上臂成角畸形,轻度肿胀,肘后三角关系正常。右手皮肤苍白、发凉,桡动脉搏动减弱。

问题:
1. 该病人的入院诊断?除X线检查外主要诊断依据是什么?
2. 此病人可能出现什么并发症?有哪些护理要点?

本章学习目标

1. 掌握骨与关节疾病的护理要点;骨折愈合过程及影响骨折愈合的因素。
2. 熟悉骨与关节疾病的病因及分类;临床表现;并发症;辅助检查;治疗原则。
3. 了解骨与关节感染、骨与关节结核、脊柱骨折与脊髓损伤的病理及辅助检查;常见良性骨肿瘤的临床特点。
4. 在整体护理过程中,能体现出一丝不苟的工作作风,关心和尊重病人。

骨与关节疾病指发生在骨、关节、肌肉、韧带、肌腱、软骨以及营养和支配它们的血管及神经的疾病。骨、关节及软组织的疾病多而复杂,除创伤、炎症、肿瘤、退行性骨关节疾病外,营养代谢和内分泌疾病、某些先天性和遗传性疾病等,都可有相应的骨、关节或软组织的改变。这些疾病会影响病人的日常生活、工作、学习和劳动,严重时将导致肢体残疾,给社会和家庭造成一定的负担。

第一节 骨与关节损伤

骨与关节损伤常由较严重的创伤所致。在一些复杂的损伤中,常合并重要组织或重要脏器的损伤,引起严重的全身反应,甚至危及病人的生命。

一、骨　折

(一)概述

骨折(fracture)即骨的完整性和连续性发生部分或完全中断。

1.病因

(1)直接暴力:由外力直接作用于骨骼发生的骨折,常伴有不同程度的软组织损伤。如压砸、撞击、火器伤等引起的骨折(图27-1)。

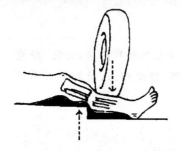

图27-1　直接暴力引起骨折

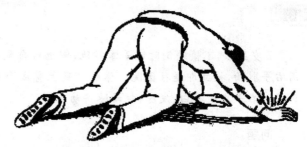

图27-2　间接暴力引起骨折

(2)间接暴力:暴力通过传导、杠杆、旋转和肌肉收缩引起的骨折。如跌倒时手掌撑地,暴力向上传递,导致桡骨远端骨折;从高处坠下足部着地引起脊柱骨折等(图27-2)。

(3)肌牵力:肌肉突然剧烈收缩,造成其附着部位的骨折。如投掷时前臂屈肌群收缩致肱骨结节撕脱性骨折(图27-3)。

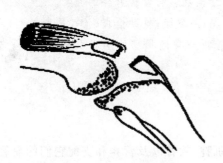

图27-3　肌牵力引起骨折

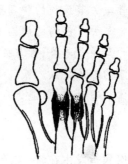

图27-4　积累劳损引起骨折

(4)积累劳损:又称疲劳性骨折。骨骼某处持续地承受一种应力而引起的骨折。如长途行走导致第2、3跖骨骨折(图27-4)。

(5)病理性骨折:因骨骼疾病引起骨质破坏,在正常的活动中即可发生骨折。如骨肿瘤、骨髓炎、骨结核等导致的骨折。

2.分类

(1)按骨折端与外界是否相通分类:

1)闭合性骨折(closed fracture):骨折处的皮肤或黏膜完整,骨折端与外界不相通。

2)开放性骨折(open fracture):骨折处皮肤或黏膜破裂,骨折端与外界相通,易引起感染。

(2)按骨折的程度及形态分类:

1)不完全骨折:骨的完整性和连续性部分中断。按其形态又可分为青枝骨折、裂缝骨折等(图27-5)。

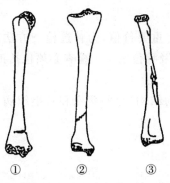
①裂缝骨折　②骨膜下骨折
③青枝骨折
图27-5　不完全骨折

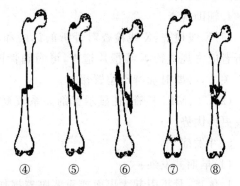
④横形骨折　⑤斜形骨折　⑥螺旋骨折
⑦T形骨折　⑧粉碎性骨折
图27-6　完全骨折

2)完全骨折:骨的完整性和连续性完全中断。按骨折线的方向及形态可分为横形骨折、斜形骨折、螺旋形骨折、粉碎性骨折、嵌插骨折、压缩性骨折、凹陷性骨折及骨骺分离等(图27-6),易导致不同程度的移位。

(3)按骨折处的稳定性分类:

1)稳定性骨折:骨折端不易移位或复位后不易再发生移位者。如裂缝骨折、青枝骨折、横形骨折、压缩性骨折、嵌插骨折等。

2)不稳定性骨折:骨折端易移位或复位后易再移位者。如斜形骨折、螺旋形骨折、粉碎性骨折等。

(4)按骨折后时间长短分类:

1)新鲜骨折:指发生在2周之内的骨折,骨断端尚未形成纤维连接,是手法复位的理想时期。

2)陈旧骨折:指骨折发生2周后,骨断端血肿机化已形成纤维粘连,复位较难。

3.临床表现

(1)全身表现:

1)休克:严重的开放性骨折或多发性骨折,可因大出血或剧烈的疼痛而导致休克。如骨折合并内脏器官的损伤、骨盆骨折、股骨骨折等。

2)发热:骨折后一般体温正常。骨折后大量出血、血肿吸收可出现低热,一般不超过38℃。如开放性骨折引起感染时可出现高热。

(2)局部表现:

1)一般表现:疼痛和压痛、肿胀和瘀斑、功能障碍。

2)骨折专有体征:①畸形:骨折断端移位可使患肢发生缩短、成角或旋转等畸形改变(如案例27)。②异常活动:又称假关节活动,在肢体无关节的部位,骨折后出现类似关节活动。③骨擦音或骨擦感:两骨折端相互摩擦时产生的声音或感觉。

畸形、异常活动、骨擦感或骨擦音三项为骨折的专有体征,具有其中之一者,即可诊断为骨折。但骨折的异常活动、骨擦音或骨擦感应在检查时予以注意,不可故意测试,以免加重周围组织的损伤。

4.辅助检查

(1)X线检查:X线检查对骨折的诊断和治疗具有重要价值,为首选检查方法。凡疑为骨折者应常规进行X线摄片检查,可明确骨折的类型及移位情况。检查必须包括正、侧位及邻近关节,必要时加特殊位置摄片。

(2)CT、MRI检查:在显示解剖关系较复杂部位的结构、骨的病变和软组织病变方面比X线更具优势。

5.并发症

(1)早期并发症:

1)休克:骨折引起大出血或重要脏器损伤所致。

2)血管损伤:骨折断端损伤血管所致。如肱骨髁上骨折可损伤肱动脉;股骨下1/3骨折可损伤腘动脉。

3)神经损伤:多发生在神经与其骨紧密相连的部位。如肱骨骨折可损伤桡神经(如案例27);脊柱骨折可引起脊髓的损伤。

4)重要脏器损伤:骨折损伤临近的脏器。如肋骨骨折可引起肺损伤;骨盆骨折引起尿道和膀胱损伤等。

5)骨筋膜室综合征:即由骨、骨间膜、肌间隔和深筋膜形成的骨筋膜室内肌肉和神经因急性缺血而产生的早期综合征。多见于前臂掌侧和小腿,因骨折引起的血肿和组织水肿,使其室内的内容物体积增加;也可因外包扎过紧而导致骨筋膜室内压力增高。主要表现为患肢剧痛、肿胀、指(趾)呈屈曲状、活动受限、局部皮肤苍白或发绀等现象。

6)脂肪栓塞综合征:发生于成人。是由于骨折处髓腔内血肿张力过大,骨髓组织被破坏,脂肪滴进入破裂的静脉窦内,可引起肺或脑脂肪栓塞。肺栓塞表现为呼吸困难、发绀、心率加快和血压下降等;脑栓塞主要表现为意识障碍。

7)感染:多见于开放性骨折,易引起化脓菌和厌氧菌感染。如化脓性骨髓炎等。

(2)晚期并发症:

1)关节僵硬:为骨折和关节损伤最为常见的并发症。患肢因长时间固定,静脉和淋巴回流不畅,关节周围发生纤维粘连,并伴有关节囊和周围肌挛缩,致使关节活动障碍。

2)骨化性肌炎:又称损伤性骨化。由于关节扭伤、脱位或关节附近的骨折等损伤,骨膜剥离形成骨膜下血肿,血肿机化并在关节附近软组织内广泛骨化,造成严重关节活动功能障碍。

3)创伤性关节炎:关节内骨折后关节面遭破坏,未能及时准确复位,骨折愈合后使关节面不平整,长期磨损易引起创伤性关节炎,导致关节活动时出现疼痛。

4)急性骨萎缩:由于损伤所致关节附近的痛性骨质疏松,典型症状是疼痛和血管舒缩紊乱,亦称反射性交感神经性骨营养不良。好发于手、足骨折后。

5）缺血性骨坏死：骨折引起某一段骨折端的血液供应破坏而缺血坏死，如股骨颈骨折引起股骨头缺血性坏死。

6）缺血性肌挛缩：为骨折严重的并发症之一。是骨筋膜室综合征处理不当的严重后果，它可由骨折和软组织损伤直接所致或骨折处理不当所造成。发生后治疗效果较差，可导致严重残疾，出现典型的"爪形手和足"畸形。

7）坠积性肺炎：主要发生于因骨折长期卧床的病人，特别多见于老年、体弱和伴有慢性病的病人，可因此而危及生命。

8）压疮：由于严重创伤骨折，身体骨突处长期卧床受压而导致局部血液循环障碍。常见部位有骶尾部、髋部、足跟部等，常可引起全身感染。

6．骨折愈合过程及影响骨折愈合的因素

（1）骨折愈合过程：骨折愈合是一个复杂而连续的过程。根据组织学和细胞学的变化，可将其分为三个阶段。

1）血肿炎症机化期：骨折导致骨断端及周围组织出血形成血肿（图 27-7），严重损伤后部分软组织和骨组织坏死引起局部炎症反应，继而形成肉芽组织转化为纤维组织，使骨折两端呈纤维连接。这一过程约需 2 周。

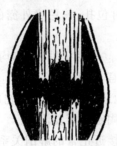 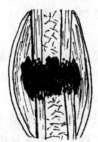

图 27-7　血肿炎症机化期

2）原始骨痂形成期：骨内、外膜的成骨细胞增生，使骨折端骨样组织逐渐骨化，形成新骨，称为膜内成骨，并逐渐形成内外骨痂。骨折断端间及髓腔内由血肿机化而成的纤维组织逐渐转化为软骨组织，并随软骨细胞的增生、钙化而骨化，形成桥梁骨痂，称为软骨内成骨。内外骨痂和桥梁骨痂融合，成为原始骨痂（图 27-8）。这一过程约需 4~8 周。

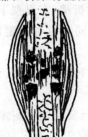 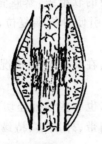 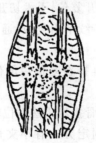 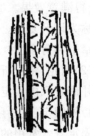

图 27-8　原始骨痂形成期　　　　　图 27-9　骨痂改造塑型期

3）骨痂改造塑型期：原始骨痂中新生骨小梁逐渐增加，且排列逐渐规则和致密。随着肢体活动和负重，使在应力轴线的骨痂不断加强，应力轴线以外的骨痂逐渐被清除，骨髓腔重新相通,恢复骨的正常结构,达到骨性愈合,使原始骨痂改造为永久性骨痂(图 27-9)。这一过程约需 8～12 周。

(2)影响骨折愈合的因素:骨折成功愈合主要取决于三个方面,即骨折断端要有充分的接触面积、坚固的固定措施及良好的血液供应。但在骨折的愈合过程中往往受到诸多因素的影响,导致愈合延迟或畸形愈合,严重影响其功能。

1)全身因素:如年老、体弱、营养不良、各种代谢障碍性疾病等,致使骨折愈合延迟。

2)局部因素:骨折的部位、类型、程度;骨折后的治疗或护理不当,如过度牵引、复位不及时或复位不当、固定不妥、手术操作不当、过早或不恰当的功能锻炼等;骨折断端的血供不良;软组织损伤严重或软组织嵌入两骨折断端之间;骨折局部有感染或组织坏死等。

7.急救 骨折急救的目的是用最为简单而有效的方法抢救生命、保护患肢、安全迅速转运,以便尽快得到妥善治疗。现场急救不仅要注意骨折局部,更重要的是注意全身情况的处理。

(1)抢救生命:首先应处理骨折合并其他组织或脏器的损伤,如发现呼吸困难、窒息、大出血、休克、昏迷等情况,应及时采取急救措施,以挽救生命。

(2)包扎伤口:伤口出血多采用加压包扎止血的方法,如肢体大血管出血,可采用止血带止血。开放性骨折并有断端外露的伤口,应及时包扎,禁忌将外露的骨折端现场还纳,以免加重伤口的污染。

(3)妥善固定:固定是骨折急救的重要措施。凡疑有骨折者,均应按骨折固定处理。正确固定可避免在运送过程中过多损伤组织或器官,缓解疼痛。

(4)迅速运送:病人经初步处理后,应尽快地运送至就近的医院进行治疗。

8.治疗原则 治疗骨折的三大原则:复位、固定和康复治疗。

(1)复位:是将移位的两骨折端恢复正常或接近正常的解剖关系,重建骨的支架作用。

1)按复位标准分:①解剖复位:骨折部位通过复位、对位(两骨折端的接触面)和对线(两骨折端在纵轴上的关系)完全良好,恢复了正常的解剖结构。②功能复位:经复位后,两骨折端对位欠佳,但对线基本良好,虽未完全达到正常的解剖结构,但骨折愈合后肢体功能恢复正常。

2)按复位方法分:①手法复位:最常用,大多数骨折均可采用手法复位的方法矫正其移位,获得满意效果。②切开复位:手术切开骨折部位的软组织,暴露骨折端,在直视下将骨折复位称为切开复位。③持续牵引复位:通过持续牵引使骨折端复位,同时也有固定作用,包括皮牵引和骨牵引。

(2)固定:将骨折处维持在复位后的位置,使其在良好对位情况下持续固定直至愈合。包括外固定和内固定。

1)外固定:主要用于骨折经手法复位后的病人,也有些骨折经切开复位内固定术后需加用外固定者。常用的外固定方法有小夹板、石膏绷带、外展架、持续牵引和外固定器等(图 27-10)。

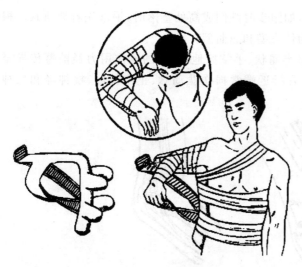

图 27-10　外展架固定　　　　图 27-11　螺丝钉内固定

2)内固定:主要用于切开复位后,采用金属内固定物进行固定,如接骨板、螺丝钉等(图 27-11)。

(3)康复治疗:康复治疗是骨科治疗的重要阶段。病人康复治疗应积极地、循序渐进地、按计划进行。活动时间由短到长;活动量由小到大;活动范围逐渐加大。有效的功能锻炼有利于促进血液循环、促使创伤愈合,调整运动的协调性,防止肌肉萎缩和关节僵硬等并发症,使功能得到最大限度的恢复。严格控制不利于骨与关节稳定及加重病情的活动。可选用相关的运动器械协助功能训练。

(二)常见四肢骨折

1.肱骨干骨折(fracture of shaft of humerus)　指发生在肱骨外科颈下 1~2cm 至肱骨髁上 2cm 段内的骨折。多见于中、青年病人。

(1)病因和病理:肱骨干骨折由直接或间接暴力引起。直接暴力常由外侧打击肱骨干中段导致横形或粉碎性骨折。间接暴力常因跌倒时手掌或肘部着地,力向上传导,加上因身体倾倒时产生的剪式应力,导致中下 1/3 段斜形或螺旋形骨折。

(2)临床表现:

1)患侧上臂疼痛、肿胀、皮下淤血、畸形及功能障碍。

2)体检可出现假关节活动、骨擦音、骨传导音减弱或消失、患肢缩短。

3)主要并发症为桡神经损伤和肱动脉损伤。桡神经损伤时可出现垂腕、各手指掌指关节不能背伸、拇指不能伸、前臂旋后障碍、手背桡侧的皮肤感觉减弱或消失。

(3)治疗原则:

1)手法复位及外固定:手法复位后用石膏或小夹板固定。

2)切开复位及内固定:手术切开复位后,可用加压钢板螺钉或用带锁髓内钉作内固定。

2.肱骨髁上骨折(supracondylar fracture of humerus)　是发生在肱骨干与肱骨髁交界处的骨折。多见于 10 岁以下的儿童,5~8 岁为发病高峰,占小儿肘部骨折的 30%~40%。

(1)病因和分类:以间接暴力多见,如跑步时跌倒或高处坠落时,手掌先着地所致。根据暴力的不同和骨折移位的方向,可分为伸直型和屈曲型。

1)伸直型:多见。跌倒时肘关节呈半屈状、手掌撑地,地面的反作用力经前臂传导至肱骨下端而导致肱骨髁上伸直型骨折。骨折近端常损伤肱动脉、正中神经、桡神经和尺神经(图27-12)。

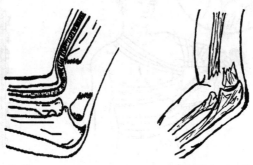

图27-12 肱骨髁上骨折

2)屈曲型:少见。跌倒时肘关节呈屈曲状,肘后部着地,暴力传导至肱骨下端而导致屈曲型骨折,很少损伤血管和神经。

(2)临床表现:

1)肘部弥漫性肿胀、疼痛,活动受限;皮下淤血斑或皮肤水疱;肘后三角关系正常(如案例27)。

2)肱动脉挫伤或受压:由于血管痉挛引起前臂缺血,表现为剧痛、手部皮肤苍白、发凉及麻木等,桡动脉搏动减弱或消失(如案例27),晚期应注意有无并发缺血性肌挛缩。

3)正中、尺、桡神经损伤:表现为手的感觉、运动功能障碍。

案例中,病人入院诊断是肱骨髁上骨折。主要诊断依据除X线外,还包括骨折的一般症状如疼痛、局部肿胀、成角畸形、肘后三角关系正常等。

病人目前已出现桡动脉损伤表现,近期并发症还可能包括正中、尺、桡神经损伤,远期并发症可能出血缺血性肌挛缩、肘内翻、骨化性肌炎等。

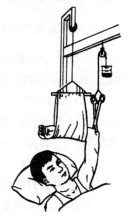

图27-13
尺骨鹰嘴悬吊牵引

(3)治疗原则:

1)手法复位和外固定:复位后用后侧石膏托在屈肘位固定4~5周。

2)持续骨牵引:受伤时间较长、肘部肿胀严重、末梢血供良好者,不能立即手法复位,应卧床抬高患肢或行尺骨鹰嘴悬吊牵引(图27-13),待肿胀消退后再进行手法复位。

3)手术治疗:切开复位后行克氏针内固定。

3.桡骨远端伸直型骨折(Colles骨折) 指发生在距桡骨远端关节面3cm内的骨折,该部位是松质骨与密质骨的交界处,较薄弱,遇暴力后易骨折。多见于中、老年有骨质疏松者。

(1)病因和病理:多为间接暴力所致。跌倒时腕关节处于背伸位、手掌撑地、前臂旋前所致。骨折远端移向背桡侧,近端移向掌尺侧(图27-14)。

(2)临床表现:典型表现为伤侧腕关节肿胀、疼痛、活动障碍。侧面观呈"餐叉"样畸形,正面观呈"枪刺刀"样畸形(图27-15)。

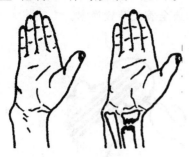

图27-14 桡骨远端伸直型骨折

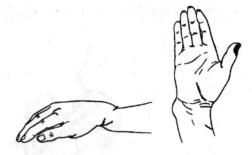

图27-15 桡骨远端伸直型骨折畸形

(3)治疗原则:主要采用手法复位,先用小夹板或石膏固定2周,待水肿消退后,在腕关节中立位继续固定。必要时切开复位,用松质骨螺钉或钢针进行内固定。

4. 股骨颈骨折(fracture of neck of femoral) 为发生于老年人的常见骨折,尤以女性较多。由于股骨颈血供较差的特殊性,骨折不愈合率较一般骨折为高,易发生股骨头坏死及塌陷。

(1)病因和分类:由于老年人股骨颈骨质疏松脆弱,且承受应力较大,所以只需很小的旋转外力,即可引起骨折。如平地滑倒、床上跌下、身体发生扭转倒地等由于间接暴力传导至股骨颈而发生骨折。青壮年股骨颈骨折多由于严重的创伤引起。

1)按骨折线部位分类:分为头下骨折、经颈骨折、基底部骨折、转子间骨折(图27-16)。头下骨折和经颈骨折属于关节囊内骨折,易造成股骨头缺血坏死。基底骨折由于两骨折端血供良好,较易愈合。

2)按骨折线角度分类:分为内收骨折和外展骨折。内收骨折的远端骨折线与两髂嵴连线的夹角(Pauwels角)大于$50°$,由于骨折面接触较少、易移位,属于不稳定骨折。外展骨折的"Pauwels角"小于$30°$,由于骨折面接触较多,不易移位,属于稳定骨折(图27-16)。

3)按骨折移位程度分类:分为不完全骨折和完全骨折。完全骨折又可分为无移位完全骨折、部分移位的完全骨折及完全移位的完全骨折。

(2)临床表现:股骨颈骨折出现髋部疼痛,不能站立行走,患肢缩短,呈轻度屈髋屈膝、内收、外旋($45°\sim60°$)畸形。大转子、髋部有压痛和叩击痛。

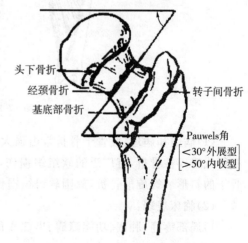

图27-16 股骨颈骨折的分类

(3)治疗原则:股骨颈骨折的治疗主要以手术治疗为主。

1)非手术治疗:适用于年龄过大、全身情况较差、合并重要脏器功能障碍者;无明显移位、外展骨折、嵌插骨折等稳定性骨折的病人。①牵引复位:卧硬板床持续牵引6~8周。②手法复位:牵引后在X线透视下进行复位。

2)手术治疗:适用于内收骨折或有移位的骨折;牵引或手法复位失败者;股骨头缺血坏死等。①切开复位内固定(图27-17)。②人工股骨头或全髋关节置换术。

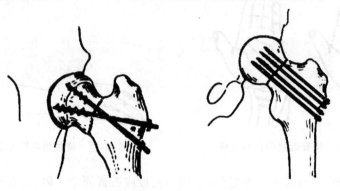

图27-17 股骨颈骨折切开复位内固定

5.股骨干骨折(fracture of of the femoral shaft) 指股骨小转子与股骨髁之间的骨折,青壮年多见。股骨干骨折需遭强大的暴力才能发生,骨折后的愈合和重塑的时间也较长(图27-18)。

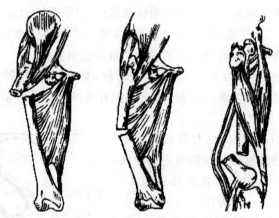

图27-18 股骨干骨折

(1)病因和病理:股骨干骨折常由强大的直接或间接暴力所致。直接暴力引起股骨干的横行或粉碎性骨折,有广泛的软组织损伤,如重物直接打击、车轮碾压等。间接暴力引起股骨干的斜形或螺旋形骨折,周围软组织损伤较轻,如高处坠落损伤等。

(2)临床表现:

1)局部疼痛、肿胀、功能障碍、出现成角、短缩、旋转等畸形。体检时局部有压痛、有异常活动、骨擦音。

2)骨折合并血管和神经的损伤。股骨干下1/3骨折可能损伤腘动脉、腘静脉,出血多者导致休克。胫神经和腓总神经损伤的病人,应注意肢体远端的皮肤颜色、感觉和运动功能情况。

(3)治疗原则:

1)牵引复位固定:3岁以下的儿童采用垂直悬吊皮牵引(图27-19);成人采用骨牵引。

2)切开复位内固定:适用于非手术治疗失败、合并神经血管损伤或伴有多发性损伤、不宜长期卧床的老年人,如股骨干带锁髓内钉固定(图27-20)。

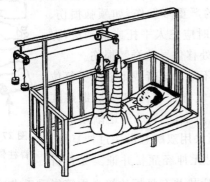

图27-19 股骨干骨折儿童垂直悬吊皮牵引

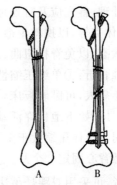

图27-20 股骨干带锁髓内钉固定

6.胫腓骨干骨折(fracture of shaft of tibia and fibula) 指胫骨平台以下至踝上部分发生的骨折,为长骨骨折中最多见的一种,常见于青壮年和儿童。

(1)病因和病理:多为直接暴力所致,骨折线在同一平面上,呈横断、短斜形和粉碎性骨折。直接暴力常合并有软组织的损伤,形成开放性骨折。间接暴力多由高空坠落、滑倒所致,呈斜形或螺旋形骨折(图27-21)。

(2)临床表现:

1)局部疼痛、肿胀、功能障碍、出现成角、短缩畸形。体检时局部有压痛、异常活动、骨擦音。开放性骨折有骨端外露。

2)骨折合并胫神经和腓总神经损伤时,表现为足下垂和仰足。如伴有胫前和胫后动脉损伤时,出现足背动脉和胫后动脉的搏动减弱或消失、趾端苍白、冰凉。如伴有骨筋膜室综合征时,出现肢体远端疼痛、肿胀、苍白和感觉丧失。

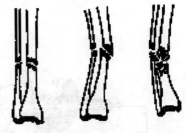

图27-21 胫腓骨干骨折

(3)治疗原则:无移位的胫腓骨干骨折采用石膏或小夹板固定。有移位的横形或短斜形骨折,采用手法复位后用石膏或小夹板固定。斜形、螺旋形和轻度的粉碎骨折可行跟骨结节牵引。对于手法复位失败、严重开放性骨折或粉碎骨折者行手术切开复位后,用螺丝钉或加压钢板内固定。

(三)脊柱骨折与脊髓损伤

1.脊柱骨折(spine fracture) 又称脊椎骨折,是一种严重而复杂的创伤性疾病,以胸、腰段最多见。脊髓损伤是脊柱骨折严重的并发症,常导致病人截瘫,造成终身残疾,甚至危及生命。

(1)病因和病理:脊柱骨折由间接暴力和直接暴力引起。间接暴力多见,如自高处坠落、头、肩、足或臀部着地,常导致椎体压缩性骨折,严重时可合并脊椎脱位或脊髓损伤(图27-22)。直接暴力较少,见于战伤、爆炸伤、直接撞击等。

(2)临床表现:局部疼痛、肿胀、脊柱活动受限。骨折的棘突处有明显压痛和叩击痛,胸腰段骨折出现后突畸形。合并截瘫时,脊髓损伤平面以下出现感觉、运动、反射及括约肌功能障碍。

(3)治疗原则:

1)急救处理:首先应及时处理脊柱骨折伴发的严重多发伤,如颅脑损伤、胸腹部损伤、休克等,以挽救生命。现场急救搬运时应三人平托或滚动法,保持脊柱平直状态,以免脊柱扭曲、旋转而引起骨折处移位导致脊髓损伤。

2)胸腰椎骨折:①单纯压缩性骨折:椎体压缩不足1/3者或不能耐受复位和固定的老年病人,可卧硬板床,骨折部位垫厚枕使脊柱过伸,3天后锻炼腰背肌,第3个月开始下地稍许活动,但以卧床休息为主,3个月后逐渐增加下床活动的时间。椎体压缩大于1/3的年轻病人,可采用双踝悬吊法过伸复位,复位后用石膏背心固定3个月。②爆破型骨折:对无神经症状并证实无骨折片挤入椎管者,可采用双踝悬吊法复位;如有神经症状并有骨折片挤入椎管者需手术治疗。

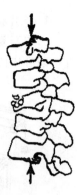

图 27-22 脊柱骨折

3)颈椎骨折:①稳定型颈椎骨折:轻者用枕颌带悬吊卧位牵引复位(图27-23),有明显压缩脱位者采取持续颅骨牵引复位(图27-24)。牵引重量3~5kg,复位牵引2~3周后用头颈胸石膏固定3个月。②爆破型骨折:有神经症状者需手术去除碎骨片、减压、植骨融合及内固定治疗。

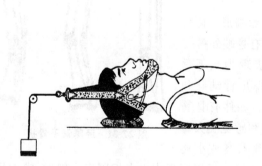

图 27-23 颈椎骨折枕颌带悬吊牵引复位

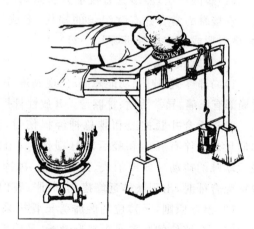

图 27-24 颈椎骨折颅骨牵引复位

2.脊髓损伤(spinal injury) 是脊柱骨折的严重并发症,由于骨折后椎骨的移位或碎骨片突入椎管内,导致脊髓或马尾神经不同程度的损伤。若损伤的脊髓平面以下出现感觉、运动、反射及括约肌功能部分丧失,称不完全瘫痪;若功能完全丧失称完全瘫痪。

(1)病因和分类:脊髓损伤多由意外交通、工伤事故引起,尤其在战时或震伤中多见,按脊髓损伤的程度和部位分类:

1)脊髓震荡:是最轻的脊髓损伤。脊髓受到强烈震荡后,立即发生迟缓性瘫痪,出现暂时性的功能抑制。

2)脊髓挫伤及出血:为脊髓的实质性破坏。脊髓内部可出现出血、水肿、神经细胞破坏和神经传导纤维束的中断。

3)脊髓断裂:为脊髓的连续性中断。

4)脊髓受压:由于骨折移位、碎骨片挤入椎管内直接压迫脊髓,产生一系列病理变化。如压迫时间过久,脊髓因血液循环障碍而发生软化、萎缩或瘢痕形成,瘫痪难以恢复。

5)马尾神经损伤:受伤平面以下出现迟缓性瘫痪。

(2)临床表现:

1)脊髓震荡:损伤平面以下感觉、运动、反射及括约肌功能完全丧失,但数分钟或数小时内可完全恢复,一般不留后遗症。

2)脊髓挫伤及出血:表现为单侧或双侧同一水平的感觉、运动、反射及括约肌功能暂时完全丧失或减弱。其预后取决于脊髓挫伤及出血的程度、脊髓受压和解压的时间。

3)脊髓圆锥损伤:第一腰椎骨折可损伤脊髓圆锥,出现会阴部皮肤感觉异常,大小便失禁或尿潴留及性功能障碍。双下肢感觉、运动正常。

4)脊髓断裂:损伤平面以下感觉、运动、反射及括约肌功能完全丧失。

5)马尾神经损伤:马尾神经损伤很少为完全性的。表现为损伤平面以下迟缓性瘫痪,出现感觉、运动及括约肌功能丧失;肌张力降低和腱反射消失。

6)胸段脊髓损伤表现为截瘫。

7)颈段脊髓损伤表现为四肢瘫痪。

8)截瘫指数:脊髓损伤后各种功能丧失的程度可用截瘫指数量化。"0"代表功能完全正常或接近正常;"1"代表功能部分丧失;"2"代表功能完全丧失或接近完全丧失。分别用相应的数字记录病人的自主运动、感觉和括约肌功能情况。例如:某脊髓损伤病人肢体肌肉自主舒缩运动完全丧失,运动指数计2;感觉减退其感觉指数计1;大便尚能控制,但小便失禁,括约肌功能部分丧失指数计1,该病人截瘫指数为"4"。指数升高病情加重;指数下降,则病情好转。

(3)常见并发症:

1)呼吸道感染及呼吸衰竭:瘫痪病人长期卧床,呼吸道内的分泌物不能排出,引起坠积性肺炎。颈髓损伤直接影响呼吸功能,导致呼吸道感染和呼吸衰竭。

2)泌尿生殖道感染和结石:由于脊髓损伤后括约肌功能障碍,排尿异常需长期留置导尿管,易发生泌尿道的感染和结石。长期卧床可引起骨质脱钙,尿中钙盐增加,促使结石形成。

3)压疮:因病人长期卧床,骨隆突部位的皮肤长时间受压,皮肤感觉丧失,局部神经营养障碍而导致供血不足、皮肤坏死。

4)体温失调:颈髓损伤后,自主神经系统功能紊乱,体温调节中枢失去调节功能,病人出现体温过高或过低。

5)腹胀或便秘:因长期卧床胃肠道功能受抑制所致。

(4)治疗原则:首先应去除引起脊髓受压的种种因素,解除对脊髓的压迫,这是使脊髓功能恢复的关键。其次应用激素、脱水利尿剂,以减轻脊髓水肿。另外早期用高压氧治疗可获得良好的效果。

二、关节脱位

(一)概述

关节脱位(dislocation of joint)是指关节面失去正常的对合关系。多见于青壮年和儿童,老年较少见。

1. 病因和分类

(1)按发生原因分类:

1)创伤性脱位:由于外界暴力所致,是引起脱位最常见的原因。

2)先天性脱位:因胚胎发育异常而导致关节结构的缺陷,出生后即发生脱位,而且逐渐加重。如股骨头先天性发育不良引起髋关节脱位等。

3)病理性脱位:骨关节因患某种疾病而导致关节结构的破坏,受轻微外力即发生脱位。如关节结核、骨髓炎等。

4)习惯性脱位:由于创伤性关节脱位后造成关节囊、韧带松弛等,使关节存在不稳定因素,遇轻微的外力可导致再脱位,反复发生。如肩关节脱位。

(2)按脱位后时间分类:

1)新鲜脱位:脱位时间在3周内,为闭合性复位的良好时机。

2)陈旧性脱位:脱位时间超过3周,此时因关节腔及周围组织内血肿已机化,闭合性复位较困难,常需切开复位。

(3)按脱位后伤口是否与外界相通分类:

1)开放性脱位:指关节腔与外界相通。

2)闭合性脱位:指皮肤完整无伤口。

2. 临床表现

(1)一般症状:脱位的关节出现疼痛、肿胀、淤血斑,局部有压痛及关节功能障碍。

(2)特有体征:

1)畸形:关节移位的骨端造成关节形态异常。如关节变粗大,患肢变短或变长。

2)弹性固定:关节脱位使其肌痉挛,关节囊、韧带扭曲牵拉,使患肢固定于异常位置,在被动运动时感到一定的弹性抗力。

3)关节盂空虚:因关节骨端发生移位,触诊感到原关节部位空虚。

3. 并发症 脱位可并发关节内外骨折;可能损伤关节附近的血管或神经;晚期可能发生创伤性关节炎或骨化性肌炎等。

4. 辅助检查 X线摄片可显示脱位的类型、部位、程度及有无合并骨折。

5. 治疗原则 脱位的治疗原则:复位、固定和康复治疗。

(1)复位:包括手法复位和切开复位。脱位后早期以手法复位为主,如陈旧性脱位或关节内骨折且有软组织嵌入等病人,需进行手术切开复位。

(2)固定:复位后将关节固定于稳定位置2~3周,有利于关节囊、韧带及周围软组织得以修复,避免发生习惯性脱位和骨化性肌炎。

(3)康复治疗:目的是防止肌肉萎缩和关节僵硬。在固定期间指导病人进行关节周围肌肉的舒缩活动和患肢其他关节的主动运动。固定解除后,逐步进行患侧关节的主动功能锻炼,以促进关节功能恢复。

(二)常见关节脱位

1. 肩关节脱位(dislocation of shoulder)

(1)病因和病理:肩关节脱位多由间接暴力引起,当上臂处于外展外旋位跌倒或受到撞击时,暴力通过肱骨传导至肩关节,使肱骨头突破关节囊而发生脱位。根据肱骨头脱位的方向可分为前脱位、后脱位、上脱位及下脱位,以前脱位最多见。

(2)临床表现:有上肢外展外旋或后伸着地受伤史,肩部疼痛、肿胀、肩关节活动障碍。检查可见患肩呈"方肩"畸形(图27-25),患肢变长,肩胛盂有空虚感,患侧上肢弹性固定,搭肩试验(Dugas征)阳性,即将患侧肘部紧贴胸壁时,手掌搭不到健侧肩部;或手掌搭在健侧肩部时,患侧肘部无法紧贴胸壁。严重创伤时,肩关节前脱位可合并神经血管损伤,应注意检查患侧上肢的感觉及运动功能。

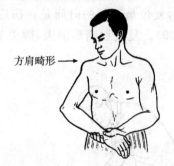

图 27-25 肩关节脱位呈"方肩"畸形

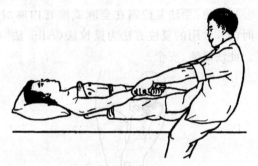

图 27-26 手牵足蹬复位法

(3)治疗原则:

1)复位:以手法复位为主。有病人取卧位的手牵足蹬(Hippocrates)法复位(图27-26)及病人取坐位的牵引回旋(Kocher)复位法。

2)固定:复位后用三角巾悬吊上肢,肘关节屈曲90°,患肢固定于胸部,腋窝垫棉垫固定3周。

3)康复治疗:在固定期间可活动腕部和手指,指导病人进行关节周围肌肉的舒缩活动和患肢其他关节的主动运动。固定解除后,指导病人进行肩关节的各个方向的活动,并逐步加大活动范围和活动量。

2. 肘关节脱位(dislocation of elbow joint)

(1)病因和病理:肘关节脱位多由间接暴力引起,跌倒时,上臂伸直手掌着地。暴力沿尺、桡骨向近端传导,尺骨鹰嘴突产生杠杆作用,使尺、桡骨的近端向后上移位,形成后脱位,较多见(图27-27)。

(2)临床表现:肘部疼痛、肿胀、肘关节活动障碍。检查发现肘后突畸形,肘关节周径增粗,肘前方可摸到肱骨远端,肘后可触到尺骨鹰嘴,肘后三角关系失常,前臂缩短并于半屈位弹性固定。严

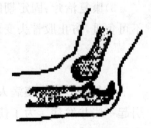

图 27-27 肘关节后脱位

重肘关节脱位可导致神经和血管的损伤。

(3)治疗原则：

1)复位：多以手法复位为主，必要时可采取切开复位。

2)固定：用长臂石膏托固定肘关节于屈曲90°位，再用三角巾悬吊胸前2～3周。

3)康复治疗：在固定期间可活动各手指与肩部。解除固定后以主动活动为主，指导病人进行肘关节屈、伸和前臂的旋转活动。

3. 髋关节脱位(dislocation of hip joint)

(1)病因和病理：髋关节遭强大暴力后发生脱位。大多数的髋关节脱位由间接暴力所致，当病人处于屈膝、髋关节屈曲内收时，暴力从膝部传至髋部，使股骨头向后冲出关节囊而发生脱位，以后脱位多见。

(2)临床表现：患处疼痛，活动受限，患肢缩短，髋关节呈屈曲、内收、内旋畸形(图 27-28)。在臀部可触及脱出的股骨头，大转子上移明显。

(3)治疗原则：

1)复位：手法复位需在全麻或椎管内麻醉下进行，复位最理想的时间是在伤后24～48小时内。常用的复位方法为提拉法(Allis法)(图 27-29)。复位后畸形消失，髋关节活动恢复。此法简便、安全。

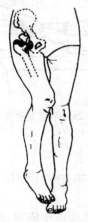

图 27-28　髋关节后脱位畸形

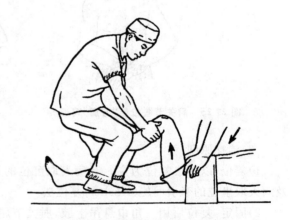

图 27-29　髋关节脱位提拉法复位

2)固定：复位后用皮牵引或穿丁字鞋将患肢固定于外展中立位3～4周，严禁患肢屈曲、内收、内旋动作，避免再脱位。

3)康复治疗：固定期间可作股四头肌等长收缩运动，4周后扶拐下地活动，3个月内患肢不可负重，防止股骨头变形。

三、护　理

骨与关节损伤使病人躯体活动受限，甚至有致残的可能；因治疗的需要长期卧床又可能引起一些并发症。为了使病人早日康复，以最大限度地恢复功能，因此对护理工作提出了较高的要求。

(一)护理评估

1. 健康史　了解病人的年龄、受伤的时间、地点及受伤时的体位。伤后发生的功能障碍和病情发展情况,明确外力的性质、大小及作用部位。既往有无骨或关节疾病史,如感染、肿瘤等。伤后经过哪些急救处理等。

2. 身体状况　重点进行伤情评估,详细了解病人骨折或脱位的部位、范围、类型和程度;局部的专有体征及功能障碍的情况;生命体征是否稳定;有无其他部位的损伤或并发症;开放性损伤伤口污染程度和现场处理等情况。通过影像学检查,确定骨折或脱位的部位、类型、程度、移位及骨与关节之间的改变,以进一步明确诊断。

3. 心理社会状况　通过交流了解病人及其亲属对骨折或脱位的心理反应、认知状态、对康复知识的了解及支持程度。

(二)护理诊断/问题

1. 急性疼痛　与创伤、局部肿胀、受压和活动有关。
2. 躯体活动障碍　与肢体固定后活动受限或功能障碍有关。
3. 入厕/沐浴/卫生自理能力缺陷　与瘫痪后运动和括约肌功能障碍有关。
4. 潜在并发症　压疮、坠积性肺炎、创伤性关节炎、骨筋膜室综合征等。
5. 知识缺乏　缺乏骨折或脱位的病因、治疗和护理的配合、并发症的预防及康复训练等相关知识。

(三)护理目标

病人疼痛缓解或消失;最大限度恢复肢体功能;生活逐步能自理;并发症得到预防或早期发现及时处理;病人获得疾病相关的知识,能积极主动配合治疗和护理,主动进行康复训练。

(四)护理措施

1. 心理护理　稳定病人情绪,鼓励病人表达内心的想法和提出问题,多与病人沟通,耐心解释病情及治疗的方法,帮助病人正确对待身体的各种变化并采取相应的措施。指导并协助病人最大限度地生活自理,尊重病人,使其增强自信心。鼓励亲属和朋友多给予病人身体和心理上的支持。

2. 一般护理

(1)生活护理:给予病人生活上的照顾,满足病人基本生活需求,协助生活起居、饮食、大小便等。保持室内环境清洁,空气新鲜,增加病人舒适感。

(2)饮食护理:建立良好的饮食习惯,定时进餐,根据病人的情况调整饮食的种类,给予高蛋白、高热量、高维生素饮食。多饮水,多食粗纤维,防止便秘。避免进食牛奶、糖等易产气的食物。

(3)观察病情:对于损伤较严重的病人要进行生命体征、神志等方面的观察,必要时进行24小时心电监护,并做好观察记录。

(4)疼痛护理:引起疼痛的原因较多,除创伤引起的疼痛外,伤口的感染、组织压迫缺血、固定不妥、搬动病人动作粗暴等均可引起疼痛,要对应处理。如受伤24小时内冷敷使血管收缩,以减轻水肿和疼痛;受伤24小时后热敷可减轻肌痉挛和骨关节疼痛;患肢抬高固定可减轻肿胀引起的疼痛;有感染者切开减压,及时换药,遵医嘱使用抗生素;疼痛轻者可采用分散注意力,以缓解疼痛;在各种治疗和护理操作中,动作准确、轻柔,以免加重病人的疼痛。

(5)预防感染:监测病人有无感染的表现,观察体温及伤口情况。开放性骨折或脱位如不及时清创或清创不彻底者,易导致感染,甚至发生化脓性骨髓炎。应争取及早清创,及时引流和换药,必要时遵医嘱使用有效抗生素,加强全身营养支持,促进伤口愈合。

(6)并发症防治:对于长期卧床的病人,应定时拍背、鼓励其深呼吸及有效地咳嗽,防止呼吸系统并发症。协助病人在不影响治疗的前提下定时翻身,避免骨隆突处长时间受压;保持床单位整洁、干燥,防止压疮的发生。要多饮水,保持会阴部清洁,防止泌尿系感染。对于外固定病人应观察肢体远端的血液循环情况,避免患肢缺血坏死。骨折或脱位病人应按要求进行必要的康复训练,以防止肌肉萎缩和关节僵硬。

3.牵引病人护理 牵引是骨科治疗中应用较广的治疗方法,是利用适当的持续牵引力和对抗牵引力达到复位和维持复位和固定。牵引目的是解除患肢肌肉痉挛、消除肢体肿胀、改善血液循环,为骨与关节的手法或手术治疗创造条件。有利于骨折、脱位的复位和维持复位后的正确位置;矫正肢体畸形和预防关节挛缩。

(1)常用牵引方法:

1)皮肤牵引:借助宽胶布粘贴于伤肢皮肤上或用乳胶海绵条包压于伤肢皮肤上,利用肌肉在骨骼上的附着点,牵引力传递到骨骼,故又称间接牵引。皮牵引的特点是操作简便,不需穿入骨组织,为无创性;缺点是不能承受过大拉力,重量一般不超过5kg;应用较局限,适用于少儿或老年病人;牵引时间不能过久,一般为2~4周(图27-30)。

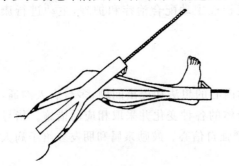

图 27-30 皮肤牵引

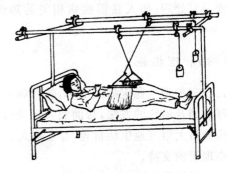

图 27-31 盆兜带牵引

2)兜带牵引:是一种利用布带或海绵兜带托起身体相应部位,以施加牵引力的方法,如枕颌带牵引、骨盆带、骨盆悬吊牵引等(见图27-23和图27-31)。

3)骨牵引:将不锈钢针穿入骨骼的坚硬部位,通过牵引钢针直接牵引骨骼,故又称直接牵引法。骨牵引力量较大,持续时间长,但牵引时必须以体重作为相应的对抗牵引力。在牵引的同时还可以局部加用小夹板固定纠正骨折端的侧方移位;调整牵引肢体的体位可纠正骨折的旋转移位;也可纠正骨折的成角畸形。骨牵引常用的穿针部位为尺骨鹰嘴牵引(见图

27-13),颅骨牵引(见图 27-24),跟骨牵引(图 27-32)等。

(2)心理护理:骨折不仅可造成肢体的剧烈疼痛、功能障碍,还会使病人产生焦虑、紧张等心理变化。因此应了解病人情绪的波动,及时沟通和疏导,使之积极配合治疗。要与病人及亲属说明牵引的装置、目的、体位、持续的时间及可能出现的不适等,使其予以积极配合,以确保牵引有效而达到治疗目的。

(3)维持有效血液循环:加强肢端血液循环的观察,若病人有肢端疼痛、麻木、皮肤温度降低和色泽改变、动脉搏动减弱、毛细血管充盈缓慢、被动活动指

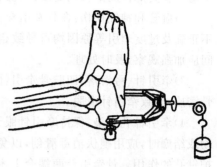

图 27-32 骨牵引

(趾)时有剧痛等血液循环不良情况时,应及时检查有无局部包扎过紧、牵引重量过大等所致的血液循环障碍,并予以对症处理。

(4)保持有效牵引:

1)皮牵引时,应注意防止胶布或绷带松散、脱落;经常予以调整绷带及海绵带的松紧度,防止牵引失效及导致骨性隆突部位受压等。

2)骨牵引时,注意定期拧紧牵引弓的螺母,防止脱落,保持牵引锤悬空、滑车灵活;适当垫高病人的床头、床尾或床的一侧,牵引绳与患肢长轴平行;使用托马架时,架子上端的环大小要合适,起到有效固定和支持肢体的作用,架子上要放托带与小腿平行牵引(图 27-33)。布朗架牵引时,应防止足后跟受压(图 27-34)。

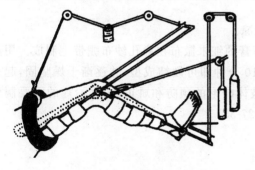

图 27-33 托马架牵引

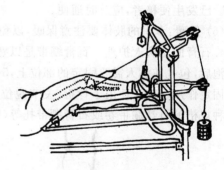

图 27-34 布朗架牵引

3)牵引重量:应根据病情加减牵引重量,定期测量患肢长度,与健侧对比,以便及时调整。在持续牵引过程中,不可随意放松牵引绳,更不可将衣被等物品压在牵引绳上造成牵引的阻力而影响牵引效果。

4)牵引方向:牵引方向与近端肢体成直线。一般将床头或床尾抬高 15~30cm,利用病人的体重形成与牵引力方向相反的对抗牵引力。要告知病人及其亲属,不能擅自改变体位,以达到有效牵引。

(5)并发症的预防和护理:

1)皮肤水疱、溃疡和压疮:皮牵引因牵引重量过大、胶布过敏或粘贴不当出现水疱者应及时处理;若胶布边缘溃疡面积大,须去除胶布暂停皮牵引,或改为骨牵引。长期卧床者应

预防骨隆突部位局部长期受压出现压疮。每日温水擦浴,保持床单位清洁、平整和干燥。

2)血管和神经损伤:在骨牵引穿针时,如果进针部位定位不准确、进针深浅度有误、方向不正确及过度牵引等原因均可导致相关血管、神经损伤,出现相应的临床征象。故在牵引期间应加强观察,及时处理。

3)牵引针、弓滑落:四肢骨牵引穿针若仅通过骨前方密质或出现骨质疏松,牵引后可撕脱骨密质,导致牵引针滑脱。

4)牵引针孔感染:保持牵引针眼干燥、清洁,针孔处每日滴70%酒精2次,针孔处有分泌物或结痂时,应用碘伏消毒清创,以免发生痂下积脓。针孔局部的血痂不可随意去除,有保护针孔的作用。骨牵引针两端套上木塞或胶盖小瓶,以防伤及人及挂钩被褥。定期加强观察,避免牵引针滑动移位,如发现牵引针偏移时,局部经消毒后再调整至对称位,切不可随手将牵引针推回。

5)关节僵硬:由于患肢长期处于被动体位、缺乏功能锻炼、关节囊和周围肌肉的挛缩,关节活动有不同程度的功能障碍。故牵引期间应鼓励和协助病人进行主动和被动活动,以促进血液循环,维持肌肉和关节的正常功能。

6)坠积性肺炎:常见于抵抗力差的老年人,由于长期卧床不活动所致。应鼓励病人利用牵引床上的拉手做抬臀运动;练习深呼吸、用力咳嗽;在不影响持续牵引治疗的情况下协助病人定期翻身拍背,促进痰液排出。

7)便秘:病人由于长期卧床、肠蠕动减慢、水分摄入不足所导致。应鼓励多饮水,多摄入膳食纤维,按摩腹部,刺激肠蠕动等。在不影响治疗的前提下,鼓励和协助病人床上适当活动。已发生便秘者,应及时通便。

(6)保暖:牵引的肢体要注意保暖,以免受凉。

4. 石膏固定病人护理　石膏绷带是以熟石膏的细末撒布在稀孔纱布绷带上制成。用温水浸泡后,包扎在病人需要固定的部位上,5~10分钟即可硬结成型,并逐渐干燥坚固,起有效的固定作用。广泛使用于骨折、关节脱位、肢体畸形的预防和矫正,根据治疗的需要制作成各种规格的石膏绷带卷或石膏绷带托等(图27-35)。

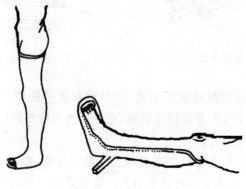

图27-35　石膏固定法

(1)石膏干固前护理:

1)正确支托患肢:在石膏未干前,尽量少搬动病人,用手掌平托石膏固定的肢体,使石膏均匀受力,避免用手指支托,手指压迫致石膏出现凹陷,压迫局部血管、神经和软组织致使患肢出现缺血性坏死或溃疡。

2)防止石膏折断或变形:固定患部未干透的石膏不可直接放置于硬板床,可置于盖有防水布的软枕上;禁在石膏上放置重物,以免石膏折断或变形。覆盖被毯时应用支架托起,防止局部受压。

3)促进石膏干固:可适当提高室温或用灯烘烤、红外线照射、吹风机吹干等。但烤灯的距离和温度应适宜,以免烫伤。

4)石膏窗换药:肢体有伤口应在石膏干固前开窗,以便日后用于换药。

(2)石膏干固后护理:

1)避免石膏折断:石膏干固后脆性增加,因杠杆作用,关节部位处容易断裂。所以,在协助病人翻身或改变体位时,须支托起关节部位;在搬动时应平行托起患肢,切忌在关节部位施加外力而导致石膏折断。

2)保持石膏清洁:会阴及臀部附近的石膏易受大小便污染,若石膏外面染有污垢,可用软毛巾蘸少量肥皂及清水洗净擦干,严重污染应及时更换。

3)观察石膏创面:观察石膏创面有无出血表现,若发现石膏表面有血迹渗出,应在血迹边缘用笔画圈标记,并注明日期和时间。若血迹边界不断扩大,则为出血的征象,必要时开窗或拆除检查。

4)观察血运:抬高患肢以利静脉血液和淋巴液回流。观察和判断石膏固定肢体的远端血运情况,如颜色、温度、感觉、肿胀和运动状况。若有异常,应立即处理。

5)预防并发症:①压疮:局部持续性疼痛是压疮的早期症状之一,应注意观察局部组织受压情况,重在预防。②肺部感染:加强未固定部位的功能锻炼和定时翻身,指导病人做深呼吸和有效咳嗽等。③石膏综合征:石膏背心固定的病人应少量多餐,避免过饱,加强呼吸的观察,教会胸部石膏固定的病人以腹式呼吸为主;腹部石膏固定应以胸式呼吸为主,若出现异常应及时给氧等处理。④泌尿系统感染和结石:嘱病人多饮水,保持会阴部清洁等。⑤骨筋膜室综合征:石膏与肢体的间隙有限,无弛张余地,若包扎过紧或肢体进行性肿胀,可导致骨筋膜室综合征,出现肌肉缺血坏死等。应注意观察肢体远端血液循环情况,如有异常及时处理。

5.小夹板固定病人护理　小夹板是用具有一定弹性的柳木板、竹板或塑料板制成的,起固定患部的作用。此法适用于四肢长骨的较稳定骨折,但用于股骨干骨折及其他不稳定骨折时常需配合牵引方法。

(1)根据需要选择相应规格的小夹板和软质衬垫。

(2)捆扎时松紧适宜,过松会导致固定失败;过紧可造成局部受压。随着患肢肿胀加重或减轻,应及时调整小夹板的松紧度。

(3)注意观察患肢的远端血运情况,以防骨筋膜室综合征的发生。

(4)抬高患肢,促进肢体血液回流,有利于减轻疼痛和肿胀。

6.关节功能训练机(CPM)的使用及护理

(1)作用:CPM可使骨折后肢体在术后或保守治疗后能早期、持续性、无疼痛范围内进行被动活动。可增进关节周围软组织的血液循环,促进伤口愈合和关节软骨的修复和再生。CPM主要进行被动的关节屈伸活动锻炼,减少关节主动活动时肌肉收缩造成的骨折端不良反应力的影响,并提高一种轴向应力,作用于骨折端。通过 CPM 的锻炼,可缓解疼痛,改善关节活动范围,防止粘连和关节僵硬,促进骨折的愈合。

(2)适用范围:常用于关节内或关节附近骨折的内固定术后;关节松解术或滑膜切除术后;肌腱损伤修复和肌腱重建术后等。对于持续牵引久、关节活动受限者、脑血管疾病后遗症及截瘫康复期也可用 CPM 进行锻炼。

(3)使用要点:在使用过程中,要向病人说明锻炼的重要性,讲明在锻炼中感觉到的疼痛是正常的反应,使病人对疼痛有足够的心理准备。一般在术后 24~48 小时开始使用,但可根据创伤程度、出血情况,延缓 1~2 天。操作时幅度由慢到快、由小到大,以病人能忍受为宜。活动范围应根据手术中关节屈伸最大范围来确定,如膝关节活动度为 10°~135°,髋关节活动度为 4°~100°。循环周期控制在 45 秒~12 分钟。

(4)护理:使用 CPM 进行连续被动活动,应加强功能训练期间的护理。根据病人的具体情况选择训练方法,制定关节活动度的训练方案。如被动活动时关节表现较大的弹性,且较易感受到明显的紧张疼痛感,说明关节挛缩粘连程度较轻,可采取主动活动或被动活动;如被动活动时关节弹性差,疼痛感觉不明显,说明关节挛缩粘连程度较严重。训练时病人体位应舒适自然,使肌肉充分放松。被动训练应在无痛范围内进行,主动训练以病人有轻度疼痛感为宜。当有数个关节需要训练,应确定训练的顺序,一般由远端关节开始,然后活动近端关节。

7.截瘫病人护理

(1)生活护理:由于病人的生活自理能力低下或不能自理,故在护理时应鼓励病人进行各种力所能及的自主活动,提高其自理能力。尽量满足病人的各种生活要求,照顾好病人洗漱、饮食及大小便、定期更换衣服、沐浴;保持会阴部及衣被的清洁;加强口腔护理。

(2)调配饮食:根据病人的饮食习惯和口味,提供色、香、味俱全,营养丰富,易吸收和易消化的饮食,进而提高机体抵抗力。鼓励病人多饮水,多食水果蔬菜,保持大小便通畅。

(3)手术前后护理:

1)手术前护理:伤后每隔 1~2 小时测生命体征一次;持续监测感觉平面有无上升趋势;观察有无咳嗽、咳痰、呼吸困难;有无尿频、尿急、尿痛;骨质隆起处有无红肿、糜烂;颈椎骨折者行颅骨牵引,注意调整牵引的位置、方向,保持牵引有效。

2)手术后护理:观察生命体征变化;切口有无出血、感染的发生;观察运动、感觉、反射及植物神经功能有无改善等。遵医嘱补液、营养支持,使用抗生素防止感染。在护理中严格无菌操作,做好术后各种引流管的护理。

(4)并发症防治:

1)压疮:卧床期间,骨质隆起处避免长时间受压;保持床单平整、干燥和清洁,须每 2 小时翻身拍背、局部按摩一次。如出现压疮,应积极换药,防止扩大范围,如组织缺损过大,待炎症控制后,可行皮瓣移植手术。

2)呼吸道感染:禁止吸烟,鼓励病人进行深呼吸和咳嗽排痰,痰液黏稠时可行雾化吸入稀释痰液排出体外,以保持呼吸道畅通。对于高位截瘫者,及早气管切开或辅助机械呼吸并吸氧。

3)泌尿系统感染或结石:截瘫病人因括约肌功能障碍,长期留置导尿管或液体摄入不足等,易引起泌尿系统的并发症,主要是感染和结石形成。留置导尿时应严格无菌操作,每日按常规进行膀胱冲洗1~2次。早期留置导尿管持续引流,使膀胱排空;2~3周后定时夹闭导尿管,每4~6小时开放一次,使膀胱充盈,训练膀胱的自主节律性,避免膀胱萎缩。鼓励病人多饮水,防止感染和结石。

(5)维持体温正常:颈髓损伤可引起体温调节中枢功能紊乱,出现高热(达40℃以上)或低温(35℃以下)。高热时在头部和大血管处放冰袋冷敷,进行酒精擦浴等物理降温或给予药物降温。同时控制室内温度在22~25℃左右,通风散热。低温时注意保温,加盖棉被、提高室温。

(6)心理护理:应关心体贴病人,随时了解病人及其亲属的心理变化和情绪波动,针对产生的原因进行有效的护理,鼓励病人树立起战胜疾病的信心。向病人和亲属解释有关治疗、护理和康复训练的目的和意义,教会病人和亲属进行自我心理调节。

(7)指导功能锻炼:截瘫病人的功能锻炼和肢体恢复的过程较长,首先要使病人和亲属树立信心,明确功能锻炼的意义及重要性,并能做到每天坚持不懈地活动。教会病人及亲属保持肢体于功能位,防治足下垂;定时被动活动双下肢,并按摩或理疗,也可使用关节被动训练机进行被动活动。外伤性截瘫3个月后,可练习起坐和使用轮椅;指导病人及亲属如何正确翻身拍背、洗澡、更换内衣等。

8.康复训练 是在不影响治疗的情况下,尽快地恢复患肢肌肉、肌腱、韧带、关节囊等软组织的舒缩活动,防止并发症和尽早地恢复功能。在康复训练中要消除病人的思想顾虑,充分发挥病人的积极性,指导病人主动运动与被动运动相结合,鼓励有利的主动活动,并协助被动活动,克服肢体重力的不利影响,使康复训练能顺利而有效地进行,达到完全康复的目的。

(1)肌肉等长收缩和关节活动:

1)骨折病人早期阶段,伤后1~2周内主要进行固定肢体肌肉的等长收缩活动,除骨折部位上、下关节以外的其他部位都可活动。中期阶段,伤后2周以后可活动骨折部位上、下关节。晚期阶段,骨折已达临床愈合标准,是康复训练的关键时期,外固定拆除后应进行全身肌肉和关节的活动并配合理疗。

2)关节脱位病人,早期在固定期间可舒缩患部周围的肌肉和其他关节,去除固定后逐渐活动患部关节,以主动活动为主并配合理疗。

(2)练习深呼吸:长时间卧床的病人需练习深呼吸,以增加肺活量,防止呼吸系统并发症的发生。

9.健康教育

(1)向病人及亲属讲解有关骨与关节损伤的原因,应注意安全,避免创伤的发生。讲解发生骨折的现场急救知识和技能。

(2)教会病人长期坚持正确功能锻炼的方法。详细说明外固定的意义,如何保护好固定器械或材料,注意观察伤肢远端的血液循环情况。

(3)适当调整饮食结构,保证营养供给。

(4)遵医嘱定期复诊,如有不适或异常应及时到医院就诊。

(五)护理评价

病人疼痛是否缓解或消失;肢体功能是否得到最大限度的恢复;能否生活自理;并发症是否得到预防或及时处理;病人是否掌握了该疾病相关的知识,能积极配合治疗和护理,并主动进行康复训练。

案例中病人肱骨髁上骨折,并有桡动脉损伤的表现,尽早进行手法复位及石膏外固定。主要护理措施:心理护理,生活护理,石膏固定护理,并发症的预防和观察,指导功能锻炼和康复训练等。

第二节　骨与关节化脓性感染

骨与关节化脓性感染是指化脓性细菌经血液循环、开放性伤口或邻近软组织感染病灶引起的骨与关节感染。最常见的致病菌是金黄色葡萄球菌。好发于下肢,临床上多见于儿童。

一、疾病概要

(一)化脓性骨髓炎

化脓性骨髓炎(suppurative osteomyelitis)是骨膜、骨密质、骨松质及骨髓受到化脓性细菌感染而引起的炎症。长骨干骺端为好发部位,其中以胫骨上段和股骨下段最多见,其次为肱骨和髂骨。化脓性骨髓炎感染途径有:化脓菌经血液循环播散至骨骼引起的感染,称血源性骨髓炎;由开放性创口直接感染引起或骨骼手术后的感染,称创伤后骨髓炎;邻近软组织感染病灶直接蔓延至骨骼,如脓性指头炎引起的指骨骨髓炎,称外来性骨髓炎。

1. 病因和病理　化脓性骨髓炎可分为急性和慢性。

(1)急性骨髓炎:最多见的致病菌为金黄色葡萄球菌,其次为乙型溶血性链球菌。发病前大多有身体其他部位的原发性化脓性感染病灶,如疖、痈、扁桃体炎、咽喉炎、中耳炎等。儿童骨骼生长较快,干骺端毛细血管网丰富,使该处血流缓慢,为细菌停留和繁殖提供了有利的条件。化脓性致病菌侵入血循环,侵入骨营养动脉,停滞于长骨干骺端的毛细血管内繁殖而引发本病。此外,外伤引起局部抵抗力下降,也可能是本病的诱发原因。

急性骨髓炎早期以骨质破坏和坏死为主,晚期以新生骨形成为主。大量细菌栓子进入长管状骨的干骺端,阻塞小血管,迅速发生骨坏死,并形成局限性骨脓肿。脓液沿哈佛管蔓延进入骨膜下间隙成为骨膜下脓肿,导致骨密质外层缺血坏死。脓液穿破骨膜流向软组织筋膜间隙而成为深部脓肿,脓肿亦可穿破皮肤排出体外,形成窦道。脓液进入骨髓腔,破坏骨髓组织、骨松质及内层骨密质的血液供应,形成大片死骨(图27-36)。儿童因骨骺板具有屏障作用,故脓液一般不易进入邻近关节。

(2)慢性骨髓炎:多系急性骨髓炎在急性期未能彻底控制感染或反复发作,遗留死骨、死腔、窦道演变而成。出现反应性新骨包壳形成,死骨分离,死腔和窦道经久不愈或时愈时发状态(图27-37)。若慢性炎症未彻底控制,当机体抵抗力降低或局部受伤时,炎症又再次发作。

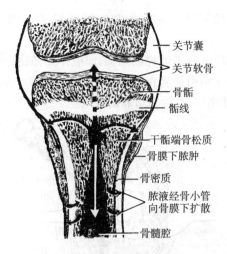
图27-36 急性骨髓炎病理改变

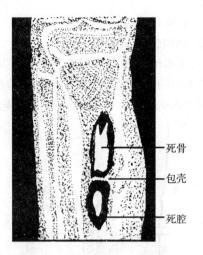
图27-37 慢性骨髓炎病理改变

2.临床表现

(1)症状:①急性骨髓炎:起病急骤,有寒战、高热,体温可达39℃以上,脉搏加快,烦躁不安,嗜睡,甚至出现昏迷和感染性休克等全身感染中毒症状。患肢有持续、进行性加重的疼痛。②慢性骨髓炎:全身可出现反复发作的低热、衰弱、消瘦及贫血等慢性中毒表现。

(2)体征:①急性骨髓炎:患肢主动与被动活动受限。局部皮肤温度增高、发红、肿胀,干骺处有局限性深压痛。3~4天后局部肿胀、疼痛加剧,提示该处骨膜下脓肿形成。当脓肿穿破骨膜、形成软组织脓肿时,局部红、肿、热、压痛更为明显。当脓肿穿破皮肤时,体温可随之下降,形成局部窦道。1~2周后,由于骨骼破坏,可能发生病理性骨折。②慢性骨髓炎:患肢局部增粗、变形。由于骨骺破坏,影响生长发育,肢体呈现短缩或内、外翻畸形。周围皮肤菲薄,有色素沉着或湿疹样皮炎,易破溃形成慢性溃疡或窦道。窦道口肉芽组织增生,流出臭味脓液,有时排出小的死骨。反复发作,偶有发生病理性骨折。

3.辅助检查

(1)急性骨髓炎:①影像学检查:早期X线摄片无特殊表现,发病2周后,可见干骺区散在性虫蛀样骨破坏,并向髓腔扩散,骨密质变薄,可有死骨形成;CT检查早期可发现骨膜下脓肿。②局部分层穿刺:可抽出脓液,细菌培养及药物敏感试验可助明确诊断。③实验室检查:血白细胞和中性粒细胞计数增高,红细胞沉降率加快,血细菌培养可为阳性。

(2)慢性骨髓炎:X线平片可见骨骼失去正常形态,骨膜下有新生骨形成,骨质硬化,骨髓腔不规则,有大小不等的死骨影,边缘不规则,周围有空隙。CT检查可显示脓腔与小片死骨。

4.治疗原则 急性骨髓炎应早期诊断和治疗,控制及防止炎症扩散。慢性骨髓炎应以手术治疗为主,清除死骨、炎性肉芽组织和消灭死腔。

(1)非手术治疗:

1)应用抗生素:早期应足量、联合应用抗生素,并依据细菌培养和药敏试验结果作相应调整。体温下降后3周内不可停药,以巩固疗效。

2)全身支持疗法:高热时给予降温,加强营养,纠正水、电解质和酸碱平衡紊乱。必要时少量多次输新鲜血液,以增强病人的全身抵抗力。

3）患肢制动：患肢需持续性皮肤牵引或石膏托固定于功能位，以减轻疼痛，防止关节挛缩畸形、病理性骨折或关节脱位。

(2)手术治疗：急性骨髓炎若早期抗生素治疗2～3日不能控制感染，即应作局部钻孔引流(图27-38)或开窗减压术(图27-39)，于骨腔内放置2根引流管作持续冲洗引流(图27-40)。慢性骨髓炎作病灶清除术，即清除死骨，去除炎性肉芽组织、切除窦道和消灭死腔。

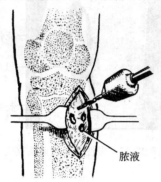

图 27-38　急性骨髓炎局部钻孔引流

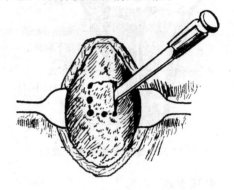

图 27-39　急性骨髓炎开窗减压术

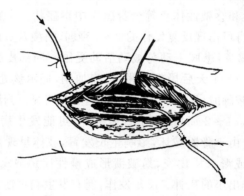

图 27-40　急性骨髓炎冲洗引流法

(二)化脓性关节炎

化脓性关节炎(suppurative arthritis)指关节内的化脓性感染。好发于髋关节和膝关节。

1.病因和病理　化脓性关节炎的病因与骨髓炎相似。多由身体其他部位或邻近关节部位的化脓性病灶内的细菌，通过血液循环播散或直接蔓延至关节腔；此外，开放性关节损伤、关节手术后和关节内穿刺等，细菌可直接进入关节内而发生感染。约85％的致病菌为金黄色葡萄球菌，其次分别为白色葡萄球菌、淋病双球菌、肺炎球菌及大肠埃希菌等。化脓性关节炎病理发展过程可分为浆液性渗出期、浆液纤维素性渗出期及脓性渗出期三个阶段。

2.临床表现

(1)症状：起病急骤，全身不适，乏力，食欲不振，寒战高热，体温可达39°C以上，可出现谵妄、昏迷，小儿多见惊厥、关节处剧烈疼痛等。

(2)体征：病变关节出现活动受限等不同程度的功能障碍。浅表关节病变如膝关节，可见红、肿、热、痛及关节积液表现,浮髌试验阳性,关节处于半屈曲位。深部关节病变,如髋关节局部红、肿、热不明显,由于疼痛,关节常处于屈曲、外展、外旋位。

3. 辅助检查

(1)影像学检查:X线显示早期可见关节周围软组织阴影扩大、关节间隙增宽;后期关节间隙变窄或消失,关节面毛糙,可见骨质破坏或增生;严重者出现关节挛缩畸形或骨性强直。

(2)实验室检查:血白细胞和中性粒细胞计数增高,红细胞沉降率增快;关节腔穿刺抽出脓液,显微镜下可见大量脓细胞,细菌培养阳性。

4. 治疗原则　应早期诊断、早期治疗,避免遗留严重并发症。

(1)非手术治疗:

1)应用抗生素:应早期、足量使用抗生素,并根据关节脓液细菌培养及药物敏感试验结果调整用药。

2)全身支持疗法:加强全身支持疗法,以提高全身抵抗力。

3)关节腔内局部治疗:①关节腔内穿刺抽出积液后注入抗生素,每日1次,至关节腔积液消失、体温正常。②关节腔灌洗,适用于表浅的大关节,如膝关节。每日经灌注管滴入含抗生素的溶液2000~3000ml,直至引流液清澈、细菌培养阴性后停止灌洗,再引流数天至无引流液吸出。

4)关节石膏固定或皮肤牵引。

(2)手术治疗:

1)关节切开引流:适用于难以行穿刺插管的较深大的关节化脓者。彻底清除脓腔内的坏死组织、纤维素性沉积物等。

2)关节矫形术:适用于关节功能严重障碍者。常用手术方式为关节融合术或截骨术。

二、护　理

(一)护理评估

1. 健康史　因骨与关节化脓性感染发病前多有原发病灶的感染,如软组织的化脓性感染、开放性创口的感染等。因此,要了解病人的感染史和外伤史、发病的时间、临床表现及治疗的经过等。

2. 身体状况　根据病人的临床症状、体征、实验室检查、影像学检查显示骨质破坏征象及局部穿刺出脓液的性质等,进行综合分析,评估病情的严重程度,以明确诊断,及时治疗和护理。

3. 心理社会状况　此病多发生于儿童,因疾病造成的疼痛、活动限制和延误上学等原因,深感不安和无助,出现不同程度的焦虑,严重影响了患儿身心良好的发育和成长。由于病情发展迅速,对病人及亲属是突如其来的打击,会有不同程度的心理应激反应。慢性骨髓炎病人则因病程长反复发作,并且由于疾病引起的疼痛、行动不便以及关节挛缩造成的残疾等现象,而感到绝望,对治愈缺乏信心。

(二)护理诊断/问题

1. 体温过高　与急性的化脓性感染有关。

2.急性疼痛　与炎症刺激及压力增加有关。
3.躯体活动障碍　与患肢疼痛及肢体制动有关。
4.有受伤的危险　与骨质的破坏导致病理性骨折有关。
5.焦虑　与疾病迁延不愈、担心功能障碍及残疾有关。

(三)护理目标

感染得到控制,体温正常;疼痛缓解或消失;能按计划进行功能锻炼,患肢功能逐步恢复;患肢固定妥善,未出现病理性骨折等意外的损伤;病人焦虑程度减轻,能积极配合治疗和护理。

(四)护理措施

1.手术前护理

(1)病情观察:应严密观察生命体征及局部病情的变化。

(2)高热护理:①观察体温的变化:每 4 小时监测体温 1 次。②降温:体温高于 39℃时,应采取物理降温,必要时给予药物降温。③维持体液平衡:发热病人由于体液丧失较多,应鼓励多饮水或给予补液,以维持水、电解质及酸碱平衡。④加强生活护理:病人出汗较多时,应及时擦洗,保持衣裤及床单的整洁。

(3)控制感染:选用敏感而有效的抗生素,并注意观察有无药物的不良反应。

(4)缓解疼痛:①患肢抬高制动和固定,以利静脉回流,减轻肿胀或疼痛,预防病理性骨折。②保护患肢尽量减少物理刺激;维持肢体于功能位,以减轻疼痛、防止关节畸形;搬动肢体时,应协助扶托上、下关节,动作轻柔,以防继发性损伤。③床上安置护架,避免棉被直接压迫患处,加重疼痛。

(5)加强营养:给予高蛋白、高维生素易消化的饮食,如牛奶、鸡蛋、肉类、新鲜水果和蔬菜等,少吃多餐。

2.手术后护理

(1)病情观察:注意观察生命体征、手术切口等情况。

(2)引流管的护理:①保持引流通畅,防止持续冲洗引流液逆流。②切口内点滴冲洗和负压吸引引流,以免血块堵塞引流管,一般为 2～4 周。③密切观察并记录冲洗液的量、引流物的颜色、量、性质。

(3)促进皮肤愈合:窦道形成时应加强皮肤护理,对消瘦衰弱营养不良者,每 2 小时翻身 1 次,以防压疮。保持石膏、敷料干燥、整洁,及时更换切口敷料。

(4)预防肢体畸形:急性感染控制后,要指导病人进行适当的功能锻炼,防止肌肉萎缩和畸形。帮助病人按摩患肢,协助病人进行患肢肌肉等长收缩的训练,以感到肌肉轻微酸痛为度。未固定的肢体应作关节全方位的活动。

(5)合理饮食结构:应给予高蛋白、高热量、高维生素、易消化的食物。要注意加强营养,以增加机体免疫力,促进创口愈合。

3.心理护理　护理人员及亲属应关心病人,尤其是小儿在患病痛苦期间更需要同情和关爱,鼓励其多与他人接触,提供娱乐活动以分散注意力。脓性引流液常因具有恶臭味而使病人自尊受损,可向病人解释此为感染常见的征象,并说明是暂时现象。同时做到室内空气流通、以保持空气清新,减少病人不安。

4. 健康教育

(1)向病人及亲属解释此病的发生原因、临床表现及预后等知识,并强调彻底治疗的重要性。

(2)指导病人及亲属如何进行手术切口的护理。

(3)指导病人正确地、有计划地进行康复训练,患肢不可负重,在日常活动时注意预防意外损伤及病理性骨折的发生。

(五)护理评价

感染是否得到控制,体温是否正常;疼痛是否缓解或消失;病人能否按计划进行功能锻炼,患肢功能是否逐步恢复正常;患肢固定是否妥善,有无出现意外的损伤;病人情绪是否稳定,是否积极配合治疗和护理。

第三节 骨与关节结核

骨与关节结核(bone and joint tuberculosis)为特异性感染,绝大多数继发于呼吸系统结核,少数继发于消化道或淋巴结结核。30岁以下病人占80%以上。骨与关节结核好发于负重大、活动多、易于发生创伤的部位,以脊柱最多见,其次为膝关节、髋关节与肘关节。

一、疾病概要

(一)脊柱结核

脊柱结核(spinal tuberculosis)的发病率约占全身关节结核的50%以上。脊柱结核中,椎体结核约占99%,附件结核少见。腰椎活动度大,最易受累,其次为胸椎、颈椎,若治疗不及时,可造成截瘫。

1. 病理和分类 椎体结核可分为中心型和边缘型两种(图27-41)。中心型椎体结核好发于胸椎,多见于10岁以下儿童;边缘型椎体结核好发于腰椎,以成人多见。椎体结核形成寒性脓肿后,脓液汇集在椎体周围,形成椎旁脓肿;椎旁脓肿可沿骨膜下向周围蔓延进入椎管内(图27-42),压迫脊髓或神经根;脓肿增大、内压升高,突破椎体骨膜并沿筋膜间隙向下方流注,在远离病灶部位形成脓肿。

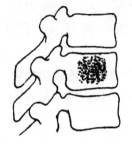
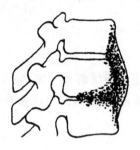

图 27-41 椎体结核中心型和边缘型

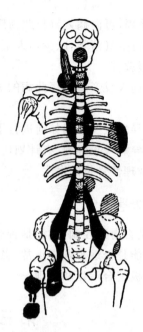

图 27-42 椎旁脓肿沿骨膜下向周围蔓延途径

2.临床表现

(1)慢性中毒症状:起病缓慢,低热、消瘦、盗汗、食欲不振及贫血等。

(2)疼痛:是最先出现的症状,常为局部隐痛或钝痛,活动、劳累、咳嗽、打喷嚏或持重物时加重,休息后可减轻。颈椎结核疼痛可向枕部或上肢放射。若神经根受压则疼痛剧烈,病人常以双手托住下颌,头前倾,以稳住颈项而缓解疼痛(图 27-43)。胸椎结核有背痛,并可向上腹部放射。腰椎结核疼痛可向下肢放射,腰部肌肉隆起、僵硬,不能弯腰,站立与行走时,病人常双手托住腰部,头及躯干后倾,使重心后移,以减轻对病变椎体的压力。

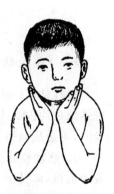

图 27-43 颈椎结核时姿势

(3)寒性脓肿和窦道:随着脓液的蔓延,可在相应的部位看到或扪及脓肿,脓肿向体表破溃可形成窦道,内有分泌物。

(4)畸形和功能障碍:病变椎体因棘突后凸或侧凸引起脊柱畸形。卧位或站立位可触及椎旁肌痉挛,腰部生理前凸消失。因病变关节的疼痛和周围肌肉保护性痉挛,常出现功能障碍或异常的姿态,如颈椎结核出现"转身视物";胸腰段结核后凸明显,可发生"驼背"畸形;腰椎结核病人从地上拾物时,因不能弯腰而以屈膝、屈髋、挺腰姿势下蹲拾物,称为"拾物试验阳性"。

(5)并发症:截瘫是脊柱结核的严重并发症,可造成病人终身残疾。

3.辅助检查 主要为影像学检查。①X线摄片为主要的诊断检查,显示骨质破坏及椎间隙狭窄的征象。②CT提示椎体、附件结核及椎体周围软组织病变的部位及性质。③MRI主要用于观察病变部位及受压的情况。

4.治疗原则

(1)非手术治疗:包括局部固定和制动,卧床休息,加强营养及应用抗结核药物。颈椎结核的病人,用枕颌带或颅骨牵引;胸腰椎结核用石膏背心及石膏腰围固定,持续3个月,固定期间卧硬板床休息。常用的抗结核药物有异烟肼、利福平、链霉素、对氨基水杨酸钠、乙胺丁醇和阿米卡星,一般联合应用效果较好,应持续用药2年。

(2)手术治疗:包括切开排脓、病灶清除术及关节矫形手术。术前服用抗结核药物至少2周,术后卧床休息,继续服用抗结核药物直至结核治愈。

(二)髋关节结核

髋关节结核(tuberculosis of the hip joint)占骨与关节结核发病率的第三位。常见于儿童及青少年,以单侧性病变为多见。

1.病理　早期表现为单纯滑膜结核和单纯骨结核,以前者较多见。单纯骨结核好发于股骨头的边缘部分、髋臼的髂骨部分。病变部位骨质遭破坏后形成死骨和空洞;后期易产生寒性脓肿,脓肿侵入关节腔形成全关节结核,或向周围蔓延成为臀部及盆腔内的寒性脓肿。可发生病理性髋关节脱位。

2.临床表现

(1)起病缓慢,低热、消瘦、盗汗及贫血等表现。

(2)疼痛显著。早期为髋部疼痛,劳累后加重,疼痛放射至膝部。随病情发展,疼痛加剧,出现"跛行",儿童常有"夜啼"。

(3)晚期在腹股沟内侧与臀部出现寒性脓肿,破溃后形成窦道,易造成混合感染。股骨头破坏明显时,可引起病理性脱位。

(4)愈后可遗留各种畸形和功能障碍,常见有髋关节屈曲、内收、内旋畸形,髋关节强直及患肢短缩等。

(5)"4"字试验及托马斯征阳性。①"4"字试验是检查髋关节的屈曲、外展和外旋运动是否正常,方法是病人仰卧,患侧下肢抬起,并使外踝搭在对侧股骨上方,检查者下压患侧膝部,因疼痛致膝部不能接触床面者为阳性。②托马斯征(Thomas sign)用于判断髋关节有无屈曲畸形,方法是病人仰卧,检查者将其健侧髋、膝关节屈曲,使膝部尽可能贴近胸前,患侧下肢不能伸直者为阳性。本病此两项检查均为阳性。

3.辅助检查　早期X线摄片可见局限性骨质疏松,关节囊肿胀,关节间隙变窄及边缘性骨破坏。晚期可见死骨和空洞,甚至股骨头影消失及病理性后脱位。CT、MRI早期能清楚地显示髋关节内积液多少,能揭示微小骨破坏病灶。

4.治疗原则　全身抗结核治疗一般维持2年。局部注入抗结核药物及固定制动等处理。全关节结核需早期行病灶清除术,术后皮牵引3周。晚期病人在病灶清除的同时作髋关节融合术,术后髋关节需石膏固定3~6个月。

(三)膝关节结核

膝关节结核(tuberculosis of knee joint)较常见,发病率仅次于脊柱结核,多见于儿童和青少年。

1.病理 早期多为滑膜结核,病变发展较慢,以炎性浸润和渗出为主,膝关节出现肿胀和积液。进一步发展可侵犯骨骼,产生边缘性骨腐蚀,并沿软骨下潜行生长,使大块关节软骨板剥落,形成全关节结核。后期寒性脓肿形成,穿破软组织后成为窦道,经久不愈。关节韧带结构破坏可产生病理性脱位。病变静止后,膝关节呈纤维性或骨性强直,可伴屈曲挛缩。

2.临床表现

(1)起病缓慢,低热、消瘦、盗汗及贫血等全身表现。

(2)膝关节疼痛、肿胀及轻度活动受限,滑膜增厚累及全关节时,疼痛和功能障碍更为明显,儿童常有"夜啼"表现。膝关节呈梭形肿胀,局部压痛、皮温升高。

(3)全关节结核时出现膝关节屈曲畸形;关节发生病理性的半脱位并膝外翻畸形;骨骺破坏者可表现为患肢短缩畸形。

(4)寒性脓肿及窦道。寒性脓肿常见于腘窝和膝关节两侧,破溃后形成慢性窦道,经久不愈。

(5)浮髌试验阳性,由于关节积液所致。

3.辅助检查 ①影像学检查:X线摄片显示早期滑膜结核仅见髌上囊肿胀及骨质疏松。单纯骨结核病变位于中心者,有磨砂玻璃样改变,可见死骨和空洞。后期可见关节间隙狭窄、消失或半脱位。合并感染时可见骨硬化。②关节镜检查:对早期滑膜结核具有重要诊断价值,同时可行活组织检查及滑膜切除术。③实验室检查:血红细胞沉降率增快。

4.治疗原则 基本上同髋关节结核的治疗方法。对于全关节结核的病人应早期作病灶清除术,可挽救部分关节功能。15岁以下儿童或在病灶清除术后尚有部分关节软骨面残留的成人可以不作融合术;15岁以上、关节破坏严重者,则在清除病灶后作膝关节加压融合术。

二、护　理

(一)护理评估

1.健康史 骨与关节结核系继发性疾病,应详细了解病人有无原发疾病史,如呼吸系统、消化道或淋巴结核病史,有无引起抵抗力下降的因素等。

2.身体状况 骨与关节结核多有局部及全身慢性消耗性表现,可能导致病理性骨折与脱位及截瘫等并发症。辅助检查可进一步帮助诊断。

3.心理社会状况 因结核病程缓慢,治疗持续时间较长,影响工作和学习,病情严重者可遗留残疾,所以,病人往往有不同程度的焦虑、悲观等不良情绪,影响疾病的治疗和康复。

(二)护理诊断/问题

1.营养失调:低于机体需要量 与结核病长期慢性消耗有关。

2.慢性疼痛 与局部病灶的炎症刺激有关。

3.活动无耐力 与疼痛及骨和关节破坏引起相应的功能障碍有关。

4.皮肤完整性受损 与寒性脓肿破溃形成窦道,经久不愈有关。

5.焦虑　与缺乏有关治疗与康复的知识,担心疾病的预后有关。

(三)护理目标

病人营养状况得到改善;疼痛缓解或消失;骨和关节功能最大程度的得到恢复;窦道愈合,皮肤保持完整;病人焦虑减轻,能积极地配合治疗和护理。

(四)护理措施

1.手术前护理

(1)改善营养状况:因结核病体内消耗大,每日的总热量及蛋白需要量应高于一般正常需要,以提高病人的抵抗力。选择高热量、高蛋白、高维生素类食物。贫血者给予补充铁剂或输入新鲜血。

(2)患肢制动:患肢应休息和制动,以缓解疼痛。对于行牵引及石膏固定的病人应按常规进行护理。

(3)控制感染:遵医嘱应用抗结核药物,在用药期间应观察药物的疗效和不良反应。手术前应抗结核治疗不少于2周,以改善全身症状,避免手术后疾病复发或扩散。有窦道合并感染者,应用抗生素至少1周。

2.手术后护理

(1)严密观察病情:术后每30分钟监测生命体征1次;平稳后每1～2小时测定一次。同时观察肢体温度、皮肤弹性、色泽、毛细血管充盈情况、尿量等。胸椎结核术后病人若胸闷、患侧呼吸音减低、叩诊呈鼓音等,考虑为气胸可能,应立即处理。同时应观察有无泌尿系统感染的征象。

(2)患部保持功能位,防止畸形。

(3)抗结核治疗:术后继续应用抗结核药物3～6个月,防止疾病复发。督促病人坚持用药,并说明其重要性。

(4)并发症的预防:①截瘫:颈椎结核病人翻身时注意保护头部,使之与躯干一致翻动,保持颈部后伸,不可前屈,避免因翻身不当而引起截瘫。②压疮:经常为病人翻身,避免骨骼突出部位长时间受压,保持床单位整洁、干燥和舒适。③肺部感染:鼓励病人深呼吸、咳嗽、咳痰。截瘫病人应定时翻身拍背,做深呼吸及有效咳嗽。④病理性骨折与脱位:防止跌倒和患部负重,避免骨折和脱位。

3.心理护理　给予病人心理上的支持,耐心讲述有关疾病的知识,协助病人做好生活护理和功能锻炼,以提高其坚持治疗的信心,从而减轻焦虑。

4.健康教育

(1)加强结核病防治的宣传工作,向病人强调坚持抗结核药物治疗的重要性,教会病人和亲属观察药物的不良反应。定期到医院复查。

(2)增加营养,增强抵抗力。

(3)长期卧床的病人应适度进行户外运动。应视病情进行适当的被动活动和主动活动,防止肌肉萎缩及关节僵直。

(五)护理评价

病人营养状况是否得到改善;疼痛能否缓解或消失;骨和关节功能能否得到最大程度的恢复;窦道是否愈合,病人皮肤是否保持完整;病人焦虑是否减轻,能否积极地配合治疗和护理。

第四节 颈、腰椎退行性疾病

颈、腰椎退行性疾病包括颈椎病和腰椎间盘突出症,是一种骨质退化导致的疾病,其病因较为复杂,常以损伤多见。目前在治疗上以缓解和消除症状以及日常生活保健为主。

颈椎病(cervical spondylosis)是以颈椎间盘退行性变发生的一系列的病理生理的变化,由于神经、脊髓、血管受压而产生相应的症状和体征。腰椎间盘突出症(lumbar intervertebral disc herniation)是指椎间盘变性、纤维环破裂和髓核组织突出,刺激或压迫神经根、马尾神经所引起的一种综合征,是腰腿痛最常见的原因之一,以20~50岁为多发年龄,男性多于女性。

一、颈椎病

(一)病因和病理

1. **颈椎间盘退行性变** 是颈椎病的发生和发展的最基本原因。由髓核、纤维环和椎体上、下软骨板三者构成的椎间盘为一个完整的解剖形态,使上、下两节椎体紧密相连结,保持颈椎生理功能正常进行。当椎间盘开始出现退变后,脊柱活动的稳定性下降,失去正常的功能,进而影响或破坏了颈椎生物力学平衡,产生神经、脊髓、血管受压的一系列表现。

2. **损伤** 急性损伤可使已退变的椎间盘加重而诱发颈椎病。慢性劳损多见于不良的睡眠体位和不当的工作姿势,如长时间伏案工作、不适当的体育锻炼等,可加速其退变过程而发病。

3. **先天性或发育性颈椎管狭窄** 因在胚胎或发育过程中椎弓根过短,使椎管的矢状内径小于正常,出现压迫症状而发病。

(二)临床表现

根据受压部位和临床表现,一般分为四型,若病人表现以某型为主,并伴有其他型的部分表现,则称为复合型。

1. **神经根型颈椎病** 此型发病率最高,占50%~60%。常先有颈部疼痛及僵硬感,继而向肩部及上肢放射;咳嗽、打喷嚏、颈部活动时疼痛加重;上肢有沉重感,皮肤及指端麻木感,臂力和手指握力减低。检查发现颈部肌肉痉挛,颈肩部有压痛,颈部、肩关节有不同程度的活动受限。上肢牵拉试验(图27-44)和压头试验阳性(图27-45)。

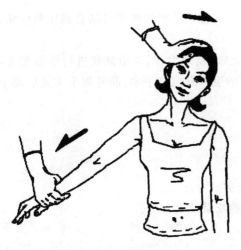 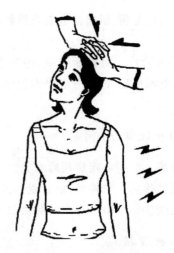

图 27-44　上肢牵拉试验　　　　　图 27-45　压头试验

2. 脊髓型颈椎病　此型症状最重,占 10%～15%。因颈椎退行性变压迫脊髓而致。临床以侧束、椎体束受损最突出。颈痛不明显,以四肢症状和体征为主,主要表现为手足发麻,四肢乏力;手部活动不灵活,尤其精细活动失调;下肢步态不稳,有踩棉花样感觉;躯干有紧束感。随着病情加重,可发生自下而上的上运动神经元性瘫痪。体检可见脊髓受压部位以下的感觉、运动及括约肌功能减退或消失。

3. 椎动脉型颈椎病　由于颈动脉受压迫和刺激,椎基底动脉供血不足,主要表现为眩晕、头痛、视觉障碍(突发性弱视、复视或失明)、耳鸣、耳聋、恶心、呕吐、猝倒等一过性脑或脊髓缺血的表现。上述症状在头部活动时可诱发或加重,改变体位椎动脉供血恢复后可自然缓解。体检可有颈部压痛、活动受限等。

4. 交感神经型颈椎病　由于病变刺激颈交感神经,表现为一系列交感神经兴奋或抑制的症状。如偏头痛、头晕;视物模糊、畏光、流泪或干涩、眼球发胀;耳鸣、耳聋;面部或躯体发麻、感觉迟钝;出汗异常;心律失常、心前区疼痛;血压增高或降低;恶心、呕吐、腹胀;记忆力下降等。

(三)辅助检查

主要为影像学检查。

1. X 线摄片可见颈椎生理前凸变小或消失,椎间隙变窄,骨质增生,钩椎关节增生等颈椎阶段不稳定征象。
2. CT、MRI 检查显示椎间盘突出,椎管、神经根管狭窄,脊髓和脊神经受压的情况。
3. 椎动脉造影可显示椎动脉不同程度受压、梗阻等现象。

(四)治疗原则

1. 非手术治疗　原则是去除压迫因素,消炎止痛,恢复颈椎的稳定性。可根据病情选择适宜的方法。①领枕带牵引,但脊髓型颈椎病者不宜采用此法。②颈托和围领固定患部。③推拿和按摩法,但脊髓型颈椎病忌用此法。④物理治疗,加速水肿消退和肌肉松弛。⑤应用非甾体类抗炎药、肌肉松弛剂及镇静类药物等。⑥椎动脉型颈椎病可结合高压氧疗法,效果较好。

2. 手术治疗 对诊断明确、经非手术疗法无效、反复发作、压迫症状进行性加重者,尤其是脊髓型颈椎病者,应考虑手术治疗。颈椎病的手术有前路手术、前外侧手术及后路手术三种。

(五)护理诊断/问题

1. 焦虑 与担心疾病预后有关。
2. 慢性疼痛 与神经、血管受压或受刺激有关。
3. 有受伤的危险 与椎动脉供血不足引起的眩晕及乏力有关。

(六)护理措施

(1)非手术治疗的护理:多数病人在门诊或家中治疗。应告知病人非手术治疗的目的和方法,使其能按照医嘱接受规范治疗。此外,尚需指导病人做好自我保健,如选择合适的枕头、纠正不良姿势、进行颈肩部锻炼等。

1)颌枕带牵引:应指导病人取坐位或卧位,头微屈,牵引重量为2~6 kg,每日1~2次,每次1小时。若无不适,也可行持续牵引,每日6~8小时,2周为一疗程。

2)颈托和围领固定:应协助选择规格合适的颈托或围领,目前常用充气式颈托,既有固定作用,也有一定的牵张作用。教会病人围好后,根据需要充气和调节充盈度,以预防局部压伤、保持固定有效。

3)药物治疗:应说明药物治疗只是对症处理不能去除病因,在症状严重、影响正常生活和工作时可短期使用。还应说明药物的副作用,一旦表现出较严重的副作用,应及时与医生取得联系,以便及早处理。

4)其他护理:应做好生活护理和心理护理,如做好皮肤、口腔、呼吸道、会阴部等护理,以预防感染、压疮等并发症。

(2)手术治疗的护理:

1)手术前护理:按骨科手术做好术前常规准备,但应重点注意以下几点:对需植骨者,需做好供骨部位的皮肤准备;训练病人持续性将气管推移至非手术侧,以适应术中牵拉气管操作;术前1~2日给予抗生素,以预防术后感染;准备好手术中物品如X线片、CT片等。

2)手术后护理:①呼吸困难是前路手术最危急的并发症,一般发生在术后1~3日。原因有:切口内出血气管受压;术中牵拉、压迫引起喉头水肿;术中损伤脊髓;移植骨块松动、移动、脱落而压迫气管等。当病人出现呼吸费力、呈张口状、发绀等症状时,应立即气管切开和手术处理。②行植骨椎体融合的病人,从手术室返回病房途中要有专人护送,颈部应采用围领固定,回病房后取平卧位,颈部稍前屈,两侧颈肩部放置砂袋限制头颈部偏斜。

(3)心理护理:满足病人的基本生活需求和心理需求,帮助其树立战胜疾病的信心,能以健康的心态接受治疗和护理。

(4)健康教育:

1)增进预防保健知识:日常生活中应注意保持头颈正确的姿势,睡眠时要选择合适的枕头,一般枕头以10cm的高度为宜,避免颈部的剧烈转动。长期低头伏案的工作者,每工作一小时左右就要适当地活动颈部,以消除颈部肌肉、韧带的疲劳,防止劳损。

2)避免损伤:平时要注意安全,避免意外损伤。要保暖,防止颈部受凉。

二、腰椎间盘突出症

腰椎是人体躯干活动的枢纽,而所有的身体活动都无一不在增加腰椎的负担,随着年龄的增长、过度的活动和超负荷的承载,使腰椎加快老化,并在外力的作用下,继发病理性改变,以致椎间盘纤维环破裂,椎间盘内的髓核突出,引起腰腿痛和神经功能障碍。

(一)病因和病理

腰椎间盘突出症多发生于活动度和承重较大的部位,以 $L_{4\sim5}$、$L_5\sim S_1$ 多见,发病率为 $90\%\sim96\%$。

(1)腰椎间盘退行性变:是基本的因素。随着年龄增长,纤维环和髓核含水量减少,失去正常的弹性,椎间盘结构松弛,软骨板囊性变,髓核组织突出。

(2)损伤:腰部的急、慢性损伤是椎间盘突出的诱发因素。如反复弯腰负重、腰部遭较大暴力等。

(3)遗传因素:本症有家族遗传史。

(4)妊娠:妊娠期间因体重突然增加,腰骶部承受的重力较大,腹压增高,韧带相对松弛,易导致腰椎间盘突出。

(二)临床表现

(1)症状:①腰痛:最常见的首发症状。②坐骨神经痛:从腰部向臀部、大腿后方、小腿外侧直到足外侧放射痛。③马尾神经受压:会阴部感觉迟钝,大小便和性功能障碍。

(2)体征:①腰椎侧凸。②腰部活动受限,以前屈受限最明显。③棘突间压痛。④直腿抬高试验及加强试验阳性。即病人平卧,患肢膝关节伸直,被动直腿抬高下肢至60°时出现放射痛,称为直腿抬高试验阳性。其原因是坐骨神经受牵拉引起的疼痛。在此基础上缓慢降低患肢高度至放射痛消失,再被动背屈踝关节并牵拉坐骨神经时,若引起疼痛,称为加强试验阳性。⑤神经系统表现为感觉减退、肌力下降及腱反射减弱或消失。

(三)辅助检查

腰椎X摄片提示椎体、椎间关节及椎板的退行性变。CT检查显示椎间盘突出的方向。MRI显示脊髓、脊神经根、马尾神经受压情况。

(四)治疗原则

(1)非手术治疗:目的是减轻椎间盘对神经根的压迫和刺激、消除水肿、缓解疼痛。①卧硬板床至症状缓解后戴腰围下床活动,3个月不可做弯腰动作。②持续骨盆牵引2周。③药物治疗。④理疗。

(2)手术治疗:目的是解除马尾神经受压。手术可采取腰椎间盘突出物摘除术;经皮穿刺髓核摘除术。

(五)护理诊断/问题

(1)疼痛　与椎间盘突出导致局部受压和刺激有关。
(2)躯体活动障碍　与疼痛和肌痉挛有关。
(3)焦虑　与担心愈后有关。
(4)潜在并发症　肌萎缩、神经根粘连等。

(六)护理措施

(1)手术前护理：
1)缓解疼痛：平卧硬板床，抬高床头20°，以放松背部肌肉，增加舒适感，保持有效牵引，必要时给予止痛剂。保证充足的睡眠。采取正确姿势，避免可能增加疼痛的活动，如弯腰动作。
2)协助翻身及日常生活护理，防止并发症。
3)训练床上大小便、正确翻身，以适应手术后治疗和护理的需要。
(2)手术后护理：
1)体位：术后24小时内平卧，不可翻身，以压迫止血。24小时后可翻身，翻身时应保持脊柱平直。一般需持续卧床1~3周。
2)病情观察：观察切口有无出血或渗出；观察患肢疼痛、感觉及运动功能的恢复情况。
3)引流管护理：保持引流通畅，观察引流液的量和性质，一般在术后24~48小时拔除。
4)生活护理：指导合理的饮食结构，保持床单位的清洁和干燥。预防便秘、泌尿系感染、压疮、呼吸系统等并发症的发生。
5)康复训练：拔除引流管后进行功能锻炼，预防肌肉萎缩和神经根粘连。
(3)心理护理：要与病人及其亲属多交流，讲解与该疾病相关的知识，鼓励克服困难和心理压力。同时发挥社会力量的作用，共同参与和配合病人的治疗和护理，以提高疗效，尽快康复。
(4)健康教育：
1)防止腰腿受凉和过度劳累。
2)站或坐姿势要正确，避免久坐久站。提重物时应先蹲下拿到重物，然后慢慢起身，尽量做到不弯腰(图27-46)。
3)睡硬板床，坚持腰背肌功能锻炼(图27-47)。

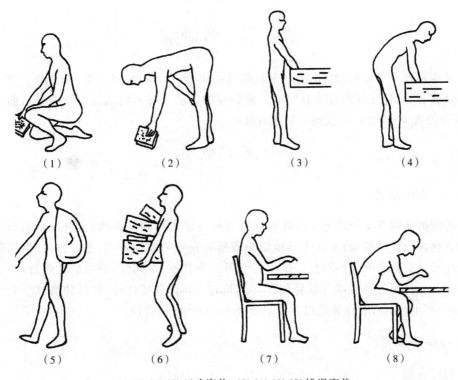

（1）（3）（5）（7）正确姿势；（2）（4）（6）（8）错误姿势

图 27-46　腰部活动时的正确和错误姿势

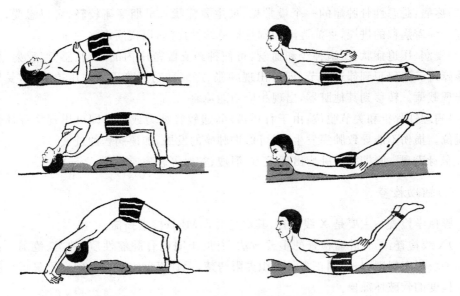

图 27-47　腰背肌功能锻炼法

第五节 骨肿瘤

骨肿瘤是发生于骨质、骨髓、骨膜及其附属结构（血管、神经、淋巴等）的肿瘤。常见的骨肿瘤有骨软骨瘤、骨巨细胞瘤及骨肉瘤。骨肿瘤的发病具有年龄的特点。如骨肉瘤多见于10～20岁的青少年；骨巨细胞瘤多见于青壮年。

一、疾病概要

（一）病理分类

骨肿瘤的病因不十分清楚。按肿瘤来源可分为原发性和继发性，来自于骨组织及其附属结构者称为原发性肿瘤；来自于其他组织或器官发生的恶性肿瘤，通过血液、淋巴转移至骨组织而形成的称为继发性肿瘤。按组织学可分为良性、中间性（潜在恶性骨肿瘤）和恶性骨肿瘤三类。良性骨肿瘤以骨软骨瘤（osteochondroma）多见；中间性骨肿瘤见于骨巨细胞瘤（giant cell tumor）；恶性肿瘤以骨肉瘤（osteosarcoma）占首位。

（二）临床表现

1. 局部表现

(1)肿块：是骨肿瘤最早、最重要的症状。为肢体或躯干的异常隆起，多见于膝关节上下。要注意肿块发生的部位、大小和性质；有无压痛；活动度如何及生长速度。

(2)疼痛：是恶性骨肿瘤的一个最常见、最主要症状。早期疼痛较轻，可以忍受，呈间歇性疼痛。随着病程的进展，疼痛逐渐加剧且呈持续性疼痛，以夜间疼痛为重。

(3)浸润、压迫症状：压迫神经和血管，可使神经支配范围内的运动、感觉、反射、植物神经功能障碍。如侵犯到邻近关节，即可出现肿胀、疼痛和功能障碍。如压迫脊髓，受压部位以下出现截瘫。转移到其他脏器，出现相应功能障碍。

(4)病理性骨折和关节脱位：由于骨质破坏，遇较轻外力或负重即可出现病理性骨折或关节脱位。损伤不能导致肿痛发生，但可促进肿瘤的发展，加速病程的进展。

2. 全身表现　晚期恶性肿瘤出现乏力、消瘦、贫血等恶病质现象。

（三）辅助检查

1. 影像学检查　主要是X线检查，其次是CT、MRI、核素扫描。

(1)X线检查：是骨肿瘤检查的重要方法，有助于明确骨肿瘤性质、种类、范围。良性骨肿瘤的肿块形态规则，与周围正常骨组织界限清楚，无骨膜反应。恶性肿瘤可显示骨膜反应及不同程度的骨破坏征象。

(2)CT、MRI：了解骨肿瘤的性质、范围，识别肿瘤侵袭的程度，与邻近组织、器官的关系等。

2. 病理检查　是骨肿瘤最后确定诊断的唯一可靠的检查。骨肿瘤的病理检查主要是活组织检查，如在手术中进行活组织检查，可决定手术方式。

3.生化检查 溶骨性的肿瘤,血钙浓度增高。成骨性的肿瘤,如骨肉瘤、血中碱性磷酸酶明显升高。男性酸性磷酸酶升高,要注意前列腺癌发生骨转移。

(四)治疗原则

1.良性肿瘤多以局部刮除、灭活、植骨或肿瘤切除为主,预后良好。

2.恶性肿瘤治疗尚无特效方法,多采用以手术为主、辅助放疗、化疗、中医中药、免疫治疗的综合方法,旨在挽救生命,最大限度保留肢体功能。保肢手术可作瘤段根治性切除、灭活、再植或人工假体置换术,近期效果较好,但远期效果仍很差。无保肢条件者应作截肢或关节离断术,乃是目前最常用的手术方法。

二、常见骨肿瘤

(一)骨软骨瘤

骨软骨瘤为常见的良性肿瘤,多见于青少年。多数有家族遗传史,以单发性多见,多发性软骨瘤恶变的发生率较单发性高。

骨软骨瘤常发生于骨干骺端,如股骨远端、胫骨近端和肱骨近端。早期无症状,病人往往在无意中发现骨性肿块而就诊。当肿瘤增大,压迫周围组织时感到隐痛和功能障碍。X线平片显示骨干骺端骨性突起,突起表面为软骨帽,不显影。肿瘤与正常骨相连,彼此髓腔相通。骨软骨瘤一般无需治疗。若出现肿瘤生长快、疼痛加剧并伴有软组织包块等恶变可疑者应手术切除。

(二)骨巨细胞瘤

骨巨细胞瘤为潜在的恶性肿瘤,常见于20～40岁女性。好发于长骨干骺端和椎体,尤以股骨远端和胫骨近端多见。

主要症状为局部疼痛和肿块,随着肿瘤增大疼痛可加重,病变关节活动受限。X线平片显示病变处呈偏心性溶骨性破坏,骨密质变薄呈肥皂泡样改变等。骨巨细胞瘤以手术切除为主。化疗无效,但放疗后易肉瘤变,应予高度重视。

(三)骨肉瘤

骨肉瘤为最常见的恶性骨肿瘤,以年轻人多见。常见于四肢长骨干骺端,如股骨远端、胫骨和腓骨近端、肱骨近端。

主要表现为进行性疼痛加剧。早期为间歇性隐痛,逐渐转为持续性剧痛,尤以夜间为甚。患处有肿块和压痛,附近关节活动受限,局部皮温增高,静脉怒张。伴有全身恶病质表现,骨质破坏严重可导致病理性骨折。X线平片显示病变部位骨质浸润性破坏,边界不清。表现为密质骨和髓腔有成骨性、溶骨性或混合性破坏,骨膜反应明显,可见三角状新骨,形成的反应骨和肿瘤骨呈放射状排列,称"日光射线"现象。

骨肉瘤采取综合治疗。术前大剂量化疗3～8周;然后作根治性瘤段切除、灭活再植或置入假体的保肢手术或截肢手术;术后继续大剂量化疗。

三、护　理

(一)护理评估

1.健康史　评估病人的年龄、性别、发育、营养状况;了解生活与工作环境以及与放射性物质接触情况;有无癌前病变和其他脏器的肿瘤;家族中有无类似疾病发生等。

2.身体状况　早期骨肿瘤的症状不明显,有些病人往往病情发展至发生病理性骨折和功能障碍时才发现。评估疼痛的部位,肿块大小、质地、活动度等;肢体有无肿胀、压痛、畸形,关节活动是否受限。病人有无消瘦、体质下降、营养不良、贫血等恶病质表现。了解实验室检查、X线检查、病理手术检查是否异常。各重要脏器功能是否正常。

3.心理社会状况　骨肿瘤对病人的身心健康危害很大,病人常担心会导致躯体上的改变和留有残疾。尤其恶性骨肿瘤的晚期,剧烈的疼痛与不适使病人备受折磨、非常痛苦,表现出忧伤、恐惧等心理状态。还应了解亲属对疾病、治疗等认识的程度及经济承受能力。

(二)护理诊断/问题

1.焦虑　与肢体功能障碍和对预后担忧有关。
2.慢性疼痛　与肿瘤浸润和压迫神经有关。
3.体像紊乱　与截肢和化疗引起脱发有关。
4.躯体活动障碍　与疼痛、关节活动受限有关。
5.潜在并发症　病理性骨折、关节脱位。

(三)护理目标

病人焦虑减轻;疼痛缓解或消失;能面对现实适应身体的改变;生活逐渐恢复自理;未发生并发症或并发症得到及时处理。

(四)护理措施

1.手术前护理

(1)缓解疼痛:采取舒适的体位;分散病人的注意力;必要时遵医嘱使用镇痛剂,采用三级镇痛法(详见本书第十一章肿瘤病人的护理)。

(2)体位与休息:患肢置于舒适的体位,关节保持功能位,必要时进行固定制动。

(3)饮食和营养:肿瘤病人消耗较大,应给予高蛋白、高能量、高维生素饮食,必要时进行静脉补充营养。

(4)皮肤护理:卧床病人及时翻身、拍背、局部按摩,保护皮肤,防止压疮发生。加强放疗病人皮肤护理,防止发生糜烂和溃疡。

(5)病情观察:如局部出现疼痛、畸形明显,可能是病理性骨折;病人如有体温升高,胸痛、咳嗽、呼吸困难或有神经系统表现时,应警惕有肺、脑转移。

(6)手术前常规准备。

2.手术后护理

(1)病情观察:应密切观察体温、脉搏、呼吸、血压,直至生命体征平稳。观察切口有无出血、感染等迹象。保持引流通畅,注意引流的性质和量。观察远端肢体有无肿胀、感觉障碍、运动反射异常等。截肢病人术后应注意有无髋、膝关节挛缩,有无幻肢痛。

(2)化疗、放疗护理:详见本书第十一章肿瘤病人的护理。

3.心理护理 了解病人的心理变化,给予安慰和心理支持,消除恐惧和焦虑,正视肢体的缺如、放化疗的副作用,保持乐观的人生,积极配合医护治疗。

4.健康教育

(1)根据病人的情况制定康复训练计划,使用各种助行器。锻炼协调性和平衡性,最大限度的促进病人的生活自理能力。截肢术后,鼓励病人利用辅助设备(如轮椅、拐杖、吊架)进行功能锻炼,早期下床活动,保持平衡,为安装假肢做好准备。

(2)出院后继续坚持放疗和化疗,定期门诊检查,防止复发。

(五)护理评价

病人焦虑是否减轻;疼痛是否缓解或消失;能否正视现实而适应身体的改变;生活能否自理;并发症是否得到预防或及时处理。

本章小结

畸形、异常活动、骨擦感或骨擦音为骨折的专有体征。X线检查为首选检查方法。关节脱位特有体征:畸形、弹性固定、关节盂空虚。重点观察和预防各种并发症。

骨关节损伤现场急救原则:抢救生命、包扎伤口、妥善固定、迅速运送。治疗骨折及关节脱位的三大原则:复位、固定和康复治疗。护理重点是牵引病人护理、石膏固定护理、小夹板固定护理、康复训练。截瘫病人护理重点是压疮、呼吸道感染、泌尿系统感染或结石并发症的防治。

骨与关节化脓性感染最常见的致病菌是金黄色葡萄球菌。化脓性骨髓炎好发部位为长骨干骺端,其中以胫骨上段和股骨下段最多见。化脓性关节炎好发于髋关节和膝关节。手术前护理重点是高热护理、控制感染、缓解疼痛、加强营养;手术后护理主要是病情观察、引流管的护理、预防肢体畸形。

骨与关节结核为特异性感染,主要表现关节疼痛、肿胀、活动受限,后期可发生畸形和功能障碍,寒性脓肿和窦道。截瘫是脊柱结核的严重并发症。

颈椎间盘退行性变是颈椎病的发生和发展的最基本原因。神经根型颈椎病发病率最高,脊髓型颈椎病症状最重。腰椎间盘突出症发病的基本因素是腰椎间盘退行性变,腰痛是最常见的首发症状。

肿块是骨肿瘤最早、最重要的症状。疼痛是恶性骨肿瘤的一个最常见、最主要症状;病理检查是骨肿瘤最后确定诊断的唯一可靠的检查。手术是治疗的主要方法。

本章关键词: 骨折 关节脱位 康复训练 躯体移动障碍 手术

课后思考

1. 截瘫病人并发症的防治措施?
2. 叙述急性化脓性骨髓炎的临床表现和护理要点。
3. 颈椎病和腰椎间盘突出症的预防措施?
4. 如何缓解骨肉瘤病人的疼痛?
5. 一位成年男性,因不慎从 2m 高的树上跌下,导致左股骨干中、上 1/3 交界处骨折,住院后行持续骨牵引且同时用小夹板固定。请问:对该病人应如何进行整体护理?

(沈建华)

参考文献

1. 李梦樱.外科护理学.北京:人民卫生出版社,2000
2. 熊云新.外科护理学.第2版.北京:人民卫生出版社,2006
3. 严鹏霄,王玉升.外科护理学.第2版.北京:人民卫生出版社,2008
4. 曹伟新,李乐之.外科护理学.第4版.北京:人民卫生出版社,2006
5. 陈孝平.外科学.北京:人民卫生出版社,2005
6. 王兴华.外科护理学.北京:人民卫生出版社,2010
7. 吴在德,吴肇汉.外科学.第7版.北京:人民卫生出版社,2008
8. 徐淑秀.外科护理学.安徽:安徽科技出版社,2009
9. 魏革,刘苏君.手术室护理学.第2版.北京:人民军医出版社,2006
10. 叶任高,陆再英.内科学.第6版.北京:人民卫生出版社,2006
11. 尤黎明.内科护理学.第4版.北京:人民卫生出版社,2006
12. 侯桂英.外科常见疾病护理流程与图解.北京:军事医学科学出版社,2007
13. 皮红英.实用手术后护理彩色图谱.北京:人民军医出版社,2006
14. 李思,蒋冬梅,刘正良.护士实用手术器械图谱.第2版.长沙:湖南科学技术出版社,2005
15. 倪国华.成人护理.北京:高等教育出版社,2005
16. 全国护士执业资格考试编写委员会.2011护士执业资格考试考试指导.北京:人民卫生出版社,2011
17. 全国护士执业资格考试应试指南编委会.2011年全国护士执业资格考试应试指南及习题集.北京:新世界出版社,2011
18. 胡雁,李晓林.循证护理的理论与实践.上海:复旦大学出版社,2007
19. 塞默尔(美),斯克华兹(美).外科原则.南昌:江西科学技术出版社,2002
20. 严鹏霄,王玉升.外科护理.北京:人民卫生出版社,2009
21. 胡雁,陆箴琦.实用肿瘤护理.上海:上海科学技术出版社,2007
22. 王斌全,赵和平.肿瘤学概论.北京:军事医学科学出版社,2006
23. 汤钊猷.现代肿瘤学.上海:上海医科大学出版社,1997
24. 朱建英,韩文军.现代临床外科.北京:人民军医出版社,2008
25. 郑泽霖,耿小平,张德恒.甲状腺·甲状旁腺外科学.合肥:安徽科学技术出版社,2006
26. 袁爱华,孔凡明,李武平.现代外科护理学.北京:人民军医出版社,2004
27. 高绪文,李继莲.甲状腺疾病.北京:人民卫生出版社,2000

28. 王小玲.甲亢患者围手术期的心理护理[J].华夏医学,2003,16(3):408-409
29. 胡三木.急性腹膜炎手术探查程序与注意要点[J].中国实用外科杂志,2009,29(6):517-519
30. 党世民.外科护理学.北京:人民卫生出版社,2004
31. 路潜.外科护理学.北京:中央广播电视大学出版社,2007
32. 吴孟超,吴在德.黄家驷外科学.北京:人民卫生出版社,2008
33. 刘华平.内外科护理学(Medical-Surgical Nursing)(英中文版).北京:人民卫生出版社,2006
34. 丁义涛.多器官联合移植临床应用进展[J].中国现代手术学杂志,2005,9(2):91-93
35. 刘佳,严谨.肾移植术后早期并发肺部感染危险因素分析及护理[J].护理学报,2010,5(2):30-32
36. 曹伟新,李乐之.外科护理学学习指导及习题集.北京:人民卫生出版社,2006
37. 路潜,王兴华.外科护理学.北京:北京大学医学出版社,2008
38. 路潜,王兴华.外科护理学学习指导.北京:北京大学医学出版社,2008
39. 胡忠亚.外科护理技术.第1版.南京:东南大学出版社,2006
40. 李晓松.护理概论.北京:人民卫生出版社,2005
41. 张淑爱.健康评估.北京:人民卫生出版社,2008

中英文名词对照索引

A

癌胚抗原 CEA 174

B

膀胱癌 carcinoma of bladder 171
膀胱结石 vesical calculus 374
膀胱损伤 bladder injury 380
膀胱造影 cystography 379
膀胱肿瘤抗原 bladder tumor antigen,BTA 377
闭合性骨折 closed fracture 342
闭合性气胸 closed pneumothorax 354
臂肌围 AMC 160

C

肠梗阻 intestinal obstruction 7
肠内营养 EN 45
肠外营养 PN 99
长效甲状腺激素 LATS 195
超急性排斥反应 hyperacute rejection 186
创伤 trauma 2
磁共振成像 MRI 174
雌激素受体 ER 213
磋商期 bargaining stage 177

D

大肠癌 colon cancer 174
搭肩试验 Dugas 征 423
大隐静脉瓣膜功能试验 Trendelenburg 试验 323
代谢性碱中毒 metabolic alkalosis 11
代谢性酸中毒 metabolic acidosis 11

单纯甲状腺肿 simple goiter 194
胆道蛔虫病 biliary ascariasis 293
胆囊炎 cholecystitis 44
胆石病 cholelithiasis 293
等渗性缺水 isotonic dehydration 11
地方性甲状腺肿 endemic goiter 201
低钾血症 hypokalemia 9
低渗性缺水 hypotonic dehydration 11
低血容量性休克 hypovolemic shock 23
冻伤 cold injury 133
多器官功能障碍综合征 multiple organ dysfunction syndrome, MODS 42

E

恶病质 cachexia 173
恶性肿瘤 malignant tumor 72
二重感染（菌群交替症） superinfection 111
EB病毒 Epstein—Barr virus 171

F

放射性电子计算机X线断层扫描 emission computer tomography, ECT 112
放射治疗 radiotherapy 112
肺癌 lung cancer 171
肺毛细血管楔压 pulmonary capillary wedge pressure, PCWP 32
非特异性感染 nonspecific infection 111
愤怒期 anger state 176
腹部损伤 abdominal injury 35
腹股沟斜疝 Oblique inguinal hernia 233
腹股沟直疝 direct inguinal hernia 235
腹会阴联合直肠癌根治术 Miles手术 267
腹腔镜胆囊切除术 laparoscopic cholecystectomy, LC 298
腹腔镜输尿管取石 laparoscopic ureterolithotomy, LUL 391
腹腔脓肿 abdominal abscess 221

G

肝破裂 liver rupture 226
感染性休克 septic shock 28
肛裂 anal fissure 273
肛瘘 anal fistula 275

高钾血症　hyperkalimia　14
高渗性缺水　hypertonic dehydration　12
格拉斯哥　Glasgow　338
肱骨干骨折　fracture of shaft of humerus　415
肱骨髁上骨折　supracondylar fracture of humerus　418
股骨干骨折　fracture of of the femoral shaft　418
股骨颈骨折　fracture of neck of femoral　413
骨巨细胞瘤　giant cell tumor　448
骨肉瘤　osteosarcoma　171
骨软骨瘤　osteochondroma　448
骨与关节结核　bone and joint tuberculosis　409
骨折　fracture　2
关节脱位　dislocation of joint　422
国际抗癌联盟　UICC　172

H

壶腹部周围癌　periampullary carcinoma　305
呼吸性碱中毒　respiratory alkalosis　16
呼吸性酸中毒　respiratory acidosis　16
化疗　chemotherapy　161
化脓性骨髓炎　suppurative osteomyelitis　432
化脓性关节炎　suppurative arthritis　434
环孢素 A　cyclosporine A　185
获得性免疫缺陷综合征　AIDS,艾滋病　172
活体移植　viable transplantation　185

J

急腹症　acute abdomen　43
急性胆囊炎　acute cholecystitis　294
急性蜂窝织炎　acute cellulitis　110
急性腹膜炎　acute peritonitis　38
急性梗阻性化脓性胆管炎　acute obstructive suppurative cholangitis,AOSC　29
急性呼吸窘迫综合征　acute respiratory distress syndrome,ARDS　20
急性阑尾炎　acute appendicitis　111
急性淋巴管炎　acute lymphagitis　110
急性淋巴结炎　acute lymphadenitis　111
急性排斥反应　acute rejection　186
急性乳腺炎　acute mastitis　112

急性肾衰竭　acute renal failure, ARF　14
急性胰腺炎　acute pancreatitis　220
急性重症胆管炎　acute cholangitis of severe type, ACST　298
脊髓损伤　spinal injury　29
脊柱骨折　spine fracture　409
脊柱结核　spinal tuberculosis　437
继发性腹膜炎　secondary peritonitis　220
加速血管排斥反应　accelerated vascular rejection　186
甲沟炎　paronychia　120
甲胎蛋白　AFP　174
甲状腺癌　thyroid carcinoma　172
甲状腺刺激免疫球蛋白　TSI　195
甲状腺功能亢进症　hyperthyroidism　195
甲状腺腺瘤　thyroid adenoma　202
甲状腺肿瘤　thyroid tumors　194
肩关节脱位　dislocation of shoulder　422
交界性肿瘤　borderline tumor　171
交通静脉瓣膜功能试验　Pratt test　323
绞窄性疝　strangulated hernia　234
疖　furuncle　110
结肠充气实验　Rovsing 征　255
结构移植或支架移植　structural transplantation　185
接受期　acceptance stage　177
经腹直肠癌切除、近端造口、远端封闭手术　Hartmann 手术　267
经腹直肠癌切除术　Dixon 手术　267
经颈静脉肝内门体分流术　TIPS　283
经尿道膀胱肿瘤切除术　transurethral resection of bladder tumor, TURBt　406
经皮肝穿刺胆管造影　PTC　297
经皮内镜空肠造瘘　PEJ　162
经皮肾镜取石或碎石术　percutaneous nephrostolithotomy, PCNL　391
晶体尿　crystalluria　375
颈椎病　cervical spondylosis　442
胫腓骨干骨折　fracture of shaft of tibia and fibula　419
静脉腔内激光治疗　endovascular laser treatment, EVLT　324
静脉肾盂造影　intravenous pyelography, IVP　379
局部麻醉　local anesthesia　54
菌血症　bacteremia　113

K

开放性骨折　open fracture　124
开放性气胸　open pneumothorax　354
抗休克裤　military antishock trousers，MAST　32
髋关节结核　tuberculosis of the hip joint　439
髋关节脱位　dislocation of hip joint　422

L

肋骨骨折　rib fracture　352
良性前列腺增生　benign prostatic hyperplasia，BPH　395
良性肿瘤　benign tumor　94
雷帕霉素　rapamycin　187
淋巴结　node　69
流式细胞测定　flour cytometry，FCM　377
硫唑嘌呤　azathioprine　186
漏尿　leakage of urine　374
颅骨骨折　skull fracture　334
颅骨损伤　skull injury　341
颅脑损伤　craniocerebral trauma，head injury　38
颅内压　intracranial pressure，ICP　13
颅内压增高　intracranial hypertension　173
颅内肿瘤　intracranial tumors　173

M

麻醉学　anesthesiology　54
慢性排斥反应　chronic rejection　186
慢性胆囊炎　chronic cholecystitis　294
霉酚酸酯　mycophenolate mofetil　186
门静脉高压症　portal hypertension　37

N

难复性疝　irreducible hernia　234
脑内血肿　intracerebral hematoma，ICH　343
脑损伤　brain injury　38
内镜筋膜下交通静脉结扎术　subfascial endoscopic perforator vein surgery，SEPS　324
内镜逆行性胰胆管造影　ERCP　297
逆行肾盂造影　retrograde pyelography，RGP　378

尿道分泌物　Urethral secretions　376
尿道结石　urethral calculus　389
尿道损伤　urethral injury　137
尿急　urgency　95
尿流中断　interrupted urination　374
尿路结石　urolithiasis　48
尿路平片　kidney ureter bladder,KUB　378
尿频　frequent micturition　95
尿失禁　urinary incontinence　95
尿痛　odynuria　95
尿细胞学检查　urinary cytology　377
尿潴留　urine retention　62
脓毒症　sepsis　43
脓尿　pyuria　375
脓胸　empyema　124

P

排斥反应　rejection　184
排尿困难　dysuria　95
排泄性尿路造影　excretory urography　379
脾破裂　splenic rupture　28
破伤风　tetanus　110

Q

气性坏疽　gas gangrene　110
气胸　pneumothorax　19
前列腺特异性抗原　prostate-specific antigen,PSA　377
牵引回旋复位法　Kocher 复位法　423
嵌顿性疝　incarcerated hernia　234
全身麻醉　general anesthesia　19
全身炎症反应综合征　systemic inflammatory response syndrome,SIRS　38
全身性感染　systematic infection　30
全胃肠外营养　TPN　129
全营养混合液　TNA　165

R

乳房囊性增生病　mastopathy　206
乳管内乳头状瘤　intraductal papilloma　217

乳糜尿　chyluria　375
乳头湿疹样乳腺癌　Paget's carcinoma of the breast　210
乳腺癌　breast cancer　159

S

三头肌皮褶厚度　TSF　160
疝　hernia　13
烧伤　burn　2
深静脉通畅试验　Perthes试验　106
深静脉血栓形成　deep venous thrombosis,DVT　106
深静脉置管　PICC　183
肾癌　renal carcinoma　379
肾结核　renal tuberculosis　190
肾结石　renal calculus　48
肾母细胞瘤　Wilms' tumor　171
肾损伤　renal trauma　379
生物治疗　biological therapy　176
十二指肠溃疡　duodenal ulcer,DU　222
食管癌　esophageal cardinoma　12
输尿管结石　ureteral calculus　256
输尿管镜取石或碎石术　uretemscopic lithotomy or lithotripsy,URL　391
双氢速甾醇　DT_{10}　200
水中毒　water intoxication　13
损伤　injury　1

T

他克莫司　tacrolimus,FK506　185
特异性感染　specific infection　72
体外冲击波碎石术　extracorporeal shock wave lithotripsy,ESWL　391
体质指数　BMI　160
条件性（机会性）感染　opportunistic infection　111
同质移植　isograft　185
同种异体移植　allogeneic graft　185
头皮损伤　scalp injury　334
突眼性甲状腺肿　exophthalmic goiter　195
托马斯征　Thomas sign　439

W

外科感染　surgical infection　43

外科护理学 surgical nursing 1
胃癌 gastric cancinoma 171
胃溃疡 gastric ulcer，GU 171
胃十二指肠溃疡 gastroduodenal ulcer 222
无张力疝修补术 tension－free hernioplasty 236

X

X线计算机断层扫描 CT 174
细菌性肝脓肿 bacterial liver abscess 254
膝关节结核 tuberculosis of knee joint 439
纤维腺瘤 fibroadenoma 217
消化性溃疡 peptic ulcer 242
心排出量 cardiac output，CO 32
心排血指数 cardiac index，CI 32
休克 shock 11
血管造影 angiography 48
血尿 hematuria 30
血栓闭塞性脉管炎 thromboangitis obliterans，TAO 321
血胸 hemothorax 136

Y

炎性乳腺癌 inflammatory breast carcinoma 211
腰椎间盘突出症 lumbar intervertebral disc herniation 442
医院内感染 nosocomail infection 111
遗传易感性 hereditary susceptibility 171
胰胚抗原 POA 174
异位移植或辅助移植 auxiliary transplantation 185
胰腺癌 cancer of the pancreas 174
移植术 transplantation 184
异种移植 xenograft 185
易复性疝 reducible hernia 234
硬膜外阻滞麻醉 epidural block 59
硬脑膜外血肿 epidural hematoma，EDH 342
硬脑膜下血肿 subdural hematoma，SDH 343
痈 carbuncle 115
原发性腹膜炎 primary peritonitis 220
原发性肝癌 primary liver cancer 286
原发性下肢静脉曲张 primary lower extremity varicose veins 321

远处转移 metastasis 172

原位移植 orthotopic transplantation 185

Z

张力性气胸 tension pneumothorax 137

针刺置管空肠造瘘 NCT 162

肢体抬高试验 Buerger test 328

直肠肛管周围脓肿 perianorectal abscess 274

直肠息肉 rectal polyps 277

直疝三角 Hesselbach triangle 235

痔 hemorrhoid 271

中心静脉压 central venous pressure，CVP 24

肿瘤 tumor 1

肘关节脱位 dislocation of elbow joint 423

蛛网膜下腔阻滞麻醉 spinal anesthesia 59

椎管内麻醉 intrathecal anesthesia 54

椎管内肿瘤 intraspinal tumor 334

自控镇痛术 patient controlled analgesia，PCA 67

自体移植 autograft 185

纵隔扑动 mediastinal flutter 355